PATHOLOGIE BOVINE

ou

TRAITÉ COMPLET DES MALADIES

DU BOEUF.

Toulouse, Imprimerie d'Aug. Henault.

PATHOLOGIE BOVINE

OU TRAITÉ COMPLET

DES MALADIES DU BŒUF,

PAR P.-B. GELLÉ,

Professeur à l'École royale Vétérinaire de Toulouse,

MEMBRE DE LA SOCIÉTÉ ROYALE D'AGRICULTURE DE CETTE VILLE,
ET DE CELLE DE NIORT.

> Que chacun dise ce qu'il sait, mais ce qu'il
> sait, et rien que ce qu'il sait.
>
> MONTAIGNE.

TOME PREMIER.

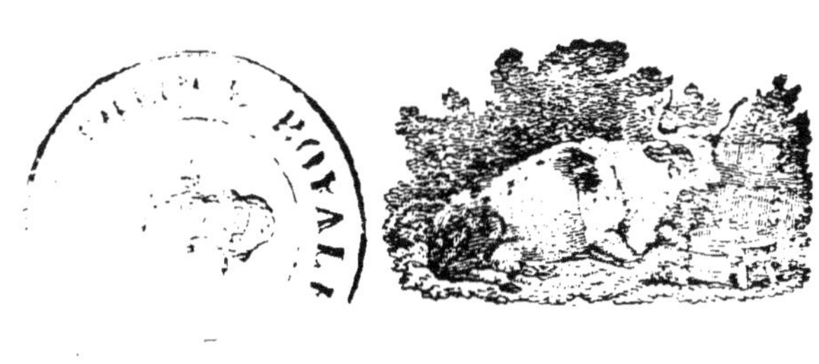

Paris. — Librairie vétérinaire de Bouchard-Huzard,
Imprimeur, rue de l'Éperon, 7.
Lyon. — Chez Aymé, Libraire, rue St.-Dominique.
Toulouse. — Chez l'Auteur, à l'École royale Vétérinaire.

1839.

PRÉFACE.

Une lacune immense existe dans la littérature médicale vétérinaire, c'est une description aussi exacte que possible des maladies de l'espèce bovine, basée sur l'expérience et la pratique.

Il me serait aussi facile de démontrer cette vérité, que de prouver l'utilité ainsi que les précieux avantages que l'agriculture retire de l'*Élève* du bœuf, qui est la base de sa prospérité, de sa richesse et fait partie inhérente de la propriété territoriale. Ce sont de ces choses si connues qu'en les signalant on s'expose à des redites fastidieuses. En effet, ne savons-nous pas que l'illustre Bourgelat avait bien reconnu que l'hippiatrique n'était pas l'unique étude qui devait composer l'enseignement à donner aux élèves des Écoles vétérinaires. On voit dans ses écrits, qui seront toujours des modèles à suivre, qu'il voulait étendre l'art aux autres animaux domestiques; mais la multitude de ses occupations et des difficultés, compagnes fâcheuses de toute création nouvelle, qu'il ne put surmonter, ne lui permirent que de tracer l'esquisse de cet agrandissement.

Dès l'époque de Bourgelat, plusieurs maladies épizootiques furent étudiées et décrites avec soin, dès-lors, dis-je, les écrits des anciens vétérinaires, ainsi que ceux des médecins qui s'étaient occupés des maladies des brutes, furent compulsés pour servir à l'instruction des élèves. Chabert, suivant les traces de son maître, continua ces recherches laborieuses; M. Huzard père, Gilbert et plusieurs autres savans vétérinaires de l'époque, ajoutèrent leurs précieuses investigations aux travaux des fondateurs des écoles. Enfin, depuis quelques années, plusieurs monographies de diverses maladies du bœuf ont été publiées par des contemporains. Il ne manque donc qu'un cadre qui rassemble tous ces précieux matériaux, et les présente dans un ordre aussi régulier que l'état de la science le permet.

Depuis dix ans j'ai formé ce projet; mais, outre que l'étendue de ce travail m'a souvent fait reculer devant les difficultés qu'il présente, j'ai été arrêté par des circonstances et des entraves indépendantes de ma volonté.

J'aborde aujourd'hui la question non pas avec la certitude de surmonter ces obstacles, mais avec le désir de faire le mieux que je pourrai. Aux écrits de mes prédécesseurs et de mes contemporains, je joindrai tout ce que ma longue carrière, en vétérinaire, m'a mis à même d'observer, ayant soin de rendre à chacun ce qu'il mérite, et de faire connaître avec franchise et bonne foi les sources où je puiserai. Cependant, me trouvant obligé de me restreindre aux citations indispensables à la démonstration des maladies, je ne pourrai tout rapporter ; mais je proteste ici que c'est sans intentions, sans desseins d'élaguer qui que ce soit, encore moins de ravaler le mérite de personne. J'écris pour la science, pour les vétérinaires, pour les agriculteurs et n'appartiens à aucune coterie. Je ne veux critiquer aucun de mes confrères, parce que je crôis que, comme moi, tous ceux qui ont publié leurs observations ont été mus par des sentimens honnêtes ; s'il m'arrive quelquefois de différer d'avis, si je suis obligé de combattre quelques opinions médicales, ce sera sans envie d'offenser, et seulement pour relever ce que je croirai être des erreurs.

J'éviterai surtout tout esprit de système ; car, pour devenir vétérinaire, j'ai toujours cru devoir faire abnégation de toute théorie exclusive, et baser mes idées médicales sur la pratique : l'expérience est un guide assuré et pour ainsi dire infaillible.

Je possède une foule de Mémoires inédits que je dois à l'amitié de plusieurs vétérinaires, ainsi que des traductions non publiées d'ouvrages allemands, espagnols et italiens, que je réunirai aux

matériaux déjà indiqués. L'habitude du travail,
l'amour de la science, un zèle infatigable me
mettront sans doute à même d'amener cette œuvre
à bonne fin. Si je n'atteints pas complétement le
but, j'aurai du moins tracé la route ; qu'un autre
plus heureux ou plus habile perfectionne mon
.travail !

Je livre donc cet ouvrage aux savans, aux
vétérinaires, au public judicieux, aux protecteurs
de l'art, avec la confiance que donnent des intentions pures ; et, comme l'a conseillé Montaigne,
*je dirai ce que je sais, rien que ce que je sais et
tout ce que je sais.* Puis-je ajouter encore avec
le même auteur : *Ceci est un livre de vérité, ami
lecteur.*

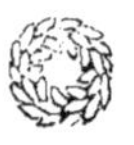

PATHOLOGIE BOVINE

TRAITÉ COMPLET DES MALADIES

DU BOEUF.

CONSIDÉRATIONS PRÉLIMINAIRES.

Il est plus facile d'apprécier la vie que de la bien définir : nous savons qu'une quantité plus ou moins connue de fonctions l'entretiennent ; mais ces actions ou actes physiologiques sont-ils cause première ou effet ? C'est ce que nous discuterons. Nous la voyons croître et s'agrandir, rester stationnaire et enfin décliner, suivant que nous l'examinons dans l'une ou l'autre des trois grandes époques de l'existence de l'homme et des animaux.

Considérée sous le point de vue organique, elle est entretenue par deux mouvemens ou actes généraux, l'un d'assimilation (*digestion , absorption , hématose , circulation, sécrétion et nutrition*) ; l'autre de désassimilation (*transpiration pulmonaire et cutanée , urines , défécations*).

Mais, observée d'un point plus élevé, on voit l'animal se mettre en rapport avec le monde extérieur ; il perçoit et compare , il juge, et les actes de volition s'accomplissent.

L'observation des phénomènes physiologiques qui constituent ou sont le résultat de la vie , et celle des actions diverses de cette série d'organes , exécutant des fonctions qui ont toutes un but commun et sont dans une dépendance mutuelle , décèle une vérité fondamentale , c'est qu'il existe une force intérieure , une nature conservatrice , dont le principe échappe à nos sens , mais qui , pour tout observateur dégagé d'idées théoriques , est le caractère principal de l'être organisé. C'est cette force qui préside à la formation de l'embryon , à la croissance , au développement des organes , par conséquent aux actes conservateurs ; qui lutte sans cesse, qui réagit contre les causes de destruction et préside en un mot à la vie. Elle reçut tour-à-tour le nom de *nature , archée , âme, principe vital* , etc. , etc. ; nous la nommerons *forces de la vie.* Proclamée par Hyppocrate , dont la doctrine a traversé les siècles , soutenue par Arétée , Sydenham , Stoll , Barthez , Bichat , etc. , etc. , et de nos jours par ce que l'art de guérir a de plus honorable , elle n'a pu être méconnue par le professeur Broussais lui-même , le chef de l'école physiologique. « Il est , a-t-il dit , une providence intérieure dans l'organisme , à laquelle le médecin qui veut guérir doit s'en rapporter pour les compositions , les décompositions , les dépurations des fluides et des solides. Cette providence n'est autre chose que les lois vitales dont le secret nous échappe *. »

Loin de moi pourtant de vouloir faire des forces de *la vie* ou *vitales* , manifestées d'ailleurs par la sensibilité et la contractilité , un être particulier existant isolé dans l'économie vivante , pas plus qu'un principe intelligent qui règne sur elle et préside aux fonctions.

D'après cette formule , la santé parfaite consiste dans

---

* Discours préliminaire des *Annales de Médecine Physiologique.* Cahier de décembre 1832.

l'exécution normale de toutes les fonctions qui la constituent. Toute cause qui peut l'entraver, l'altérer et tendre à l'anéantir, produit par conséquent une maladie qui
me semble n'être qu'une réaction vitale, une fonction
pathologique, réaction qui peut être générale ou locale :
générale, si ce sont les centres nerveux ou vasculaires,
qui aient ressenti directement le coup de la cause morbifi-
que, ou si elles sont produites par un principe plus ou
moins délétère, ayant pénétré par les voies de l'absorption
interne ou externe, qui a vicié primitivement les liquides
et provoqué ainsi la réaction du cœur et des centres nerveux ; locale, si c'est un viscère destiné à l'accomplissement d'une fonction qui a été soumis à l'influence de
la même cause. Mais une maladie, une réaction pathologique générale peut se localiser secondairement sur tel
ou tel organe, sur tel ou tel appareil, en raison de
leur susceptibilité vitale, suite nécessaire de leur prépondérance momentanée. De même qu'une réaction pathologique ou maladie locale, bornée d'abord à un organe,
à un appareil, peut réagir sur toute l'économie et devenir bientôt générale, selon l'importance physiologique
de cet organe, et par suite, de cette solidarité réciproque de tous les organes, d'où résulte le balancement de
leur action, c'est-à-dire, le tout qui constitue la vie.

Quelle que soit la complication du problème de l'organisation, il ne faut, pour arriver à la connaissance des vérités pathologiques, qu'une juste appréciation des phénomènes vitaux qui traduisent le trouble des fonctions. Il
ne faut considérer la maladie que comme un acte de l'organisme qui tend à rétablir l'harmonie, qui a un commencement, un état et une fin ou terminaison, et comme
une véritable fonction acccidentelle, ou encore comme
l'action d'un instrument, d'un organe. Mais le siège de
cette réaction, de cette fonction pathologique n'est pas
toujours facile à déterminer ; il n'a peut-être même pas

d'existence matérielle, et ressemble aux fonctions physiologiques qui, n'étant que des expressions particulières de la vie, n'ont rien de matériel, de visible et de palpable. On peut trouver la preuve de cette proposition dans ce fait d'anatomie pathologique, c'est que malgré que beaucoup de maladies produisent des altérations de texture dans les organes, on observe souvent que les plus aiguës ne laissent, après la mort, aucune trace de désorganisation.

Toutefois, malgré cette manière d'envisager une maladie et surtout pour éviter des circonlocutions, je dirais souvent qu'elle consiste dans l'inflammation de la membrane muqueuse, ou dans celle de la séreuse de tel ou tè viscère, moins pour déterminer positivement son siége, que pour faire connaître, autant que possible, sa nature et l'organe sur lequel a lieu la réaction pathologique.

Il faut aussi s'expliquer et s'entendre sur le mot *inflammation*, que j'emploierai très-fréquemment.

L'*inflammation* comme la *fièvre*, comme toute maladie, n'est pas, ainsi que je l'ai déjà fait pressentir, un être, ni une substance matérielle surajoutée à nos organes, mais bien un acte de la vie. L'inflammation n'est qu'un mode ou un certain degré de réaction anormale ou pathologique de l'organisme vivant, ou des forces de la vie. Il ne faut donc pas la chercher sur le cadavre, on n'y trouverait tout au plus que ses effets; car la rougeur, le gonflement, la suppuration n'en sont que les résultats éventuels.

L'inflammation n'est, ce me semble, qu'un phénomène définissable par les actes vitaux qui le caractérisent, tels que l'exaltation de la chaleur et de la sensibilité, l'accélération de la circulation, etc, etc.

D'après cette expression des idées fondamentales de ce que j'appellerai mon système médical, je vais examiner d'une manière générale et rapide les causes des maladies, les symptômes et les signes qu'elles présentent, leur marche, leurs crises, le diagnostic et le pronostic, l'autopsie, l'indication et les divers moyens curatifs ou agens thérapeutiques; enfin, la classification que j'ai cru devoir adopter *.

En parlant ici de l'étiologie, je n'ai pas le projet de traiter ce sujet à fond, il est étranger à mon travail; je me bornerai seulement à quelques considérations générales : il est en effet trop de difficultés à vaincre dans l'étude des causes des maladies, trop de mécomptes et d'erreurs à débrouiller. Les divisions artificielles, arbitraires de causes prédisposantes et occasionelles, éloignées et prochaines, matérielles et formelles, créées par les auteurs des nombreuses théories médicales ne sont pas dans la nature. Souvent démenties par l'observation, rarement appréciables et n'ayant pas toujours des effets constans, je pourrais prouver qu'aux maladies spécifiques près, les maladies les plus disparates reconnaissent souvent les mêmes causes, tant occasionelles qu'éloignées. Les maladies aiguës surtout, quoique différentes, ont souvent une étiologie semblable ; parce que dans chaque animal il existe toujours un tissu, un système, un appareil de fonction, un organe qui est plus apte à recevoir l'influence des causes de maladie qui agissent sur un des points de la surface interne ou externe du corps. Ce n'est pas que cette partie soit plus faible comme on le dit le plus communément ; c'est souvent au contraire parce que la vie y est en excès et l'innervation plus active ; car toujours la plus légère cause morbide va retentir dans les parties

---

* Je dois dire avant tout que les idées médicales exprimées dans ces considérations préliminaires, sont, en partie, empruntées aux médecins pathologistes de cette époque ; j'ai cru devoir faire une application de ces idées à la médecine vétérinaire, c'est-à-dire au fruit de mes observations et de mes méditations.

qui sont habituellement le plus excitées et dans les organes qui fonctionnent le plus. L'observation démontre encore que beaucoup de maladies aiguës se développent sous l'influence des variations atmosphériques, et que malgré leurs siéges divers et les dispositions individuelles, on ne peut méconnaître leur type commun. Mais ce que je viens de dire ne détruit pas cette proposition de **M.** Laennec, « que les causes des maladies établissent des différences plus grandes entr'elles, au moins sous le rapport curatif, que la nature même et l'espèce des lésions organiques locales [*]. » Elle se vérifie surtout dans les maladies où il existe une altération du sang, où le vétérinaire doit s'attacher plutôt à remédier à cette altération qu'à combattre les phénomènes inflammatoires, si réellement cette inflammation existe ; ce que nous démontrerons en traitant des maladies typhoïdes.

Une cause morbide ne produit, le plus souvent, une maladie qu'autant qu'elle modifie l'innervation de l'organe soumis à son influence, et détruit l'état normal de la partie sur laquelle elle agit. Seulement alors l'agression de la cause est suivie de la réaction de l'organisme. Si, par exemple, on expose un animal arrivant d'une course rapide et tout en sueur, à l'action d'un air froid et humide, qu'il demeure ainsi à l'état de repos, qu'observera-t-on ? D'abord un trouble vague, des symptômes généraux qui indiqueront une atteinte profonde portée à l'innervation et à la circulation, puis, un ou deux jours après, des symptômes locaux et des signes diagnostiques ; enfin la lutte s'engage, et alors, que ce soit l'art ou la nature qui triomphe, « les matières sont éliminées et conduites au-dehors par les mouvemens vitaux, » pour me servir d'une heureuse expression de M. Broussais.

Mais toutes les maladies ne tirent pas leur origine des

[*] Traité de l'Auscultation, 3e éd., tom. 2, pag. 404.

causes externes auxquelles les attribuent quelques praticiens ; on conçoit qu'un coup, une chute, donnent une raison suffisante d'une luxation, d'une fracture et d'une contusion ; mais il est une foule de maladies auxquelles les causes du dehors n'ont que la plus petite part ; et, dans le plus grand nombre de cas, c'est l'action des forces internes qui détermine les affections pathologiques, telles que le cancer, les ulcères phagédéniques, les dartres, les affections qui sont dues à des virus qui se communiquent ou par contact, ou par émanations, ou par effluves, ainsi que toutes les lésions sans causes précises, et que pour cette raison on range parmi les affections spontanées ou spécifiques.

Il existe aussi en médecine humaine, comme en médecine vétérinaire, un échafaudage théorique sur l'action continue du climat, de la température, de l'élévation du sol, de la nature des alimens, etc., etc., comme causes de maladies, dont on a fait un étrange abus. Sans nier leur influence toute-puissante, il ne faut pas, sans renoncer au bon sens, ramener sur la même ligne que les végétaux, les animaux vertébrés et l'homme.

Il est loin de ma pensée pourtant de vouloir nier ce que l'observation et la pratique justifient chaque jour ; car, selon moi, un seul fait bien constaté balance l'autorité de cent théoriciens. Peut-on méconnaître que les pays froids et humides, ceux où les variations de l'atmosphère sont irrégulières, ainsi que le voisinage de la mer, favorisent singulièrement, dans le cheval, le développement de l'affection tuberculeuse, du farcin et de la morve? Que le froid devient cause de maladie, en soustrayant le calorique et favorisant la congélation ; qu'il dispose aux inflammations des parenchymes, à l'hydropisie, à la diarrhée, aux affections rhumatiques, aux hémorrhagies, etc., etc., et que comme cause occasionelle il peut produire un grand nombre de maladies. Pourrai-je nier que le système nerveux est violemment impressionné par le froid ; que la circulation n'en ressent pas de moindres effets, puisqu'il lui fait éprouver un ralentissement voisin de la stase, et que, si son action se prolonge, la rate, la veine-porte, les sinus de la dure-mère, les grosses veines de la poitrine se trouvent gorgées de sang, ainsi que tous les tissus érectiles.

Peut-on méconnaître l'effet énervant de la chaleur dont l'action continue détermine une faiblesse graduellement croissante, enlève au sang ses parties fluides, l'altère dans ses principes constitutifs, produit les fièvres typhoïdes et charbonneuses? Peut-on douter de son action atonisante sur le système nerveux quand on a observé les mouvemens convulsifs, la gène, l'accélération de la respiration qui précède la mort des animaux, qui succombent sous l'action d'une haute température (55 à 56 degrés R^r), chez lesquels la contractilité du cœur s'éteint enfin, ainsi que celle des muscles? Phénomènes qu'on observe surtout dans les chevaux pris de chaleur.

Une tâche importante en médecine vétérinaire serait d'étudier les causes des maladies d'après leur mode d'action sur les différens appareils de l'économie animale. Cette méthode serait en harmonie avec la classification que nous avons adoptée ; mais cet examen m'entraînerait dans des considérations trop étendues ; je n'aborderai donc point cette question.

Cependant l'état des fluides joue un rôle trop important dans les maladies des animaux domestiques, pour qu'il ne soit pas l'objet de quelques réflexions : à part l'état pléthorique et celui d'anémie qu'il est facile de constater, nous ne pouvons méconnaître que l'altération des liquides peut produire beaucoup de maladies, et que parmi les causes qui les modifient, on a signalé les effluves des marais, surtout durant les saisons chaudes, époque où les eaux tarissent ; les miasmes émanés du corps des animaux atteints des maladies typhoïdes et charbonneuses entassés dans les étables ; ceux qui se dégagent des cadavres des bestiaux morts de ces maladies et de toutes autres matières animales en putréfaction , effluves et miasmes formant autant de foyers d'infection primitifs ou secondaires , qui se mêlent à l'air ambiant, et se combinent avec le sang dans l'acte de la respiration. Les gaz hydrogène sulfuré , l'azote, l'acide carbonique , etc. etc., combinés avec l'air respiré , et dont le sang se sature avec excès dans l'hématose. L'action des causes mécaniques qui peuvent intervertir ou suspendre la respiration, ou plutôt empêcher la combinaison d'une suffisante quantité d'oxigène avec le sang , d'où résulte l'asphyxie : les gaz précités produisent le même effet d'une manière subite, ce qui différencie leur action de celle des miasmes et des effluves qui agissent lentement et peuvent même quelquefois être éliminés par les forces réactives de la nature. Il en est ainsi de l'introduction dans le sang , au moyen de l'absorption, de l'ichor des ulcères gangreneux , de la matière de la suppuration passée à cet état dans la phlébite et surtout la phlébite utérine ; celle des produits de sécrétion des membranes muqueuses, altérés par l'état pathologique ; des poisons actifs, des virus injectés ou simplement absorbés par les plaies et de divers virus spécifiques, comme le rabique et les venins. Une alimentation mal saine et de mauvaise nature, comme les fourrages avariés, les grains corrompus, le son fermenté , vieux et pourri ; les plantes des marais sur lesquelles les effluves miasmatiques sont tenus en suspension par la rosée déposée sur ces végétaux. Les eaux stagnantes et corrompues tenant en dissolution les produits de la décomposition et de la putréfaction des substances végétales et animales. L'effet de ces alimens et de ces boissons insalubres est d'empoisonner la vie dans sa source. Enfin l'usage d'alimens aqueux et peu nutritifs, qui ne fournissent pas un chyle réparateur, appauvrissent le sang et détruisent l'équilibre de ses principes ou élémens constituans.

Les maladies produites par les causes que je viens d'énumérer, et dans lesquelles il existe une altération de sang et des autres liquides [de l'économie, sont comme l'altération elle-même, primitives ou secondaires, aiguës ou chroniques; telles sont les maladies typhoïdes et charbonneuses, le catarrhe nasal, gangreneux du bœuf; le mal de tête de contagion et sans doute encore la morve, chronique passée à l'état aigu. La métrite typhoïde, la dyssenterie et le mal de brou à leur seconde période, l'empoisonnement par absorption de l'ichor gangreneux; la pourriture des moutons et peut-être aussi quelques affections encephaloïdes et cancéreuses, etc., etc., ce que je discuterai en traitant de celles de ces maladies qui attaquent le bœuf.

L'observation et la réflexion m'ont souvent fait présumer que les causes des maladies typhoïdes épizootiques et enzootiques, ne sont pas toujours aussi appréciables que celles que je viens d'indiquer et n'émanent pas de foyers d'infection connus; mais, que, semblables à celles qui produisent la *peste*, le *choléra*, elles ont l'air pour véhicule, échappent à nos recherches, agissent d'une manière générale sur tous les animaux d'une contrée, mais ne déterminent la maladie sur un nombre plus ou moins considérable, qu'en raison d'une certaine disposition individuelle.

J'ai cru devoir m'expliquer sur le sens que je donnais au mot inflammation. Je vais en faire autant pour l'adynamie.

J'emprunterai les idées justes et savantes de M. Cayol:
« *L'adynamie* exprime un état de débilité, de prostra-
» tion de forces caractérisé par un affaiblissement général
» de l'action musculaire, indépendant de toute com-
» pression, de toute altération matérielle et de toute

» affection spéciale, soit du cerveau, soit du prolon-
» gement rachidien, soit des nerfs qui en proviennent.

» Dans l'état particulier de débilité et de prostration
» des forces qu'on connaît sous le nom *d'adynamie*, il
» y a coïncidence, soit comme cause, soit comme effet
» avec un trouble des fonctions nutritives qui attaque
» la vie dans sa source : plus d'appétit, plus de diges-
» tion, plus d'assimilation des substances ingérées dans
» les voies digestives, ou introduites par les autres
» voies d'absorption ; et, par suite, plus de sécrétions
» ni d'exécrétions normales ; elles péchent toutes, ou
» par excès, ou par défaut, ou par la nature de leurs
» produits. Les humeurs les plus douces, telles que les
» larmes, la salive, le lait, peuvent devenir âcres,
» irritantes, corrosives ; les surfaces naturelles, lisses
» et humides (muqueuses ou séreuses), se dessèchent
» et s'échauffent ; les excrétions intestinales, livrées à
» la fermentation putride, engendrent des produits hété-
» rogènes, plus ou moins irritans et délétères, qui im-
» preignent tout l'organisme, en même temps qu'ils
» affectent par leurs propriétés chimiques les tissus déli-
» cats qui les contiennent (comme on le voit dans la
» dyssenterie et le mal de brou du bœuf, au second
» degré). L'air n'est pas mieux digéré dans les poumons
» que les alimens dans l'estomac : respiration rare,
» froide ; appauvrissement et altérations diverses du sang,
» qui n'est plus renouvelé par les alimens, ni revivifié
» par la respiration. Et, d'un autre côté, comme le
» cerveau ne reçoit plus avec le sang ni excitation vitale,
» ni matériaux de nutrition, on voit peu-à-peu les
» facultés intellectuelles s'affaisser, et la vie de rela-
» tion s'éteindre.

» Enfin la dernière période de l'*adynamie* est marquée
» par des phénomènes presque cadavériques, résultant
» d'une part de l'altération des liquides, et de l'autre

» d'une diminution progressive de la cohésion vitale dans
» les solides, qui deviennent alors plus ou moins sus-
» ceptibles d'imbibition et de dissolution , comme des
» corps inertes (extravasions de sang et de sérosité,
» engorgemens hypostatiques et des viscères; sugillations,
» petechies scorbutiques , congestions et hémorrhagies
» passives, mortifications particlles de la peau et du tissu
» cellulaire déterminées par les moindres causes locales ,
» odeur cadavereuse s'exhalant par la transpiration cuta-
» née et pulmonaire , etc. etc.) ». Tous ces phénomènes
et ces lésions existent dans les maladies charbonneuses ,
typhoïdes, le catarrhe nasal gangréneux du bœuf, etc. etc.

    « Ces phénomènes pathologiques , considérés dans leur
» ensemble, constituent la *putridité*, qui est le dernier
» terme de *l'adynamie*, qui , dans ce cas , n'exprime
» point l'idée d'une putréfaction actuelle , mais seule-
» ment d'une disposition, d'une tendance plus ou moins
» prononcée à la décomposition ; ce qui est fort diffé-
» rent , et ce qui , loin d'impliquer contradiction avec
» la vie , indique au contraire d'une manière exacte
» une certaine modification de la vie , qui constitue ,
» ou , si l'on veut , qui caractérise l'état pathologique
» dont il est ici question ».

Une maladie n'est , à mon avis , qu'une fonction accidentelle qui se traduit par des SYMPTÔMES , et se juge
par des SIGNES. Toutefois le vétérinaire , qui ne prendrait
pour guides que les symptômes , pourrait commettre de
graves erreurs. Un praticien éclairé apprécie ces phénomènes vitaux , cherche à connaître les antécédens et les
causes ; ajoute à ces renseignemens ceux que l'anatomie
pathologique lui a fourni dans des cas analogues , pour
déterminer la nature et le siége d'une maladie. Il doit
ensuite discuter successivement les diverses méthodes
de traitement qui y sont applicables , et de ces recherches découle naturellement l'indication. Telle est la mar-

che à suivre dans l'étude des maladies, car l'art de guérir ne doit être qu'une suite de distinctions, de déductions et d'inductions bien établies.

Mais à l'action directe des causes morbides, sur les divers appareils de l'économie, il faut ajouter cette vérité d'observation, que, de l'altération qui constitue la maladie primitive, résultent encore dans beaucoup de cas des lésions secondaires variables, suivant la nature, la fonction et les rapports sympathiques de l'appareil ou même du viscère primitivement malade; ce qui constitue des complications que nous aurons occasion de signaler, et exigent, pour être discernés de la maladie originelle, un tact qui ne s'acquiert que par l'expérience et l'observation.

Il est généralement reconnu que, suivant la constitution individuelle, mais surtout l'âge, un appareil prédomine dans l'économie, et que cette apogée de la vie d'un organe, le rendant plus impressionnable, il est, par cela même, plus en butte aux effets des causes morbides ; cet état successif de chacun des organes ou des appareils aux diverses époques de la vie, rend donc l'étude des effets de l'âge de la plus haute importance, pour l'appréciation des symptômes et des signes. Dans la jeunesse il existe une force de formation manifestée par la prédominance du système artériel, l'activité, la vivacité de la circulation ; le pouls est large, fort et vite ; les vaisseaux chylifères et lymphatiques sont développés, ainsi que les ganglions, vers lesquels ils convergent ; la tête est le centre d'un afflux de liquides déterminé par la dentition ; cette stimulation s'étend quelquefois jusqu'à l'encéphale, et devient cause prédisposante de l'hydrocéphale, comme on l'observe dans les agneaux ; la dentition dispose encore le cheval à la fluxion périodique, à l'engorgement des ganglions lymphatiques de l'auge, à la gourme ; à cet âge la concentration des forces

de la vie existe parfois sur l'estomac et les intestins,
ce qu'on remarque surtout dans les animaux sevrés trop
jeunes, ou dont les mères ont peu de lait ; si les alimens
qu'on donne à ces petits animaux, pour suppléer à l'al-
laitation, sont de mauvaise nature et peu appropriés
à la faiblesse de leurs organes, s'ils sont au-dessus de
la force digestive, ils provoquent par leur présence une
phlegmasie de la muqueuse gastro-intestinale et par
suite des ganglions mésentériques ; phlegmasie qui passe
d'autant plus facilement à l'état chronique que l'animal est
faible et lymphatique. Elle dégénère souvent en une affection
tuberculeuse du mésentère et même des poumons. Ainsi
à cet âge, le vétérinaire saura que c'est surtout vers
la tête, vers le système ganglionnaire lymphatique et les
muqueuses que son attention doit se fixer.

Cependant, il est d'observation que les effets de la
dentition sont moins sensibles, moins actifs dans l'espèce
bovine que dans le cheval. Dans l'âge adulte, toutes les
parties de l'organisation sont développées, la vie s'affer-
mit et résiste avec plus d'énergie aux causes morbides ;
leurs effets se manifestent par des symptômes plus violens,
par des réactions plus intenses ; les mouvemens vitaux
s'élèvent à de plus hauts degrés d'exaspération. A cet âge
la nature tend à établir l'équilibre entre tous les organes ;
la prédominance artérielle doit diminuer, puisque l'accroissement cesse ; à cette époque, on observe encore que
les poumons deviennent le centre d'une congestion sanguine très-marquée, aussi est-ce sur ces organes que
toutes les causes morbides agissent de préférence, puisqu'ils fonctionnent le plus et que leur vitalité est plus
active ; de là, la fréquence des pneumonies, des pleurites
et la cause du ramolissement des tubercules, s'il en existe
dans leur parenchyme. Alors encore, quelquefois, le
système nerveux ganglionnaire acquiert, dans certains
animaux, un développement d'irritabilité et d'action qui

produit les maladies des organes digestifs , urinaires et générateurs. Dans la vieillesse , il y a décroissance ; les fonctions des organes s'affaiblissent , ils cessent successivement d'agir : de sorte qu'au déclin de la vie , l'animal devient chaque jour moins impressionnable , les réactions vitales sont moins énergiques , les pertes se réparent moins facilement. Les maladies de cette époque sont celles des organes digestifs , du foie , des reins , de la vessie et des organes génitaux , maladies qui se présentent le plus ordinairement à l'état chronique , en raison de l'abaissement de la sensibilité et de la force de réaction. A cette période de l'existence , le rhumatisme et la paralysie sont aussi fréquens que les dégénérations organiques , par le fait de l'abaissement des forces.

Puisque c'est de l'innervation et de la circulation que résultent le sentiment , le mouvement , la chaleur animale , la nutrition et les sécrétions ; tous les symptômes fournis par les centres nerveux et vasculaires sont donc de la plus haute importance ; et l'union intime de tous les organes par les vaisseaux et les nerfs explique au physiologiste les phénomènes de sympathie et de concomitance qui compliquent si souvent les maladies.

La respiration élabore les matériaux nutritifs , elle ne peut cesser qu'avec la vie : tout ce qui exprime de la part des organes qui l'exécutent un état de souffrance mérite la plus scrupuleuse attention.

Enfin , la mort ne pouvant survenir que par l'interruption de l'innervation ou de la circulation , ou de la respiration , le plus ou le moins d'altération de ces fonctions vitales décèle la gravité de la maladie. Il en est de même des anomalies de la chaleur animale.

Chaque animal porte en lui une puissance de réaction qui lutte contre tout ce qui tend à détruire ou à altérer son existence ; c'est à ce fait de la vie que se rapportent les mouvemens vitaux que peut observer le vétérinaire appelé auprès d'un animal malade ; tous tendent à traduire la souffrance de l'organe sur lequel se passe la réaction ou fonction pathologique , depuis la plaie simple qui ne fait que diviser les tissus , jusqu'aux effets du typhus nerveux qui trouble et anéantit toute l'économie. C'est ce fait de la vie , cette force interne qui , après avoir ressenti l'action de l'influence morbide, réagit contre cette action; et les phénomènes qui la suivent ne sont qu'une série d'actes liés entre eux par une union intime et une solidarité constante , qui tendent à ramener la fonction altérée à son rythme normal.

Ainsi, plus ou moins de symptômes et de signes pourront caractériser ou signaler une maladie : les rapports qui existent entre les causes , les altérations des fonctions et le mode de réaction , pourront , étant étudiés dans un certain ordre , la faire déterminer par l'observateur. Mais le fond de la maladie , ce qui fait qu'elle est , c'est toujours la réaction ; et le vétérinaire devra surtout en mesurer le degré d'importance. Or , le moyen d'y parvenir sera d'étudier l'animal malade avec méthode ; ainsi l'ensemble de l'habitude générale du corps , l'attitude , le facies en un mot , est ce qui frappe d'abord ses sens ; puis, on examine successivement et par ordre toutes les fonctions , la digestion , la respiration , la circulation ou le pouls ; l'innervation , la chaleur animale , la sensibilité , les organes des sens , la locomotion ; enfin les sécrétions , les excrétions , la génération , etc. , etc. Toutes ces fonctions seront tour-à-tour et successivement étudiées. L'observateur appréciera, sans idées préconçues , chacun des symptômes fournis par les divers appareils pour parvenir à connaître celui qui est souffrant et quelle est la fonction altérée ; il cherchera surtout à déterminer , autant que possible , s'il y a augmentation, diminution, altération ou suspension de cette fonction. Il ne négligera pas de s'informer de l'état antérieur , d'étudier l'âge , le tempérament , la race , le genre de nourriture et de travail. Par cette manière d'explorer et de regarder, on ne sort pas des faits, on saisit, on distingue les symptômes essentiels et secondaires, on détermine les signes, on diagnostique, on pronostique avec toute la sûreté de jugement possible, parce qu'on reste dans les limites du cercle de la vie. Enfin, dans l'étude comme dans la description des maladies, on doit toujours commencer par les symptômes fournis par l'organe ou l'appareil malade; on passe ensuite à ceux de réaction générale, de circulation, de respiration, etc., etc.

Je l'ai déjà dit ; je pense qu'il ne faut considérer l'état de maladie que comme un acte de l'organisme qui tend à rétablir l'harmonie ; qu'on y distingue un commencement, un état, une fin ou terminaison ; qu'il n'est enfin qu'une fonction accidentelle, ayant le plus souvent son excitant, son organe fonctionnant et partant une matière élaborée, ou ce qui constitue la crise. Or, cet excitant, c'est la cause morbide ; et s'il ne survenait pas de réaction par suite de l'action de cette cause virtuelle, il n'y aurait pas de maladie. En effet, que de trouble ne doit-il pas résulter de la diminution de l'absorption de l'oxigène de l'air dans les poumons, lors d'une pneumonite, et de celle de l'absorption des matières alibiles dans le cas de gastro-entérite? Mais ce trouble ne doit-il pas se montrer plus grave encore lors de l'interruption ou de la cessation de l'excrétion des molécules qui ne doivent plus servir à la réparation de nos parties ? Ces agens n'étant pas rejetés doivent revenir sans cesse dans la circulation, et, en y restant, ils altèrent de plus en plus l'action des organes sains ; mais si ces mêmes matières qui compliquent et agravent la maladie n'entraînent pas la mort, elles sont rejetées et déterminent par le fait de cette expulsion ce qu'on nomme une crise. Cette crise qui s'opère d'une manière sensible ou insensible est nécessairement le fait de la force médiatrice de la nature. Nous en citerons des exemples dans le cours de cet ouvrage.

Nous avons dit qu'une maladie se jugeait par des signes : en effet, le vétérinaire qui arrive auprès d'un animal malade, doit chercher à reconnaître l'appareil ou l'organe qui souffre, à démêler celui qui a été primitivement affecté et quelle est la nature de son affection. Il ne devra pas croire que là où il apercevra des signes d'irritation, se trouve précisément et toujours le siége de la maladie ; car cette irritation n'en est souvent qu'un effet et peut devenir même un moyen de guérison. Il cherchera, comme nous l'avons déjà dit, dans les causes, la marche et les symptômes de la maladie, et par tous les moyens d'exploration tout ce qui peut la caractériser pour parvenir au *diagnostic* et au *pronostic*. Nous avons dit aussi que le vétérinaire ne devait pas se borner à la connaissance de l'organe, de l'appareil, et partant, de la fonction lésée. Il devra chercher à déterminer s'il y a exaltation de cet acte physiologique, ou un trouble qui peut occasioner l'augmentation comme la diminution de son activité ou de son produit normal. Enfin si cette fonction est suspendue ou anéantie, car ces différens états de la fonction modifient essentiellement l'indication curative.

Le plus souvent, c'est dans l'observation de ce qui se passe sur le vivant que le diagnostic d'une maladie doit prendre sa source ; on n'a pas eu toujours des cas identiques à observer ; et puis, après tout, les lumières de l'anatomie pathologique recueillies antérieurement ne sont que des accessoires qui doivent corroborer notre jugement. Mais les phénomènes vitaux sont toujours, pour le praticien observateur, ce qu'il y a de plus général, de plus étendu et de plus réel, parce qu'ils rentrent dans le domaine de la réaction pathologique qu'on a sous les yeux.

Toutefois, nous sommes loin de nier l'utilité de l'anatomie pathologique et les immenses avantages que l'observateur en retire pour le diagnostic et le pronostic des cas futurs. Elle est pour nous le complément des études médicales; et quoique les lésions ne constituent pas à elles seules toutes les maladies, toujours est-il que bien observées, que recueillies avec soin, patience et discernement, elles jettent le plus grand jour sur la nature et l'essence de l'affection pathologique, et que le patricien en retirera de grands avantages.

C'est dans les épizooties surtout que les recherches d'anatomie pathologiques sont d'une utilité majeure: au milieu du désordre tumultueux qui caractérise le plus grand nombre d'elles, à peine pouvons-nous distinguer les symptômes des signes, car la brute ne peut nous transmettre ce qu'elle éprouve; et quelle que soit l'énergie d'expression des phénomènes vitaux, le cri de douleur des organes n'est pas toujours bien tranché, bien significatif; quelquefois l'expression pathologique d'un viscère ou d'un appareil sympathiquement atteint, parle plus haut que le premier mobile de tous les désordres, communément même l'état d'abattement, d'affaissement et de prostration des forces masque tous les symptômes; comment débrouiller ce chaos? Les lumières de la physiologie expliquent mieux l'état sain que l'état malade; l'étiologie ne nous sert pas mieux, car dans le nombre de ces maladies, les causes sont inappréciables. Les recherches cadavériques deviennent donc indispensables; souvent, par elles, un horison nouveau s'ouvre devant l'observateur; des symptômes d'abord confus et presque inextricables viennent se classer dans son esprit dans un ordre lumineux. Il compare ce qu'il voit avec ce que les recherches hygiéniques, les antécédens et les phénomènes vitaux lui ont fourni de renseignemens, et peut alors porter son jugement avec plus d'assurance, pour en déduire une indication rationnelle, curative et préservatrice.

C'est donc de la série des recherches que nous venons d'examiner successivement que doit se déduire l'*indication*. Dans ces diverses investigations, le vétérinaire cherchera surtout à connaître quelle est la marche de la réaction; il appréciera la mesure et la force de ses efforts; il jugera s'il y a excès ou défaut, pour se déterminer à agir ou ne rien faire; point important, surtout pour les jeunes praticiens que la démangeaison d'agir domine souvent, tandis que nous leur conseillons, au contraire, beaucoup de prudence dans l'intérêt de leur réputation. Qu'ils se rappellent sans cesse que tous les phénomènes pathologiques s'opèrent d'après les lois de la vie; qu'ils ont un but, et que c'est au vétérinaire d'en calculer la portée et de les conduire vers ce but où tend toujours l'action des forces de la vie; ainsi, après avoir soustrait le malade à l'influence des causes, s'il a pu les connaître, il laissera agir ces forces; si tout présage une fin une crise heureuse, c'est le cas de l'expectation; dans le cas contraire, il agira, et toute son attention, tout son travail consistera à faire naître, au moyen des agens qui sont à sa disposition, des circonstances favorables à la guérison, ce qui est l'objet de la thérapeutique.

La *thérapeutique* s'occupe du traitement des maladies; elle comprend tous les moyens de guérison connus. En médecine vétérinaire, elle est bornée aux moyens thérapeutiques, physiques, pharmaceutiques et chirurgicaux, que le praticien doit savoir manier avec art : il devra, autant que possible et suivant le besoin, tirer en outre un parti avantageux de l'action de l'air et de la lumière, de la chaleur et du froid, d'un atmosphère sec comme d'un air humide; il modifiera, s'il le peut, ces divers agens; il retirera surtout un grand parti du régime et du genre de travail dans les maladies chroniques.

Quant aux effets des substances et des moyens de médication et de leur manière d'agir, de quelque façon qu'ils soient mis en rapport avec les corps vivans , ils ne peuvent produire de changemens notables dans l'économie qu'en imprimant quelques modifications aux solides et aux liquides ; ils diminuent , augmentent ou modifient l'action des solides ; augmentent , diminuent ou changent les propriétés des liquides , changemens qui peuvent être rapportés à un certain nombre de phénomènes physiologiques , auxquels on a donné le nom d'*effets*, et qui sont immédiats ou directs , secondaires et consécutifs.

La manière d'agir de certains moyens et d'un certain nombre de substances , groupés d'après les propriétés analogues , a fait distinguer ce qu'on appelle des *médications*. Considérées d'une manière générale , elles sont ou *débilitantes* ou *fortifiantes* , *sédatives* ou *irritantes*. Il est , en outre , parmi les agens doués de la même force générale , quelques-uns d'eux qui exercent plus particulièrement leur action sur certains organes, quelques autres , sur d'autres ; on les a nommés *spécifiques*. Il est encore une médication *perturbatrice*, dont la méthode consiste à troubler , abréger la marche d'une maladie, déplacer le siége de la réaction pathologique par une véritable révulsion.

Pour ne pas prolonger à l'infini ces considérations générales , je me bornerai ici à quelques réflexions sur les évacuations sanguines et les révulsifs , qui méritent une attention toute particulière.

Chabert a traité longuement des évacuations sanguines ; M. Hurtrel n'a fait que reproduire les idées de ce savant praticien. Il existe, de mon honorable confrère M. Vatel , un excellent article sur les divers procédés opératoires , ainsi que sur l'action de la saignée dans ses élémens de pathologie vétérinaire. Enfin , M. Crespin , vétérinaire à Paris , dans une notice intitulée : *Quelques Réflexions*

sur la Saignée ', s'est élevé contre les abus que la théorie physiologique a introduit , en médecine vétérinaire ,
dans l'emploi de ces moyens si utiles et si puissans quand ils
sont bien appliqués. Il reste donc réellement peu de choses à
dire sur ce sujet. Cependant il est une vérité pratique qu'aucune observation , aucune recherche cadavérique ne sauraient renverser : il existe deux espèces d'inflammations ,
les inflammations vraies, franches, où la saignée fait mer-
veille ; et les inflammations fausses, les phlegmasies chroniques, celles compliquées d'affections nerveuses , malignes
et adynamiques que l'on expliquera comme l'on voudra et
que la méthode antiphlogistique exaspère ; de même que l'on
rencontre dans la pratique des phlegmasies locales externes qui cèdent à l'emploi des émolliens, tandis que d'autres ne se résolvent que par les stimulans. Ces propositions
une fois établies et reconnues, il est facile de concevoir
pourquoi la saignée est favorable dans certains cas de tétanos,
et que dans le plus grand nombre elle augmente le spasme
et devient nuisible. Pourquoi la saignée, qui a été funeste
et mortelle dans certaines épizooties typhoïdes et charbonneuses a été au contraire reconnue utile et vantée
dans de semblables occurrences par beaucoup de vétérinaires , non-seulement comme curative , mais encore
comme préservative ? C'est qu'en général on a mal diffé-
rencié la nature de l'inflammation et méconnu l'état d'altération du sang dans presque toutes ces dernières maladies; qu'on ne les a considérées que comme des gastro-
entérites , chose vraie peut-être dans quelques-unes
et fausse au contraire dans le plus grand nombre : encore faut-il dans ces maladies typhoïdes raisonner l'emploi de ce moyen, avoir égard à la période où elles
se trouvent au temps de l'inflammation , à l'état des

---

* Journal Vétérinaire , théorique et pratique ; cahier de Juillet
1830, Mai et Septembre 1831.

estomacs, etc. , etc. Dans nombre de ces épizooties, j'ai rencontré plusieurs fois des bestiaux dans cet état précurseur que Gilbert a si bien signalé ; alors je débarrassai d'abord les estomacs par la diète , les tisannes et les lavemens émolliens , dont j'ordonnai l'emploi jusqu'à souplesse du flanc et ramollissement des excrémens ; ensuite , dans l'intention de prévenir le développement de ces réactions générales si rapides , si tumultueuses , qui jetent l'animal dans une stupeur et un accablement toujours mortels , je pratiquai une saignée générale plus ou moins copieuse suivant l'âge et la constitution individuelle ; je prescrivis ensuite les breuvages amers et aromatiques avec addition d'acétate d'ammoniaque à la dose de 4 ou 6 onces , répétés pendant quatre à cinq jours et quelquefois même deux fois par jour. Par ces moyens, ainsi que par l'assainissement des étables, l'emploi des fourrages de bonne qualité , des boissons salées ou vinaigrées , j'arrêtai ces maladies et préservai beaucoup de bestiaux. Mais toutes les fois que l'adynamie était imminente , je regardai la saignée comme mortelle.

La saignée est d'un effet salutaire dans la plupart des maladies du bœuf , sans doute à cause du développement de son système veineux et particulièrement de celui de la veine porte, en raison de l'immense quantité de sang qui revient de ses vastes organes digestifs , ce qui explique la fréquence de l'hépatite essentielle ou secondaire. Cependant quelle que soit l'utilité des évacuations sanguines dans l'espèce bovine, non seulement pour éviter ou arrêter les progrès de l'inflammation , mais encore pour s'opposer aux stases sanguines si fréquentes dans les maladies de ce mammifère et particulièrement dans les affections typhoïdes , toujours est-il qu'il faut avoir égard , pour la quantité du sang à tirer à l'étendue du thorax , à la constitution individuelle , à l'âge , au climat , au genre de nourriture , ainsi qu'au développement ou à la concentration du pouls , à l'époque de la maladie et au degré de lésion de la fonction ou de l'appareil malade. Il faut surtout employer la saignée en temps opportun , car elle est presque toujours funeste quand elle est tardivement pratiquée , même dans les maladies inflammatoires où elle détermine le passage à l'état chronique. J'ai exercé long-temps la médecine vétérinaire dans le Poitou , j'ai aussi vu quelques bestiaux malades dans le Languedoc ; j'ai reconnu que l'on pouvait faire aux bœufs de la Gascogne et d'une grande partie du Midi des saignées qui tueraient infailliblement ceux du Poitou , de l'Anjou et de la Bretagne.

Je ne pense pas que la saignée entraîne un effet révulsif, comme on l'a dit long-temps ; je crois qu'elle rétablit l'équilibre entre les organes, en sollicitant l'absorption capillaire dans la trame des tissus. Toute évacuation sanguine suffisante développe l'action oscillatoire des vaisseaux ; sous son influence le sang est réparti également dans tous les organes , d'où la résolution des congestions sanguines et la nécessité de la répéter jusqu'à souplesse et régularité du pouls.

Le lieu où l'on pratique la saignée n'est pas indifférent : dans les maladies graves , on doit , après avoir fait une saignée générale , localiser le plus possible les évacuations sanguines. Il est reconnu que la saignée ou plutôt l'artero-phlébotomie pratiquée sous la queue du bœuf , a des effets avantageux dans le tournis produit par l'encephalite , la gastro-arachnoïdite et surtout dans la paraplégie essentielle , comme dans la paralysie gastrique à laquelle ces animaux sont si sujets. Les évacuations sanguines sont surtout indispensables dans les bœufs jeunes et en bon état ; on doit être plus circonspect , plus avare de sang dans ceux qui sont très-gras , que dans les bestiaux en bonne chair ; cet état moyen entre la maigreur et l'obésité étant le propre des animaux sanguins.

Je terminerai en disant que si les Broussaisiens ont abusé de la saignée, il est maintenant des vétérinaires qui la proscrivent avec trop de sévérité, sous le prétexte que les cas où il y a trop de sang sont très-rares et les inflammations franches difficiles à déterminer. Ces raisons toutes spécieuses et qui tiennent aussi à un esprit de système, auront peine à convaincre les vétérinaires observateurs et praticiens, qui savent tous qu'une évacuation sanguine, faite à propos, est un moyen héroïque.

Il est essentiel de bien s'entendre sur le sens à attacher aux mots *révulsion, dérivation.* Cette médication importante mérite donc de fixer un moment notre attention, tant à cause de l'usage fréquent qu'on en fait, que pour ses résultats avantageux.

Je ne vois, à dire vrai, nulle différence entre la révulsion et la dérivation ; c'est toujours de leur action sur la sensibilité que dépendent leurs effets ; et c'est en l'excitant, la provoquant que les médicamens agissent, ces deux actions étant des conditions essentielles de toute révulsion; effets qui peuvent avoir lieu de la peau à la peau, du derme aux muqueuses, du tégument externe à d'autres organes, de muqueuse à muqueuse, de muqueuse à d'autres organes et d'organe à organe. Mais dans tous ces cas, c'est toujours une modification de la sensibilité qui constitue la révulsion. Cette manière d'envisager cette médication est toute d'observation et de pratique ; elle indique au vétérinaire les diverses manières dont il peut la provoquer et la déterminer. Il concevra tout d'abord que, pour qu'elle ait lieu, il faut que la sensibilité des centres nerveux se soit conservée, qu'elle ne soit ni trop exaltée, ni trop anéantie, et le plus près possible de l'état normal. L'agent révulsif agit sur l'organe sur lequel on l'applique comme une cause morbide ; il modifie son innervation, agit directement sur elle , excite , irrite et produit une véritable phlegmasie, une fluxion morbide ; met en jeu les sympathies et par ce moyen change l'état pathologique de l'organe qui est malade , produit le déplacement , la résolution ou l'absorption de l'irritation ou de la phlegmasie que l'on veut déplacer ou faire disparaître.

Le vétérinaire n'oubliera pas la part que les sympathies qui lient les organes , ainsi que le rôle important que la sensibilité cérébro-spinale et la ganglionnaire jouent dans la production de la révulsion ; et si l'expérience a prouvé l'importance de ce moyen , elle a aussi consacré que la sensibilité qui en est la première condition , ne devait être, comme je viens de le dire , ni trop exaltée , ni trop affaiblie , pour en espérer de bons résultats ; et que plus cette sensibilité était voisine de l'état normal , plus cette action révulsive était possible , facile , prompte et salutaire. L'expérience a prouvé encore que la révulsion n'était efficace que dans les maladies qui avaient été primitivement locales ; partant nulle , et même parfois nuisible dans les réactions pathologiques générales. En traitant des maladies typhoïdes et charbonneuses, je prouverai que les sétons, les trochisques, tant vantés par Gilbert comme moyens préservatifs et curatifs , sont souvent dangereux. J'ai remarqué , dis-je , dans ces cas , que j'obtenais de meilleurs effets des synapismes , lorsque j'avais besoin d'opérer une révulsion , que des sétons. Les engorgemens que déterminent ces exutoires passent presque toujours à l'état gangreneux , tant il est dangereux dans ces maladies de mettre le sang en contact avec l'air. J'ai vu , dans les maladies typhoïdes , les incisions, les plaies des saignées , de simples égratignures , présenter très-promptement tous les caractères du sphacèle. Il est reconnu encore que pour agir efficacement , la révulsion n'a pas besoin de produire un degré d'irritation égal à celui de la maladie à combattre ; il faut seulement qu'elle soit provoquée sur une surface plus large , et son action plus long-temps répétée. Mais il est essentiel, avant l'emploi de la révulsion , que l'irritabilité générale soit diminuée et ramenée le plus près possible de son rythme normal; autrement l'action excitante du révulsif tourne, sans nul doute , au profit de l'irritation pathologique.

Le vétérinaire observateur remarquera facilement qu'au début de la maladie les révulsifs doivent être appliqués loin du siége de la réaction ; tandis qu'à son *summmum*, il les faut placer le plus près possible de l'organe malade. Ces médicamens topiques seront aussi établis très-voisinement du mal dans les maladies chroniques.

Enfin , l'action révulsive pouvant être provoquée sur la peau et sur les muqueuses, il faut , dans la première méthode , avoir égard à la possibilité de fixer et de maintenir le révulsif , à la sensibilité spéciale des diverses régions de la peau et à l'abondance du tissu cellulaire sous cutané. Dans le second cas , nous devons dire qu'on a trop exalté la sensibilité de la muqueuse gastro-intestinale , et partant, trop négligé d'y provoquer des révulsions salutaires, surtout dans les cas des maladies de l'encéphale et du poumon; l'étendue immense de sa surface libre permet de délayer beaucoup le médicament et de donner par conséquent plus d'extension à son action.

Je viens de dire que la possibilité de maintenir le médicament révulsif sur la peau devait être prise en considération. Tous les vétérinaires savent avec quelles difficultés on fixe les vésicatoires et les sinapismes aux fesses , au poitrail, aux faces latérales de l'encolure des grands animaux ; surtout dans les maladies où il existe beaucoup d'agitation , comme le vertige par exemple. Pour obvier à cet inconvénient , j'ai plusieurs fois employé , avec succès, les sétons , avec les modifications suivantes , sur le bœuf et le cheval : je prolongeais le plus possible l'étendue du séton , ayant soin d'abord de tondre le poil dans une surface assez large , je faisais ensuite l'ouverture et la contre-ouverture ; et après avoir trempé le ruban de fil dans l'essence de thérébentine , l'avoir roulé dans la poudre de cantharides , je l'introduisais avec précaution sous la peau , au moyen d'une aiguille un peu large ; de sorte que la mèche y passait facilement , sans que la poudre de cantharides, qui le recouvrait , ne tombât. Ce séton ainsi passé , je recouvrais toute la surface de la peau environnante avec de la moutarde en poudre délayée dans de fort vinaigre , application que je faisais renouveler tous les quarts d'heure en frictionnant fortement. Par ce procédé, fort aisé à mettre en pratique, j'obtenais sur le cheval comme sur le bœuf, en trois, heures, un engorgement considérable qui produisait une puissante révulsion. Je pouvais scarifier ces tuméfactions , si une saignée locale était nécessaire , ou y maintenir une irritation prolongée, ainsi qu'une suppuration abondante par l'emploi de l'onguent basilicum , animé par la poudre de cantharides. Il est inutile de dire qu'il convient de fixer l'animal de manière à ce qu'il ne puisse mordre , lécher ou déchirer les surfaces du corps où l'on a passé les sétons et appliqué le sinapisme.

Je n'ai plus à ajouter à ces considérations préliminaires que quelques réflexions sur le tempérament du bœuf et sur la spécialité de la pathologie bovine , que je crois nécessaires pour faire comprendre toute ma pensée sur cette branche de la médecine vétérinaire.

La prépondérance d'un ou de plusieurs systèmes ou appareils organiques , détermine le tempérament qui est ou sanguin , ou nerveux , ou musculaire , ou lymphatique , suivant que l'un ou l'autre de ces systèmes prédomine ; il est mixte s'il y a association ou prédominance de deux systèmes. Tels sont les tempéramens sanguin-nerveux , sanguin-lymphatique , etc. etc. Cette disposition donne à chaque homme , à chaque animal , une phy-

sionomie qui le caractérise et dépend des divers degrés
de développement dont chaque partie dominante est douée ;
elle influe sur l'organisation tant en santé qu'en maladie ;
mais avec cette condition , que ce caractère , cette influence sont compatibles avec la conservation de la vie
et de la santé. Mais malgré que le tempérament individuel
semble être congénial et transmis par les parens , toujours est-il que dans le plus grand nombre de cas , il est
acquis et dépend de l'action des causes extérieures , comme
l'air, les alimens, le climat, le genre de travaux , etc , etc.

Cependant on ne peut nier qu'il n'existe des animaux
qui résistent à toutes ces influences et conservent toute leur
vie le type originel , surtout quand ils ne sont soumis à
l'action de ces modificateurs qu'après leur entier développement.

Le tempérament est encore modifié par l'âge , en raison du rôle que remplit successivement chaque appareil de
fonctions dans la scène de la vie, soit à l'époque de l'accroissement , soit à celles de l'apogée ou du décroissement ; car ce
n'est qu'à l'âge adulte qu'il est parfaitement dessiné. Ces
considérations sont d'autant plus importantes que le tempérament devient une cause prédisposante très-active dans
les maladies , et qu'il y a entre le tempérament et les maladies une liaison telle que l'on pourrait considérer l'affection morbide comme le plus haut degré du premier.

Je ne ferai point ici la description des diverses variétés
des tempéramens dans les différens animaux domestiques,
ne devant m'occuper que de l'espèce bovine.

Les vétérinaires ont émis des opinions diverses sur le
tempérament du bœuf ; beaucoup ont oublié qu'il n'y avait
dans ce cas rien d'absolu , que tout était relatif. En effet,
les uns , considérant la prédominance et le développement
du système lymphatique , l'abondance du tissu cellulaire ,
le peu de développement du thorax , l'amplitude de l'ab-

domen , la constitution lâche qui caractérise certaines races de bêtes à grosses cornes , ont pensé que tous ces animaux étaient d'un tempérament essentiellement lymphatique. D'autres , étudiant cet état physiologique sur certaines races plus heureusement conformées , comme celles du Midi , dont le thorax est amplement construit , le système veineux hépatique très-développé , et les vaisseaux plus nombreux dans la circulation générale que dans le cheval , puisque quelques veines sont doubles dans le bœuf ; que dans ces races l'énergie vitale est très-prononcée ; ayant égard surtout aux bons effets des évacuations sanguines dans les maladies qui les affectent , ont prétendu y reconnaître le type du tempérament sanguin. Cependant si nous considérons la petitesse du cœur eu égard au volume du corps de l'animal , le développement médiocre du système artériel , avec la multiplicité , l'étendue du système vasculaire lymphatique et l'abondance des tissus cellulaires et graisseux , nous dirons avec quelques autres écrivains vétérinaires , que le bœuf est d'un tempérament *sanguin-lymphatique* , et que dans certains animaux ou plutôt à certaines époques de la vie , il s'y associe une prédominance nerveuse très appréciable. Quelle que soit la haute opinion que j'ai des idées médicales et physiologiques de l'un de mes honorables confrères , je ne puis admettre un tempérament *sanguin-veineux ;* car la prédominance de l'arbre veineux ne peut être que la conséquence de celle des artères , le système sanguin étant un. Je puis errer , mais il me semble que , comme je viens de le dire , l'abondance des tissus cellulaire et graisseux , l'énergie vitale toujours moindre , toutes choses égales d'ailleurs dans le bœuf que dans le cheval , les habitudes lentes de cet animal , la tendance qu'ont ses maladies à passer à l'état chronique , la difficulté qu'éprouve la suppuration à s'établir dans les abcès , les sétons démontrent évidemment l'association de la prédominance plus ou moins marquée du système lymphatique sur l'appareil vasculaire-sanguin , et prouve l'existence du tempérament mixte que je viens de signaler.

Mais le bœuf élevé dans des prairies basses , qui ne fournissent que des herbes aqueuses et peu substancielles , doit avoir nécessairement un sang peu riche en fibrine, être doué d'une constitution lâche et d'une faiblesse d'énergie vitale qui le font différer essentiellement de celui des montagnes de l'Auvergne , et de ceux du plateau de la Vendée , des plantureuses vallées de la Normandie et des riches bassins de la Garonne et du Lot.

La castration des mâles, faite à l'âge de six à neuf mois ou un an, modifie singulièrement aussi le tempérament du bœuf, diminue son énergie vitale , y détermine une prédominance lymphatique que seconde souvent une nourriture peu substantielle.

Le tempérament nerveux ayant plus d'affinité à s'unir avec le lymphatique que le sanguin, forme un tempérament mixte qui est le propre des jeunes bêtes à corne ; veaux et génisses, ainsi que celui de beaucoup de vaches.

On observe aussi dans le bœuf certaine prédominance du système osseux, caractérisée par le volume extrême du squelette, par ses formes massives et anguleuses ; par l'épaisseur de la peau , par la rudesse du poil , par les cornes mal placées, avec peu de facilité et de lenteur dans l'engraissement, qui constitue le bœuf dit de *haut-cru.* Tandis que ceux dit *de nature,* ont les os petits , mais denses , les systèmes musculaire , cellulaire et adipeux très-développés ; ils présentent des formes extérieures arrondies, gracieuses, la peau souple , le poil soyeux, les cornes bien placées et tournées en lyre , avec une grande facilité à s'engraisser. Ces idiosyncrasies méritent toute l'attention du vétérinaire sous le rapport physiologique et pathologique.

Les tempérammens ne modifient pas seuls l'action des forces vitales ; souvent l'exercice plus ou moins actif de

telle ou telle fonction devient une cause de variation
et de modification dans l'ensemble des actes physiologiques ou vitaux , comme nous l'avons dit en parlant de
l'âge. Cependant , cet état ne produisant le plus ordinairement que des changemens plus ou moins marqués dans
l'ensemble des fonctions , ne doit pas être considéré comme
un dérangement réel de la santé , mais seulement une
disposition à telle ou telle maladie , que le vétérinaire doit
savoir apprécier pour pouvoir indiquer les moyens de les
prévenir , ou encore pour diagnostiquer avec justesse dans
les maladies si insidieuses de l'espèce bovine.

Cette remarque nous conduit nécessairement à parler de la
spécialité de la pathologie du bœuf, c'est-à-dire des caractères
particuliers de ses maladies et des symptômes qu'elles présentent comparativement avec celles qui affectent le cheval ; différences dues principalement au tempérament des
bêtes bovines, à la disposition de leur appareil digestif,
aux erreurs de régime , et enfin , comme dans tous les
animaux , à la domesticité. Aussi , les maladies les plus
fréquentes dans le bœuf sont-elles celles des organes de
la digestion , ainsi que nous le prouverons en traitant des
spécialités ; elles forment à elles seules une grande partie
de la pathologie bovine , en raison sans doute de l'excessif développement de ces viscères , à la privation d'alimens verts , souvent remplacés par des substances plus
appropriées aux facultés du propriétaire qu'aux besoins
de l'animal , qui occasionent des dérangemens , des altérations de la digestion , augmentés souvent par des
travaux intempestifs.

Nous avons signalé l'union de l'influence nerveuse au
tempérament sanguin-lymphatique ; c'est cet état mixte qui
explique la fréquence des affections nerveuses primitives
ou secondaires , telles que les paralysies , les vertiges ,
le tournis , si fréquens dans l'espèce du bœuf et qui compliquent si souvent les flegmasies gastriques. Il en est

ainsi de la fréquence des syncopes durant et après la saignée. C'est sans doute cet état physiologique qui prédispose les veaux, les taureaux, les génisses et quelques vaches au typhus nerveux, et les bœufs adultes au typhus pestilentiel ou fièvre des bœufs de Hongrie, que les vétérinaires regardent comme spécial à cette race; tandis que le charbon ou fièvre adéno-nerveuse de Pinel, avec ses énormes tumeurs gangreneuses, attaque de préférence les bœuf des marais dans lesquels existe une prédominance lymphatique plus marquée.

La prédominance lymphatique innée ou acquise, véritable état de faiblesse constitutionnelle, aide à expliquer aussi la fréquence de l'affection tuberculeuse dans le bœuf, ainsi que la tendance des phlegmasies à passer à l'état chronique, ou à se terminer par l'induration, le squirrhe, le cancer, suivant les organes malades. Elle fait concevoir le peu d'effet ou plutôt la lenteur avec laquelle agissent quelquefois les sétons, les sinapismes, les vésicatoires, ainsi que l'impossibilité d'amener à suppuration les tuméfactions produites par les trochisques.

Ne serait-ce point aussi au tempérament mixte lymphatique-nerveux, à l'atonie générale, que serait dû l'état adynamique qui complique et rend parfois si funestes la dyssenterie, le mal de brou, la métrite, le catarrhe nasal, etc., de l'espèce bovine.?

Enfin, les maladies de ces animaux ont presque toutes un caractère trompeur qui en impose facilement aux jeunes vétérinaires. Un calme trompeur, une espèce d'insensibilité, de stupeur même, masquent les affections les plus graves, surtout dans les inflammations des organes digestifs, telles que l'entérite, la dyssenterie, etc.; le froid excessif, la concentration du pouls et une fausse apparence d'absence de toutes douleurs, indiquent, au contraire, au praticien toute la gravité du cas.

Les maladies charbonneuses et typhoïdes épizootiques

et enzootiques, présentent souvent aussi des symptômes insidieux qui peuvent faire méconnaître leur véritable caractère, surtout dans leur principe ; aussi le vétérinaire a-t-il besoin de beaucoup d'expérience et d'habitude d'observer ces maladies, pour éviter des erreurs de dyagnostic et de pronostic qui pourraient nuire à sa réputation.

Je dois aussi signaler ici avec quelle facilité la susceptibilité nerveuse s'exalte dans le bœuf, sous l'influence d'une excitation et d'une irritation physiologiques ou pathologiques. Je décrirai des affections spasmodiques et même tétaniques compliquant la gastro-entérite ; d'autres essentielles et dues à des causes plus ou moins appréciables.

J'ai parlé, en traitant de la saignée, de la fréquence de l'hépatite primitive ou secondaire dans les maladies de l'appareil digestif ; il est présumable que cette disposition est due au développement considérable du système de la veine porte et de l'appareil secréteur de la bile. J'ai constaté aussi que les bœufs jeunes et vigoureux, que ceux abondamment nourris et dans lesquels la prédominance sanguine est évidente, on observait que les maladies dont ils se montraient atteints étaient plus aiguës, plus franchement inflammatoires ; que la réaction vitale était plus active et qu'elles avaient même souvent un caractère hémorrhagique, telles que l'apoplexie, les pleuro-pneumonie, les coups de sang sur les poumons, les entérites ou suraiguës ou apoplexie intestinale, les entero-nephrites, la splénite sur-aiguë ou sang de rate, etc., etc.

L'ordre que j'ai suivi dans ces considérations préliminaires, dans lesquelles j'ai réuni les idées médicales des savans à mes vues pratiques, indique la marche que je me suis tracée pour la description des maladies. Je ne cherche point à me frayer une route nouvelle, ni à échafauder un système médical ; mon but, en profitant des travaux des anciens vétérinaires et des faits publiés par les modernes, est de m'instruire à leur école, de réunir à leurs observations cliniques, celles que j'ai eu occasion de faire, pour en tirer des inductions, des conséquences pratiques qui puissent être utiles aux vétérinaires, et faire de mon ouvrage une nouvelle source d'études pour l'avenir; car, dans la médecine d'observation, tout se lie et s'enchaîne, les vérités présentement démontrées pourront servir de base à celles que l'on acquerrra par la pratique. Au surplus, essentiellement praticien, je m'attacherai à ramener la médecine vétérinaire à cette simplicité d'expression, dont le but est de faire connaître l'état du travail de réaction des forces vitales et médicatrices ; pour mettre, comme je l'ai déjà dit, le vétérinaire à même de juger s'il doit s'en fier à leurs efforts, les réprimer ou les solliciter. Cependant, je suis loin d'avoir la prétention d'atteindre à la perfection ; trop d'incertitudes existent en médecine pour y parvenir, et le peu d'identité du sujet sur lequel s'exerce l'art de guérir prête trop à l'erreur, de sorte que je m'estimerais heureux si quelques vérités pratiques utiles à la science surgissent de mon travail.

La classification des maladies est plus importante en médecine vétérinaire, sous le rapport de leur étude, que sous celui de leur traitement ; leur nomenclature facile, quand il s'agit d'affections simples et locales, présente, au contraire, de grandes difficultés pour les maladies complexes et générales, comme les maladies typhoïdes, par exemple. Mais comme il me fallait un ordre, qu'il fallait me fixer à un point de départ, alors, considérant que le vétérinaire doit, comme le médecin, explorer les maladies par ordre de fonctions, je les ai classées ainsi, non par esprit de système, puisque j'ai fait ma profession de foi et déclaré que je n'étais ni Broussaisien, ni Organicien, mais parce que cette méthode m'a semblé plus facile, et partant, moins défectueuse. Ainsi, l'ensemble de ce traité ne formera qu'une collection de monographies spéciales, dont l'ordre des publications est ainsi fixé : 1° appareil digestif ; 2° circulatoire ; 3° respiratoire ; 4° secrétoire ; 5° nerveux ; 6° sensoriel ; 7° locomoteur ; 8° générateur. — Appendice. Maladies accompagnées de l'altération du sang, corps étrangers, etc., etc.

Je devrais, pour décrire largement mon sujet, mettre en tête de chaque livre traitant des maladies d'un appareil, une esquisse très-rapide de son anatomie et de sa physiologie, ainsi que des effets que produisent généralement l'exaltation, l'augmentation, la diminution, la perversion, la suspension, l'extinction partielle de cette fonction, sous le rapport pathologique, comme moyens d'assurer le diagnostic et l'indication ; mais ces considération m'entraîneraient trop loin, je les bornerai à l'appareil digestif des ruminans, en raison des nombreuses différences qu'il présente comparé à celui des autres animaux, tant sous le rapport de sa structure, de ses actions physiologiques, que de ses maladies.

LIVRE PREMIER.

MALADIES DE L'APPAREIL DIGESTIF.

Considérations générales sur l'Anatomie, la Physiologie et la Pathologie de cet appareil, dans les ruminans.

Quatre amples et volumineux viscères, d'une texture musculo-membraneuse, qui sont le rumen, le réseau, le feuillet et la caillète, une masse intestinale peu volumineuse, eu égard aux cavités gastriques, composent les organes les plus importans de l'appareil digestif des ruminans. Ceux de préhension des alimens, de mastication, d'insalivation et de déglution, ont, dans ces animaux, beaucoup de ressemblance avec ceux des autres herbivores.; de sorte que les différences essentielles que présentent les organes digestifs des Bisulques, existent principalement dans la structure, la forme et les fonctions des viscères chargés de la digestion gastrique ou chylification. Au surplus, les trois premiers de ces estomacs ne sont considérés par quelques anatomistes que comme des renflemens désophagiens, tandis que la caillette tapissée par une muqueuse absorbante et exhalante serait le principal organe de cette fonction.

Chacun de ces estomacs est composé, ainsi que les intestins, de trois membranes : 1° l'externe péritonéale, de nature séreuse, véritable modification du tissu cellulaire général, les recouvre incomplètement, protége, soutient les vaisseaux et les nerfs qui les alimentent et les animént, devient encore le siége d'une sécrétion perspiratoire qui facilite les mouvemens, les glissemens qui existent entr'eux et les intestins. Elle est en outre susceptible d'une ampliation instantanée, due autant aux replis qu'elle présente qu'à son élasticité ; 2° la moyenne ou charnue, véritable muscle creux, formée de faisceaux blanchâtres, présentant deux plans ou couches de fibres disposées en sens contraire ; elle forme le corps de ces viscères, fait subir une douce pression aux alimens qu'ils contiennent, leur imprime un mouvement péristaltique qui favorise la chimification, la chylification, l'absorption et la défécation. Des faisceaux charnus qui reçoivent, suivant leur forme, les noms de piliers, de bandes, de cols, de sphincters, fournissent des points de départ et d'appui aux fibres musculeuses, pour la contraction de chaque organe. D'après cette disposition croisée des plans fibreux et la convergence de leurs faisceaux vers les piliers et les bandes charnues, il résulte que, dans le rumen, tout tend, au moment de la contraction, à porter vers

l'œsophage tout ce que contiennent les divers compartimens de cet estomac ; 5° la muqueuse ou villeuse , véritable tégument intérieur , tapisse la face interne du tube
alimentaire depuis la bouche jusqu'à l'anus. Douée d'une
sensibilité spéciale , mais variée, elle exhale , absorbe et
devient l'agent essentiel des fonctions des divers viscères
qui composent ce tube. Un épthelium qui, dans les ruminans , s'étend depuis la bouche jusqu'au feuillet inclusivement, recouvre cette membrane et en modère la sensibilité.
Enfin des vaisseaux , des nerfs , des couches de tissu cellulaire entrent dans la texture de cet appareil.

La panse ou le rumen , viscère immense , occupant les
trois quarts de la cavité abdominale , est de forme ovoïde
aplatie de dessus en dessous , divisée en deux sacs , le
droit et le gauche , qui sont délimités par une scissure
médiane , plus marquée , plus régulière à la face supérieure. Ce viscère qui touche par sa partie antérieure
au diaphragme et s'étend jusques dans la cavité pelvienne,
est placé obliquement de gauche à droite , de manière que
son sac gauche occupe toute la région du flanc du même
côté , s'applique sur les parois internes de cette partie de
l'abdomen , tandis que le droit , plus inférieur , pose sur
les parois inférieures du ventre , et laisse à sa face supérieure , un espace triangulaire , répondant au flanc droit ,
qui est occupé par le feuillet, la caillette et les intestins.
La panse est en rapport par sa partie antérieure droite
avec le foie ; à gauche , avec la rate qui est aussi accolée
au bord latéral et un peu antérieur du sac gauche , postérieurement , dans le bassin , elle touche la vessie dans
le mâle et l'utérus dans la femelle. Elle présente en avant
et en arrière des lobes inégaux séparés l'un de l'autre
par la continuité de la scissure supérieure qui s'étend
ensuite antérieurement et postérieurement sur la face inférieure de cet estomac. L'extrémité antérieure et supérieure du sac gauche , qui est le plus gros et le plus

allongé, reçoit l'œsophage et se continue en bas de celui-ci, avec le réseau. Les cavités intérieures du rumen sont analogues à sa forme extérieure ; il est partagé en deux grands réservoirs répondant aux sacs gauche et droit, qui sont délimités antérieurement et postérieurement par deux cloisons charnues nommées piliers et qui répondent au fond des scissures interlobulaires ; chacun de ces piliers fournit ensuite des bandes charnues qui circonscrivent les lobes et séparent chaque sac latéral en trois cavités ; cependant, comme la cavité moyenne s'étend transversalement du sac gauche au sac droit, il n'existe réellement que cinq compartimens intérieurs dans la panse. La face interne de ce viscère est recouverte de nombreux mamelons de formes diverses, mais presque généralement applatis sur les deux sens, conoïdes ou myrtiformes, tous noirs et durs ; plus abondans, plus forts sur la face inférieure et aux côtés de cet estomac. Ils sont susceptibles de se redresser, se hérisser, se contracter, et sont aussi, à n'en pas douter, des organes de sécrétion.

Deux ouvertures, placées l'une au-dessus de l'autre, existent à l'extrémité antérieure du sac gauche du rumen ; la première, supérieure ou œsophagienne, en forme l'entrée ; elle ne se dilate que pour laisser passer les substances alimentaires, qui sont déglaties, ou qui remontent pour la rumination ; elle forme, dans ce dernier cas, une excavation infundibuliforme qui devient d'autant plus grande que l'œsophage est tiré en avant ; nous verrons plus loin que cette disposition détermine le volume de la boule alimentaire qui va subir la rumination et facilite son ascension dans la bouche. La seconde ouverture, l'inférieure, plus grande et toujours béante, aboutit dans le réseau ; elle présente, à son bord inférieur, une cloison semi-lunaire, formant une valvule en fer à cheval, obliquement placée, ayant ses deux extrémités ou angles latéraux, tournés en haut. Sa disposition opposée à celle de l'œsophage fait qu'en se contractant elle rétrécit, diminue l'étendue de la communication qui existe entre les deux estomacs, ce qui coopère, aide à l'ascension des alimens dans la bouche, lors de la rumination.

L'œsophage se continue ensuite à la droite de l'orifice supérieur, pour former la gouttière œsophagienne, qui elle-même se prolonge jusqu'à la caillette et établit la communication des quatre estomacs entre eux. Cette gouttière présente deux portions, la première, dite branche œsophagienne, suit la partie supérieure du réseau, c'est-à-dire, sa petite courbure; elle y forme un canal incomplet, lisse, étroit à son origine, mais augmentant de largeur jusqu'au feuillet. Il est formé par deux cordons à base charnue, nommés lèvres de la gouttière, qui se terminent à angle obtus à l'origine du feuillet, en se contournant de dessous en dessus, et laissent entre eux une petite ouverture arrondie, à la faveur de laquelle les matières les plus divisées franchissent le réseau pour arriver au feuillet. En se contractant et s'appliquant l'une contre l'autre, ces lèvres forment la gouttière, retiennent les substances alimentaires et les empêchent de tomber dans le réseau, l'ouverture formée par l'écartement de ces lèvres étant tournée du côté de la cavité de ce viscère et de celle de la panse. La seconde portion de ce conduit occupe la partie inférieure du feuillet dans toute l'étendue de sa petite courbure, pour se terminer à l'origine de la petite courbure de la caillette, c'est-à-dire à l'orifice antérieur de ce quatrième estomac. Cette portion de la gouttière, sur laquelle le feuillet semble être à cheval, est divisée dans toute son étendue par des crêtes ou lames longitudinales, à bords denticulés qui s'élargissent et deviennent plus unies en s'approchant de la caillette où la gouttière forme une grande ouverture arrondie. Chaque conduit ou crête qui la sillonne répond aux principaux groupes des lames du feuillet et porte en avant un gros tubercule , espèce d'éperon qui dirige les alimens entre les lames du feuillet , seconde l'action des tubercules cornés dont celles-ci sont garnies et dont les usages sont de faire remonter les alimens entre ces lames. La gouttière est donc ouverte à sa partie inférieure sur la petite courbure, du réseau et sur la panse ; tandis que, par un changement de disposition et le contournement de ses lèvres, elle est ouverte à sa partie supérieure sous la petite courbure du feuillet ; disposition dont nous signalerons la nécessité , ainsi que les inconvéniens.

Le réseau ou bonnet , second estomac , le moins volumineux , de forme arrondie , un peu courbé sur lui-même de bas en haut , se trouve situé entre le diaphragme et le sac gauche du rumen , sous l'insertion de l'œsophage et sur le prolongement abdominal du sternum ; se continuant à gauche avec le rumen , supérieurement et à droite avec le feuillet. Il présente une face antérieure , une postérieure, deux courbures , une grande ou inférieure et une petite ou supérieure , répondant à la petite courbure du feuillet placée pour ainsi dire sous elle. La cavité intérieure analogue à sa forme extérieure présente dans toute l'étendue de sa surface des cellules hexagones formées par sa membrane muqueuse et l'épithelium , chaque grande cellule en renferme de plus petites ; toutes sont garnies d'une multitude de petits mamelons formant une surface chagrinée , disposition qui augmente l'étendue de sa surface secrétante.

La forme du *feuillet* diffère peu de celle du réseau ; il est cependant plus long et moins arrondi ; courbé sur lui-même de haut en bas , il s'applique par sa petite courbure , savoir : à gauche, sur le réseau ; à droite, sur la base de la caillette et se trouve situé obliquement du côté droit de l'abdomen , entre le foie et le sac droit de la panse. On y reconnaît une face antérieure touchant au foie et au diaphragme ; une postérieure , accolée au rumen. Une grande courbure arrondie, convexe, fixée à la caillette et au rumen par un prolongement de l'épiploon. Une petite courbure faisant suite à celle du réseau, mais dans une disposition inverse. Sa cavité intérieure présente dans sa petite courbure la seconde partie de la gouttière œsophagienne, limitée par les deux orifices de ce réservoir ; l'antérieure répondant au réseau, la postérieure à la caillette. Des lames membraneuses disposées par groupes, fixées à la face interne de sa grande courbure, mais libres du côté de la gouttière, remplissent cet organe. Ces lames qui semblent, au premier aspect, appartenir à la membrane muqueuse et à l'épithelium, contiennent des faisceaux musculeux, bien apparens dans le bœuf et qui émanent de sa membrane charnue. Chaque groupe composé de plusieurs lames de grandeur variable, offre dans le milieu un feuillet central, impair ; le plus grand est accompagné symétriquement de chaque côté de feuillets graduellement plus petits, mais qui sont séparés eux-mêmes, à leur base, par une lame mince ou espèce de crête denticulée. La disposition de ces groupes, différens entre eux par le nombre et la grandeur de leurs feuillets, est telle qu'ils s'accommodent à la forme arrondie-ovalaire de cet estomac et qu'ils forment du côté de la petite courbure une multitude de gouttières où s'engagent et sont retenus les alimens pour y subir l'action triturante et délayante de cet estomac. Ces lames qui sont plus écartées du côté de la caillette, sont parsemées de mamelons coniques, pointus, courbés en crochets d'avant en arrière et de bas en haut, d'autant plus gros et plus élevés qu'ils sont plus voisins de l'orifice du réseau ; par cette disposition, ils ont la propriété de retenir les alimens fibreux et de les attirer le long de la grande courbure de cet estomac et entre les lames précitées.

La caillette, véritable estomac, conoïde, allongée, courbée en arc de gauche à droite et de bas en haut, se trouve obliquement placée à droite, entre le diaphragme et le feuillet, sur le sac droit du rumen, sur lequel elle est fixée par la continuité du prolongement de l'épiploon qui fixe aussi le feuillet. Elle présente deux faces, une antérieure qui touche le diaphragme, tandis que la postérieure est appuyée sur le sac droit du rumen. De ces deux courbures, l'inférieure ou la grande, de forme convexe, est fixée à l'épiploon. La supérieure ou la petite, de forme concave, est aussi attachée, par l'épiploon, à la scissure supérieure du rumen. Son extrémité antérieure, la plus grosse, formé la base de cet estomac, elle est attachée aussi à la petite courbure du feuillet par l'épiploon ; tandis que la postérieure et supérieure, dite pylorique, est étroite, allongée, contournée en haut et en arrière sur la face supérieure du rumen. Sa cavité intérieure, tapissée par la muqueuse, dépourvue d'épithélium, est villeuse, absorbante, exhalante, douée d'une sensibilité organique ; elle présente une multitude de lames molles émanant de la face interne de sa grande courbure, libres du côté de la petite, plus multipliées à la base de cet estomac où l'une d'elles, plus large, fait fonction de valvule. Toutes ces lames, formées par des replis de la muqueuse, ont pour objet d'augmenter l'étendue de sa surface. Cette membrane reflète une couleur jaune verdâtre ; son épaisseur est moindre que celle de l'estomac du cheval ; elle est molle, pulpeuse et mince dans le veau et la génisse, ainsi que dans le mouton. De ces deux ouvertures, l'inférieure qui se trouve à sa base aboutit dans le feuillet, tandis que la postérieure et supérieure, terminée par le pylore, ne se ferme jamais entièrement, elle est pourvue d'un gros bourrelet ou cravate circulaire, doué d'une sensibilité organique, plus marquée que dans les autres régions de ce viscère, aussi la verrons-nous être le siége du squirrhe et du cancer ; elle s'ouvre dans le duodenum et donne passage à la pâte chymeuse résultant de l'action de la caillette sur les alimens.

La disposition de ces quatre viscères ou estomacs est telle, qu'ils communiquent tous les uns avec les autres par leurs petites courbures, au moyen de la gouttière œsophagienne, ainsi que nous l'avons déjà fait remarquer.

Les rameaux nerveux qui se portent aux estomacs du bœuf et des autres ruminans, sont fournis par le pneumogastrique et le trisplanchnique. Je vais faire une description succinte du premier, et ne parler du second qu'en ce qui a rapport à l'innervation des organes digestifs.

Le pneumo-gastrique, nerf vague (dixième paire encéphalique, huitième dans l'homme), prend son origine centrale, dans le bœuf comme dans le cheval, sur les parties latérales et moyennes du bulbe rachidien, c'est-à-dire des corps olivaires en grande partie et des pyramides supérieures ou corps restiformes, par plusieurs filets qui se réunissent pour former un cordon assez gros qui sort du crâne par l'hiatus occipito-temporal, avec la neuvième et onzième paire ou accessoire de Willis. Mais en examinant attentivement le pneumo-gastrique du bœuf à son origine, on voit distinctement que les racines de la onzième paire ou accessoire, se confondent avec celles de la dixième ou pneumogastrique, avant que celles-ci pénètrent dans le ganglion nerveux qui se trouve constamment, dans le cheval et le bœuf, à l'origine du nerf vague, et que ces deux paires de nerfs, dixième et onzième, après avoir franchi ce ganglion, ainsi que le canal rachidien, restent intimement unies dans un trajet de six à sept centimètres.

Le pneumo-gastrique, après s'être séparé de la onzième paire, envoie des filets au ganglion guttural, des rameaux pharyngiens et d'autres à l'artère céphalique, mais il fournit particulièrement deux nerfs laryngés supérieurs, un *antérieur*, plus gros, qui donne souvent un filet pharyngien, et un *postérieur*, plus petit et plus long.

Mais ce qu'il y a là de remarquable dans le bœuf,

c'est que ces deux rameaux s'anostomosent avec le récurrent ou laryngé inférieur, savoir : le *rameau postérieur*, moins volumineux, mais le plus long, avec un cordon qui paraît venir du récurrent. Cette anastomose, qui est plexueuse, a lieu à la hauteur des premiers cerceaux cartilagineux de la trachée-artère, par-dessus et en arrière du larynx. Le cordon *laryngé supérieur* ou le plus gros s'unit au récurrent ou laryngé inférieur, au moyen d'un rameau venant de ce dernier, qui passe sous le cartilage thyroïde pour aller s'unir avec ce nerf laryngé supérieur et antérieur. L'anastomose de ces trois filets destinés pour le larynx, forme un plexus situé en arrière de cet organe et sous l'origine latérale de la trachée, d'où naît un cordon rétrograde qui rampe sur la surface inférieure de l'œsophage et s'y ramifie.

Chaque cordon principal des deux pneumo-gastriques suit la gouttière jugulaire de l'encolure, accolé au trisplanchnique qu'il accompagne. Arrivés aux ganglions cervicaux inférieurs, les nerfs vagues se séparent du trisplanchnique, l'un et l'autre fournissent des rameaux au plexus trachéal, au plexus cardiaque ; mais le pneumogastrique droit envoie particulièrement un gros filet aux oreillettes du cœur. Il émane aussi de ces nerfs, mais à des points différens de cette région, les deux laryngés inférieurs ou recurrent droit et gauche. Les deux pneumo-gastriques vont ensuite former le plexus bronchique ; ils reçoivent chacun en cet endroit un rameau nerveux trisplanchnique venant du plexus qui entoure le ganglion cervical inférieur, naissant quelquefois de ce ganglion lui-même, comme nous l'avons vu en février 1857 ; mais le plus communément du premier, du deuxième ou du troisième ganglion de la portion thorachique du trisplanchnique. Ce petit nerf, qui va rejoindre le plexus bronchique et concourt à le former, se porte obliquement, traverse le muscle sous dorso-atloïdien, arrive sur les parties latérales de l'aorte, y forme un plexus pourvu d'un petit ganglion, d'où naissent les filets de communication qui se rendent au plexus bronchique, tandis que les autres se distribuent dans l'aorte et l'œsophage. Cette description confirme la découverte importante faite en 1853 par M. Hugier[*].

Les deux pneumo-gastriques, après avoir formé le plexus bronchique. concurremment avec les rameaux venant du trisplanchnique, se terminent par les deux nerfs œsophagiens, qui paraissent être la continuation des cordons principaux; le droit formant l'œsophagien supérieur, et le gauche, l'œsophagien inférieur; mais ces deux nerfs s'envoient réciproquement des rameaux anastomotiques dont la disposition est telle, que chacun des œsophagiens appartient également aux deux pneumo-gastriques.

Le nerf œsophagien inférieur, le moins volumineux, traverse l'ouverture diaphragmatique et gagne le réseau; arrivé sur cet estomac, il fournit de suite un petit rameau situé à gauche et en bas, qui passe entre le dia-

[*] En disséquant, durant l'hiver de 1837-38, pour une leçon, le nerf trisplanchnique dans le cheval, nous avons reconnu qu'il partait du plexus, ou plutôt du ganglion cervical inférieur, un filet nerveux qui se portait au nerf draphragmatique et concourait à le former en s'unissant au rameau venant des racines inférieures des sixième et septième paires cervicales.

Nous avons vérifié plusieurs fois dans le bœuf, la chèvre et le cheval, la présence de ce nerf, dont personne n'a encore parlé; découverte qui coïncide avec celle de M. Hugier, et donne à pressentir tout ce qu'il y a de vital dans la fonction de la respiration.

A la séance de la société anatomique de Paris, du 29 août 1823, « M. Hugier présenta une belle préparation des plexus pulmonaires, » où il démontra que des filets émanés de chaque groupe latéral » viennent former un réseau manifeste en s'anostomosant entre la » trachée et l'œsophage accolées à ce dernier, des branches éma- » nées de l'anostomose du nerf vague avec le premier ganglion » thorachique, descendent au-devant de l'aorte et vont se rendre au » plexus pulmonaire et au nouveau plexus œsophagien. » Ce fait se trouve consigné dans tous les journaux scientifiques de l'époque.

phragme et la face antérieure du bonnet , se porte à la face postérieure du foie , dans la substance duquel il se ramifie , ainsi que dans la vésicule du fiel. Arrivé à l'origine du canal cholédoque , ce petit rameau se réunit à un filet du trisplanchnique qui accompagne l'artère hépatique ; ils forment alors ensemble un plexus dont les nerfs qui en émanent pénètrent dans le parenchyme du foie , accompagnent l'artère hépatique , tandis que le rameau de continuité suit le canal cholédoque jusque dans la portion duodénale de l'intestin grêle. Je dis que ces filets nerveux composés pénètrent ensemble dans la substance du foie , en suivant les organes de l'appareil sécréteur de la bile , jusqu'à sa terminaison dans le duodenum. Il existe une disposition à peu près semblable dans le chien .

J'ai dit que le nerf œsophagien inférieur arrivait d'abord sur le réseau , où il formait deux plexus sans recevoir aucuns rameaux nerveux étrangers ; de cet estomac , le cordon principal gagne la grande courbure du feuillet , où il forme encore des ramifications plexueuses , et va enfin se terminer sur la grande courbure de la caillette par un plexus considérable. Dans ce trajet , cet œsophagien fournit les rameaux suivans : 1° du premier plexus qu'il forme sur le réseau près de l'œsophage , divers nerfs supérieurs et antérieurs qui se distribuent , les uns sur le réseau , les autres sur le rumen , autour de la terminaison de l'œsophage et dans la scissure inférieure et antérieure de cet estomac , pour se répandre sur son sac gauche ; deux autres filets gagnent aussi cette scissure antérieure , passent entre les deux lobes et se ramifient sur la face antérieure de la panse ; 2° d'un autre plexus que cet œsophagien va former sur le réseau , partent encore cinq ou six rameaux nerveux qui gagnent le feuillet et se distribuent dans ses membranes ; 3° d'un plexus existant sur le feuillet , émanent plusieurs filets qui se répandent sur ce viscère ; 4° enfin , du plexus terminal que nous avons déjà dit exister sur la caillette , sortent divers nerfs dont la majeure partie pénètre dans cet estomac ; d'autres vont au pylore et quelques-uns à l'intestin grêle.

L'œsophagien supérieur , le plus considérable , est situé entre l'aorte et l'œsophage ; il pénètre avec ce dernier dans l'abdomen , gagne la face supérieure de la panse , et forme alors un vaste plexus qui s'étend sous les vertèbres lombaires dans une longueur d'environ neuf centimètres. Pour former ce plexus , qui a pour centre un ganglion nerveux , l'œsophagien supérieur reçoit plusieurs cordons trisplanchniques venant du plexus cœliaque.

De ce plexus cardiaque où les deux genres de nerfs s'entrecroisent, se mêlent, partent les rameaux composés suivans : 1° quatre cordons antérieurs , ayant une origine unique , gagnent le feuillet, le réseau et les sacs antérieurs du rumen ; un d'eux va du feuillet et du rumen aux deux courbures de la caillette ; 2° plusieurs rameaux latéraux qui se portent à droite et à gauche sur les sacs du rumen , ainsi que vers l'orifice œsophagien ; quelques-uns de ces nerfs s'anastomosent avec des filets venant de l'œsophagien inférieur ; 3° des cordons qui se dirigent en arrière et à gauche et vont se répandre sur le sac gauche de la panse ; 4° de la partie postérieure de ce plexus sortent d'abord trois à quatre nerfs plexueux aussi , qui suivent la scissure supérieure du rumen, accompagnent les artères , gagnent la scissure postérieure et inférieure de cet estomac , en se ramifiant dans les parties environnantes ; 5° enfin , du même point , mais un peu au-dessus des rameaux précédens , sortent un ou deux cordons blancs applatis qui se rendent dans les plexus cœliaque et mésentérique.

La caillette reçoit , outre les nerfs que nous venons

d'indiquer, des rameaux rétrogrades venant de l'intestin grêle *.

Les organes de la digestion dans les ruminans, reçoivent donc, 1° des nerfs simples venant directement des pneumo-gastriques par le cordon œsophagien supérieur ; 2° des nerfs composés plexueux et ganglionnaires émanant de l'œsophagien supérieur, ainsi que du plexus coéliaque qui forment ensemble le grand plexus cardiaque supérieur que nous avons décrit. Remarquons, en outre, 1° que des filets nerveux récurrens et composés remontent des intestins grêles à la caillette, à laquelle ils fournissent de nombreux cordons plexueux qui se ramifient dans sa grande courbure ; 2° qu'un rameau nerveux pneumo-gastrique, venant de l'œsophagien inférieur, se porte au foie, à la vésicule du fiel, accompagne son canal excréteur jusques dans le duodénum, non seulement dans le bœuf, mais encore dans le chien, animal pourvu, comme le premier, d'une vésicule biliaire, tandis qu'une semblable

* Ce que je viens de dire sur l'origine du pneumo-gastrique ne se trouve pas dans l'anatomie vétérinaire de M. Girard. Il en est de même, 1° de l'anastomose plexueuse des récurrens et des laryngés supérieurs toute spéciale au bœuf ; 2° des cordons trisplanchuiques se rendant au plexus bronchique, signalés par M. Hugier. 3° de la disposition particulière de chaque nerf œsophagien à leur arrivée aux estomacs ; 4° du rameau nerveux venant de l'œsophagien inférieur se rendant à l'appareil sécréteur de la bile et directement à la vésicule biliaire. Bourgelat n'en a pas dit un mot. On lit dans Labère-Blaine, tome 2, page 112, notions fondamentales de l'art vétérinaire : « La paire vague composée de ces deux nerfs (la 10ᵉ et la 11ᵉ) sort du crâne, » Après cela, le nerf accessoire se sépare, ou les troncs réunis » des deux nerfs fournissent une branche qui s'unit avec le » nerf intercostal (trisplanchique), et va se distribuer aux mus- » cles ; et aux diverses parties du pharynx, du Larynx et à la » partie supérieure du cou. » Notez qu'ici ce vétérinaire anglais ne parle que du cheval. En général, même, tous ces auteurs ont peu parlé du bœuf.

disposition n'existe pas dans l'espèce équine qui ne possède pas ce réservoir.

Il faut avoir disséqué tous ces nerfs et les avoir étudiés plus d'une fois pour s'en faire une idée exacte. On est étonné de la quantité innombrable de leurs filets pléxueux, dont la réunion et l'entrelacement sous la membrane péritonéale forme un réseau admirable, d'où partent une multitude de filets nerveux fins, capillaires et pléxueux qui pénètrent dans les membranes de ces viscères.

Le rameau œsophagien inférieur se porte surtout aux trois premiers estomacs, à part quelques filets qu'il envoie au foie et à la caillette ; tandis que les nerfs complexes émanant du plexus formé par l'œsophagien supérieur et des rameaux trisplanchniques se portent principalement à la caillette, aux intestins et en quantité moindre à la panse, au réseau et au feuillet.

Si nous considérons la répartition de ces nerfs d'une manière générale, nous verrons que le rumen paraît en recevoir le plus, surtout vers la cravate et la gouttière œsophagienne ; puis le feuillet, la caillette, le réseau et l'intestin.

Si les trois premiers estomacs des ruminans ne sont que des organes de transport, de broyement, d'atténuation et d'imbibition, et si la dissection prouve qu'ils reçoivent beaucoup plus de nerfs pneumo-gastriques et simples, tandis que la caillette ou le véritable estomac, ainsi que les instestins, organes où se passent la chymification, la chylification et l'absorption du chyle, reçoivent, au contraire, plus de rameaux nerveux ganglionnaires ou trisplanchniques ; ne pourrait-on pas présumer, avec M. Brachet de Lyon, que les nerfs pneumo-gastriques, outre leurs usages d'unir les deux centres nerveux et d'être encore nerfs respirateurs, animent, dans ce cas, la puissance musculaire des organes de la digestion, président en un mot au mouvement, déterminent la sensation de la faim, transmettent le besoin de manger : tandis que la secrétion des fluides gastriques , la formation du chyle , résultat et but de la digestion, son absorption , sont plus spécialement sous l'influence des nerfs trisplanchniques et sous l'action des puissances ou forces vitales.

Malgré l'opinion de MM. Bell et Magendie , peut-on raisonnablement admettre qu'il y ait des nerfs exclusivement moteurs , d'autres exclusivement sensibles ? J'ai peine à le croire , tous sont plus ou moins sensibles , animeraient-ils des fonctions , s'ils n'éprouvaient aucun effet des stimulans de ces fonctions ?

D'après ces données anatomiques et physiologiques , on ne peut donc plus considérer les estomacs des ruminans comme des organes insensibles , mais on doit penser que cette sensibilité est spéciale dans chacun des viscères et modifiée , 1° par la nature des nerfs qu'ils reçoivent ; 2° par l'épithelium qui couvre la muqueuse des trois premiers estomacs , épithelium qui ne permet que des impressions indirectes et qui ne sont perçues par le centre nerveux général qu'à l'état pathologique déterminé par la continuité des causes ou la force de leur action , tels que des alimens grossiers , altérés ou accumulés en trop grande quantité et au-dessus de la force organique de la panse , ou encore toutes les fois que la rumination se trouve entravée ou suspendue par une cause quelconque qui arrête la marche des alimens dans le rumen et le feuillet ; ou enfin une météorisation subite , mais extrême qui produit le tiraillement insolite et douloureux des fibres charnues , des vaisseaux , des nerfs et de la membrane péritonéale de ces estomacs. Toutes ces causes sont capables d'irriter les uns ou les autres de ces divers organes , y provoquer le développement des phénomènes inflammatoires qui peuvent se propager de la panse au rumen , au feuillet , à la caillette et aux intestins.

L'épithelium est donc destiné à modérer l'impression

douloureuse que feraient sur la muqueuse des trois premiers estomacs des ruminans les alimens grossiers et incomplètement triturés qu'ils contiennent et transportent en sens divers pour la déglutition et la rumination. Mais cette membrane épidermoïde n'existe pas à la caillette, qui jouit d'une sensibilité spéciale , indispensable à ses fonctions , telles que la sécrétion gastrique , la chymification , et sans doute aussi un commencement d'absorption chylifère. Sensibilité qui étant surexcitée par une plaie ou un corps vulnérant , ou encore par une irritation , une inflammation suraiguë ou continue, quoique chronique , se manifeste surtout par le vomissement , comme l'ont prouvé les expériences de M. Flourens , et , comme nous le prouverons plus loin par des faits pathologiques ; nous avons signalé déjà la fréquence du squirrhe auquel la sensibilité organique de ce viscère le dispose ; aussi nous répéterons que la muqueuse de la caillette du bœuf a beaucoup moins d'épaisseur et de consistance que celle du sac droit de l'estomac du cheval ; que la texture de cette membrane est encore plus faible dans le mouton. Ces données expliquent la facilité avec laquelle les substances délétères , les fourrages vasés et de mauvaise qualité, les eaux corrompues , les plantes âcres , les pousses et les bourgeons de chêne agissent sur elle , et la fréquence des maladies qui produisent ces diverses substances dans le bœuf et le mouton. Dans le veau et l'agneau , cette muqueuse gastrique est très-peu consistante , mince et d'une sensibilité si vive que le vétérinaire ne saurait être trop circonspect sur l'emploi des remèdes actifs dans les jeunes ruminans ; les acides minéraux surtout, quoique très-étendus , ont souvent des effets funestes.

L'aorte postérieure ne présente d'autres différences bien sensibles dans le bœuf , comparée à sa disposition dans le cheval , que dans les vaisseaux qui se portent aux estomacs : ainsi le tronc cœliaque qui constitue un vaisseau artériel plus considérable que dans l'espèce équine, ne se divise d'abord qu'en deux branches principales : 1° l'hépatique qui se comporte comme dans le cheval et se ramifie entièrement dans le foie ; 2° la gastrique qui fournit de suite la splénique.

Cette artère *splénique* diffère elle-même de celle du cheval ; car, après un trajet d'un pouce , elle se divise en deux rameaux dont un , antérieur , se porte en avant et à gauche , gagne la scissure de la rate et se ramifie dans ce viscère sans fournir de vaisseaux à la panse ; l'autre , postérieur , plus considérable et destiné pour le rumen , se dirige d'avant en arrière , suit sa scissure supérieure , passe ensuite dans sa scissure postérieure entre les deux lobes de cet estomac et parvient enfin à sa face inférieure, où il se bifurque en suivant les scissures qui délimitent les compartimens de ce premier estomac. Cette artère fournit dans son trajet des rameaux latéraux qui se ramifient , se distribuent dans toutes les parties postérieures inférieures de ce viscère. Le rameau gastrique de la cœliaque , ou plutôt l'artère gastrique forme aussi deux branches principales : 1° l'antérieure qui suit la gouttière supérieure , se rend dans la scissure interlobulaire antérieure , donne divers rameaux aux parties antérieures de la panse , dont plusieurs s'anastomosent avec des rameaux venant de la branche postérieure de la splénique ; 2° la postérieure qui donne des nombreux rameaux au réseau , au feuillet et à la caillette. Les veines suivent un trajet analogue pour se rendre dans la branche splénique de la veine porte.

Par cette disposition , on voit que , dans les ruminans , le rameau postérieur de la splénique remplace les rameaux qui , dans l'espèce cheval , vont de l'artère splénique à la grande courbure de l'estomac (vaisseaux courts).

Dans le jeune animal qui tète et dans lequel par conséquent la panse ne fonctionne pour ainsi dire pas , on remarque que les vaisseaux de la caillette sont les plus développés et reçoivent le plus de sang *. Mais cette vascularité change au fur et à mesure que le jeune animal use d'alimens plus consistans et susceptibles d'être ruminés. Toutefois, dans l'animal adulte, la distribution de ces nombreuses ramifications artérielles est disposée de telle sorte, que la caillette reçoit encore proportionnellement plus de sang que les autres estomacs ; ce qui se rapporte parfaitement avec les sécrétions et les fonctions dont sont chargés chacun de ces estomacs.

Si maintenant on considère que dans le bœuf l'artère splénique émane de la gastrique et qu'elle fournit un très-gros rameau à la panse, ne sera-t-on pas porté à dire, avec beaucoup de physiologistes, que la rate est un diverticulum circulatoire de l'estomac et du foie. On remarque en effet que durant l'intermittence d'action de l'estomac, la rate reçoit le sang surabondant; mais que cette dérivation est suspendue quand l'estomac fonctionne. Le sang qui s'est porté à la rate dans le temps de la vacuité du ventricule, se dégorge dans le foie et augmente les matériaux de la sécrétion biliaire. Enfin, sous le rapport pathologique, cette disposition de vascularité aiderait à expliquer pourquoi le *sang de rate* ou la *splénite* est si fréquente dans les ruminans ; pourquoi l'engorgement sanguin de ce viscère coïncide si souvent avec les maladies inflammatoires des organes digestifs dans l'espèce bœuf.

Enfin, pour dernière considération sur l'angiologie des

---

* Le 20 décembre 1852, j'eus l'occasion de faire l'autopsie d'un veau de lait mort, peu de jours après sa naissance, d'un entérite. Je reconnus que les vaisseaux artériels qui se portaient à la rate, à la panse, au réseau et au feuillet étaient peu volumineux, mais que ceux qui se rendaient à la caillette étaient beaucoup plus développés et parfaitement en rapport avec l'étendue de cet estomac qui était alors le plus considérable, comme il l'est toujours à cette époque.

organes digestifs des ruminans, je ferai remarquer que
l'artère grande mésentérique, si rameuse et si considérable dans le cheval, ne se compose dans le bœuf que d'un
seul rameau qui va directement de l'aorte à l'intestin, que
la petite mésentérique est aussi peu considérable. De sorte
que, toutes choses égales d'ailleurs, les estomacs des ruminans reçoivent beaucoup plus de sang que les intestins ;
tandis que les organes digestifs du cheval présentent une
disposition toute contraire, on pourrait donc en conclure :
1° que la digestion se passe en majeure partie dans les
ventricules du bœuf, d'où la fréquence de la gastrite et de
la gastro-entérite dans cet animal ; et que, par une cause
opposée, c'est l'entérite qui est plus commune dans l'espèce équine. L'observation clinique semble confirmer cette
induction.

Les intestins des ruminans occupent le flanc droit et
sont placés sur la partie postérieure et supérieure du sac
droit de la panse, où ils forment deux masses ; la première, plus considérable, se compose des intestins grêles
du cœcum et de la portion cœco-gastrique du colon ; la
seconde, de la portion flottante du colon et du rectum.

Ces organes maintenus par les mésentères sont peu
volumineux comparativement aux estomacs et le sont
aussi moins que ceux de l'espèce cheval.

Cet admirable balancement d'organes prouve que les
intestins sont plus spécialement disposés pour l'absorption
chilifère, en effet plus étroits mais plus longs que ceux
des autres herbivores ; la marche du chyme doit y être
lente et les nombreux vaisseaux et ganglions lymphatiques
que l'on voit dans les mésentères confirment cette opinion.

Cette disposition explique les constipations opiniâtres
que l'on observe fréquemment dans les maladies du tube
digestif du bœuf.

Le coecum des ruminans est petit ; sa pointe libre est
mousse, elle se dirige vers le bassin.

Fonctions des divers organes digestifs du Bœuf.

Ces phénomènes physiologiques ayant, dans cet animal, beaucoup d'analogie avec ceux qu'on observe dans les autres animaux herbivores, je me bornerai à faire remarquer, 1° que dans le bœuf les papilles et les mamelons cornés, nombreux et très-prononcés situés à la face interne des joues, de la commissure des lèvres, ainsi que sur la langue, ont une direction courbée en crochet, de bas en haut et de dehors en dedans; et que malgré que la plupart soient des orifices excréteurs des nombreux cryptes qui humectent la bouche, ils sont cependant disposés de manière à pouvoir s'opposer à la sortie et à la chute des alimens lors de la rumination, ainsi qu'à faciliter leur déglutition. Il existe encore une disposition semblable dans les bords denticulés des sillons du palais, qui sont beaucoup plus saillans dans le bœuf que dans le cheval; 2° que l'appareil salivaire, très-développé dans les ruminans, est parfaitement en harmonie avec la dépense de salive que nécessitent les deux déglutitions et la quantité, ainsi que la densité des alimens à mâcher et ingérer; 3° que c'est, à n'en point douter encore, pour la facilité de la double déglutition et l'ascension des alimens de la panse dans la bouche, que l'œsophage des ruminans est mou, souple et charnu dans toute son étendue; qu'il passe dans une ouverture assez grande, située entre les deux piliers du diaphragme; que cet organe est infundibuliforme à son insertion dans la panse; et qu'enfin le voile du palais du bœuf a une brièveté qui permet le retour dans la bouche des substances venant de l'estomac; ce qui ne peut avoir lieu dans le cheval par suite de la disposition contraire de cet organe, dont l'étendue force les substances vomies à passer par les gouttières nasales.

La panse ou premier estomac est l'organe essentiel de la rumination, phénomène au moyen duquel l'animal ra-

mène de la panse dans la bouche les alimens entassés dans
ce ventricule par une première déglutition et qui ont besoin
de subir une seconde mastication. Je ne puis croire, avec
M. Girard, dont je respecte d'ailleurs les opinions et le
talent, que la rumination soit facultative : cet acte préparatoire de la digestion est plutôt une conséquence naturelle de l'organisation des animaux chez lesquels on
l'observe ; elle résulte de la disposition et des fonctions
différentes des quatre estomacs des didactyles et de leur
mode de digestion. Il leur est possible de la différer, mais
ils ne peuvent la suspendre ; car lorsque cette suspension
a lieu par une cause quelconque, il y a maladie.

J'ai décrit rapidement la structure des quatre estomacs, ainsi que de la gouttière œsophagienne du bœuf ;
mais je noterai ici que lorsque la panse se contracte
et qu'aidée des muscles de la respiration elle produit
l'ascension de la boule alimentaire dans la bouche,
les deux extrémités de la première portion de la gouttière œsophagienne se rapprochent, les deux lèvres s'entr'ouvrent, la boule alimentaire y pénétre, pour être
moulée, portée dans l'infundibilum de l'œsophage et remonter dans la bouche. Pour bien concevoir les effets
de la contraction de la panse, il faut se rappeler qu'elle
n'a qu'une ouverture également destinée à l'entrée et à
la sortie des alimens ; que sa membrane charnue présente des piliers et des bandes qui servent de point d'appui
à ses faisceaux musculaires. De cette disposition, il résulte que lorsque cette seconde membrane se contracte,
cette action a lieu d'arrière en avant et de bas en haut ;
qu'elle tend, par conséquent, à pousser les alimens,
contenus dans ce viscère, vers son ouverture unique.
Cette disposition existe également dans tous les organes
musculo-membraneux, tels que la vessie, la matrice et
même le cœur. La rumination ne doit pas être confondue avec le vomissement, celui-ci est un cas patho-

ogique, qui diffère du phénomène dont nous parlons ; dans ce dernier, les alimens sont rejetés par portions réglées et détachées, tandis que dans l'autre, il est l'effet d'un état maladif, insolite, irrégulier, dont nous citerons plus loin des exemples.

Le mécanisme de la rumination est maintenant facile à concevoir ; tout ce qu'en ont dit, Chabert, M. Girard et M. Flourens a singulièrement éclairé la question.

Après que le bœuf, ou tout autre ruminant, a suffisamment rempli sa panse d'alimens grossièrement mâchés et rapidement déglutis, s'il est libre, il cherche un lieu retiré, ou encore s'il est dans une étable il se couche. Cet animal semble alors être dans un état d'assoupissement par le fait de la concentration des forces vitales vers les organes digestifs ; une inspiration prolongée a lieu, elle produit le refoulement du diaphragme qui comprime la panse, la membrane charnue de cet estomac se contracte en même temps ; le bol alimentaire pénètre dans la gouttière œsophagienne ; moulé par elle, poussé dans l'infundibulum de l'œsophage, il franchit l'ouverture du diaphragme entr'ouverte par la position de ce muscle ; une courte expiration a lieu, elle ramène le diaphragme en avant ; ses piliers poussent en ce sens le bol alimentaire dans l'œsophage, dont la contraction antipéristaltique le porte dans la bouche. Là, il subit une seconde mastication, d'une durée relative à la densité de l'aliment, pour être ensuite déglati une seconde fois et parvenir partie dans le feuillet et partie dans la caillette, suivant qu'il est plus ou moins parfaitement trituré.

De la disposition de ces différens organes et des phénomènes physiologiques qui résultent de leur action, il est positif qu'il existe deux déglutions ou plutôt deux voies distinctes de déglutitition, celle de l'œsophage, et celle du demi-canal ; que les alimens prennent l'un ou l'autre de ces deux trajets suivant qu'ils sont grossiers

et d'un certain volume , ou qu'ils sont atténués et fluides.
Dans le premier cas , ils passent dans les deux premiers
estomacs , parce qu'ils y sont conduits par l'œsophage
qui s'y rend ; et dans la seconde déglutition ils arrivent
dans les deux derniers , parce qu'ils enfilent le demi-
canal qui se rend au feuillet et à la caillette. De cette
disposition , il résulte que toutes les fois que les substances sont avalées en masse , poussées avec force et énergie , elles écartent les lèvres de la première portion de la
gouttière œsophagienne et abordent partie dans le rumen ,
partie dans le réseau ; tel est , par exemple , le cas de
la première déglutition des fourrages ; mais si ces alimens
sont atténués , fluides ou liquides ils coulent dans l'œsophage en suivant la gouttière et parviennent dans le feuillet
ou la caillette parce qu'ils n'exercent aucun effort sur
les lèvres de ce conduit. Il en est de même des liquides
lorsque l'animal les avale ou plutôt qu'ils lui sont donnés
à grandes gorgées et précipitamment ; ils écartent les
lèvres de la portion œsophagienne de la gouttière , tombent dans le rumen et le réseau , tandis qu'une faible
partie parvient seulement dans la caillette et le feuillet.
Le contraire a lieu si l'on imite le jeune animal qui
tète ou l'adulte qui boit doucement et par gorgées.

Il suit de ce que nous venons de dire , que dans l'administration des breuvages ou médicamens liquides , il
faut , si l'on veut qu'ils parviennent dans la caillette et
l'intestin , élever doucement la tête, le moins haut possible, dans une direction droite , verser lentement et
par gorgées le breuvage qui enfile alors la gouttière œsophagienne , parvient en grande partie dans le quatrième
estomac et en quantité moindre dans le feuillet. Mais si
l'on veut que le liquide tombe dans la panse , ce qui
est indiqué dans le cas de météorisation , la tête sera
élevée , portée un peu de côté , le liquide versé abondamment et rapidement. La déglutition est alors tumul-

tueuse , le liquide qui pèse et fait effort sur les lèvres de la gouttière les écarte et tombe presque en totalité dans le rumen et le réseau.

L'action des muscles respirateurs est un puissant auxiliaire de la contraction de la membrane charnue de la panse pour la rumination, et de celle des autres estomacs pour l'exécution de leurs fonctions : c'est ainsi que les alimens , suffisamment triturés , lors de la première mastication et délayés par un peu de liquide , tombent d'après la disposition de la gouttière œsophagienne dans le réseau ; ils sont ensuite entraînés dans le feuillet lors de l'inspiration , par le fait de la pression qu'éprouve ce même estomac entre le diaphragme et la panse. Dans la compression dont il s'agit , le réseau ajoute à cette action mécanique la contraction de sa membrane charnue ; et , au moyen de ce double effet , les alimens qui sont encore plus ou moins fibreux sont retenus par les mamelons cornés du feuillet , tandis que les plus fluides parviennent dans la caillette. Les recherches d'anatomie comparée et la quantité immense des mamelons qui existent sur la membrane interne du réseau , prouvent qu'il sécréte un liquide destiné à agir sur les matières qu'il contient et à faciliter leur passage dans la gouttière œsophagienne.

Le feuillet est un organe d'imbibition et de trituration dans lequel les alimens éprouvent une division plus parfaite et sont ensuite exprimés , par sa contraction et la pression des muscles respirateurs , dans la portion de la gouttière œsophagienne qui se trouve sous sa petite courbure , pour être portés dans la caillette. L'atténuation extrême qu'ils y éprouvent fait pressentir toute la sensibilité de la muqueuse de ce dernier estomac. En traitant des maladies de ces viscères , nous verrons que de cette disposition du feuillet , à cheval sur la gouttière , résulte quelquefois une complication très-fâcheuse de l'inflammation des organes digestifs du bœuf. Nous avons déjà dit que c'était précisément dans la seconde déglutition, après que les alimens avaient été ruminés qu'ils parvenaient dans le feuillet , ainsi que ceux venant directement du réseau , et que les mamelons cornés qui existent dans la gouttière et sur les lames du feuillet retenaient et dirigeaient entre les lames de ce ventricule tous ceux qui étaient fibreux , tandis que les plus liquides parvenaient dans la caillette. Ces mamelons , comme ceux du réseau , sont encore des organes de sécrétion qui exhalent un liquide qui imbibe les matières alimentaires et facilite leur atténuation.

La caillette, véritable estomac , ne reçoit que les alimens à un état parfait de trituration tel qu'ils ne puissent irriter sa muqueuse , là se passe la chimification. L'étendue de cette muqueuse , augmentée par les vastes replis qu'elle présente, les nombreux vaisseaux qu'elle reçoit , les nerfs plexueux et variés qui l'animent , témoignent de l'abondance de la sécrétion gastrique et de toute la vitalité de cet organe. Son action sur les alimens pour leur passage dans le duodenum , est l'effet de sa contraction spéciale , que seconde l'action des muscles respirateurs. Mais la sensibilité toute spéciale du pylore , modère ce passage , qui n'a lieu , dans l'état de santé , que lorsque les alimens sont chimifiés et dans un état d'homogénéité parfaite.

Il est démontré que la digestion présente , dans les polygastriques, deux phénomènes bien distincts, dépendans cependant l'un de l'autre , quoiqu'ils se passent dans des viscères différens. De cette disposition résulte aussi des maladies diverses que nous tâcherons de faire connaître. La première déglutition fait arriver les alimens les plus grossiers dans la panse où ils ne doivent séjourner qu'un certain temps , y subir une modification préparatoire à l'acte de la digestion et être ramenés dans la bouche pour être de nouveau triturés, broyés et insalivés. Leur entassement dans le premier estomac en quantité supérieure à ses forces organiques, la nature et l'espèce de ces alimens, leur qualité réfractaire. Le retard ou la suspension de la rumination causent presque toujours des indigestions simples avec météorisation par suite d'un dégagement de gaz, ou compliquées de la surcharge de cet estomac ; maladies plus ou moins graves et quelquefois mortelles dont nous traiterons plus loin. Les alimens ramenés de la panse et ruminés, déglutis ensuite une seconde fois parviennent dans le feuillet et la caillette : ici encore toute cause qui peut entraver, ralentir ou suspendre l'action de ces deux derniers estomacs, ou produire l'inflammation de leur membrane interne, peut être suivie, savoir : dans le feuillet de l'accumulation, du durcissement des alimens contenus entre ses lames, cas pathologique d'autant plus fâcheux que la position du feuillet sur la gouttière pèse alors sur ce conduit, l'oblitère plus ou moins complétement, s'oppose au passage de tout liquide ingéré, non-seulement entre ses lames mais encore dans la caillette, et les fait tomber presque en totalité dans la panse, où ils s'accumulent. Cet engouement du troisième estomac, résultat de son inflammation, est rarement essentiel, mais complique et accompagne souvent la phlegmasie de la caillette ; cependant comme cette surcharge du feuillet et la phlegmasie peuvent exister sous l'empire des mêmes causes, elles peuvent être spontanées et consécutives.

L'inflammation de la caillette peut aussi être la conséquence de la suppression de la transpiration cutanée, par l'effet d'un vent froid, d'une pluie battante, l'animal étant en sueur, ou de la déglutition abondante et rapide d'une eau froide et glaciale, dans la même circonstance, ou encore par la suspension de la digestion par un travail intempestif ou au-dessus des forces de l'animal. La gas-

trite et la gastro-entérite peuvent encore reconnaître pour
cause des alimens âcres , irritans et se compliquer d'accidens nerveux et de spasmes ; ou être produites par l'ingestion de plantes vénéneuses , narcotiques et vireuses ,
d'où résulte le narcotisme et l'ergotisme. Enfin , l'usage
alimentaire de fourrages submergés , vasés , rouillés ou
mal récoltés , est suivi de l'apparition de gastro-entérite ,
typhoïdes compliquées de l'altération du sang , se mon-
trant sous la forme enzootique ou épizootique.

Les expériences de M. Flourens, faites en 1831 et 1833,
ont prouvé que toute irritation chimique ou mécanique
de la caillette produisait le vomissement. Long-temps avant,
nous avions eu occasion d'observer ce phénomène maladif
compliquant l'inflammation aiguë ou chronique de la muqueuse de ce dernier estomac et devenant un des signes
diagnostiques du squirrhe du pylore dans le bœuf, surtout
quand il est accompagné de la météorisation intermittente
du rumen.

L'augmentation , l'aptitude des estomacs à la formation
du chyle et une assimilation abondante produit la vigueur
et l'embonpoint ; si cette faculté digestive est accompagnée
de l'amplitude du thorax, d'où résulte une hématose vaste
et considérable , elle constitue le tempérament plus ou
moins sanguin et dispose à la pléthore et aux phlegmasies
franches et aiguës.

Une débilité gastrique , des poumons peu étendus , une
constitution grêle , innée ou acquise , dont les effets sont
augmentés par une nourriture insuffisante , de mauvaise
nature , un travail précoce ou au-dessus des forces de
l'animal , le détériore et le dégrade. Ces conditions produisent la maigreur , le marasme et une débilité consti-
tutive qui dispose aux inflammations chroniques , aux
engorgemens , au squirrhe, etc. , etc.

J'ai fait connaître les effets de la suspension de la digestion ; sa perversion par des conditions hygiéniques insalu-

bres , des habitations mal saines , humides, mal aérées , des alimens aqueux , débilitans , altérés , mal sains, toutes causes qui déterminent un état cachétique , des diathèses vermineuses , cancéreuses , tuberculeuses ; les complications adynamiques , thyphoïdes , etc. , etc.

La thérapeutique de ces différens cas sera exposée avec l'histoire des maladies qui les caractérisent.

L'étude des maladies des organes de la digestion , ou des altérations de cette fonction , est de la plus haute importance en médecine vétérinaire , tant par le nombre et la gravité de ces affections que par les complications qu'elles présentent.

Cette proposition se vérifie par la connaissance de la structure anatomique de cet immense appareil , de sa vascularité , de son innervation , son importance physiologique dans l'économie animale , et des rapports sympathiques qui le lient avec les autres appareils ; elle explique les phénomènes essentiels et secondaires qui traduisent et accompagnent les maladies qui font l'objet de la première partie de cet ouvrage.

Je suivrai pour la description des maladies des organes digestifs , l'ordre physiologique indiqué pour les maladies du bœuf ; ainsi je ferai connaître successivement les affections pathologiques de la bouche , de l'arrière-bouche , de l'œsophage , de l'estomac , de l'intestin ; celles du péritoine et de ses dépendances ; celles du foie, de la rate et du pancréas.

CHAPITRE PREMIER.

MALADIES DE LA BOUCHE.

L'ouverture antérieure ou portion faciale du canal digestif peut être atteinte de diverses maladies , dont quelques-unes l'affectent quelquefois d'une manière générale , tandis que d'autres peuvent appartenir spécialement aux lèvres , à la face interne des joues , à la langue , au palais , au voile du palais , aux dents , aux glandes salivaires , aux os maxillaires : je vais les décrire successivement.

Le contact continuel de l'air inspiré et expiré sur la membrane muqueuse de la bouche , l'action que doivent avoir , sur cette membrane , les alimens , les boissons , la rosée déposée sur les plantes que paissent les animaux , le travail de la dentition , l'effet consécutif de l'inflammation de toutes les muqueuses , sont autant de causes directes ou indirectes d'affections morbides.

Il est incontestable que le peu de méthode que l'on a mis dans l'étude des maladies et l'oubli d'avoir basé ces méthodes sur l'observation , ont beaucoup retardé l'avancement de la science vétérinaire : les maladies de la bouche ont surtout été fort négligées , parce que , à quelques-unes près , on les regardait comme fort peu importantes ; cependant les rapports de contiguïté et d'identité de la membrane buccale avec la muqueuse nasale , gastro-intestinale et le tégument externe , déterminant des phénomènes de concomittance qui semblent lier les maladies de la bouche avec celles des autres organes de la digestion et celles des appareils de la respiration , de la génération et de la sécrétion urinaire , m'obligent de les étudier sous ces divers aspects : et pour éviter les négligences que je viens de signaler , j'examinerai ces maladies sous un point de vue plus classique.

Maladies qui affectent la bouche d'une manière générale.

Inflammation de la muqueuse de la bouche (STOMATITE).

§ Ier. *L'inflammation de la membrane muqueuse de la bouche* (stomatite), n'a point été ignorée des anciens.

Columelle (liv. VI., chap. 14), dit : « Aucunes fois , le bœuf ha le palais si enflé , qu'il ne peut manger , et souspire souuent et semble à le voir qu'il penche d'un costé. Il fault lors donner du ferrement dans le palais , afin que le sang en sorte , et tremper de l'orobe tiré hors de ses cosses , et luy bailler à manger avec des feuilles vertes , ou autre pasture non rude , jusque ad ce qu'il soit guari. »

Olivier de Serres (liv. IV, chap. 9), donne le conseil suivant : « Pour leur éveiller l'appétit (aux bœufs), la langue leur est souvent lavée et frottée avec du vin et du sel , pour le moins , chacune sepmaine une fois , et dix ou de quinze en quinze jours , leur donne-on du sel à manger , la force duquel tempérée par boire , leur fait dévorer la viande ; traitement commun pour toute sorte de bœufs d'engrais. »

J'ai quelquefois été consulté pour des bœufs qui avaient la bouche échauffée, c'est l'expression vulgaire ; effectivement cette partie est chaude, brûlante même, la langue est rouge, le palais gonflé ; il s'en écoule une salive épaisse et visqueuse ; parfois au contraire la bouche est sèche ; mais le dégoût est un symptôme constant. Cette indisposition s'observe au printemps , quelques jours après qu'on a mis les bœufs dans les pâturages ; elle est une suite de la turgescence générale que produit une nourriture abondante , et n'est point alors étrangère à un état de phlegmasie peu intense des estomacs et des intestins ; car souvent, dans ce cas, il y a constipation ou diarrhée. Une saignée à la jugulaire , que je proportionnai à la force du sujet, était un remède certain, et l'habitude de frotter la bouche avec du vinaigre, du poireau ou de l'ail et du sel n'était qu'un accessoire que je négligeai impunément ; souvent même une alimentation moins abondante et l'eau blanchie suffisaient. Cette inflammation de la membrane buccale s'observe aussi quelquefois, à l'entrée de l'hiver, dans les animaux mis à l'engrais ; elle est encore, dans cette occurrence , un effet de la pléthore générale que détermine une nourriture abondante ; dans ce cas , comme dans le précédent , une saignée et l'eau blanche rétablissent l'animal. Mais elle existe aussi dans les bestiaux qui n'ont pour toute nourriture qu'un peu de foin , de la paille et du chaume ; ce cas , qui est le plus rare , n'est qu'un symptôme de l'inflammation des estomacs , manifestée par la plénitude et la dureté de la panse, une constipation assez opiniâtre que l'usage des fourrages verts , de racines, de choux, celui de l'eau blanche ou de quelques bouteilles de tisanne font disparaître ; on est rarement obligé d'employer la saignée, qui ne se pratique qu'avec la plus grande circonspection , sur des animaux maigres et déjà affaiblis par une nourriture peu substantielle et insuffisante. Car dans les pays d'élèves , on ne nourrit abondamment que les bestiaux que l'on veut vendre et ceux qui travaillent ; le reste s'échappe , comme on dit, avec les os et la peau, incurie qui ne contribue pas peu à faire dégénérer les espèces et les races des bestiaux

Je suis naturellement appelé à parler des BARBILLONS ; par une ignorance des plus simples notions d'anatomie, le vulgaire prétend que les tubercules et les mamelons qui terminent les conduits excréteurs des glandes maxillaires, sous-linguales, parotides et molaires empêchent les animaux de boire et de manger. Et cette erreur n'est pas nouvelle ; Columelle (liv. vi, chap. viii) dit : « Les succroissances et superfluités qui viennent à la langue, empeschent souvent le bestiail de manger ; les maréchaults et pasteurs les appellent les *barbes*. On les coupe avec un ferrement, et puis on frotte la place de sel broyé avec ail, jusque ad ce que toute l'ordure et flegme soit sorti ; puis on lui lave de vin toute la gueule, et une heure après on luy donne des herbes verdes, ou des feuilles jusques ad ce que ce palais soit guari. S'il n'ha point les barbes, ne flux de ventre, et néantmoins il ne veult manger, il fera bon piler un ail avec de l'huile et lui jecter dans les nazeauls, ou luy frotter la gorge et maschoueres avec du sel ou de la sarriete, ou oindre cette partie d'auls pilés avec saulse et saumure d'anchois. Ceci est bon pour ceux qui sont dégoustés. »

Les idées de Columelle ont traversé les siècles, car on trouve un article de Gonzales (*) intitulé : *De l'Inappétence ou Dégoût des Alimens.* « On ne parlera pas » dans cette section du manque d'appetit, qui n'est qu'un » accident dans plusieurs maladies graves des bêtes à cornes, » mais on parlera de celui qui dépend de quelque défaut » dans la bouche. Il arrive plusieurs fois que ces animaux » s'ennuient et se dégoûtent de la continuation des ali- » mens secs pendant l'hiver ; il faut alors leur faire des » lotions avec du vinaigre, du sel et de l'ail, etc. et leur » laver souvent la bouche : il faut aussi assaisonner les » alimens avec de l'eau salée. Les animaux n'ont plus » alors de dégoût et recommencent à manger comme » auparavant ; dans le cas que l'on ne puisse changer les

____

(*) Mémoire sur les bêtes boviues. Sarragosse 1818.

» alimens, c'est toujours un bon remède pour exciter leur
» appétit. L'inappétence dépend plusieurs fois de ce que
» les bêtes à cornes ont les barbillons trop prolongés (on
» appelle ainsi dans la Castille les mamelons aigus qui
» sont à la partie interne des joues); ce prolongement
» les empêche de mâcher et par conséquent de ruminer,
» ce qu'a remarqué le docteur Santali. Les Castillans
» coupent ces mamelons avec des ciseaux, en les laissant
» très-courts et très-égaux; ils frottent et lavent ensuite
» la partie avec une lotion composée de vinaigre, d'ori-
» gan, de sel et d'ail; il résulte de cette opération que les
» animaux reprennent leur appétit naturel. On a vu plu-
» sieurs bœufs être opérés de cette manière sans qu'il en
» soit résulté aucune conséquence funeste. »

M. Cruzel, vétérinaire à Grenade, a publié, dans le
cahier de février 1832 du *Journal de Médecine vétérinaire, théorique et pratique*, un article intitulé *Barbillons*; après avoir regardé long-temps, avec tous les vétérinaires, l'action de couper les barbillons comme inutile,
pour ne pas dire dangereuse, l'expérience m'a démontré,
dit M. Cruzel, que, dans quelques circonstances, ces productions de la membrane muqueuse, pouvaient acquérir
un certain degré d'*irritation*, qui empêchait le bœuf de
manger et de boire; et que l'animal qui souffre des barbillons ne prend, à chaque gorgée, qu'une très-petite
quantité d'eau, dont il laisse tomber une portion par la
commissure des lèvres; et avant d'avaler celle qui lui
reste, il la garde un instant dans la bouche, en remuant
sans cesse les mâchoires, comme s'il broyait une plante
âcre qui affecterait désagréablement son goût. Bientôt il
refuse tout-à-fait le boire; mange peu, maigrit, son
poil devient piqué, etc. On remarquera qu'ici il n'existe
d'abord d'autre symptôme morbide que la difficulté de
prendre les alimens et que presque aussitôt après l'opération, le bœuf boit, et mange avec facilité. M. Cruzel

indique ensuite son procédé opératoire, qui se rapproche beaucoup de celui des Castillans, et consiste à couper, avec des ciseaux courbes sur plat, une portion des barbillons ou plutôt des conduits excréteurs des glandes salivaires, maxillaires, sous-linguales, molaires et des follicules mucipares de la membrane buccale, une légère hémorrhagie en est la suite, on jette un peu de vinaigre dans la bouche et le traitement est terminé. Enfin, il observe que c'est toujours en hiver, lorsque les bœufs sont nourris de fourrages secs, que les barbillons acquièrent cet excès de sensibilité. La juste réputation d'habile praticien, dont jouit M. Cruzel, m'interdit toute réflexion; je ferai remarquer seulement que j'ai dit tout-à-l'heure que j'avais, comme lui, traité la stomatite avec rougeur des soi-disant barbillons, mais que presque toujours elle était accompagnée d'une phlegmasie plus ou moins intense des organes de la digestion. Je n'ai jamais essayé du moyen qu'il indique, ne le croyant pas rationnel; il m'eût peut-être réussi comme à lui; c'est aux vétérinaires à l'expérimenter. J'opposerai pourtant aux assertions de M. Cruzel, et par analagie; 1° celles de MM. Poulet et Giraud, vétérinaires à l'armée d'Espagne qui, dans un mémoire inséré, tome 4, page 121 de la Correspondance vétérinaire *par Fromage de Feugrè*, rapportent le fait suivant:

« La paille dont on nourrit les chevaux, coupée par morceaux très-fins, occasione souvent des aphthes ou ulcères dans la bouche. A *Lérida*, un grand nombre de chevaux en furent atteints : ces brins de paille s'introduisirent dans le frein de la langue, déterminèrent l'engorgement de la partie ; l'animal alors ne pouvait prendre aucun aliment, quelquefois ces corps étrangers produisaient des fistules salivaires ; nous avons vu le canal de Sténon obstrué entièrement. Ces fragmens de paille pénétrent également sous la membrane muqueuse, et forment des tumeurs qui s'ouvrent souvent à la face externe des lèvres.

L'eau blanche, le son pour toute nourriture pendant quelques jours, des gargarismes détersifs et adoucissans firent
cesser tous ces accidens , ou bien on les rendit moins dangereux , en donnant aux animaux l'orge macérée , mêlée avec
la paille mouillée. Lorsque la paille est enfoncée profondément sous le frein de la langue, une incision doit être
pratiquée de chaque côté ; alors les plaies nettoyées plusieurs fois par jour , ne tardent pas à se cicatriser. Ce
moyen ayant été négligé dans un cheval, il survint un
engorgement considérable de la partie; le bout de la langue mortifiée sortait hors de la bouche qui était continuellement ouverte ; l'extirpation de la partie sphacélée ;
et les moyens déjà rapportés ont été suivis de succès ;
l'animal s'entretient et continue son service.

2° Celles de M. Renault, directeur de l'Ecole d'Alfort,
qui, dans un article intitulé : *Abcès salivaires dans le
Cheval*, (Recueil de Médecine vétérinaire , cahier de juin
1830), cite des observations pratiques analogues , qui
prouvent que l'action de couper le petit pavillon où aboutit
l'extrémité du canal excréteur de la glande maxillaire , c'est-
à-dire le barbillon , agrandissant l'ouverture de ce canal , y
facilite l'introduction des épillets de la brôme stérile qui se
trouve en grande quantité dans la luzerne et dans les autres
fourrages , cause une inflammation très-vive de la bouche
et surtout du frein de la langue ; quelquefois, dit-il ,
le trajet du canal excréteur de la glande maxillaire est
atteint d'une légère tuméfaction qui s'étend depuis son
origine jusqu'au fond de la bouche , en suivant la direction de la glande ; d'autrefois l'engorgement se fait remarquer sur le côté de la base de la langue , ou ne se développe que plus tard ; en comprimant le canal salivaire de
haut en bas et de son origine à sa terminaison , on en
fait sortir un liquide purulent. Enfin, des engorgemens
plus ou moins considérables, durs, sensibles et chauds ,
se développent dans l'auge , dans la direction du trajet

du canal salivaire. La suppuration s'établit, l'abcès s'ouvre ou dans la bouche ou au-dehors dans l'auge. M. Renault a même observé un semblable abcès dans la parotide, par suite d'introduction d'épillets de brôme dans le canal de Sténon ; il trouva de ces épillets dans cet abcès, qu'il fut obligé d'ouvrir à la base de la parotide, entre la bifurcation qui existe à l'origine de la jugulaire, par suite de la réunion des veines faciale et glosso faciale. Ce savant cite à l'appui des observations fort intéressantes : il a ouvert les abcès avec le bistouri dans la bouche et avec le cautère actuel dans l'auge ; il fait, fort judicieusement, remarquer que la cautérisation à blanc a de plus l'avantage de cicatriser les fistules salivaires, suite de l'ouverture des canaux excréteurs. Du reste, M. Renault a mis en usage la saignée, les adoucissans, les détersifs suivant l'occurence, avec le talent qui lui est connu. M. Lacoste, vétérinaire au dépôt de remonte à Caen, a combattu victorieusement ce traitement des Castillans, dans un mémoire sur l'exercice de la médecine vétérinaire dans *le Midi* de la France. Maintenant, raisonnant par analogie, on voit que M. Cruzel, d'une part ; MM. Poulet, Giraud, Lacoste et Renault de l'autre, diffèrent de manière de voir. Il m'est aussi quelquefois arrivé d'avoir à traiter, l'été surtout à l'époque de la moisson, des Bœufs, des vaches et des jumens qui avaient mangé des balles de céréales, résultant du vannage des blés, dont les animaux sont très-friands, parce qu'il y reste toujours quelques grains. J'ai de plus observé, à Toulouse, les effets des épillets de brôme stérile, trop abondans dans la luzerne, qui, en s'introduisant dans les orifices des canaux salivaires et dans ceux des cryptes de la bouche, produisaient parfois des accidens graves ; souvent je n'étais appelé que lorsque l'inflammation de la membrane buccale était telle, que les animaux refusaient de manger et que les bœufs ne

ruminaient plus ; alors ils avaient la bouche chaude
et brûlante , il en découlait une salive abondante et visqueuse , parfois même fétide. Je fixai solidement l'animal à un arbre, à un poteau, la tête haute, la bouche
était tenue ouverte au moyen d'un pas d'âne ; après
l'avoir nettoyé, en y injectant de l'eau , j'apercevais
facilement des épillets de brôme , des balles des blés , piqués et pénétrans dans le goulot des cryptes mucipares
et dans les mamelons côniques que forment les conduits
excréteurs des glandes sous-maxillaires , sous-linguales ,
molaires et même les conduits de Sténon ; certes , ils y
pénétreraient bien plus facilement après l'opération indiquée par M. Cruzel ; aussi me bornai-je à en arracher le
plus possible avec des pinces à anneaux et à dissection ;
j'ordonnai ensuite des injections émollientes , acidulées ,
l'eau blanche-miellée , des alimens verts , du son , du
pain émié. Quelquefois j'ai été obligé d'employer la
saignée , parce qu'il existait une espèce de congestion sanguine vers la tête , qui paraissait tuméfiée ; les muqueuses
nasale et oculaire étaient infiltrées et injectées , l'animal
portait la tête basse. Dans deux bœufs cet accident était
compliqué d'une violente ophtalmie causée par l'introduction des balles de blés sous les paupières, mon premier soin fut de les extraire , de saigner surtout et
d'ajouter aux moyens précités un collyre adoucissant que
j'animai par l'extrait de Saturne à la dose d'une once pour
un litre de décoction de guimauve.

La stomatite , dans le bœuf, se manifeste donc par la
rougeur de la membrane buccale , son gonflement , la
sensation de chaleur qu'éprouve le doigt du vétérinaire
qui explore la bouche ; une salivation abondante , ou la
sécheresse de la langue ; une inappétence plus ou moins
prononcée ; elle est , comme dans le cheval , l'effet de
l'action mécanique de certains alimens , tels que les épillets de brôme , les balles des céréales , etc. ; celui de la

propriété irritante des plantes âcres ou de l'usage d'une nourriture trop substantielle, trop stimulante , ou réfractaire à l'action de l'estomac ; de sorte que dans le plus grand nombre des cas , elle n'est qu'un symptôme de l'inflammation de la muqueuse gastro-intestinale; ou encore l'effet du travail de la dentition qui détermine plus spécialement un gonflement de la membrane du palais, gonflement nommé *lampas* et *fève* dans le cheval. Cette inflammation de la muqueuse de la bouche , que l'on nomme encore *bouche échauffée* , qui exige quelquefois la saignée, mais cède le plus communément, dans le bœuf, à l'usage des alimens verts, fourrages ou racines , à l'eau blanche et aux lotions , aux gargarismes d'oxicrat miellé.

§ II. — *De l'Inflammation aphtheuse de la membrane muqueuse de la bouche.*

Des alimens avariés , des eaux corrompues, la dépaissance des plantes chargées de rosée , de brouillards , la transition subite d'une température chaude et sèche à une température froide et humide ou brumeuse , sont les causes sous l'influence desquelles on voit apparaître les aphthes dans cette variété de l'inflammation des parois buccales , on voit le mucus qui les lubréfie changer d'aspect, exhaler une mauvaise odeur; la salive , dont la sécrétion est augmentée , se mêle avec le mucus et s'écoule sous la forme d'une bave filante. La langue est tuméfiée , rouge , ses papilles sont saillantes , le gonflement de cet organe détermine souvent sa sortie hors de la bouche et empêche la mastication. On voit paraître sur la muqueuse de la langue et de la bouche de petites ulcérations, disséminées sur toute la surface , qui s'érodent quelquefois assez profondément , mais sont cependant plus superficielles à la voûte palatine; souvent elles s'étendent de proche en proche , forment divers groupes d'ulcères, ou une vaste érosion à bord-calleux ; qui se

recouvre parfois d'une croûte noirâtre d'aspect adynamique. La cicatrisation de ces ulcérations a lieu par suite
de la diminution de l'inflammation et la chute de la
matière mucuso-purulente qui forme ces escarres.

Aussi, ai-je toujours considéré les aphthes comme
une inflammation des follicules muqueux et tenus de la
membrane buccale, follicules que la phlegmagie développe et rend très-apparens ; ces cryptes représentent,
dans cet état, de petits points blancs ayant quelquefois un
petit point rouge à leur centre ; devenus proéminens
et entourés d'une aréole inflammatoire, ils s'élargissent
par l'augmentation de la phlegmasie, sans perdre pourtant
leur forme globuleuse, si toutefois ils ne sont pas confluens ; et de leur point central s'exhale une matière
blanche qui rupture l'épithelium qui les recouvre ; et,
comme je l'ai déjà dit, le follicule s'ulcère, ses bords
communément superficiels et arrondis, sont quelquefois
saillans, coupés à pic, tuméfiés et entourés d'un cercle
phlegmoneux. Ce ne sont donc ni des tubercules, ni des
vésicules, ni des pustules comme l'ont prétendu quelques écrivains; mais des follicules enflammés, comme le
prouve leur forme presque toujours sphérique, au milieu desquels on voit communément un orifice central,
qui n'est que le goulot de ce crypte. Toutefois comme
le propre de la matière mucoso-purulente qu'exhale quelquefois l'inflammation ulcérative des membranes villeuses,
est de ronger, corroder les parties sur lesquelles elle se
répand, on voit parfois les aphthes se dilater, se réunir
et former des ulcères plus ou moins étendus. Des phénomènes semblables s'observant dans l'entérite ulcérée
sur les glandes muqueuses de Peyer et de Brumer, m'ont
fait présumer que dans les inflammations de cette classe
de membranes, c'était à la vascularité, à l'innervation plus
développées de ces petits organes sécréteurs, qu'était due
leur tendance à l'inflammation ulcérative. parce que cette

vascularité, cette innervation les rend plus impressionnables qu'aucune autre partie des muqueuses, et y détermine une inflammation spéciale et fréquente.

Cette manière d'envisager les aphthes et d'en placer
le siége dans les cryptes mucipares, peut être sujette à
controverse ; mais elle m'a paru telle, et beaucoup de
médecins sont de mon avis ; elle rend raison des phénomènes qui s'observent dans la stomatite ulcéreuse, pustuleuse, membraneuse et gangreneuse ; et par analogie
de ceux que présente le catarrhe ou coryza gangreneux
du bœuf et du cheval, dont la marche rapide et funeste
n'est différente de celle du catarrhe simple et inflammatoire qu'à cause de l'état d'adynamie et d'altération du sang
qui est manifeste dans ces maladies.

La stomatite aphtheuse sporadique est rare dans l'espèce bœuf ; elle est plus souvent épizootique ou enzootique dans ces animaux. Je l'ai pourtant observé dans quelques bœufs et vaches débiles et dans quelques veaux de lait.
Dans les premiers, j'en trouvai la cause dans une nourriture
insuffisante, malsaine et âcre, dans le manque des soins
hygiéniques ; et dans les veaux je devais l'attribuer à une
qualité spéciale du lait de la mère, car c'était toujours
les veaux issus des vaches qui travaillaient aux charrois,
aux labourages, ou qui étaient nourries d'herbes provenant du sarclage des jardins et des champs, qui en étaient
le plus fréquemment affectés ; quelquefois même les
mères étaient elles-mêmes atteintes d'aphthes.

Le 14 août 1824, je fus consulté pour un bœuf de
quatre ans, attaqué d'aphthes ; cet animal, jeune et en
bon état, me présenta les phénomènes suivans : la bouche
était béante, et il en découlait une salive visqueuse et
abondante. La langue était sortie et dépassait de beaucoup les lèvres, elle était dure, tuméfiée, rouge, enflammée et couverte d'une multitude de petites ulcères aphtheux et confluens, qui formaient une vaste ulcération

qui l'envahissait de toutes parts jusqu'à son frein. Le palais, ainsi que tout l'intérieur de la bouche, était couvert d'aphthes qui s'étendaient sur les lèvres et l'orifice des naseaux. La pituitaire et la conjonctive étaient rouges et injectées ; le pouls accéléré et plein, la soif ardente ; le bœuf saisissait avidement quelques fourrages, mais ne pouvant les mâcher, ni les déglutir, il les rejetait ; toutes les fonctions s'exécutaient et ne présentaient, du reste, rien d'anormal. La maladie existait depuis huit jours, un empyrique, très-famé, avait déclaré le cas incurable ; il prétendait qu'il existait un chancre dans l'épaisseur de la langue qui la rongeait intérieurement et ferait périr le bœuf. Cette maladie avait fait grand bruit dans le voisinage.

Saignée de six livres à la jugulaire ; je détergeai tous ces ulcères avec de l'eau tiède, animée par une partie d'eau de Rabel camphrée, sur huit parties d'eau ; je prescrivis des gargarismes faits avec une décoction d'orge et des feuilles de ronces avec addition de miel, que je faisais aciduler après la cuisson avec un peu d'eau de Rabel camphrée. On devait donner de l'eau blanchie par la farine d'orge, pour toute nourriture. Le 18 août, les aphthes de la membrane buccale étaient presque tous guéris, mais l'ulcération de la langue s'était peu améliorée ; cependant les bords des ulcères étaient moins épais et caileux. Même prescription ; mais comme le bœuf s'affaiblissait par la diète, j'ordonnai qu'on lui fît prendre par jour deux panades un peu salées, pour le nourrir et qu'on augmentât la farine qui blanchissait l'eau. Le 21, même état, j'abattis le bœuf, et brûlai tout le vaste ulcère de la langue avec de l'ammoniaque, que je portai sur cet organe au moyen d'un nouet d'étoupes fixé au bout d'un petit morceau de bois. Ce pansement tourmenta beaucoup le malade et détermina une abondante salivation qui inquiétait le propriétaire : même prescription.

Le 23 , le bœuf témoigna un vif désir de manger, on lui donna quelques feuilles de choux. Le 24 , l'ulcère de la langue était diminué d'étendue ; la langue détuméfiée était rentrée dans la bouche et la salivation moins abondante ; la guérison avança dès-lors rapidement. Le 50 , le bœuf mangeait et ruminait , mais je ne permis que des alimens verts, pour ne pas irriter mécaniquement l'ulcère qui entourait encore le milieu de la langue jusqu'au frein ; enfin le 12 septembre la guérison était complète.

§ III. — *De l'Inflammation aphtheuse de la muqueuse de la bouche , épizootique et enzootique dans le Bœuf.*

Le patriarche de la médecine vétérinaire française , M. Huzard père , que la mort vient d'enlever à ses amis et à la science , a publié un article sur les aphthes (Instruction vétérinaire, vol. de 1793 , page 154). Il y considère cette maladie sur tous les animaux , après avoir défini les aphthes , tracé la marche de cette maladie, et fait judicieusement remarquer qu'ils ne suivent pas toujours le même cours dans le même sujet, puisque plusieurs se montrent , dit-il , lorsque quelques-uns sont déjà parvenus à leur accroissement ; que d'autres sont en train de guérison et que quelques autres sont déjà cicatrisés. C'est précisément ce mode d'éruption , que j'ai constamment remarqué en Poitou, qui prolonge la durée de la maladie. Il dit encore que les ulcères aphtheux profonds, qui s'agrandissent rapidement, dont les bords s'engorgent et deviennent calleux, sont d'une couleur noirâtre ou livide ; que la matière de la suppuration est *de mauvaise qualité, qu'elle exhale une odeur fétide,* que ces ulcères d'une espèce maligne , guérissent plus difficilement , et emportent quelquefois assez rapidement les animaux. J'ajouterai que cette terminaison s'observe surtout dans les épizooties et enzooties d'automne, et particulièrement dans les bœufs et vaches cacochymes, c'est-à-dire faibles, appauvris, dans lesquels la lymphe et le sang sont dans un état de dépravation et d'altération manifeste. L'adynamie, la prostration des forces compliquent alors la maladie dès son apparition ; le vétérinaire peut de suite pronostiquer une fin funeste ; tandis que dans le plus grand nombre de cas, la maladie n'est que passagère. M. Huzard place comme nous le siége des aphthes dans les cryptes mucipares. Il croit aussi que les épizooties aphtheuses sont contagieuses : cette opinion étant conforme à la mienne j'ordonnai, et me suis bien trouvé, de faire séparer les animaux sains des malades, dans les enzooties de cette nature que j'ai eu à combattre. M. Huzard trace une histoire rapide de cette maladie ; il cite les épizooties aphtheuses de 1763 et 1764 sur lesquelles ont écrit Sagar et Lafosse. Celle d'Iglaw, en Moravie, attaqua généralement tous les bestiaux, Sagar, qui l'observa, dit qu'elle était fort contagieuse, qu'elle s'annonçait par la trissesse, la chaleur du corps et l'injection de la conjonctive ; la bouche était rouge et chaude, l'haleine était échauffée, les animaux dégoûtés, les aphthes paraissaient du 3ᵉ au 4ᵉ jour ; l'impossibilité de déglutir aucun aliment les réduisait à une extrême maigreur, et vers le septième jour les aphthes se couvraient d'une croûte et se cicatrisaient ensuite. Il leur succédait souvent des dépôts aux pieds et alors la guérison était prompte. Le lait des vaches se coagulait par l'action du feu ; il occasionait même des aphthes aux animaux et aux hommes qui s'en nourrissaient ; cette maladie epizootique paraît avoir beaucoup d'analogie avec la maladie aphtheuse observée de nos jours et dont nous parlerons tout-à-l'heure ; elle attaquait de préférence, au rapport de Sagar, les bœufs les plus vigoureux, elle fut cependant peu meurtrière ; les porcs en furent pourtant assez maltraités. Sagar l'attribue à la rouille *déposée sur les plantes par les brouillards* de l'automne de 1765.

Baraillon, médecin à Moulins, observa une épizootie aphtheuse en 1776 et 1785. Lafosse dit qu'en 1771 les aphthes compliquaient une dissenterie épizootique sur les vaches de Paris et environs.

Les jeunes animaux, comme les poulains et les veaux qui cessent de téter sont, à cette époque, assez sujets aux aphthes, dit M. Huzard, et cette maladie paraît être, chez eux, l'effet du changement de nourriture. J'ai quelquefois eu à traiter de semblables affections, qui cédaient dans le plus grand nombre de cas à des lotions d'oxicrat miellé, à l'usage des alimens cuits, comme racines et panades, à l'eau blanche acidulée, très-farineuse, pour les substanter. Mais quelquefois les aphthes se continuent dans l'arrière-bouche et jusque dans l'œsophage et la caillette ; alors le cas est grave, la déglutition très-difficile ; l'inflammation de la muqueuse gastrique, occasione des constipations opiniâtres, un affaiblissement marqué ; le pouls est petit, concentré, accéléré, l'haleine fétide, l'urine rare et colorée, etc. etc. Je faisais administrer, dans cette occurence, des tisannes mucilagineuses d'orge mondé miellées, des lavemens émollieus ; je soutenais les forces avec le lait dans lequel on délayait un œuf et un peu d'amidon ; ces moyens employés concurremment avec les gargarismes d'oxicrat miellé, les cataplasmes émolliens autour de l'abdomen amenaient la maladie à une fin salutaire ; lorsque les animaux témoignaient de vives souffrances intestinales, j'ai quelquefois donné l'extrait gommeux d'opium à la dose de quinze grains, dissout dans l'eau et mêlé aux breuvages mucilagineux, ou le laudanum liquide de Sydenham à la dose d'une à deux cuillerées à café. Mais malgré tous ses soins j'ai perdu quelques veaux ; dans ces cas mortels l'affaiblissement et la maigreur sont rapides ; l'animal exhale une odeur fétide, du sang mêlé à du mucus infect est rejeté par l'anus. La bouche est noire et infecte. M. Huzard rapporte que Hérioclès, vétérinaire grec, a écrit sur les aphthes ; que ce furent, Ruel, Massé et Liger, qui nous transmirent ce qu'il a dit à ce sujet et qu'ils ont nommé cette maladie *alcola*. Les italiens Ruini et Francini ont aussi traité cette matière avec quelques détails. Enfin, avant de passer à la thérapeutique des aphthes, M. Huzard recommande de ne pas confondre ces ulcères avec le glossantrax, variété des maladies typhoïdes dont nous traiterons plus loin ; il indique la saignée, si l'inflammation et la fièvre sont violentes ; des gargarismes adoucissans et détersifs de guimauve, d'orge et de feuilles de ronces, acidulés et miellés, suivant les cas et le degré de la phlegmasie locale ; il faut, dit-il, nourrir avec des plantes fraiches et l'eau blanche. Mais si la maladie a un caractère plus grave et tend à l'adynamie, il conseille d'administrer intérieurement le quinquina, la gentiane, l'aunée, la thériaque dans le vin ; il indique de râcler les ulcères et de les toucher ensuite avec l'acide fulfurique comme dans le glossantrax ; je n'ai jamais eu à combattre que des enzooties où la présence des aphthes était le caractère principal de l'affection morbide. Dans ces maladies, il y en avait où les ulcères de la bouche étaient compliqués d'ulcères aux pieds et aux membres ; j'en parlerai tout-à-l'heure, et dans d'autres où l'ulcération n'existait que dans la bouche. Dans ce dernier cas, j'ai observé la maladie sur des bœufs, des vaches, des veaux ; des jumens poulinières et des jeunes chevaux ; les aphthes se déclarent presque toujours l'automne, au mois de septembre ou d'octobre ; lorsque à des étés chauds et secs succèdent tout-à-coup des pluies froides, abondantes et surtout des brouillards ; l'usage des eaux bourbeuses et corrompues par la chaleur , que la nécessité force d'employer , a aussi causé ces ulcères ; mais l'époque où les brouillards , sont plus fréquens , est aussi celle où ils se manifestent le plus facilement. Aussi , mon premier soin était de soustraire les animaux à l'influence de ces causes , en les retirant momentanément de ces pâturages ; les bestiaux sains étaient conduits dans des champs ou des pastis élevés , et seulement après la rosée dissipée et surtout après avoir mangé un peu de fourrage ; une saignée à la jugulaire , l'usage de l'eau blanche aiguisée par le sel de nitre , ou la crème de tartre , pendant six à sept jours , quelques lavemens émolliens , étaient des moyens préservatifs assurés. Les malades étaient constamment à l'écurie ou à l'étable ; je distinguais dans ces animaux trois états différens : dans le premier , il y avait phlogose et rougeur très-intense de la bouche , avec turgescence générale ; la saignée, l'eau blanche , les gargarismes émolliens miellés , les alimens sains, de facile mastication , les choux , les pommes de terre , le son , amenaient une prompte guérison de ce cas le plus simple. Dans le second cas , où la maladie avait plus d'intensité , où les aphthes étaient confluens et profonds , je calmais d'abord l'inflammation par la saignée et les adoucissemens , un régime rafraichissant , et je brûlais ensuite les ulcères avec l'eau de Rabel affaiblie , puis j'ordonnais qu'on les détergeât plusieurs fois par jour , avec une décoction d'orge et de feuilles de ronces acidulée et miellée ; que l'on soutînt les forces des bœufs et vaches avec des panades salées , et celle du cheval avec du pain, de l'avoine concassée , de l'eau blanche très-farineuse ; et je n'ai jamais perdu un seul animal. Mais , dans la troisième classe , je rangeais les animaux , bœufs , vaches , jeunes chevaux , dans un état d'appauvrissement cacochyme : le fond gris des ulcères multipliés et saignant au moindre attouchement , l'odeur infecte et gangreneuse de l'ichor qui en découlait, l'état d'adynamie, la prostration des forces, rendaient la maladie beaucoup plus grave. Dans ce cas, heureusement rare, il m'est arrivé de sauver quelques bœufs et quelques poulains, par l'emploi des moyens suivans : je brûlais de suite, après les avoir ràclés, les ulcères aphtheux avec de l'eau de Rabel concentrée, ou quelquefois de l'acide muriatique ; car je voulais, à tout prix, empêcher la déglutition ou l'absorption de l'ichor purulent des ulcères ; je faisais ensuite injecter fréquemment dans la bouche des décoctions d'orge, de feuilles de ronces, de racine de gentiane miellée et animée par l'eau de Rabel camphrée ; j'administrai intérieurement le quinquina rouge en poudre, à la dose de quatre gros à une once, avec trois, quatre ou six onces d'acétate d'ammoniaque, suivant la force et l'âge du malade, étendus dans un litre d'infusion de fleurs de camomille ou de feuilles de mélisse, donné à froid. Ces breuvages étaient répétés deux fois par jour s'il y avait urgence, et après deux ou trois jours de leur emploi, je voyais l'animal se ranimer, les muqueuses se colorer, les ulcères avoir un meilleur aspect et le pouls se développer. Ces six à sept breuvages, qui peuvent entraîner une dépense de 12 à 18 francs par chaque animal peuvent donc être employés sur des bestiaux de prix ; le vétérinaire prévient d'ailleurs le propriétaire du coût qu'entraînera le traitement et met ainsi sa réputation à couvert. En ajoutant aux trois états divers de la maladie aphtheuse celui que j'ai cité plus haut, où les aphthes existent jusques dans l'arrière-bouche, l'œsophage et l'estomac, on a je pense toutes les variétés que peut présenter cette maladie, non compris le glosso-pède dont je vais parler.

Mon confrère, M. Rodet, a publié une traduction de Lessonna, où il est parlé des aphthes ; cet article, très-bon à consulter, renferme des vues utiles sur le traitement de ces maladies. M. Lessonna conseille l'emploi de l'acide muriatique oxigène (chlore) comme un moyen curatif propre à relever les forces de la vie ; nous citerons, tout-à-l'heure, un article de M. Waldinger, où ce moyen est conseillé ; seulement je ne puis partager l'opinion de M. Lessonna, quand il indique de pratiquer des sétons an fanon comme moyens préservatifs. L'expérience m'a prouvé qu'ils étaient tout au moins inutiles. M. Lessonna parle aussi d'ouvrir les tumeurs qui se forment aux pieds et de panser les ulcères consécutifs avec l'essence de thérébentine, la teinture d'aloès, etc.; ce qui nous ferait croire qu'il a en vue une épizootie semblable à celle décrite par Sagar.

Le professeur espagnol, Gonzalès, déja cité dans son traité des maladies des bêtes bovines, ne parle pas des aphthes ; il dit seulement que le professeur Antoine Sandalio de Arias Costa, dans ses leçons d'agriculture, tome 2e, en parlant des maladies des bêtes à cornes, dit : « Les plus communes sont les aphthes et la tympanite : les premières consistent en de petits ulcères qui se manifestent dans la bouche et qui sont mortels si on ne les traite pas à temps ; le remède le plus prompt, c'est de les laver avec de l'eau légèrement salée ». N'ayant, dit-il, aucun cas pratique de cette maladie, ne connaissant aucun vétérinaire ni fermier qui l'aient observée dans les bêtes à cornes, nous n'en ferons pas une longue description. Dans les relations que l'on a reçues sur les maladies des bêtes à cornes, qui se manifestent dans la bouche, voici ce que disent quelques auteurs : « Ces animaux sont assez souvent sujets à l'étranguillon (c'est une inflammation de la langue); on guérit cette maladie par des saignées et par des incisions cautérisées, afin qu'elles soient plus promptement cicatrisées, et par des lotions résolutives pour dissiper l'humeur. Quoique cette maladie paraisse être assez commune, cependant on ne l'a pas observée dans les bêtes à cornes ». Ce que nous venons de citer de M. le professeur Gonzalés , prouve que la médecine du bœuf est peu avancée en Espagne.

M. Jérome Waldinger , professeur et directeur de l'école vétérinaire de Vienne , dans un ouvrage publié en 1810 , intitulé : Traité des maladies les plus communes des bêtes à cornes , parle aussi des aphthes. Ce qu'a écrit ce savant professeur est peu connu des vétérinaires français.

Il nomme l'affection aphtheuse, *la maladie de la bouche* , et dit qu'elle n'attaque pas seulement les bêtes à cornes , mais encore d'autres espèces d'animaux.

Les animaux qui paissent , même ceux qui restent toujours à l'étable , sont , dit-il , également sujets à cette maladie , qu'il assure être plus fréquente dans les plaines , surtout depuis le printemps jusqu'à l'automne (ADAMI). Les aphthes s'observent surtout quand une température froide et humide succède brusquement à une température chaude et sèche.

La maladie de la bouche , dit Waldinger , est une conséquence des maladies fébriles. Adami a même observé *des aphthes* compliquant la dyssenterie et la peste.

L'air triste , la tête basse , de fréquens frissons indiquent l'apparition de la maladie. Waldinger décrit ensuite les symptômes , et prétend que dans les bêtes fortes et bien nourries les battemens du cœur sont imperceptibles; que lorsque ces mêmes battemens sont sensibles , il survient une salivation abondante et que la bouche est très-chaude , ce qui n'arrive pas si les mouvemens du cœur ne sont pas appréciables,

Il a remarqué , ainsi qu'Adami , que si les premiers soins utiles ont été négligés, ou qu'on ait administré des remèdes échauffans , le mal empire et se prolonge. Les petites élévations rougeâtres augmentent de volume , prennent une teinte plus foncée , se transforment en vésicules qui contiennent une sérosité abondante , ces vésicules s'ulcèrent. Il a observé qu'une étable chaude, mais sèche, est beaucoup plus salutaire que si elle était froide et humide. Que si le désir de manger se manifeste, il faut donner une nourriture tendre, délayante et peu substantielle.

La saignée est le remède le plus efficace quand l'animal est brûlant, sa respiration accélérée, quand la tête est basse et les battemens du cœur peu appréciables ; elle a arrêté les progrès de la maladie, la sortie des élévations vésiculeuses et la formation des aphthes.

Le sel de cuisine ou le sel de gemme, dissous dans l'eau, est une boisson agréable et favorable à l'animal malade.

Ce vétérinaire préfère à tout autre remède un breuvage composé de sel de nitre ou de poudre à tirer, à la dose d'une once, et trois onces de sel de cuisine dans deux chopines d'eau tiède. Il recommande de frotter, dans le principe, les petites élévations vésiculeuses avec cinq onces de sel de cuisine dissoutes dans une chopine de vinaigre, au moyen d'un tampon de linge fixé au bout d'un morceau de bois, et veut que ce pansement soit répété deux fois par jour sur toutes les parties malades de la bouche.

Si les premiers soins ont été négligés et que les vésicules aient pris une teinte foncée, il faut, dit-il, les frotter avec le sel et le vinaigre jusqu'au vif.

Après que la bouche a été ainsi frottée, on fait un mélange de blanc d'œuf ou de crême, avec une égale quantité de fleur de souffre, dont on recouvre les vésicules ulcérées au moyen d'un pinceau.

L'acide hydro-chlorique étendu dans l'eau est, selon Waldinger, le meilleur topique pour déterger les ulcères ou aphthes jusqu'à entière guérison ; si ces ulcères sont de mauvaise nature, on doit augmenter la dose de l'acide. Il ajoute que l'observation ayant démontré que ces moyens sont favorables aux chevaux , ils doivent avoir le même résultat sur les bêtes à cornes.

Waldinger assure d'après Adami , que s'il survient des tumeurs sur la surface du corps des animaux qui n'ont pas été bien soignés , la maladie dure alors quinze , vingt et même trente jours ; que cette maladie est moins longue au printemps , qu'elle est même alors plus bénigne qu'en été. Il prétend avoir vu souvent les aphthes suivis de la sciatique et la paralysie (je n'ai jamais observé ce fait dans trente-huit années de pratique); enfin , dit-il plus loin , cette maladie est souvent l'avant-coureur de la peste.

§. IV. — *De l'épizootie aphtheuse des bœufs.* — *Stomatite aphtheuse épizootique ou glossopède.*

Cette maladie a reçu tour-à-tour les noms de glossopède, maladie aphthongulaire, stomatite-aphtheuse-épizootique , fièvre muqueuse, etc. , etc ; elle a été encore décrite avec beaucoup de lucidité par M. Huzard. Le nombre considérable des bestiaux qu'elle attaqua en 1810 et l'étendue de pays qu'elle envahit , devinrent l'objet de la sollicitude du gouvernement. M. L'inspecteur général des écoles vétérinaires parcourut plusieurs départemens pour s'assurer de la nature de la maladie , et proposer au ministre les moyens d'en arrêter les ravages. Elle s'était manifestée sur les bœufs et vaches dès le printemps de 1809 et 1810 dans les départemens de Seine-et-Oise , Seine-Inférieure , Seine , Seine-et-Marne , l'Oise , l'Eure et le Calvados : elle avait même paru en 1802 dans le département de Lot-et-Garonne, de la Dordogne et autres lieux du midi de la France. Elle se manifesta aussi dans les environs de Lyon , dans le canton de Vaud et dans la Suisse Allemande en 1809 et 1810. Je n'eus occasion de l'observer qu'en 1825 dans deux fermes de la Ven-

7

dée, très-éloignées l'une de l'autre ; enfin je la retrouvai sporadique dans un bœuf au mois de février suivant, dans une autre métairie de ce département.

Cette maladie se manifeste par des élévations rouges dont le centre est blanchâtre et qui forment des ampoules ou phlyctènes qui se montrent sur toutes les parties de la membrane buccale, sur la face externe des lèvres et à l'orifice des naseaux. Ces vésicules soulèvent l'épiderme ou l'épithélium, qui se déchire, d'où il résulte des ulcères qui donnent issue à beaucoup de sérosité roussâtre. Les ulcères qui existent sur la peau se couvrent de croûtes, tandis que ceux de l'intérieur de la bouche exhalent un liquide plus ou moins fétide, qui se mêle à la salive et coule abondamment. Cette différence dans la sécrétion de ces ulcères est due à l'action de l'air qui dessèche ceux de la peau ; tandis que le liquide exhalé par ceux qui couvrent la muqueuse est humecté, délayé par la sécrétion perspiratoire de cette membrane. Ces ulcères sont de profondeur et de largeur variables ; le fond en est rouge et sanguinolent, les bords semblent déchirés ; ils s'étendent par la chute de l'épithélium ; de sorte que bientôt tout l'intérieur de la bouche et surtout la surface de la langue ne forment qu'un vaste ulcère. Dans le principe de la sortie des vésicules, la sensibilité qui existe dans ces parties empêche le bœuf ou la vache de manger ; mais quand l'ulcération est générale, la mastication devient impossible. Les animaux, tourmentés par une soif ardente, boivent abondamment ; il est des bœufs chez qui la difficulté de manger ne dure que trois ou quatre jours, chez d'autres huit et même quinze ; beaucoup ruminent ; quelques-uns peuvent plutôt manger du foin que de l'herbe : enfin on a remarqué que si on avait l'attention de leur porter la pâture dans le fond de la bouche, ils pourraient alors la mâcher, parce que, selon

Huzard , la langue et les lèvres n'ont que peu de mouvemens à faire , et ne sont pas obligées de pincer le foin et de le porter sous les dents. On a remarqué encore que la sécrétion du lait est diminuée dans beaucoup de vaches et même totalement interrompue dans quelques-unes.

On voit survenir à la couronne , dans l'espace inter-digité , autour des ergots , de petites ampoules qui s'ou-vrent promptement ; il en découle une humeur fétide , analogue à celle des eaux aux jambes ; ces ulcères s'éten-dent et remontent à la face interne et postérieure des membres , qui sont alors couverts d'ulcères et de croûtes ; la douleur qu'ils causent fait boiter le malade ; souvent les ex-trémités sont engorgées et très-sensibles. Ces ulcères se ma-nifestent quelquefois en même temps que ceux de la bou-che , d'autrefois ils leur succèdent. J'ai rencontré aussi dans une vache , de ces ulcères sur les mamelles et les trayons , ce qui la rendait très-difficile à traire ; des lotions d'eau miellée , animée par l'extrait de Saturne , les firent promptement dessécher.

Il est un fait remarquable , qui n'a pas échappé aux vétérinaires observateurs , et que signalent MM. Huzard et Mathieu , c'est que l'éruption des vésicules de la bouche et des membres est une véritable crise que précède tou-jours un accès fébrile : j'ai fait la même observation dans les deux enzooties que j'ai eu à traiter ; 1° dans un veau : cet animal parut triste , dégoûté ; tous ses mou-vemens étaient raides ; il avait le poil hérissé ; il survint un frisson général , durant lequel le pouls était concentré et accéléré , la respiration gênée , les cornes , les oreilles froides , le muffle sec ; cet accès dura environ six heures ; la peau reprit ensuite sa température ordinaire ; la bouche devint chaude et très-colorée ; j'observai sur la membrane muqueuse beaucoup de petits points rouges où se déve-loppèrent , plus tard , les ampoules et les ulcères ;

2° dans une jeune vache de quatre ans, très-grasse, qui eut deux accès semblables à celui que j'ai observé dans le veau, le premier dura trois heures ; le lendemain un second accès de cinq à six heures eut encore lieu ; mais comme après ces deux accès fébriles il existait une chaleur brûlante de la peau et de la bouche, une constipation opiniâtre qui durait depuis trente heures, avec dureté et fréquence du pouls, je fis une saignée de six livres qui calma toute cette exaspération ; l'éruption vésiculaire fut peu considérable. J'ai cru voir au milieu des symptômes généraux que présente cette maladie quelques signes de phlegmasie gastrique ; mais j'avoue n'avoir pu démêler s'ils étaient primitifs ou secondaires ; au surplus, j'ai déjà dit que dans les maladies aphtheuses on rencontre souvent de ces ulcères non-seulement sur la membrane muqueuse de la bouche, mais encore dans l'arrière bouche, l'œsophage et l'estomac, ainsi que sur la peau ; et, comme ces deux membranes ne sont qu'une continuation l'une de l'autre, au lieu de considérer, avec l'école Broussaisienne qui veut tout localiser, cette maladie comme une gastro-dermite, ne serait-il pas plus raisonnable de ne voir en elle qu'une crise exanthématique qui a également lieu sur des portions du tégument externe et interne. L'observation n'a-t-elle pas prouvé encore que les maladies aphtheuses des bestiaux précèdent souvent les épizooties typhoïdes, dans lesquelles il existe aussi des tumeurs critiques à la peau, des ulcérations pustuleuses concomittantes à celles de la membrane muqueuse gastro-intestinale ; ce fait vient d'être observé par M. Haubner, vétérinaire en Prusse ; il a remarqué, chez les animaux morts d'une épizootie typhiforme, des ulcérations de l'intestin et de la vésicule biliaire, semblables à celles qu'on trouve chez les hommes qui ont succombé au typhus. Or, nous prouverons prochainement qu'il y a évidemment

altération du sang dans les maladies typhoïdes et charbonneuses, et que toute tumeur, pustules, etc., etc.
qui surviennent par suite de la réaction pathologique générale qui caractérise ces maladies est une crise salutaire,
que le vétérinaire doit favoriser et dont il doit tirer parti
pour la curation de la maladie.

De ce que j'ai vu, observé et lu sur la maladie aphtheuse, il résulte qu'elle m'a semblé être spéciale, n'avoir
que quelque analogie avec les aphthes; enfin, elle se
montre plus spécialement sur l'espèce bœuf, se transmet
par contagion et par contact aux animaux de la même
espèce, ainsi qu'aux moutons, aux chèvres et même
aux porcs. Je n'ai point d'exemple de son existence sur
l'espèce équine; je n'en nie pas la possibilité, mais il
n'est parvenu à ma connaissance nul fait qui puisse même
le faire soupçonner *.

Les uns ont attribué les maladies aphtheuses à la
dépaissance de plantes chargées de limon après des inondations; d'autres à la mauvaise qualité des fourrages
donnés à l'étable, quelques-uns à l'humidité de l'atmosphère, aux brouillards; à l'humidité brumeuse
succédant à des chaleurs considérables qui avaient altéré
les eaux des abreuvoirs et des mares; ou encore à l'effet
des pâturages humides des vallées, dans lesquels on rencontre des plantes âcres (que les bestiaux ne mangent

---

* Sans l'exemple de cette maladie, beaucoup d'autres prouveront la spécialité de la Pathologie bovine; chaque espèce, depuis l'homme jusqu'au plus petit animal, a ses maladies particulières, comme son tempérament, son idiosyncrasie; etc. Il
est donc peu rationnel, peu médical de dire que « à part quelques affections particulières à l'espèce bœuf, telles que le tiphus,
certaines formes de maladies charbonneuses, etc., etc., les autres
sont communes aux grands animaux. » De tels sophismes se réfutent d'eux-mêmes et n'en imposeront point aux vétérinaires instruits, à ceux habitués à bien observer, à le faire sans prévention,
ni esprit de système.

pas); c'est, en effet, dans les vallées humides de la Normandie que **M.** Huzard a reconnu que la maladie avait eu plus d'intensité et de durée; les deux enzooties que j'ai observées en Vendée existaient, l'une dans une ferme où les bestiaux avaient pâturé, durant une partie de l'automne, dans une prairie formée par deux anciens étangs desséchés; dans l'autre, ils avaient paccagé les regains d'un vallon attenant aux marais de Saint-Vincent et de Port-la-Claye.

Mais dans le bœuf, où je l'ai observée sporadique et isolée, c'était dans les Brandes de Nieul-le-Dolent, sur les plages de la Vendée, à quatre lieues des côtes; on n'avait point souvenance d'avoir vu une semblable maladie dans le pays ; c'était un chétif bœuf, de cinq ans, maigre et débile; la maladie avait commencé par le dégoût, la cessation de la rumination, la constipation, la rougeur, la chaleur de la bouche. Les ampoules s'étaient d'abord déclarées à la bouche, au nez, puis aux membres ; la maladie existait depuis vingt-cinq jours quand je fus consulté. Les ulcérations envahissaient toute la bouche et les narines; une bave infecte, gluante sortait de la bouche ; un flux abondant, épais, fétide coulait des narines ; une chassie âcre avait ulcéré les larmiers et le chanfrein ; les muqueuses étaient pâles et infiltrées ; le pouls faible et lent ; la débilité extrême ; la panse était dure et pleine., la rumination rare ; il existait une diarrhée muqueuse infecte. Les lèvres, l'orifice des narines, le tour des yeux, toute l'étendue des quatre membres, le dessous du ventre et de la poitrine étaient couverts de croûtes et d'ulcères ; les jambes étaient gonflées et gercées; l'animal était hideux à voir. Un état si misérable ne m'engagea pas à faire beaucoup de frais pour le traitement : infusion d'absynthe et fleurs de sureau, miellée; lavemens émolliens ; fomentations adoucissantes sur les ulcères de la peau ; oxicrat miellé sur ceux de la bouche ; bon foin, eau blanche aiguisée par le sel marin , panades salées , propreté de l'étable. Le sacrifice du bœuf était fait par le métayer ; tant de soins le lassèrent , et malgré les recommandations du propriétaire, il le laissa périr de faim et de misère. Mais laissons cet épisode pour revenir aux causes de la maladie aphtheuse.

Ces causes ne sont donc pas encore bien connues ; cependant, comme l'observe judicieusement M. Huzard , il est une de ces causes qui doit être générale et qui tient sans doute à quelques influences atmosphériques , puisque on a vu dans les départemens où la maladie s'est répandue des moutons, des porcs , des chiens en être affectés en même temps que les bœufs ; et c'est peut-être ce qui a fait croire à sa contagion par miasmes ou effluves.

J'ajouterai que durant qu'une épizootie aphtheuse semblable régnait, en 1820, sur les bêtes à cornes des environs de Francfort , il se manifesta sur les hommes une inflammation des gencives , de la langue et de la cavité buccale , contre laquelle l'emploi des sels neutres purgatifs eut même un très-bon succès.

L'observation prouve que cette maladie est rarement mortelle : l'Ecole de Lyon rapporte cependant la perte de quelques veaux à la mamelle. Dans les deux enzooties que j'ai eu à combattre je n'ai perdu aucun malade : dans la première métairie trois veaux de deux ans et deux vaches étaient malades ; quatre vaches , douze veaux et huit bœufs furent préservés. Dans la seconde ferme un bœuf de quatre ans , trois veaux et quatre vaches étaient malades ; sept bœufs , treize veaux et quatre vaches furent préservés. Je ferai remarquer que ce fut à un mois d'intervalle que je fus appelé dans ces deux fermes , qui étaient à plus de quatre lieues de distance. L'une était située dans un vallon qui aboutissait aux rives de l'Yon et l'autre était voisine des marais formés par le grand Lay. Je connaissais alors les mémoires publiés par le vétérinaire Saintin , celui de M. Huzard et les comptes rendus des écoles d'Alfort et de Lyon, sur cette maladie. Dans ces deux métairies de la Vendée , elle avait un caractère inflammatoire assez marqué ; tous les animaux étaient en bon état. Je séparai les sains des malades : j'employai , comme moyen préservatif , le traitement déjà indiqué pour les maladies aphtheuses épizootiques. Car je ne cesserai de dire que cette maladie est contagieuse par contact d'abord , peut-être par effluves ; mais sa propagation peut dépendre encore de causes générales. Le traitement curatif consista dans une saignée à la jugulaire qui fut de six livres pour chaque bœuf, quatre pour les vaches , deux livres pour les veaux ; des gargarismes d'oxicrat miellé. Le régime consistait dans des alimens sains et l'usage du sel dans l'eau blanche. Les ulcères des pieds cédèrent aux fomentations de décoctions de mauves ; dans trois animaux je dus dessécher les ulcères avec l'eau végéto-minérale ; dans un animal, un ulcère interdigité exigea l'application de l'onguent Egyptiac.

Certes , je suis aussi peu partisan que M. Huzard de la polypharmacie ; mais cependant je crois que, dans ce cas , un traitement rationnel , mais peu coûteux , accélère la guérison. Je crois aussi que la saignée et un régime délayant sont des préservatifs pour ainsi dire certains ; car , « l'art quand il fait bien , fait mieux que la nature. »

Il résulte des faits que nous venons de citer , que l'inflammation de la membrane muqueuse de la bouche (stomatite des physiologistes), peut se présenter sous divers aspects dans les animaux domestiques. En effet, dans le bœuf comme dans le cheval , la phlegmasie de cette villeuse constitue ce qu'on appelle bouche échauffée , lampas , palais enflés , barbillons. Elle cède à un régime rafraîchissant et aux antiphlogistiques, et n'est souvent qu'un symptôme d'un état maladif de l'estomac. Les barbillons nous ont conduit à parler des abcès salivaires ; nous avons fait connaître les opinions et les écrits de MM. Cruzel, Poulet, Renault, ainsi que nos observations particulières, et indiqué ce qui est à faire dans des cas analogues.

La stomatite est souvent accompagnée d'une éruption exanthémateuse qui constitue les aphthes. Ces ulcérations peuvent être sporadiques, enzootiques ou épizootiques simples ou compliquées d'ulcères analogues dans certaines régions de la surface de la peau. Nous avons cité des observations-pratiques sur le premier cas, et entr'autre une fort importante sur le bœuf. Nous avons aussi parlé des aphthes comme maladie epizootique et enzootique. La troisième variété, le glossopède ou la maladie aphtheuse qui attaque à la fois le tégument interne et externe, n'a été observée que dans le bœuf, le mouton, la chèvre, le cochon, etc.; son caractère bénin la fait considérer comme une maladie peu dangereuse. Enfin je pourrais ajouter l'exemple d'une stomatite pseudo-membraneuse pour compléter l'histoire de la phlegmasie de la membrane buccale *.

Il ressort en outre de ce que nous avons décrit, que l'éruption des aphthes et des ulcérations cutanées, qui les complique quelquefois, doit être considérée comme une crise, car elle est toujours précédée d'accès fébriles, qui cessent après la sortie des exanthèmes; qu'alors un traitement presque tout local suffit pour la guérison ; rarement on a à combattre une tendance à l'adynamie et la gangrène, qui ne se montrent que dans des sujets faibles ou dans des animaux soumis à l'influence de causes débilitantes.

* Voir au Feuilleton, pag. 5.

§. VI. — *Maladies des lèvres.* — *De l'inflammation des lèvres* (cheilite).

L'inflammation du tégument ainsi que celle de la substance des lèvres du bœuf et des autres herbivores n'a point été décrite ; quoique ces organes soient exposés aux premières impressions de tout ce qui pénètre dans la bouche, leur phlegmasie est rarement essentielle, mais bien plus communément un effet consécutif des maladies aphtheuses, ou autres de la cavité buccale. J'ai vu quelquefois dans le boccage du ci-devant Poitou, où les vipères sont très-nombreuses, quelques bœufs et vaches mordus aux lèvres par ces ophidiens, quand ils allaient paître ou brouter aux pieds des haies les premières plantes qui y croissent au printemps ; ces cas n'ont jamais été mortels. Quelques scarifications, la précaution de brûler avec de l'ammoniaque la morsure souvent située à la face interne de la lèvre, et d'en administrer intérieurement à la dose d'une once au plus dans un litre d'eau, dans les cas les plus graves, suffisaient pour faire disparaître les accidens. Je me rappelle avoir soigné une vache mordue à la langue.

Ulcération des lèvres.

M. Rhodes, vétérinaire à Plaisance (Gers), envoya en 1819 à la Société royale d'agriculture de Paris, la description et le traitement d'un ulcère sordide et cancéreux, situé à la lèvre inférieure et postérieure d'une vache, ulcération compliquée de la carie du maxillaire.

Cette bête, âgée de sept ans, avait été élevée dans un pays bas et marécageux ; elle était logée, depuis trois ou quatre ans, dans une étable mal saine, froide, humide et exposée aux vents d'ouest. Nourrie depuis un an avec des fourrages avariés , elle avait considérablement maigri et mis bas un chétif veau. L'ulcère existait depuis environ six mois : ayant été traité infructueusement par un empyrique, on s'était enfin décidé à demander l'avis de M. Rhodes. Il trouva la vache dans un état d'étisie, affaiblie à un tel point que le moindre exercice la fatiguait ; enfin la malade n'avait que peu d'appétit ; il existait , depuis vingt jours , un écoulement considérable de salive ; l'ulcère abstergé était livide et d'une odeur infecte ; il divisait la lèvre comme un large bec de lièvre , laissait à découvert les dents incisives et leurs alvéoles , le maxillaire était carié autour des racines de ces dents. Les bords de l'ulcère étaient calleux et roulés en dedans ; toute sa surface était d'une sensibilité extrème , le moindre attouchement provoquait l'écoulement d'un sang noir et dissout.

M. Rhodes, qui prit , dit-il , conseil d'un médecin , considéra cet ulcère comme scorbutique et pronostiqua une cure difficile. Il prescrivit de bons alimens , fit mettre la malade dans une étable saine et la fit promener tous les jours. Il faisait nettoyer et panser l'ulcère avec de la teinture d'aloès et la cautérisait fréquemment avec l'acide hydro-chlorique. On donnait par jour trois à six onces de vin anti-scorbutique étendu dans un litre de vin. Après sept à huit jours de soins infructueux , il brûla l'ulcère avec le cautère actuel , le couvrit de poix noire et d'étoupes , pour empêcher l'écoulement de la salive , qui, sans doute n'avait pas cessé, et pour soustraire encore l'ulcère à l'impression de l'air. Mais au bout de dix jours la réaction locale et la chute de l'escare entraînèrent celle de la poix ; alors l'ulcère augmenta rapidement , il exhalait une odeur infecte ; la carie avait rongé les alvéoles, les dents incisives en étaient tombées et la symphyse détruite; de sorte que les branches du maxillaire étaient prêtes à se désunir. Tous ces accidens et l'état de marasme dans lequel était la vache , décidèrent le propriétaire à la faire abattre ; M. Rhodes ne put en faire l'autopsie.

Cette observation , que nous avons littéralement rendue , est rare en médecine vétérinaire : ces sortes d'ulcères , et nous en pourrions citer d'analogues dans le cheval , sont communément spontanés et dus à des causes internes ; ils se groupent parmi les affections cancéreuses, maladies dans lesquelles il faut faire entrer en ligne de compte l'altération des liquides et peut-être plus particulièrement de la lymphe , l'appauvrissement général et les résultats de l'absorption de l'ichor de l'ulcère. Presque toujours les causes se trouvent dans une alimentation mal saine , l'air impur des étables , etc. , etc. Au surplus cet ulcère était à - peu - près incurable à l'époque où M. Rhodes fut appelé. En pareil cas j'aurais excisé les bords de l'ulcère , ruginé les os , cautérisé le tout avec le fer rougi à blanc ; j'aurais pansé ensuite avec le chlorure de sodium et la teinture d'aloès étendus dans l'eau ou le vin ; et j'aurais donné intérieurement, chaque jour , trois onces poudre de gentiane , quatre gros de quinquina rouge en poudre , quatre gros de sous-carbonate d'ammoniaque étendus dans deux litres d'eau , donnés froid , le matin à jeûn. J'aurais fait nourrir avec de bons fourrages et abreuver avec l'eau blanche, animée par le sel. La promenade , le bouchonnement, etc. , etc., et surtout je n'aurais pas fait usage des acides minéraux qui ont la propriété de dissoudre la substance salino-terreuse des os , et de réduire , par conséquent , ces organes à un état de ramollissement funeste.

Je passerai sous silence les maladies des gencives sur lesquelles je n'ai rien observé ni rien trouvé de décrit relativement à l'espèce bœuf ; leur inflammation et leur ulcération , d'ailleurs rares , m'ont paru consécutives aux aphthes et au glossopède.

§. VII. — *Effets pathologiques de la dentition et maladies des Dents.*

Les dents sont des ostéides sécrétés par la membrane muqueuse de la bouche, qui, pour cette fonction, forme dans chaque avéole un crypte clos de toutes parts, mais qui se rupture et s'ouvre quand la dent a acquis tout son accroissement. Mais cette sortie ne peut se faire sans causer dans ces parties une vive douleur, produite par la rupture de la membrane du crypte, de la table osseuse de la membrane gengivale, et surtout par le refoulement et la compression de la pulpe vasculo-nerveuse entre la dent et le fond de l'alvéole, compression qui est en raison égale de la résistance à la rupture qu'offre la voûte ou table gengivale, et qui agit douloureusement sur les rameaux nerveux maxillaires ainsi que sur les artères dentaires et médullaires. Tous les vétérinaires savent enfin combien le travail de la dentition et la sortie des dents détermine de crises, d'engorgemens, de fluxions à la tête dans les jeunes animaux, et dans le cheval surtout. Ce travail de la dentition dure jusqu'à l'âge de cinq à six ans dans le bœuf. Mais c'est sur-tout jusqu'à l'âge de cinq ans qu'il est plus susceptible de déterminer des maladies et notamment à l'âge de dix, vingt, vingt-quatre, trente et trente-quatre mois, quatre, cinq et six ans que ces effets sont plus marqués dans le bœuf et le cheval; le vétérinaire doit examiner attentivement la bouche à ces diverses époques pour éviter des erreurs toujours fâcheuses. Il est d'ailleurs rare que cette indisposition, souvent toute locale, cause un trouble très-marqué dans les fonctions de la digestion, de la respiration, de la circulation, etc., etc.

Toutefois les effets pathologiques de la dentition sont beaucoup moins sensibles dans le bœuf que dans le cheval , peut-être parce qu'il a moins de dents , ou parce que les racines de ses dents sont moins longues que celles du cheval.

L'éruption des dents est parfois accompagnée dans le bœuf comme dans le cheval , du dégoût , de la rougeur et de la chaleur de la bouche ; la tête est lourde, les yeux larmoyans , quelquefois même il existe de la toux , un coryza, la diarrhée. Le vétérinaire doit apprécier ces accidens et ne pas faire d'erreurs de diagnostic qui nuiraient à sa réputation. J'ai vu des personnes inattentives ou manquant de tact médical, saigner , médicamenter des bœufs sous prétexte d'avoir à combattre des bronchites , des gastro-entérites ; puis après deux ou trois jours de soins compliqués , le propriétaire ou son bouvier trouvaient une ou deux dents molaires caduques tombées dans la crèche ; dès cet instant la maladie supposée disparaissait d'elle-même et l'on riait aux dépens du vétérinaire. L'eau blanche , l'herbe tendre , le son fraisé suffisent dans ces cas de dentition difficile et douloureuse. Quelquefois un mastigadour, composé de son, de miel et de vinaigre , calme les souffrances de la phlogose de la bouche quand elle est extrême.

Dent incisive extraite du palais d'un taureau.

« Le 14 avril 1857 , M. Bonhomme me pria de pro-
» céder à l'extraction d'une dent placée au milieu du
» palais d'un jeune taureau. La curiosité du fait ne me
» fit pas retarder l'opération. L'animal convenablement
» fixé , j'évulsai cette dent d'après la méthode enseignée. .
» Une hémorrhagie assez abondante suivit l'arrachement,
» qui fut pénible, car la dent était fortement implantée
» à la voûte palatine. Elle était située au milieu de la
» ligne médiane qui sépare le cinquième sillon droit du

» cinquième sillon gauche, et était parfaitement sem-
» blable aux dents incisives de l'espèce bovine.

» Ce fait est peut-être le seul observé chez nos grands
» ruminans, dépourvus, comme on le sait, de dents
» incisives à la mâchoire supérieure ».

ROCHE LUBIN,

Médecin vétérinaire à Rhodez (Aveyron).

Mauvaise usure des Dents.

Enfin *la mauvaise usure des dents* cause dans le bœuf
des accidens qu'il importe de constater. Je fus un jour
consulté pour un bœuf de petite race, âgé de sept ans,
ayant beaucoup travaillé, et par conséquent dépéri. Le
propriétaire me dit qu'il avait maigri depuis deux mois,
qu'il mangeait et ruminait moins que de coutume ; qu'il
était sujet à de fréquentes météorisations intermittentes
de la panse, légères et de peu de durée ; que durant la
rumination il y avait un écoulement abondant de salive,
mêlée de débris d'alimens mal triturés, auquel il attribuait l'amaigrissement de son bœuf, qu'il croyait d'ailleurs atteint d'une maladie grave et profonde. Il était
facile de supposer une lésion chronique de la caillette,
cependant le pouls était à l'état normal, les défécations
annonçaient une bonne digestion, et l'animal ne toussait
point. En ouvrant la bouche pour l'examiner, je fus
frappé de la puanteur de l'air expiré, et il me vint à la
pensée que des ulcères existaient dans cette cavité. Ayant
fixé le bœuf, la tête un peu élevée, je maintins la bouche ouverte avec un morceau de bois qui abaissait la mâchoire inférieure, j'y injectai un peu d'eau pour la
nettoyer ; et après avoir tiré la langue de côté, j'aperçus
sur chaque face interne des joues, vis-à-vis les molaires,
des ulcères larges et profonds, causés par des aspérités
anguleuses et tranchantes que présentaient plusieurs dents

mâchelières irrégulièrement usées , dont les bords avaient pincé et déchiré la membrane buccale durant la mastication. Un charron voisin me prêta une gouge et un maillet avec lesquels j'enlevai de suite les portions anguleuses et tranchantes de ces dents ; j'unis le mieux que je le pus les surfaces des tables , n'ayant pas de rape à ma disposition. J'indiquai des injections de décoction d'orge acidulées et miellées dans la bouche , pour déterger les ulcères et en opérer la cicatrisation. On nourrit le bœuf d'herbe tendre , de racines cuites et de panades; on l'abreuva d'eau blanche très-farineuse. L'animal fut promptement rétabli , et reprit dans un mois son embonpoint et sa force.

Ce fait doit éveiller l'attention des jeunes vétérinaires et leur prouver la nécessité de ne pas se contenter d'un examen superficiel.

Fracture des Dents.

Les fractures des dents sont peu fréquentes dans nos animaux domestiques , les dents molaires surtout sont rarement dans ce cas ; cependant quelques chevaux goulus qui dévorent l'avoine , peuvent faire éclater les bords de la table des molaires , quand il se rencontre quelques petits cailloux parmi ce grain.

La fracture des incisives est assez fréquente dans le bœuf et le mouton ; l'animal est dit alors *brêche* , *brêchedent.* Cet accident le déprécie singulièrement et les marchands le font beaucoup valoir , quand ils achètent ces animaux pour l'engrais à l'herbage ; ils prétendent , et cela se conçoit , que l'animal paît avec moins d'avantage. Je crois pourtant que le manque d'une seule dent ne peut pas beaucoup nuire. La forme anguleuse , aplatie et colletée des incisives du bœuf et du mouton en rendent la fracture bien plus facile que chez le cheval. C'est

toujours une chute , un coup , peut-être même la présence d'un petit caillou dans la bouchée d'herbe ramassée
par la langue des ruminans et sciée par leurs incisives ,
qui causent ces fractures.

§. VIII. *Maladies de la Langue.*

Inflammation de la Langue (GLOSSITE).

L'inflammation de la langue , *glossite* des physiologistes,
est beaucoup moins fréquente dans les herbivores et surtout dans le bœuf que dans le cheval. Les volailles de
basse-cour en sont le plus fréquemment attaquées. Nos
bestiaux étant nourris entièrement de végétaux qui agissent
rarement d'une manière fâcheuse sur la langue , à moins
qu'ils ne soient âcres ou altérés ; aussi les animaux qui les
rejettent assez ordinairement dans ce cas, en sont rarement
atteints. Le mors , le filet peuvent blesser celle du cheval ,
ce qui ne peut arriver dans le bœuf ; mais des dents mal
usées ou présentant des angles accidentels peuvent atteindre cet organe. Le professeur Toggia a vu un bœuf atteint
de la glossite pour avoir mangé beaucoup de carex (cype-
roïde). J'ai cité la piqûre d'une vipère dans une vache.
J'ai rapporté un exemple d'inflammation de la langue
compliquant les aphthes dans un bœuf. Enfin, j'ai observé cette maladie sur un veau de deux ans (*août* 1810)
de la belle race du bocage des Deux-Sèvres. Le propriétaire me dit que la maladie de son veau était survenue
après un combat entre ce jeune animal et un bœuf ; à la
suite duquel le veau , tout en sueur , avait étanché sa
soif dans un abreuvoir qui se trouvait dans le pâturage
et s'était couché dans un lieu frais et humide.

Ce bœuf était gras , vigoureux et sanguin ; dès le lendemain du combat, veille de mon arrivée , on avait remarqué qu'il tenait la bouche béante, que la langue parais-

sait rouge , et la salivation abondante ; qu'il ne mangeait ni ne ruminait , et paraissait avaler avec difficulté l'eau qu'une soif ardente le forçait de boire ; enfin , le mal ayant empiré , on vint réclamer mes soins.

La langue sortie de la bouche dépassait les incisives de plus de trois pouces , elle était tuméfiée et doublée de volume ; la portion qui était dans la bouche était rouge ; celle qui était sortie se trouvait pincée entre les incisives et le bourrelet cartilagineux de la mâchoire supérieure , elle avait une couleur violette foncée. Les lèvres étaient un peu tuméfiées , la bouche rouge, brûlante , remplie d'une salive épaisse et filante ; la gorge était aussi tuméfiée , douloureuse ; toute déglutition était impossible ; la panse était dure et pleine. La respiration un peu gênée , les yeux rouges et larmoyans, le muffle sec ; l'animal portait la tête allongée , l'anxiété était grande ; le pouls dur , plein et accéléré.

Saignée de six livres à la jugulaire , une heure après je scarifiai la langue sur ses bords inférieurs , une plaie entr'autres saigna beaucoup ; j'estime que le veau perdit par ces incisions près de deux livres de sang. Collutoires composés de décoction de mauves et de feuilles de grande laitue , édulcorés par le miel ; lavemens émolliens , frictions sèches , usage de la couverture.

Le lendemain , troisième jour de la maladie , mieux sensible ; la langue est détuméfiée de moitié , elle ne sort presque plus de la bouche , qui est toujours tenue béante par le gonflement de cet organe ; le veau a bu un peu d'eau blanche ; mais il est constipé , les urines sont rares et crues , les organes de la digestion seuls sont encore un peu malades ; la respiration est normale , le pouls un peu accéléré. Je veux pratiquer de nouvelles scarifications , mais l'hémorrhagie de la veille ayant effrayé le propriétaire, il me pria de n'en rien faire. Continuation des collutoires ; tisanne de décoction d'orge miellée ,

rendue laxative par huit onces de crême de tartre soluble, étendue dans huit litres de liquide, à donner
tiède en quatre breuvages, dont trois dans la journée
et un le jour suivant au matin; lavemens émolliens,
eau blanche farineuse, diète.

Le cinquième jour convalescence ; on vint me dire que
l'animal mangeait quelques feuilles de choux, un peu
d'herbe, et qu'il ruminait. Toute médication fut cessée,
excepté quelques injections d'eau acidulée et miellée dans
la bouche, autant pour déterger les plaies des scarifications, que pour dissiper un reste d'intumescence ;
eau blanche, panades et herbe pour nourriture ; deux
jours après la guérison était complète.

M. Grognier, dans ses recherches sur le bétail de la
haute Auvergne, dit, page 95, « les *Barbes* ou *Barbillons* : c'est une inflammation qui survient sous la langue des jeunes veaux ; elle les empêche de teter : c'est
une glossite qui quelquefois donne lieu à des excrois-
sances sublinguales qu'il importe d'enlever avec des ciseaux, opération très-facile. Il suffit le plus souvent de
lotionner avec des émolliens la partie douloureuse. Les
poulains sont pareillement sujets à cette maladie, et c'est
d'après les maréchaux que les vachers auvergnats l'ont
nommée barbe ou barbillon. »

Squirrhe de la Langue.

Gohier cite l'exemple suivant du squirrhe de la langue :
« Une vache, achetée pour le cours d'opérations,
avait un engorgement squirrheux dans tout cet organe
qui l'empêchait depuis long-temps de manger. La langue,
qui était presqu'insensible et fort dure, avait acquis un
volume tel qu'elle remplissait toute la bouche, et qu'il
en résultait même une protubérance considérable sous
l'auge. Le peu d'alimens que cette vache pouvait prendre
restait dans la bouche ; elle ne pouvait nullement en

opérer la déglutition , la plus grande partie de cet organe touchant le palais par lequel il était comprimé. La
cause de cette maladie grave , qui s'opposait même à
ce que l'animal pût boire , nous fut inconnue. Je la com-
battis par les moyens suivans : scarifications profondes
avec un long bistouri à serpette , dans toute l'étendue
de la langue ; lotions aromatiques dans la bouche fréquemment répétées ; quelques jours après elles furent remplacées par des lotions faites avec une décoction de parties
égales de racine de gentiane et de ciguë. Un mieux très-
marqué ne tarda pas à se montrer , et huit jours après
la vache commença à boire et à manger ; au bout de
quinze jours , elle se trouva complétement guérie.

§ IX. — *Maladies des Joues.*

Inflammation des Joues (GNATHITE).

La gnathite des physiologistes , ou inflammation des
joues n'a point été observée dans le bœuf ; si la membrane
muqueuse qui les tapisse intérieurement présente quelquefois un état de phlogose et même d'ulcération , il est
concomitant ou consécutif à celle de la phlegmasie simple ou aphtheuse de la bouche.

Kystes dans l'épaisseur des Joues.

J'ai souvent rencontré dans le bœuf des loupes qui
occupaient l'épaisseur des joues. Ces tumeurs enkystées
et indolentes contiennent une matière épaisse , blanchâtre et grumeleuse ; elles se développent aussi dans la
substance des lèvres et peuvent se rencontrer sur
toutes les parties du corps. Ce sont donc des athérômes
qui sont situés ou au-dessous du derme , ou au-dessous
de la muqueuse buccale. J'ai reconnu que l'adhérence de
ces kystes avec les parties environnantes était plus serrée ,
plus intime avec les membranes tégumentaires , qui

recouvrent leur surface interne ; qu'ailleurs leur volume varie depuis celui d'une noix jusqu'à celui d'un gros œuf d'oie ; ils sont plus ou moins arrondis ou ovales. L'enveloppe de ces loupes est d'une épaisseur variable, dense et fibreuse ; elles ne paraissent être qu'un crypte sébacé plus ou moins développé ; leur accroissement est très-lent , elles ne guérissent pas spontanément , et sont très-faciles à distinguer des loupes graisseuses, par leur densité et leur adhérence plus intime avec les tissus environnans.

L'extirpation est le moyen le plus efficace et celui qui m'a le plus complétement réussi ; elle est praticable quand la tumeur est sous la peau ; mais quand elle se trouve placée profondément à la face interne des joues , l'extirpation est impossible : ce cas est le plus rare , car je n'en ai que deux exemples, tandis que j'ai extirpé sept kystes sous-cutanés aux joues de divers bœufs. Dans ceux-ci , après avoir abattu et fixé l'animal , je tondais le poil , j'incisais la peau longitudinalement, je disséquais la surface supérieure de la tumeur à droite et à gauche ; puis , faisant écarter la peau avec une érine à bouton , je saisissais le kyste avec une érine double très-pointue et le soulevais en tout sens , pour disséquer les autres portions de sa surface externe , le séparer des tissus environnans et l'extirper en entier. Cette opération ne demande que de la patience et de l'adresse ; elle est très-facile et l'hémorrhagie peu inquiétante ; je pansais à sec avec la résine en poudre et les étoupes ; la suppuration s'établit au bout de six à sept jours dans le bœuf et de trois à quatre jours dans le cheval ; la propreté est le seul remède. Dans les athéromes sous-muqueux et placés profondément dans la bouche , j'abattais l'animal sur le côté où existait le kyste, je tenais la bouche ouverte au moyen d'un pas-d'âne et faisais tirer la langue en dehors, en dessus et de côté , de sorte que je pouvais

facilement voir le kyste. J'incisais profondément la tumeur dans toute sa longueur ; j'ai une fois été obligé
de me servir d'une aiguille à séton bien tranchante, parce
que la situation profonde de la tumeur exigeait un instrument à manche très-long, pour pouvoir l'atteindre.
Je faisais sortir toute la matière contenue dans le
kyste, en le pressant et le lavant au moyen d'un tampon
d'étoupes fixé au bout d'un morceau de bois et de l'eau
tiède ; ensuite, je faisais chauffer à blanc deux ou trois
cautères à boutons et brûlais ainsi rapidement toute la
poche du kyste. La suppuration s'établissait au bout de
quelques jours ; on détergeait la bouche avec de l'eau
miellée et acidulée, on nourrissait avec des alimens
liquides de facile mastication ; et j'affirme que ces
moyens m'ont complétement réussi sur le bœuf.

M. Escorne, vétérinaire à Rouffignac (Dordogne),
rapporte avoir fréquemment observé ces kystes. Il assure
les avoir fait disparaître, dans leur origine, par le vésicatoire. A une époque avancée, il les ouvre, les panse
avec le digestif animé par un caustique qui détruit la
poche du kyste et le tout se fond par la suppuration qui
guérit parfaitement ces sortes de tumeurs. Il rejette,
avec raison, la cautérisation qui laisse des traces indélé-
biles et diminue la valeur de l'animal.

J'ai déjà parlé des plaies de la surface interne des
joues, causées par l'usure irrégulière des dents ; plaies
qui s'ulcèrent et présentent souvent des fongosités, mais
qui guérissent ordinairement quand la cause cesse.

§ X. — *Maladies des Glandes salivaires.*

J'ai eu plusieurs occasions d'observer l'inflammation des
parotides dans le bœuf. Je me bornerai à citer seulement
deux faits pratiqués qui m'appartiennent ; j'y ajouterai
quelques observations rapportées par d'autres vétérinaires.

Au mois d'octobre 1817, je fus appelé pour un bœuf de quatre ans, race de Chollet, en bon état ; il avait été trouvé le matin debout contre la haie du pâturage, frissonnant, les membres rapprochés, ayant la gorge enflée, la respiration gênée, la tête portée horizontalement et la bouche remplie de salive. Il fut de suite rentré à l'étable. On m'assura qu'il était bien portant la veille, il avait travaillé à couvrir du blé, sans avoir paru fatigué, ni en sueur ; il avait bien mangé et ruminé toute la journée. On l'avait mis le soir dans le pâturage avec les autres animaux, seulement la nuit avait été un peu fraîche.

Les glandes parotides et maxillaires étaient considérablement engorgées, dures, chaudes et sensibles ; cette intumescence qui entourait la gorge avait envahi l'auge ; la respiration était gênée, sonore et un peu sifflante ; les flancs étaient agités et l'animal se tenait constamment debout. La bouche était rouge, chaude, et il en découlait une salive abondante ; toutes les muqueuses étaient injectées, le mufle sec, les yeux larmoyans ; le pouls était plein et développé ; la surface du corps chaude et sèche. Les évacuations alvines fréquentes et molles ; l'urine à l'état normal ; l'animal buvait l'eau blanchie.

Je ne pus attribuer cette maladie qu'à une disposition particulière qui avait rendu l'animal plus impressionnable à la fraîcheur de la nuit que les autres bœufs du troupeau. Le pronostic fut favorable.

Saignée de sept à huit livres à la jugulaire, qui inquiéta beaucoup le propriétaire ; cataplasmes émolliens matelassés autour de la gorge : toute la surface du corps est vivement frictionnée et l'animal enveloppé d'une couverture de laine ; gargarismes d'eau miellée et acidulée tiède. Tisanne laxative de décoction d'orge, racines de mauves à laquelle j'ajoutai, après la cuisson, huit onces de sel d'Epsom et quatre cueillerées de miel pour huit litres de liquide donnée tiède, en trois doses, dans la journée ; lavemens émolliens, diète, eau blanchie.

Le lendemain on vint me prévenir que le bœuf était mieux, que la respiration était libre et les glandes presque désenflées ; même prescription, la saignée exceptée. Le soir, évacuations alvines plus abondantes et diarrhéiques ; le propriétaire suspendit l'emploi de la tisanne laxative ; et vint, le matin du troisième jour, me dire que l'engorgement des glandes avait disparu, que le bœuf avait ruminé avant son départ et témoignait une grande envie de manger. Je fis envelopper le cou d'une peau d'agneau, et tenir toujours l'animal couvert ; eau blanche très-farineuse, un peu de bon foin. La guérison était parfaite le cinquième jour de la maladie.

J'ai vu des parotidites plus tenaces ; j'ai quelquefois été obligé de renouveler la saignée le lendemain. Ces évacuations sanguines aidées des applications émollientes et de la tisanne laxative, m'ont constamment réussi. Cependant ayant une fois reconnu un état d'inflammation des organes digestifs, caractérisé par la rougeur de la langue, la dureté de la panse, la constipation et la concentration du pouls, je me bornai aux tisannes adoucissantes.

Le fait suivant a présenté, dès son principe, une tendance à la chronicité. Vers la fin de novembre 1826, je fus consulté pour un bœuf de labour, âgé de six ans, médiocrement gras ; il avait, depuis deux ou trois jours, un engorgement énorme de la parotide droite, qui égalait en grosseur un pain de trois livres. Cette tumeur, dont la cause ne put m'être indiquée, s'était formée dans vingt-quatre heures ; elle était dure, chaude, sensible, et ne paraissait, du reste, causer aucune indisposition à l'animal.

Je fis une forte saignée à la jugulaire. J'indiquai des applications de cataplasmes émolliens sur la glande ; une bonne nourriture ; le bœuf refusait obstinément l'eau blanchie. Cinq jours après, on m'amena le malade chez moi , à Bourbon-Vendée ; la parotide était désenflée de moitié ; elle était dure et insensible ; l'animal ne témoignait aucune souffrance. Le poil, qui recouvrait la tumeur, fut tondu avec soin et on fit chaque jour sur elle une friction avec trois gros d'onguent mercuriel double ; l'intumescence étant recouverte d'une peau d'agneau , la résolution s'effectua en douze à quinze jours. J'aurais préféré la pommade d'hydriodate de potasse , que j'aurais indiqué dès-lors , mais les pharmaciens de la ville la vendaient alors fort cher , et j'avais affaire à un paysan pauvre ; il me fallait donc risquer l'onguent mercuriel dont l'usage n'est pas sans danger dans le bœuf , ni sur les jeunes veaux et les vaches.

M. Moussis , vetérinaire à Oleron , a envoyé à la société royale d'agriculture , pour le concours de décembre 1826 , entr'autres observations , la suivante :

« Le département des Basses-Pyrénées offre des pâturages très-abondans ; aussi , y élève-t-on beaucoup de bêtes à grosses cornes , surtout dans les vallées d'Ossau , d'Aspe et Baretous.

» J'ai plusieurs fois eu occasion d'observer , sur cette espèce d'animaux, l'engorgement des glandes parotides , maladie très-commune , connue dans le pays sous le nom d'*auzets* ce qui veut dire *oiseau* ; cette dénomination vient sans donte de ce que les animaux , qui en sont atteints , font entendre un petit sifflement qui ressemble au chant d'un oiseau.

» Dans le principe , cette affection n'est accompagnée d'aucun signe maladif; à mesure que l'engorgement des glandes parotides augmente , la respiration devient laborieuse , l'animal éprouve une grande difficulté d'avaler, et souvent , si on n'y porte remède , il meurt suffoqué.

» Les causes les plus présumables de cette maladie , sont le changement de température , le passage subit du chaud au froid , souvent occasioné par la proximité des Pyrénées.

» Depuis que je suis livré à la pratique , j'ai eu occasion de traiter un grand nombre d'animaux affectés de cette maladie ; j'en ai presque toujours triomphé , surtout à son développement (l'engorgement et l'inflammation se terminent le plus souvent par résolution) , au moyen des saignées aux jugulaires , cataplasmes émolliens sur la partie affligée , tisannes mucilagineuses ; pour toute nourriture un peu de regain , et pour boisson de l'eau blanchie avec la farine d'orge ; le pansement de la main régulièrement fait deux fois par jour. Quand la maladie était plus développée et l'engorgement plus considérable , souvent elle se terminait par suppuration , quelquefois aussi la maladie résistait à tous les traitemens et la mort en était la suite. »

L'observation de M. Moussis est du plus haut intérêt ; elle montre la parotidite compliquée d'angine laryngée et pharyngée ; j'ai dù la citer , n'ayant observé rien de semblable. Toutefois , je pense qu'après avoir diminué l'inflammation par la saignée et les mucilagineux , il eût tiré un parti avantageux des laxatifs , qui déplacent ou changent le mode d'irritation et favorisent par conséquent la résolution.

M. Grognier , dans ses recherches sur le bétail d'Auvergne , dit , page 94 , DES PAROTIDES 10e « le *Tact*, c'est
» un engorgement inflammatoire des glandes parotides ,
» auxquels les bœufs de travail sont particulièrement plus
» exposés ; et dans la nomenclature présente , c'est une
» *parotidite* ou *parotide* , vulgairement *oreillon* dans l'espèce humaine ; cette affection est pour l'ordinaire légère ; on la traite en appliquant des émolliens sur la
» partie , la tenant chaude, et, au besoin , on pratique
» la saignée. Le tact est , en d'autres pays , l'une des
» innombrables dénominations du charbon. Il exprime
» ailleurs la gale des moutons. En Auvergne , on appelle
» tacon, l'engorgement des parotides du porc , dû au
» charbon ou à un vice scrofuleux. »

Fromage de Feugré (Cours d'Agriculture , tome 5 ,
page 22), dit « quelqu'un a remarqué que dans la va-
» che , quelquefois l'engorgement des parotides paraissait
» un peu avant le vélage et se dissipait spontanément
» après. »

L'engorgement inflammatoire des glandes salivaires a
le plus communément son siége dans le tissu parenchy-
mateux de ces organes et dans celui qui les environne.
Quelquefois aussi l'élément sécréteur et le vasculaire
peuvent être envahis. La parotidite peut compliquer l'angine laryngée ainsi que la pharyngée et paraît être plus fréquente dans le bœuf que dans les autres animaux domestiques. Elle s'annonce par l'engorgement des glandes ,
la chaleur , la sensibilité des parties tuméfiées , la gêne
de la mastication , la respiration sonore , sifflante ; la
dyspnée est alors en raison de l'intumescence des régions
parotidiennes et gutturales. Le pouls est plein , développé , accéléré ; la bou che chaude et brûlante , la salivation abondante. Cette maladie reconnaît presque toujours pour cause des arrêts de transpiration ; car l'observation démontre que le froid humide la détermine
fréquemment.

Le diagnostic ne peut être douteux et le pronostic
rarement fâcheux. Des saignées générales sont très-effi-
caces ; les applications émollientes , les tisannes mucilagineuses rendues laxatives par l'addition d'un sel neutre ,
opèrent une douce révulsion qui est salutaire ; des lavemens émolliens et la diète en procurent presque toujours la résolution sans qu'il soit nécessaire d'en venir à
des moyens plus compliqués. L'état de congestion des
vaisseaux capillaires amène quelquefois la suppuration
malgré tous les moyens qui tendent à calmer l'inflammation ; alors les embrocations émollientes , les onctions
d'onguent populéum sont encore indiquées , pour favoriser la collection du pus. Après la maturation , on devra

procurer une issue à la matière , par la ponction ou l'incision de l'abcès , faite avec précaution pour éviter les fistules salivaires ; en ayant soin de n'aggrandir la première incision qu'après avoir exploré les parties avec le doigt , pour éviter d'atteindre quelques vaisseaux ou quelques canaux sécréteurs.

Je n'ai jamais vu la parotidite se terminer par gangrène , le fait peut existe , mais personne ne l'a cité ; ce cas serait le plus grave de la maladie.

Il n'en est pas ainsi de l'induration ; elle succède quelquefois à l'inflammation , surtout dans le bœuf et le cochon , ainsi que dans les chevaux faibles et lymphatiques.

Le 50 juin 1810 , je fus consulté pour un bœuf , âgé de quatre ans , qui avait eu un engorgement spontané des parotides , qu'on attribua à l'effet d'une pluie battante, éprouvée au retour des travaux ; cette maladie fut traitée par un Maige ; la parotide gauche resta tuméfiée , froide , insensible , indurée et grosse comme le poing , accident qui ôte toute la valeur à un bœuf dans un pays d'*élèves*. J'ai dit que la tumeur était froide , insensible et indurée; elle envahissait le centre de la parotide dans une longueur de trois à quatre pouces ; sur une largeur moindre , elle était irrégulièrement ovoïde et comme elle ne datait que d'un mois , je tentai la résolution. Frictions d'onguent mercuriel double , à la dose de deux gros par jour , dans un seul pansement , avec l'attention de couvrir la glande avec une peau d'agneau. Après dix jours de ces soins , la tuméfaction est diminuée des deux tiers ; le propriétaire pensant que le reste se dissiperait , sans médication , cesse tout pansement ; mais son espoir est trompé , la tumeur reste stationnaire et du volume d'un œuf de pigeon. On me ramène le bœuf ; j'ordonnai qu'on frictionnât cette tumeur alternativement un matin avec le liniment volatil et un matin avec l'onguent mercuriel. L'ammoniaque fit développer un peu de sensibilité dès la troisième application , c'est ce que je désirais ; j'en fis cesser l'emploi et continuer celui de la pommade mercurielle , dont trois onces , employées en douze pansemens , suffirent pour faire résoudre l'engorgement.

Un étalon portait sur la parotide une tumeur squirrheuse de neuf pouces en tout sens : l'animal était en danger d'apoplexie par la compression de la jugulaire ; la tumeur phlegmoneuse était devenue froide par l'abus des émolliens, elle fut dissipée par l'emploi des linimens amoniacaux , combinés avec des cataplasmes de ciguë. (M. Lamy , vétérinaire à Chalamont.)

En septembre 1815, on confia à mes soins un jeune bœuf de trois ans, qui portait , sur la partie inférieure de la parotide droite , une tuméfaction applatie , large comme la paume de la main , épaisse et saillante de deux pouces. Dans le principe (deux mois avant), le bœuf avait eu un engorgement inflammatoire des deux parotides et des ganglions de l'auge ; le propriétaire avait saigné le bœuf ; il avait mis sur les glandes engorgées des cataplasmes émolliens et de la graisse ; l'intumescence avait disparu en grande partie; mais l'engorgement indolent , dur et insensible , que je viens de citer , était resté stationnaire depuis six semaines ; la tumeur n'incommodait point l'animal , mais elle lui ôtait un tiers de sa valeur. Applications de cataplasmes émolliens pendant une semaine , auxquels je fis succéder des frictions d'onguent mercuriel double , affaibli avec du savon blanc et de l'huile d'olive mêlés et broyés ensemble ; au bout de dix jours , ces frictions ramollirent un peu l'engorgement; je fis employer l'onguent mercuriel double pur; huit frictions réduisirent la tumeur à un simple engorgement froid qui n'avait plus qu'environ trois ou quatre lignes d'épaisseur. Avec un onguent composé d'un gros de sublimé-corrosif, deux onces de thérébentine, une once d'huile de laurier, dont je faisais des onctions sur la tumeur tous les deux jours , j'obtins, dès le troisième pansement, un gonflement, une vésication modérée, qui doubla le volume de l'engorgement. Dès-lors, je cessai toute application ; il y eut une exsudation, qui forma une croûte qui tomba d'elle-même au bout de sept à huit jours et fit disparaître totalement l'engorgement. On graissa les parties malades avec du miel qui enleva le peu d'irritation locale et fit repousser le poil sur les parties dénudées.

L'application de ce dernier fondant exige beaucoup de prudence ; il faut le mettre par couches minces et laisser un intervalle d'un ou deux jours entre les pansemens , parce qu'on doit cesser toute médication dès que la vésication existe ; car si l'on excitait une trop vive irritation , la suppuration dénuderait la partie et laisserait la peau calleuse et tarée.

Je passerai sous silence deux autres faits analogues à ceux que je viens de citer. Je n'ai rien observé de semblable dans l'espèce équine , ou du moins je n'en ai pas gardé des notes. Si j'avais de pareilles tumeurs à traiter maintenant , j'emploierais les préparations d'iode , qui n'étaient pas connues à l'époque où j'ai eu à soigner quelques-uns de ces animaux ; elles m'ont réussi dans des maladies qui avaient beaucoup d'analogie avec ces tuméfactions.

M. Leblanc, médecin vétérinaire à Paris , a publié des observations sur les maladies des ganglions lymphatiques de la région gutturale du bœuf qu'il a guéries en extirpant d'énormes engorgemens fistuleux , ramollis et présentant divers foyers enkystés. Il cite aussi un cas d'extirpation de la parotide d'une ânesse à l'état squirrheux , qui ne sont pas susceptibles d'analyses et qui lui font le plus grand honneur.

J'ai été quelquefois consulté pour ces sortes d'engorgemens chroniques des ganglions lymphatiques des régions
gutturales et de l'auge , connues sous le nom d'*écrouelles* ,
humeurs froides dans le bœuf. Lorsqu'ils étaient isolés ,
peu considérables , qu'ils existaient sur de jeunes animaux qu'ils auraient dépréciés , pour les vendre comme
bœufs de labour , j'en faisais l'extraction en incisant la
peau , disséquant la tumeur et passant rapidement dans
la plaie un cautère chauffé à blanc ; des étoupes sèches
et la propreté faisaient le reste ; mais lorsqu'ils attaquaient de vieux bœufs , dont l'engrais est ordinairement prompt et fructueux , et que surtout ces tumeurs
étaient volumineuses et profondes , je me donnai bien de
garde d'entreprendre une opération hasardeuse , qui exige
un traitement long , coûteux et qui fait maigrir l'animal ;
il y a alors réellement à le faire une triple perte pour
le propriétaire.

Je vais ajouter à cet article , peut-être déjà trop long ,
l'extrait d'une traduction italienne , sur le même objet.
Elle est tirée d'un ouvrage publié à Turin en 1810 ,
par Toggia père.

Les bœufs et les porcs , dit ce vétérinaire , sont spécialement sujets à l'engorgement et aux obstructions des
ganglions lymphatiques du cou ; ces tumeurs froides sont
appelées *scrofules* , les latins les nommaient *strumes*.
Elles sont indolentes, augmentent peu à peu et forment
des cordes ou chapelets autour du cou , derrière les
oreilles , et sous la mâchoire inférieure. Elles sont inégales , bosselées , les unes sont dures et squirrheuses ,
d'autres sont molles , quelquefois ces deux états se rencontrent dans la même glande ; leur adhérence , aux
parties environnantes , augmente avec leur densité qui
égale quelquefois celle du marbre. J'ai vu , dit Toggia ,
un assez gros chapelet de scrofules sous la mâchoire d'un
porc qui adhérait tellement à l'os , et qui présentait une

si grande dureté, qu'il ressemblait à une concrétion osseuse ; cet animal parvint cependant à un engrais parfait.

Ces tumeurs ne viennent point à suppuration à moins
d'accidens, ni ne se résolvent à cause de l'inertie de l'organe affecté ; elles parviennent souvent à l'état squirrheux,
se ramollissent et prennent le nom de cancer. Toggia
prétend qu'elles peuvent être héréditaires, comme dans
l'homme, ce dont je doute ; mais il dit qu'elles reconnaissent pour causes un atmosphère humide, des alimens
réfractaires à la digestion, l'excès de repos, des étables
malpropres et humides, ce qui est fort exact. Elles ne
sont point contagieuses, n'affectent point les animaux
à la mamelle, et ne se montrent que lorsqu'ils se nour-
rissent d'alimens solides ; d'où Toggia conclut que le scrofule reconnaît pour cause des vices de la digestion et la
mauvaise qualité des alimens, ou un état maladif de
l'estomac. En effet, dit-il, les animaux mal nourris en
sont plus souvent, plus facilement affectés, mais encore
ceux qui sont voraces ; chez ceux, par conséquent, où
la digestion est viciée et le chyle mal élaboré. J'ajouterai
que cet état d'altération de ce fluide réparateur, influe
sur celui du sang.

Les animaux ne souffrent pas la moindre incommo-
dité de l'existence du scrofule, puisqu'ils mangent, boivent et engraissent comme de coutume ; le vétérinaire
ne doit en entreprendre la cure qu'autant qu'il s'y trouve
forcé par une circonstance particulière. Cette pensée de
Toggia est de la plus grande sagesse, quand surtout la
maladie attaque le bœuf et le cochon, qu'il vaut mieux,
comme je viens de le dire, engraisser, quand ils en sont
susceptibles, que de tenter, sur eux, des opérations douloureuses, qui les font beaucoup maigrir et sont fort
coûteuses. C'est toujours dans l'intérêt du propriétaire
que le vétérinaire praticien doit agir, il ne doit tenter
la cure de ses maladies, que lorsque l'extraction est

facile , l'animal jeune et que la tumeur diminue sa valeur commerciale , ainsi qu'il en est dans les bœufs de quatre à six et sept ans , dans les pays où on les élève.

Si le propriétaire veut absolument que l'on guérisse son animal, on doit opérer , dit Toggia ; il le faut encore s'il y a tendance à la dégénération cancéreuse, ou lorsque ces tumeurs gênent la respiration et que l'animal n'est pas bon pour la boucherie ; il prescrit d'extirper avec l'instrument tranchant et de brûler avec le fer chauffé au blanc ; mais il blàme , avec raison , l'emploi des caustiques et surtout des compositions arsenicales. Il prescrit , durant le traitement , les bains d'eau courante , si la saison le permet, l'exercice, et veut que l'on tienne l'étable dans une température douce , et surtout très-propre.

Il indique comme résolutif , si la tumeur est récente , des cataplasmes de racines de bryone , d'aristoloche , de feuilles de scrofulaire, de tabac , de menthe, etc. , etc. l'emplâtre de vigo , de ciguë , de savon , l'huile camphrée , un liliment fait avec du fiel de bœuf , de l'huile de noix et du sel ; tous remèdes inutiles , auxquels la pommade d'hydriodate de potasse est bien préférable. Enfin , il prétend que ces tumeurs reviennent après leur disparition par les résolutifs. Il est plus raisonnable de dire que ces maladies tenant à un état d'altération de la lymphe , elles sont susceptibles de reparaître si l'on n'éloigne pas les causes qui les ont produites , et si l'on ne met pas les animaux dans des conditions plus favorables.

Il prescrit un régime très-rationnel qui consiste à nourrir les bœufs de végétaux salubres , tels que les raves , les carottes , les betteraves , la chicorée cultivée comme fourrage , et à faire prendre en breuvages des eaux minérales ferrugineuses ou de l'eau chalibée. Enfin , il recommande d'y ajouter les amers et surtout la gentiane.

Il serait utile d'essayer les préparations d'iode à l'intérieur.

Il avertit de ne pas confondre les scrofules avec le goître, ou gonflement indolent des thyroïdes , que je n'ai jamais observé. Rien n'est plus conforme à l'expérience que ce qu'a dit Toggia , et vaut bien les théories brillantes et passagères des savans de cabinet.

Après avoir fait connaître l'inflammation des glandes salivaires , nous devrions nous occuper des lésions que présentent les canaux sécréteurs de ces glandes ; mais comme ces maladies n'ont point été observées dans le bœuf , et que dans le cas de leur existence il serait prudent de le vendre pour la boucherie , nous nous dispenserons de parler de cet état pathologique.

Du Ptyalisme.

Le *ptyalisme* est plutôt considéré comme un symptôme , que comme une maladie essentielle ; c'est une opinion qui m'était connue , quand je publiai, dans le 5e volume de la correspondance sur les animaux domestiques , page 150 , les trois observations sur l'écoulement insolite de salive que j'ai eu à traiter en 1807 , 1809 et 1810 , sur deux jumens, l'une ayant eu une récidive. M. Hurtrel d'Arboval , physiologiste ou plutôt broussaisien renforcé , y voulut voir un effet consécutif d'une inflammation des organes digestifs , et prétendit que j'avais pris un symptôme d'une affection que je n'avais pas connue, pour une maladie. Je crois que cet écrivain juge un peu lestement les gens et les choses ; je n'annonçai pas , au surplus , ces trois cas comme une maladie nouvelle , je me bornai à raconter les faits et à dire que nul symptôme d'une autre maladie n'existait; et comme les faits valent mieux que les théories , voici un autre cas de ce genre :

Le 12 avril 1818 , M. Audebert , aubergiste, à Al-

lonne (Deux-Sèvres) , me consulta pour une vache
adulte, qui depuis quelque temps maigrissait , diminuait de lait et salivait abondamment. Des portions
d'alimens se mêlaient à la salive, dont l'écoulement était
plus considérable quand la bête ruminait. Le pouls était
faible et lent , les muqueuses pâles et infiltrées ; la
vache mangeait moins que de coutume , mais ruminait
bien ; les excrémens et les urines étaient à l'état normal ,
cependant la bête était d'une débilité extrême. J'examinai la bouche après y avoir injecté de l'eau, je n'y
aperçus ni ulcères, ni aphthes , ni dents mal usées. Ce
propriétaire nourrissait et soignait bien ses bestiaux , la
malade était dans les mêmes conditions et sous les mêmes
influences que trois autres vaches qui étaient bien portantes.

Je dus attribuer cette salivation à un état d'excitation
insolite des glandes salivaires et considérer l'état de débilité générale comme une conséquence de la grande dé-
perdition occasionée par le ptyalisme. Breuvages toniques
composés d'une once d'aloès , quatre onces de sel d'Epsom
et quatre onces de racine de gentiane , dans trois litres
d'eau , laissez cuire et réduire à deux litres, mettez-y
infuser deux poignées de feuilles d'absynthe fraîches ,
passez , donnez froid, un litre le matin et un litre le
soir. Ces breuvages quotidiens furent continués pendant
cinq jours ; on n'en donna ensuite qu'un le matin pendant cinq autres jours ; puis un litre tous les deux jours.
De bon foin , de l'eau blanche rappelèrent l'appetit , les
forces revinrent , la salivation cessa , la sécrétion du
lait devint aussi abondante que par le passé et la vache
était parfaitement guérie après vingt jours de traitement.

M. Hurtrel conviendra , avec nous , que dans la médecine vétérinaire, comme dans toutes les sciences , l'observation et la pratique démontrent tous les jours des
vérités nouvelles.

Le compte-rendu de l'école de Lyon (1820), cite deux cas de ptyalisme sur deux chevaux , dont la cause n'a pu être découverte, et qui , par conséquent , semblaient être essentiels: attendons du temps et de l'expérience.

§ XI. — *Maladies de l'arrière-bouche.*

La disposition des organes , faisant partie de l'appareil digestif , situés dans cette cavité les rendant assez difficiles à explorer , le diagnostic en devient nécessairement plus incertain que celui des affections pathologiques dont nous avons déjà parlé.

Inflammation du Pharynx , Angine gutturale ou pharyngée.

Quoique moins susceptible de ressentir les impressions de l'air que celles des cavités nasales et du larynx, la membrane muqueuse qui tapisse cet organe est assez fréquemment enflammée ; le contact des fourrages ou de plantes âcres, irritantes ou mal récoltées , ainsi que la déglutition d'une eau très-froide , l'animal ayant chaud , sembleraient être les seules causes capables de la produire. Je me suis convaincu qu'elle résulte parfois de l'impression d'un air froid et humide et qu'elle peut encore être consécutive à l'inflammation de la membrane interne de la bouche, des naseaux , du larynx , etc. etc.

Ayant exercé pendant vingt-huit années la médecine vétérinaire dans un pays bocageux , couvert , partant humide et où les animaux passent près des trois quarts de l'année dans les pâturages , j'ai remarqué que *l'angine gutturale* ou *pharyngée* est assez fréquente parmi les bœufs de travail , surtout dans les printemps et les automnes pluvieux.

Aussi je le répète ; je pense que cette maladie reconnaît souvent pour cause , comme presque toutes les maladies inflammatoires , les vicissitudes atmosphériques , les refroidissemens subits ou arrêts de transpiration , si fréquens à ces époques, causes qui déterminent quelquefois la phlegmasie des organes de la déglutition et dans d'autres circonstances celle du larynx ; aussi ai-je vu la muqueuse qui tapisse ces deux organes être enflammée à la fois , et constituer une esquinancie laryngo-pharyngée.

Cette inflammation est grave dans le bœuf , surtout si elle se complique de l'angine laryngée. Je vais tracer l'histoire de deux esquinancies pharyngées, prises parmi plus de vingt observations dont j'ai gardé note ; elles suffiront pour faire connaître cette maladie.

Première observation. — Bœuf de quatre ans , fort, vigoureux et gras. Le 24 octobre 1807 , au soir , au retour d'un charrois assez éloigné et pénible , cet animal fut mis, avec cinq autres bœufs , dans un pré de regain. Il y eut une nuit humide et froide : le lendemain , 25 au matin , le bœuf fut trouvé seul , écarté des autres , debout contre un gros arbre , cherchant les faibles rayons du soleil levant , les membres rassemblés , le dos voussé , la tête allongée , la bouche béante et distillant beaucoup de salive ; on le fait entrer à l'étable ; là il refuse tous les alimens et les boissons , ne rumine pas. A midi , on vint me chercher, j'étais absent , j'y fus le soir.

Bouche chaude, rouge , remplie de salive filante; la langue est gonflée et un peu sortie ; on aperçoit le voile du palais rouge et tuméfié ; le muffle est sec, la gorge et l'auge sont engorgées et douloureuses lors de la pression. Toutes les muqueuses apparentes sont rouges et infiltrées, surtout la pituitaire , ce qui produit une certaine gêne dans la respiration ; le pouls est dur , plein ; je remarque des frissons vagues et fréquens. —

L'animal refuse obstinément l'eau blanche , ne mange ni ne rumine , la panse est pleine , les excrémens et les urines rares , la peau est sèche.

Diagnostic · angine pharyngée assez intense , cependant mon *pronostic* fut favorable.

Saignée de huit livres à la jugulaire , cataplasmes émolliens matelassés qui enveloppent l'auge, la gorge et la région parotidienne , et que l'on recouvre d'un morceau d'étoffe de laine pour conserver la chaleur du remède ; gargarismes composés de décoction de racines de mauves miellés et légèrement acidulés par le vinaigre. Lavemens émolliens , frictions sèches sur toute la peau ; usage d'une couverte de laine ; litière abondante. Ces moyens sont continués le vingt-six.

Je revis le malade le 27 de grand matin ; le mieux était sensible, la respiration libre , le pouls souple et moins vîte ; il restait un peu de sensibilité à la gorge ; la langue n'était plus tuméfiée , elle paraissait cependant encore rouge , et la bouche chaude ; mais la salivation était moins abondante. La bête avait eu pendant la nuit une défécation abondante et le ventre était plus souple. Elle avait bu avec difficulté un peu d'eau blanche ; on crut l'avoir vue ruminer ; mais elle avait mangé quelques feuilles de choux verts , avalées avec peine. Je ne renouvelai pas la saignée ; cette opération répugne en général aux habitans de la campagne ; mêmes prescriptions que le vingt-cinq ; j'y ajoutai une tisanne de décoction de racines de guimauves et de chien-dent , miellée , donnée trois fois par jour , à la quantité de deux litres pour chaque dose ; eau blanche farineuse ; je permis quelques feuilles de choux pour satisfaire le propriétaire.

Le vingt-huit au soir , on vint me dire que le bœuf avait ruminé , qu'il témoignait une extrême envie de manger , qu'on avait satisfaite en partie. Je fis tenir l'animal couvert et la gorge enveloppée pendant deux ou trois jours ; il fut remis peu-à-peu à sa nourriture ordinaire et guéri quelques jours après.

DEUXIÈME OBSERVATION. — 16 avril 1818 , un bœuf de trois à quatre ans, en bon état et de grande taille , nouvellement acheté , mais moins fort que son camarade , est employé à labourer un taillis nouvellement défriché ; le travail est fatigant ; et des quatre bœufs attelés à la charrue , lui seul a été un peu en sueur. Le domestique imprévoyant , après avoir fini sa journée , délie et fait boire ses bœufs , puis les conduit dans un pré où ils doivent paître et passer la nuit avec d'autres bestiaux.

Le dix-sept au matin , ce bœuf est retiré de la prairie, appâturé à l'étable et remis à l'ouvrage de la veille avec ses compagnons de travail. Le valet remarque qu'il ne s'est pas repu , qu'il faut l'aiguillonner et que sa respiration est gênée. Il va en prévenir son maître qui fait desuite remplacer la paire de bœufs par une autre, et met le malade à l'étable ; il le surveille et s'assure qu'il ne mange , ni ne rumine ; il refuse de boire l'eau blanche qu'il lui présente. Il remarque qu'il coule de sa bouche une salive abondante. Le bœuf est frictionné , couvert ; le soir la gorge est tuméfiée , la respiration gênée.

Le dix-huit , le mal avait empiré pendant la nuit ; je fus appelé et je reconnus que la respiration était sonore et gênée, les flancs agités , l'anxiété grande , l'animal ne s'était pas couché depuis la veille ; il portait la tête allongée , la bouche était béante , la langue tuméfiée dépassait un peu les lèvres ; une salive filante sortait de la bouche , qui était rouge et chaude ; la tuméfaction de la langue m'empêcha d'explorer l'arrière-bouche. L'auge, la gorge , les parotides étaient tuméfiés et d'une sensibilité extrême. Le muffle sec , les yeux larmoyans et rouges , la pituitaire enflammée , le pouls dur , plein et accéléré. La peau sèche , les cornes et les oreilles froides. L'animal se vide fréquemment , mais en petite quantité chaque fois ; les excrémens sont noirs et couverts de mucus ; les urines un peu foncées. Le malade refuse les alimens, l'eau blanche ; il n'a pas ruminé depuis la veille.

Cette pharyngo-laryngite me parut grave , j'en prévins le propriétaire , je dus lui dire pourtant que rien n'était désespéré.

Saignée de huit livres à la jugulaire ; cataplasmes émolliens, gargarismes , lavemens et tous les mêmes soins que dans l'observation précédente. Le soir, en rentrant de course, je revis mon malade , il me parut un peu mieux, il avait bu avec beaucoup de peine un peu d'eau blanche tiède. Seconde saignée de cinq à six livres ; même prescription.

Le dix-neuf à midi , mieux marqué ; l'animal boit l'eau blanche , la gorge et les parotides sont détuméfiées ; la langue n'est plus enflée , mais l'animal tousse assez fréquemment ; sa respiration est râlante , la gorge encore sensible , la déglutition un peu gênée et le pouls presque à son rythme normal. Le malade n'a pas ruminé , mais les excrémens et les urines sont à l'état naturel , ce qui me porte à croire qu'il n'existe pas d'inflammation dans les organes de la digestion.

Même prescription. Séton au fanon , animé par l'onguent vésicatoire ; tisanne de décoction de réglisse et guimauve miellée abondamment donnée.

Le vingt, au soir , je suis informé que le séton a produit une tumeur égalant en grosseur une tête humaine et que l'animal est en pleine convalescence , qu'il a ruminé et veut manger. Je permets un peu de bon foin et de l'eau blanche. Le vingt-un , je visite le bœuf, il est guéri ; il ne reste que la tumeur du séton que j'incise profondément dans toute la longueur du ruban de fil , que j'enlevai ; cette scarification causa une hémorrhagie assez abondante et qui dégorgea un peu la tumeur. Je prescrivis des lotions émollientes sur le fanon ; l'eau blanche abondamment donnée , et l'emploi de la couverture de laine ; il fut radicalement guéri quatre à cinq jours après.

M. Moncouet , vétérinaire dans le corps des Polonais de la garde impériale , a observé l'angine dans les bêtes à cornes. Étourdissement subit , marche chancelante , oreilles et cornes chaudes , yeux étincelans , mufle sec , naseaux dilatés , mâchoire s'ouvrant à peine ; bouche très-chaude avec bave ; si on tire la langue , elle ne rentre pas , on est obligé de la repousser ; une partie des alimens liquides revient par les naseaux ; on distingue une espèce de mouvement convulsif analogue au hoquet , le pouls est plein et dur , la respiration laborieuse , et la pression sur l'épine dorsale y fait manifester une vive douleur. Tels sont les symptômes de cette maladie qui fait périr les bœufs en cinq ou six jours. Les altérations qu'on trouve dans les cadavres sont la gangrène du larynx et du pharynx ; ainsi que celle des glandes amygdales et thyroïdiennes , qui sont devenues d'ailleurs très-volumineuses. M. Moncouet a mis en usage, avec succès, des saignées réitérées , les sétons avec l'onguent vésicatoire au fanon , les boissons acidulées et les fumigations émollientes. Par-là , dit-il , les animaux ont été mis souvent hors de danger en quarante-huit heures. »

Ce que rapporte ici M. Moncouet est une esquisse rapide de l'esquinancie gangreneuse dont nous traiterons plus loin en parlant des affections typhoïdes , dont elle n'est qu'une variété.

Le professeur Gonzalès , dans son traité des maladies des bêtes à corne , parle très-succinctement de l'angine ou esquinancie ; il dit que la littérature vétérinaire espagnole n'a tracé aucune observation sur l'angine, et que cette maladie ne paraît pas attaquer fréquemment les bœufs de la Péninsule. Il cite l'observation de M. Moncouet et rappelle que Paulet a décrit une angine épizootique qui régna sur les bêtes bovines en 1770.

Columelle et les anciens vétérinaires ou agronomes n'ont rien dit de notable sur l'esquinancie du bœuf ; leurs erreurs, à cet égard, peuvent être laissées dans l'oubli.

De tout ce que nous venons de dire, il résulte que l'*angine gutturo-pharyngée* consiste dans une phlegmasie de la membrane muqueuse qui tapisse le voile du palais et le pharynx, envahit souvent les parties environnantes, détermine l'intumescence du tissu cellulaire sous-jacent, de celui qui entoure et constitue le parenchyme des amygdales ou tonsilles, des glandes salivaires et celle des ganglions lymphatiques. Nous l'avons vue se compliquer de la phlegmasie de la bouche, de la langue et exister en même temps que l'inflammation du larynx.

Ses symptômes principaux sont la difficulté de la déglutition, l'inflammation de l'arrière-bouche, le ptyalisme, l'intumescence des régions du gosier, de l'auge et des parotides, avec sensibilité extrême de ces parties lors de la pression. Il arrive presque toujours que l'inflammation des piliers de la langue et des amygdales est telle, que cet organe est gonflé, sorti et ne peut rentrer ; la pharyngite est toujours grave dans le bœuf, surtout si elle se complique de l'inflammation de la membraneuse muqueuse pituitaire et de celle du larynx ; inflammation qui augmente l'étroitesse naturelle des cavités nasales de ce ruminant, produit la dyspnée, la toux et le danger de la suffocation. Elle est presque toujours accompagnée d'une espèce spéciale de toux, qu'on a nommée *gutturale*. Elle est quelquefois précédée d'un mouvement fébrile ; mais la fièvre existe toujours durant le cours des pharyngites graves.

Les variations atmosphériques, c'est-à-dire le passage d'une température chaude à une froide et humide ; les saisons pluvieuses, les brouillards froids, tous les arrêts de transpiration par une cause quelconque ; l'ingestion d'un liquide froid, comme les eaux de source bues abondamment l'animal ayant chaud , en sont les causes les plus habituelles. L'esquinancie est , au surplus , une maladie de l'automne et du printemps.

Nous n'avons dû la considérer qu'à l'état inflammatoire et sporadique ; devant traiter des angines épizootiques et gangreneuses, avec les maladies typhoïdes.

La gravité de l'esquinancie gutturale est en raison de son intensité et de sa complication avec la laryngite. Les évacuations sanguines brusques et répétées au besoin , les cataplasmes , les gargarismes émolliens et rafraîchissans , les lavemens relâchans , aidés de la diète , de l'eau blanche et du soin de rétablir la transpiration, en enveloppant l'animal de couvertes de laine , suffisent assez ordinairement. On retire surtout de bons effets des onctions d'onguent populéum sur la gorge , que l'on recouvre ensuite d'une peau d'agneau. L'emploi des boissons et breuvages béchiques adoucissans que l'on pourrait rendre laxatifs , en y ajoutant un sel neutre , comme le sel de Glauber , le sel d'Epsom, à la dose de quatre à huit onces par jour, produisent une révulsion légère , mais salutaire , s'il n'existe pas d'inflammation dans l'estomac et les intestins , ou après qu'elle a été calmée. On est forcé quelquefois d'avoirs recours à des révulsifs plus actifs , comme les sétons , les vésicatoires. Nous recommandons les sinapismes modifiés par la farine de graine de lin , que j'ai avantageusement employés sur le bœuf, de préférence aux vésicatoires , parce qu'ils ne produisent pas une dépilation aussi forte que les cantharides , ce qui ne déprécie pas le bœuf, ni même le cheval. Mais, encore une fois , ces révulsifs ne devront être mis en usage qu'après avoir calmé l'inflammation générale et locale, surtout dans les animaux jeunes , sanguins et irritables.

Polype dans l'arrière-bouche.

M. Delafoy aîné , vétérinaire à Angerville (Seine-et-

Oise), a fait connaître (Recueil de Médecine vétérinaire), l'histoire du traitement d'un polype à base étroite , développé dans l'arrière-bouche d'une vache , que nous allons analyser le plus succinctement possible.

19 novembre 1810. Vache de six ans qui , depuis plusieurs mois et à la suite d'une affection aphtheuse , avait toujours éprouvé quelque difficulté à déglutir les alimens sous quelque forme qu'on les lui présentât. Cette gêne allait tellement en croissant, que l'animal ne pouvait plus vivre que de quelques bouteilles d'eau farineuse. M. Delafoy , consulté alors, trouva cette vache maigre , faible , éprouvant les anxiétés de la faim. Considérée extérieurement , la gorge était saillante , les parotides soulevées dans leur milieu , mais l'on pouvait s'assurer, par le toucher , que cette tuméfaction n'intéressait pas ces organes ; une pression un peu forte y déterminait une légère sensibilité et gênait la respiration. La vache portait toujours la tête horizontalement et ses narines étaient dilatées. Le pouls était faible , lent et les muqueuses apparentes décolorées.

L'action de mâcher et de déglutir le fourrage provoquait une toux qui faisait rejeter ces alimens. La déglutition de l'eau farineuse , quand on la continuait un peu trop long-temps , causait aussi de violens accès de toux , qui s'opposaient souvent à ce qu'on pût lui en donner une quantité suffisante.

A ces symptômes, M. Delafoy présuma que l'obstacle à la déglutition résidait dans l'arrière-bouche. Le toucher pouvant seul assurer son diagnostic , il se servit d'une planche trouée qu'il fit placer transversalement dans la bouche , afin de pouvoir porter la main dans l'arrière-bouche sans être blessé *. Au moyen de ce procédé , il

---

* Au lieu de la planche trouée qui doit avoir près de cinq pouces de largeur, et porter un trou ovale de quatre pouces de large, sur trois de hauteur, planche que l'on place dans la bouche, comme un pas-d'âne, j'ai vu employer et me suis servi moi-même d'un

reconnut, dans cette cavité, la présence d'un corps charnu volumineux, de forme sphérique, occupant presque toute l'arrière bouche et fixé à la partie supérieure du pharynx par un pédoncule peu volumineux ; et ne douta plus de l'existence d'un polype dont l'extraction devenait le seul et unique moyen de soulager l'animal.

L'opération fut remise au lendemain ; ce vétérinaire fit préparer, pour saisir ce polype, une paire de tenailles ordinaires, dont il fit allonger les branches de dix pouces ; leur partie terminale était disposée en forme de cuiller, légèrement concave et hérissée chacune de trois petites pointes, à leur face interne, afin de pouvoir saisir solidement la masse charnue, et rompre, par torsion, son adhérence au pharynx.

Le 20, la vache fut abattue, la tête tenue fixe par deux hommes et placée de manière à ce que le nez fût élevé ; la planche trouée maintenait les mâchoires écartées, tandis qu'un troisième aide tenait la langue hors de la bouche et de côté. M. Delafoy introduisit sa main dans l'arrière bouche, reconnut la position du polype, fit pénétrer les tenailles, en plaça les mors et saisit fermement la tumeur ; exécuta un mouvement de torsion qui ne la détacha pas d'abord ; mais elle céda à un second qui rompit son pédoncule. Il retira alors doucement la tenaille sans lâcher le polype, auquel il fit franchir avec précaution

sabot scié aux deux bouts, à trois pouces et demi de distance. Sa forme. presque arrondie, blesse moins la bouche qu'une planche ; on l'y maintient avec deux petites cordes fixées de chaque côté du sabot, au moyen d'un petit trou ; les cordes s'attachent une à chaque corne. On passe alors facilement sa main et son bras dans l'ouverture ou cavité du sabot, pour pénétrer dans l'arrière-bouche.

Ce moyen se trouve partout et peut se préparer facilement et promptement, car partout les paysans portent des sabots. L'anneau de fer dont s'est servi M. Delafond pour explorer les dents cariées serait encore utile en pareil cas.

l'ouverture palatine , et l'opération fut achevée sans perte de sang.

Ce polype , ainsi extrait , pesait douze onces trois gros ; il avait la forme d'une très-grosse pomme de terre et offrait à sa surface de petits enfoncemens ulcéreux.

La vache fut relevée , conduite à sa place par deux hommes qui la soutenaient ; on lui donna un demi-litre de vin étendu dans une pareille quantité d'eau , qu'elle déglutit avec assez de facilité. Elle fut ensuite laissée tranquille. On dut lui présenter plusieurs fois de l'eau blanche dans la soirée.

Le 21 , la déglutition était plus difficile que la veille , le mouvement des mâchoires gêné , la bouche pleine de mucosités et l'ouverture palatine enflammée, ainsi que l'arrière-bouche. Gargarismes mucilagineux de décoction de guimauve et d'orge miellée et acidulée par le vinaigre , eau blanche. Ces moyens furent continués jusqu'au 26 , époque où l'inflammation de l'arrière-bouche était entièrement disparue et la déglutition facile. Un demi-litre de vin soir et matin , et des alimens graduellement augmentés. Au bout de quinze jours , la vache fut remise à son régime ordinaire et reprit promptement son embonpoint.

Cette observation unique et intéressante pour la science devait trouver sa place dans notre ouvrage ; elle peut servir de guide dans des cas analogues.

§ XIII. — *Maladie des os de la mâchoire.*

Nous ne nous occuperons dans cet article que des tumeurs osseuses qui existent assez fréquemment sur les os de la mâchoire des bœufs , et quelquefois sur celle des chevaux. Les luxations et les fractures des os maxillaires seront décrites aux articles consacrés spécialement à ces maladies.

Ces tumeurs osseuses , qui ôtent toute valeur commerciale aux jeunes bœufs , ne sont que trop fréquentes dans les pays où l'on élève les bestiaux : j'ai eu une multitude d'occasions de les observer en Poitou , où elles ont reçu le nom de *sur-os* et d'*os de graisse* , sans doute à cause de la dégénération lardacée et cancéreuse à laquelle elles parviennent.

Beaucoup de cultivateurs et d'éleveurs de bestiaux ont remarqué : 1° que l'animal atteint d'une telle tumeur perdait beaucoup de sa valeur ; 2° que le plus grand nombre était incurable ; 3° que l'engraissement devenait imparfait si les progrès du mal étaient rapides ; 4° qu'enfin , quoique l'on parvienne à faire engraisser complétement le malade , le boucher profitait toujours de la circonstance , en raison de ce que les bœufs portant ces dégoûtantes tumeurs ne sont jamais achetés par les marchands qui les mènent par bandes à Paris et dans les autres grandes villes. Pour ces raisons , la plupart se décident à les vendre tels quels, pour la basse boucherie , ou les mettent un peu en chair pour en tirer un meilleur parti.

Plusieurs faits m'ont prouvé que beaucoup de ces tumeurs étaient curables ; j'en citerai plus bas quelques-uns ; mais je dirai aussi et je démontrerai que l'art a ses bornes et que c'est en n'entreprenant le traitement que de celles qui sont curables , que le vétérinaire conserve des bestiaux , évite des pertes et gagne la confiance des propriétaires.

D'après l'étude de ces sortes de tumeurs , j'y reconnais quatre états différens : 1° Périostose ; 2° exostose récente susceptible de résolution ; 3° exostose ancienne ne pouvant être fondue et ne pouvant guérir que par l'extirpation ; 4° l'état lardacé , squirrheux , fistuleux et d'ostéosarcome ou cancer des os. Dans cette quatrième série , il en est de guérissables et d'incurables ; j'aurai soin de distinguer ces deux cas.

Les causes de ces tumeurs sont communément des chutes , des coups ou toutes violences extérieures , telles que les coups de cornes que ces animaux se donnent dans les luttes, les combats qu'ils se livrent dans les pâturages ; les heurts contre la mangeoire et la crèche ; et le plus fréquemment , les coups de sabots , d'aiguillons que leur donnent des bouviers ignares et brutes.

Le diagnostic est facile : à l'état de *périostose* , la tumeur est récente , un peu applatie et quelquefois même un peu sensible ; elle n'a pas d'ailleurs la dureté de l'os. L'*exostose* est plus ou moins saillante , dure, insensible. L'état lardacé, *squirrheux* , fistuleux , l'*ostéosarcome*, en un mot, ne peut être méconnu. L'exostose ne peut être confondue avec les kystes, qui existent quelquefois sur les mâchoires et les joues du bœuf ; ces tumeurs n'ont jamais la densité de l'os ; presque toujours arrondies ou ovales , elles jouissent d'une certaine mobilité que n'ont pas les tumeurs osseuses.

Le pronostic n'est pas plus douteux : toute exostose ancienne , volumineuse et stationnaire ne peut se résoudre. Si elle ne gêne pas le bœuf, ni ne lui occasione aucune souffrance , les suites n'en sont point à craindre. Mais si elle augmente successivement de volume , qu'il y existe un peu de chaleur et de sensibilité , on devra craindre qu'elle ne se ramollisse à son centre , qu'elle ne carie profondément l'os , devienne fistuleuse et dégénère en ostéosarcome ; on devra alors se hâter de l'enlever et cautériser le fond de la plaie. Enfin , quand la tumeur est parvenue à l'état de squirrhe cancéreux , on ne pourra en espérer la cure , qu'autant que l'ostéosarcome ne sera pas trop volumineux , l'os trop ramolli , désorganisé et carié par les fistules. Mais quand la désorganisation est considérable , les fistules multipliées, profondes, le vétérinaire a plus d'honneur à avouer l'insuffisance de l'art , que d'entreprendre le traitement d'une maladie incurable, pour être ensuite accusé de présomption et d'ignorance ;

il doit, je le répéterai toujours, agir dans l'intérêt du propriétaire qui l'honore de sa confiance. Les exostoses situées sur la mâchoire supérieure sont toujours moins faciles à enlever, moins curables que celles de l'inférieure, parce que la table des os su-maxillaires et su-nascaux est peu épaisse, promptement détruite par la carie, et que le carcinome fait quelquefois des ravages dans les sinus, ce qui complique la maladie.

Le traitement consiste 1° dans les moyens qui peuvent faire résoudre et fondre la tumeur quand elle est récente, tels que l'onguent de Scarabé de Solleysel, qui m'a réussi pour les périostoses, les frictions d'onguent mercuriel double, et des boutons de feu semés épais, mais peu profonds. A l'état d'exostose, l'ablation avec la feuille de sauge, la gouge et le maillet ; les couronnes de trépan surtout sur les sinus de la mâchoire supérieure ; enfin la cautérisation de la plaie après son ablation. Il en est ainsi à l'état d'ostéosarcome, pour lequel on est quelquefois obligé de répéter la cautérisation pour détruire les fongosités qui repullulent. La cautérisation avec le fer chauffé à blanc a pour résultat, dans ce cas, de limiter, à l'os seulement, la marche destructive de la maladie, de changer la nature ulcérative et corrodante, qui est le propre de l'ostéosarcome, en granulations végétatives ; et, enfin, d'amener rapidement la guérison.

Si, malgré les craintes d'une non réussite, on se décidait à opérer une ostéosarcome ancien, volumineux, et qui serait compliqué d'un état cachétique, comme je l'ai vu dans des bœufs faibles et lymphatiques, ce que je n'ai jamais hasardé, il serait convenable de seconder le traitement chirurgical d'un régime nourrissant ; de l'emploi intérieur des amers, unis au vin et aux alcalis ; tel serait le breuvage suivant : Prenez écorce de saule et racine de gentiane, de chaque une poignée ; cendres de sarmens , quatre cuillerées à bouche. Faites bouillir dans deux litres d'eau jusqu'à réduction d'un tiers ; passez , ajoutez vin rouge un demi litre , donnez tous les matins pendant la durée du traitement.

Il nous reste maintenant à citer des faits pratiques à l'appui de ce que nous venons d'exposer sur ces tumeurs osseuses.

1e *Périostose*. Elle consiste dans l'inflammation de la membrane fibreuse qui recouvre extérieurement les os. Cette phlegmasie est accompagnée de la sécrétion d'une matière compacte, fournie par la face interne de cette membrane ; cette substance ordinairement se durcit avec le temps et devient le principe de l'exostose. Il est assez difficile de bien distinguer cette maladie de l'exostose ; cependant on doit présumer qu'il n'y a que périostose toutes les fois que la tumeur est recente, un peu aplatie ; qu'il existe une intumescence du tissu cellulaire sous-cutané, ainsi que du derme qui recouvre la périostose ; et c'est à cet état d'engorgement du tégument que j'attribue la sensibilité de ces sortes de tumeurs.

Le 24 mai 1825 , je fus consulté pour un bœuf de trois ans , ayant une tumeur dure et adhérente sur le côté droit de la mâchoire inférieure , à la hauteur de la deuxième molaire. Cette périostose était récente (à peine un mois) , un peu aplatie , grosse comme une forte noix, la peau qui la recouvrait était plus épaisse, plus engorgée qu'ailleurs : il y existait un peu de sensibilité.

Je fis tondre le poil et indiquai de la frictionner tous les jours avec deux gros d'onguent mercuriel double , que l'on fesait bien pénétrer en prolongeant les frictions. Cette médication fit disparaître la tumeur après vingt-cinq jours de traitement , durant lesquels je fis suspendre les frictions deux fois pendant quatre jours : on ne fit donc que dix-sept pansemens.

Soit qu'on étendît trop les frictions, ou que le bœuf parvînt à atteindre et lécher la région frictionnée, qu'ensuite il porta avec sa langue l'onguent sur diverses autres parties de son corps, le fait est qu'il survint à ces endroits des engorgemens assez volumineux, chauds, sensibles et dépourvus de poils ; qu'il fut lui - même atteint d'un ptyalisme assez abondant, avec diarrhée. Ces accidens eurent lieu sur la fin du traitement. Je fis couvrir la partie avec une toile salie par la bouse liquide du malade, ce qui le dégoûta d'y porter la langue ; on lotionna les engorgemens avec une décoction de mauves tièdes. On fit prendre abondamment au malade des tisanes de décoction d'orge miellée ; on fit des injections émollientes dans la bouche, on donna quelques lavemens, et tous ces phénomènes disparurent. Ayant éprouvé plusieurs fois ces accidens par l'usage extérieur du mercure, sur le bœuf, je n'employais ce moyen que lorsque je ne pouvais en trouver d'autres.

Au mois de juin 1826, j'ai fait dissiper une autre périostose placée sur le su-maxillaire droit d'un bœuf et à la hauteur de la première molaire. La tumeur avait le volume et la forme d'un demi-œuf de pigeon, et présentait les mêmes caractères que la précédente; elle existait depuis cinq semaines. Après avoir rasé le poil, je faisais appliquer dessus, tous les deux jours, une couche d'onguent de Scarabés (recette de Solleysel) ; après quatre à cinq pansemens, la tumeur tripla de volume par suite de l'engorgement de la peau, du tissu cellulaire sous-jacent et l'effet vésicant du remède; je fis cesser tout pansement, il survint un suintement assez considérable, qui, en séchant, forma une croûte épaisse qui tomba le quinzième jour. Le paysan me ramena son bœuf; il existait encore un peu de tuméfaction, deux nouvelles applications d'onguent de Scarabés produisirent les mêmes effets, et après la chute de cette seconde escare, la tumeur était entièrement disparue sans dépilation. Le traitement dura cinq semaines. Ayant été nommé professeur l'année suivante, je n'ai pas eu occasion de répéter cette expérience.

2° *Exostose.* Tumeur dure, adhérente, insensible, , située sur les os, dont elle fait partie ; d'une marche lente dans les os qui abondent en tissu compacte, et plus rapide dans ses effets, quand elle affecte ceux qui abondent en tissu spongieux. Quand ces tumeurs sont récentes comme dans le cas suivant, on peut en espérer la résolution.

Le 18 octobre 1812, il fut amené chez moi un bœuf de cinq ans, qui avait sur le su-maxillaire gauche, à la hauteur de la deuxième molaire, une exostose grosse comme un œuf de pigeon, dure, insensible et existant depuis plus d'un mois. Le propriétaire me dit qu'elle s'était accrue rapidement et était restée stationnaire depuis quinze jours. Il l'avait frictionnée avec de l'onguent mercuriel. Cette exostose étant récente, me parut devoir céder à la cautérisation ; je la proposai, elle fut acceptée et pratiquée de suite. Je parsemai la tumeur et ses environs de plusieurs pointes de feu, multipliées, étendues, mais peu profondes, pour qu'une cautérisation légère produisît l'effet que je désirais sans tarer et déprécier l'animal. Quarante-cinq ou cinquante jours après l'opération, je revis le bœuf, il ne restait pas vestige de la tumeur ni des boutons de feu.

Mais souvent ces tumeurs sont anciennes, quoique stationnaires et sans travail de ramollissement intérieur : alors, il est inutile de tenter de les faire résoudre. Il est préférable de procéder à leur ablation.

Le 7 septembre 1816, on conduisit chez moi un bœuf de quatre ans, qui avait une tumeur osseuse, grosse comme un œuf, à la partie latérale externe de l'os de la mâchoire inférieure, un peu en avant du passage du canal de Sténon ; elle existait depuis plus de trois mois, était insensible, dure ; quoique sa base fût assez large, elle était cependant circonscrite et un peu saillante. Je déclarai que l'ablation de cette tumeur offrait seule des chances de succès ; le propriétaire consentit à l'opération. Elle fut pratiquée de suite. Après avoir abattu , fixé le malade et tondu le poil , j'incisai la peau dans le sens longitudinal, c'est-à-dire , suivant l'axe de l'os ; l'incision dépassait un peu l'exostose ; pour pouvoir mieux la découvrir , après avoir disséqué la peau à droite et à gauche , je procédai à l'ablation de la tumeur qui résista à la feuille de sauge ; mais l'ayant détaché dans toute la circonférence de sa base , avec une gouge large comme le doigt , je parvins à l'enlever d'une seule pièce , en passant ensuite la gouge dessous dans le sens de sa longueur et frappant doucement avec le maillet , je n'eus à ruginer que deux points où il existait encore un peu de tissu lardacé. Ayant fait chauffer à blanc trois cautères à boutons , je brûlai le fond de la plaie , tandis qu'un aide en écartait les deux lèvres ou plutôt la peau pour ne pas l'atteindre avec les cautères brûlans. Je fis ensuite oindre le tégument avec de l'onguent populéum ; la plaie fut remplie par un tampon d'étoupes ; il survint le troisième jour beaucoup d'inflammation qui fut suivie d'une suppuration abondante et de la chûte de l'escare. On pansa ensuite avec la teinture d'aloès qui amena une cicatrisation prompte , sans laisser aucune trace de la tumeur.

3° *Ramollissement, Ostéosarcome.* — Quelquefois une inflammation sourde et lente persiste dans les exostoses et se termine par la suppuration, le ramollissement et le cancer de l'os. Dans le premier cas , la tuméfaction de l'os s'étend lentement aux parties environnantes ; la peau s'épaissit, devient livide et se dénude de poil ; la tumeur augmente de volume et présente une ou plusieurs saillies qui s'ouvrent et forment des ulcères à bords tuméfiés , squirrheux, fongueux et livides , d'où découle un pus peu abondant, sanieux, noirâtre, fétide , mais d'une odeur spéciale, dépilant, corrodant les parties sur lesquelles il se répand. En sondant ces fistules, on perçoit l'os ou des fragmens d'os : telle est la marche ordinaire de la carie, dans les exostoses. Mais dans les tumeurs de la mâchoire des bœufs, il survient des phénomènes plus lents à se développer, mais plus graves : il s'établit au centre de la tumeur et dans le tissu spongieux des os, un travail morbide qui produit l'hypertrophie de ce tissu et l'accroissement successif du volume de la tumeur. Quelques physiologistes prétendent que le siége de cette maladie est dans le périoste interne ou membrane medullaire ; que c'est elle qui sécrète le liquide gélatineux, la lymphe coagulable qui forme le tissu lardacé et remplit les cellules agrandies du tissu spongieux ; cette substance devient squirrheuse, elle est blanchâtre, mêlée de parties rougeâtres, d'autres sont noires. Il s'y établit divers points de ramollissement qui forment des trajets fistuleux, qui s'ouvrent à l'extérieur, carient quelquefois les dents et vont s'ouvrir en même-temps dans la bouche ; donnent à la tumeur une forme irrégulière bosselée, fongueuse, dénudée de poils à l'entour des ulcères qui surgissent au milieu de masses rouges, saignantes, fibreuses, carcinomateuses que recouvre une pelicule noire qui tombe au moindre attouchement et cause une petite hémorrhagie. Il s'échappe de ces ulcères cancéreux un pus sanieux, hétérogène, qui a une odeur de carie et corrode les parties sur lequel il coule. J'ai conservé des os maxillaires de bœufs ainsi malades ; ils sont hypertrophiés, les cellules de leurs tissus spongieux très élargies, ressemblant à celles des ruches d'abeilles ; la couche externe formée par le tissu compacte est détruite dans beaucoup de points par les ulcères ou amincie dans quelques parties, ou épaissie dans d'autres, tandis que l'os est doublé, triplé de volume, à l'endroit des tumeurs. Tout y annonce, en un mot, une désorganisation profonde et incurable.

J'ai trouvé dans les abattoirs des mâchoires où l'ulcération avait atteint , carié les dents et formé des fistules qui pénétraient dans la bouche. Tels sont les phénomènes et les lésions que j'ai observé dans l'ostéosarcome des mâchoires ; durant ce travail morbide, on voit, en outre, les parties environnantes tuméfiées et douloureuses ; l'animal éprouve des souffrances qui sont en raison égale du volume de la tumeur et de la rapidité de sa marche. Aussi le bœuf est-il valétudinaire , son appetit diminue, il maigrit ou tout au moins n'engraisse pas , quelque bonne nourriture qu'on lui donne. J'ai vu de ces tumeurs squirrho-cancéreuses être accompagnées d'une maigreur générale , d'une faiblesse marquée , avec pâleur et infiltration des muqueuses œdèmes aux paupières et au fanon. Cet état de cachexie ne se rencontre que lorsque ces ostéosarco-mes sont anciens, volumineux et que l'animal est lympha-tique , mal nourri , ou usé par le travail ; la maladie est alors incurable.

Le 10 mai 1804, on confia à mes soins un bœuf de labour , âgé de quatre ans , de belle race. Cet animal portait sur la branche maxillaire gauche , en avant du canal parotidien , c'est-à-dire près du bord inférieur du muscle zygomato-maxillaire, une exostose du volume d'une pomme de reinette ; elle occupait presque toute la face externe de l'os et dépassait son bord inférieur ; il existait à son cen-tre trois trous fistuleux , placés chacun au milieu de bourgeons charnus , gros comme des marrons d'Inde , re-couverts d'une pellicule noire qui s'enlevait au moindre attouchement ; ces fistules pénétraient assez profondément et donnaient issue à un ichor infect , qui noircissait le stylet d'argent, mais n'était pas très-abondant. Le mé-tayer me dit qu'il avait aperçu cette tumeur vers la fin de janvier , qu'elle était alors récente , grosse comme un œuf , dure , peu sensible et sans fistule. Un traiteur de bestiaux lui avait donné un onguent jaunâtre et trèsodorant, avec lequel il graissait tous les jours cette exostose ; puis ensuite, il passait dessus et à plusieurs reprises, une brique chaude pour faire pénétrer le remède et amollir la tumeur. Mais ces frictions avaient, au contraire, causé une inflammation et un gonflement gros comme les deux poings, qui empêchaient le bœuf de manger ; il s'était formé au centre trois gros boutons rouges qui s'étaient ouverts presque en même-temps et avaient donné issue à beaucoup de pus sanguinolent ; la tumeur avait diminué, mais les fistules avaient persisté et, depuis un mois, tout était resté stationnaire.

Comme la tumeur était saillante, que l'os ne me parut pas désorganisé, que nulle fistule n'existait ni dans l'auge, ni dans la bouche, que le stylet ne pénétrait pas plus avant que l'épaisseur de la tumeur, je jugeai la maladie curable. J'engageai donc le propriétaire à faire opérer son bœuf ; il se rendit à mes raisons et nous nous ajournâmes au surlendemain.

L'animal abattu, fixé et le poil tondu, j'incisai la tumeur en côte de melon : par ce procédé, on ne laisse que la peau nécessaire pour couvrir la tumeur, ce qui évite de couper après le superflu et diminue la longueur de la dissection des tégumens. La peau séparée de la tumeur, je pus emporter une partie du tissu squirrheux et des es ramollis avec la feuille de sauge, les portions plus dures et osseuses le furent avec la renette et la gouge jusqu'au fond et même au-delà des fistules. Ma plus grande attention était d'éviter l'artère glosso-faciale ; comme elle touchait presque la tumeur, j'avais soin d'agir dans cette partie de haut en bas et d'arrière en avant, pour éviter des échappées, surtout quand je me servais de la gouge. Le ramollissement de l'os, ni les fistules n'atteignaient pas les molaires, il restait encore une couche osseuse saine qui les recouvrait, j'eus une petite hémorrhagie que je ne cherchai pas à arrêter. Je brûlai rapidement et

peu profondément tout le fond de la plaie avec des cautères à boutons, chauffés au blanc ; ayant soin d'éviter de
brûler les lèvres de la plaie, je veux dire la peau ; je pansai
à sec et graissai la tumeur de populéum : vers le septième
jour, les escares tombèrent. Le bœuf me fut amené, je
dus cautériser encore le fond de la plaie où existaient
quelques bourgeons blanchâtres et noirs à leur centre. La
seconde escare tomba plus promptement que la première,
elle était d'ailleurs moins épaisse et moins large : les pansemens subséquens furent faits avec la teinture d'aloès, et
l'animal guéri un mois après, sans traces de tumeur, ni
même de cicatrice.

Feu Petit, vétérinaire en Auvergne et mort chirurgien
militaire, a publié trois observations sur ces tumeurs ;
nous n'extrairons que la première : Un bœuf avait une
tumeur considérable qui occupait une partie de la surface
externe des os du nez, des zygomatiques et des maxillaires ; elle était plus évasée qu'élevée ; elle suppurait depuis
trois mois par trois ouvertures que la matière s'était faites ;
la peau à l'orifice de ces ouvertures était roulée,
rentrante et adhérente aux os ; irrégulièrement placées
au centre de la tumeur, ces fistules donnaient issue à une
petite quantité d'humeur purulente, fétide.

M. Petit fit deux incisions longitudinales dans toute
l'étendue de la tumeur, éloignées autant que possible
l'une de l'autre, pour pouvoir découvrir, en disséquant, la
base de la tumeur, qui pouvait avoir sept pouces de diamètre ; le gonflement était en partie osseux et en partie
ramolli. Plusieurs cloisons osseuses partageaient divers
foyers de matières fétides et sanieuses ; il extirpa le tout
avec la feuille de sauge et la gouge, en ayant soin de suivre
la direction horizontale des os, de crainte de les enfoncer
lorsqu'il frappait avec le maillet. Il retira une demi-livre
de fragmens osseux et une livre de matière squirrheuse. Il
coupa, dit-il, impunément plusieurs rameaux nerveux des

cinquième et septième paires. Il brûla , avec le cautère actuel , le fond de la plaie ; il la pansa avec l'eau-de-vie et des étoupes sèches. Les escares tombèrent ; une légère suppuration et une cicatrisation prompte guérirent la bête en six semaines.

On trouve dans le compte-rendu de l'école de Lyon , année 1817 , page 17 , « un bœuf affecté depuis long-temps d'un ostéosarcome très-volumineux , ayant son siège dans la branche gauche de la mâchoire postérieure , et qui avait déjà subi sans succès un long traitement , fut amené dans nos infirmeries. La tumeur emportée , on cautérisa fortement l'ulcère , on le pansa avec l'alun calciné , on donna intérieurement la décoction de ciguë et de l'écorce de chêne à haute dose; l'animal fut guéri dans l'espace d'un mois. »

Dans le compte-rendu de la même école de Lyon , année 1821 , page 26 , on lit : « M. Pascal , vétérinaire à Villefranche-de-Balves (Dordogne) , a envoyé une note sur des tumeurs osseuses au chanfrein , dans un grand nombre de bêtes à cornes. Ces tumeurs s'accompagnaient souvent d'ulcération d'où découlait un pus fétide ; elles s'étendaient quelquefois au point d'abolir le mouvement des mâchoires. La cause de cette affection était obscure , le traitement a consisté dans la cautérisation ; il a été suivi de succès. Cette observation confirme celles qui ont été faites sur le même sujet. »

Les Mémoires de la société royale d'agriculture, année 1824 , page 68 , contiennent le fait suivant: « M. Louis Deschodt, vétérinaire à Hazebrouck (nord), a adressé deux nouvelles observations sur la manière de guérir les exostoses , en les ruginant et en appliquant sur la plaie un tampon ou séton enduit d'onguent arsenical , disposé de manière à ce que l'onguent ne puisse tomber dans les parties inférieures et y produire des désordres. Ce moyen de détruire les tumeurs osseuses par l'instrument tran-

chant et les caustiques , qui a déjà été employé avantageusement plusieurs fois , lui a servi à guérir un sur-os
à un canon d'un cheval , et une autre exostose à l'os de
la mâchoire inférieure d'une vache. »

Cependant , je dois dire ici que dans les commencemens
de ma pratique , j'ai eu la gaucherie de tenter de guérir ,
1° une tumeur enkystée sur la joue d'un bœuf ; 2° un
ostéosarcome du volume d'un œuf d'oie , situé à la mâchoire supérieure d'un autre bœuf , en y introduisant
profondément un troschique de Réalgar (sulfure d'arsenic
rouge natif). J'eus dans ces deux cas une tuméfaction
extrême , les animaux souffrirent horriblement ; les
paysans en furent d'autant plus mécontens , qu'il me
fallut faire l'ablation de ces tumeurs , désorganisées par
le caustique , jusqu'à la limite du vif , bien séparée par
la combinaison de l'arsenic avec les substances animales ;
limites qui dépassaient celles qu'avaient primitivement
les tumeurs, ce qui fit des plaies énormes et très-longues
à guérir. Je n'ai pas été tenté d'y retourner depuis.
Il est d'ailleurs reconnu maintenant en médecine vétérinaire , comme en médecine humaine , que le fer et
le feu sont préférables aux caustiques , dans le traitement
des maladies cancéreuses , et que les préparations arséni-
cales, *par l'effet de leur absorption* , causent souvent
des accidens funestes , soit locaux comme caustiques ,
soit généraux comme poison.

On trouve , dans le Recueil de médecine vétérinaire,
un article sur les tumeurs des os des mâchoires , observées dans l'espèce bovine , par M. Leblanc , médecin
vétérinaire à Paris ; ce Mémoire est trop long pour être
rapporté en entier et l'analyse lui ôterait de son mérite.
Il contient entr'autres la description de l'ablation d'un
ostéosarcome situé à la mâchoire supérieure d'une vache
que M. Leblanc opéra avec la hardiesse et le bonheur
qui lui sont particuliers , malgré le volume considérable

de la tumeur et les délabremens qu'elle avait causés ;
toutefois la cicatrice fut difforme et la cure incomplète.
N'eût-il pas autant valu laisser périr la vache après qu'elle
aurait eu mis bas son veau, ou la vendre telle qu'elle
à quelques bouchers de village ?

M. Leblanc cite encore l'ablation d'une tumeur osseuse
située à la partie inférieure et interne de la branche
gauche du maxillaire d'un bœuf, remplissant toute l'auge
et gênant la déglutition dans cette circonstance. Cependant ia cicatrice fut difforme, il fallut le vendre au boucher après l'avoir mis en chair ; autant valait le faire
de suite. Loin de moi l'idée de vouloir critiquer M. Leblanc
qui, dans son extirpation de la parotide, celle des tumeurs
squirrheuses des ganglions lymphatiques du bœuf, et dans
ces deux opérations, a fait preuve d'un talent supérieur ; mais je lui dirai toujours, jusqu'à satiété, qu'il
faut travailler dans l'intérêt du propriétaire, et que toute
opération d'un succès incertain ou seulement incomplet,
ne doit pas être tentée sur le bœuf que l'on vend toujours avec plus d'avantage pour la basse boucherie ; car
Il faut porter en ligne de compte les frais de traitement,
la nourriture de l'animal, l'amaigrissement que causent
les souffrances de l'opération et des pansemens, les nouvelles dépenses qu'il faut faire pour le remettre en chair ;
alors si l'on veut être sincère, on conviendra qu'il y a
perte, et qu'il vaut mieux vendre le bœuf malade à
tout prix, le remplacer de suite par un animal jeune qui
donnera un bénéfice certain en mangeant le fourrage que
l'autre aurait consommé sans profit et avec dépenses
pour les honoraires du vétérinaire.

Nous renvoyons, au surplus, nos lecteurs au Mémoire de M. Leblanc, qui est plein d'intérêt et de savoir.

J'aurais pu citer plusieurs autres observations d'exostoses et d'ostéosarcomes que j'ai opérés et guéris ; mais
je crois en avoir dit assez pour faire connaître la nature,

la marche et les cas guérissables de ces tumeurs. Je le
répète encore , j'engage mes confrères à ne pas entreprendre le traitement de tumeurs de cette espèce quand
elles sont très-volumineuses , qu'elles ont produit de
grands délabremens et une désorganisation profonde , et
quand elles ne peuvent faire espérer qu'un succès incomplet , incertain , ou ne pas guérir ; c'est nuire aux
progrès de la science et diminuer la réputation de l'opérateur. Tandis que lorsqu'on ne tente de traitement que
pour les exostoses et les ostéosarcomes curables, on
donne une bonne opinion de ses connaissances et même
de sa délicatesse ; on force pour ainsi dire les propriétaires à recourir plutôt aux vétérinaires , puisqu'ils voient
qu'il est des circonstances où ils réussissent complétement.

CHAPITRE II.

MALADIES DE L'OESOPHAGE.

§ Premier. — *Inflammation de l'OEsophage.*

La structure toute spéciale de l'œsophage des ruminans ,
le rend moins susceptible d'être irrité ou enflammé par
les substances ingérées que celui des autres animaux. En
effet, presque entièrement charnu, flasque , très-dilatable,
ayant sa muqueuse recouverte par un épithélium épais ,
tout coopère à le rendre moins impressionnable et favorise le passage de la boule alimentaire. Cet organe se
termine en entonnoir à son arrivée dans la panse ; franchit avant une large ouverture pratiquée entre les deux
piliers du diaphragme , ne présente pas à sa terminaison
comme à celui du cheval, une texture fibreuse , une
fermeté et une résistance remarquable , qu'augmente
encore la cravate œsophagienne. Aussi ne connais-je au-

cun fait d'œsophagite primitive ou essentielle dans le bœuf ; nul vétérinaire n'en a parlé. J'ai vu seulement l'inflammation de l'œsophage succéder à des manœuvres grossières employées pour faire pénétrer dans la panse des corps étrangers arrêtés dans ce conduit , comme j'en citerai l'exemple.

Les causes qui peuvent produire cette phlegmasie dans les ruminans et les herbivores sont moins fréquentes que dans l'espèce humaine, ces animaux ne déglutissant pour ainsi dire jamais de liquides, ni d'alimens trop chauds, ou âcres, ou spiritueux ; les boissons froides et glacées pourraient seules la déterminer dans quelques circonstances. Il n'est donc que l'introduction accidentelle des corps étrangers incisifs, piquans ou trop volumineux, qui en sont les causes les plus habituelles.

L'œsophagite pourrait encore être consécutive à une violente inflammation de l'estomac. Elle peut aussi exister à l'état chronique ; la dysphagie que certains auteurs considèrent comme cette maladie à l'état chronique, d'autres, avec plus de raison , comme une affection nerveuse, n'a encore été observée que dans l'espèce équine.

Rien n'est, au surplus, moins appréciable que cette maladie , même dans le cheval. L'observation rapportée par M. Renault (cahier de novembre 1834 du Recueil), en est une preuve convaincante ; et certes si ce savant vétérinaire a été embarrassé pour établir son diagnostic, il est pardonnable à tout autre de l'être. Ce fait important a , du reste , éclairé suffisamment un point de doctrine sur lequel les vétérinaires n'étaient pas fixés.

L'animal ne peut donc exprimer la douleur pongitive , la chaleur brûlante que l'homme ressent alors dans cet organe. Mais on peut s'assurer de la difficulté de la déglutition ; on voit parfois le bol alimentaire s'arrêter, après avoir franchi l'isthme du gosier , à l'entrée de l'œsophage et souvent être vomi. Cette pelote s'arrête dans quelques cas au milieu de l'œsophage, et empêche la déglutition. On peut encore s'assurer du gonflement douloureux de cet organe. Il existe presque toujours une anxiété extrême, manifestée par des symptômes de coliques. La soif est impérieuse malgré la difficulté de la déglutition, qui est telle que souvent le liquide est régurgité et rejeté par les narines ou la bouche, suivant l'espèce d'animal ; on voit alors l'animal allonger la tête et exprimer de vives souffrances. Dans l'œsophagite le pouls est plein, accéléré et vîte; le ventre est légèrement balonné, mais moins que dans la météorisation.

La difficulté de reconnaître cette maladie dans les animaux domestiques, la négligence des propriétaires à réclamer les soins du vétérinaire font qu'elle est souvent passée à l'état chronique quand il est appelé.

Quelle que soit l'obscurité des signes diagnostiques de l'œsophagite, ils consistent dans la difficulté de la déglutition, l'anxiété qu'exprime le malade ; la régurgitation des substances ingérées, ou leur arrêt dans l'œsophage ; le gonflement, la dureté de cet organe et sa sensibilité plus ou moins développée ; l'exaspération des symptômes après que le malade a bu ou qu'on lui a fait prendre des breuvages ; l'absence presque constante de la rougeur, de la chaleur de la bouche et de l'arrière-bouche ; enfin la météorisation de l'abdomen.

Dans l'angine pharyngée, au contraire, il existe une douleur au gosier qui se manifeste par la plus légère pression ; souvent même il y a intumescence de cette région ; toujours dégoût, surtout rougeur, chaleur de la bouche, de l'arrière-bouche avec écoulement de salive. D'autres fois, et surtout dans le principe, il existe une rougeur et une sécheresse de cette cavité. Il est donc assez facile de ne pas confondre ces deux maladies.

Le traitement consiste dans la saignée à la jugulaire,

les applications émollientes sur la région trachelienne de l'encolure , les collutoires et les lavemens adoucissans , la diète , l'eau blanche farineuse miellée , les opiats de réglisse et de sel de nître en poudre. — A l'état chronique , ainsi que dans la dysphagie , on obtient de bons effets de breuvages d'infusion de mélisse dans lesquels on ajoute le camphre dissout dans le jaune d'œuf. A l'extérieur les onctions d'huile camphrée , les sinapismes, les vésicatoires et même les boutons de feu. On nourrit alors avec l'orge, les racines cuites , le pain émié, etc. etc.

§ II. — *Squirrhe et Cancer de l'Œsophage.*

M. Dandrieu , vétérinaire à Laverdac , nous a transmis l'histoire d'une tumeur squirrheuse de l'œsophage , que nous allons analyser.

Bélier de race commune , malade depuis plusieurs jours sans causes apparentes ; il maigrissait à vue d'œil, et vomissait, depuis huit à dix jours , les alimens qu'il prenait dans le pacage. Il existait une météorisation légère , qui augmentait quand l'animal avalait ou ruminait ; cette action de ruminer ne s'exécutait pas d'une manière naturelle ; la pelote alimentaire ne remontait dans la bouche qu'après des efforts répétés ; elle était imbibée d'un liquide assez abondant qui était rejeté hors de la bouche. La déglutition , qui s'exécutait avec difficulté , était suivie d'une toux rauque. M. Dandrieu soupçonna une lésion organique de la caillette , ou la présence d'un corps étranger dans l'œsophage ; il s'attacha à cette dernière idée , examina attentivement l'œsophage , et il reconnut que cet organe présentait , à son entrée dans la cavité thoracique , une tumeur indolente très-dure et de la grosseur d'un œuf de poule. Au moment de la déglutition de chaque pelote de foin , les alimens s'arrêtaient fort long-temps dans cet endroit , ce qui fatiguait

beaucoup l'animal , car le bol alimentaire ne parvenait
dans les estomacs qu'à la suite d'efforts répétés. Frictions
d'essence de térébenthine , eau blanche très-farineuse ,
pommes de terre réduites en bouillie. Ce traitement
n'étant suivi d'aucune amélioration , le propriétaire se
décide à faire extraire la tumeur. M. Dandrieu , après
avoir couché l'animal , fixé , lié les membres , fit « une
» incision longitudinale de la peau dirigée vers l'œso-
» phage , mit à découvert la membrane charnue qui
» était d'une couleur livide , et recouvrait le squirrhe.
» Celui-ci se trouvait à la face externe de la membrane
» muqueuse , mais , par son volume et sa dureté , il
» constituait en dedans du canal une proéminence qui
» devait , en grande partie , obstruer le conduit de l'œso-
» phage. Je parvins , dit ce vétérinaire , à isoler entière-
» rement la tumeur des parties avec lesquelles elle était
» en contact et à en faire l'ablation complète. Les deux
» bords de la plaie furent réunis par deux points de suture
» et recouverts par un large plumasseau imbibé d'eau-
» de-vie étendue d'eau. Un bandage maintint l'appareil ;
» de l'eau vinaigrée fut employée pour l'humecter. Deux
» jours après, tout l'appareil put être enlevé ; on se borna
» à faire lotionner la plaie , pendant quinze à dix-huit
» jours , avec du vin tiède. Après cette époque , la cica-
» trisation était complète et la cure terminée. »

La pathologie bovine est peu riche en faits de cette espèce. Nous rapporterons dans notre feuilleton une observation de kystes vermineux trouvés dans l'œsophage d'une
louve.

Pour augmenter , autant que possible , les données diagnostiques sur les tumeurs chroniques de l'œsophage , nous
allons citer le fait suivant :

Abcès situé entre les membranes charnue et muqueuse de l'œsophage d'une vache ; erreur de diagnostic ; opération de l'œsophagotomie. — Guérison.

Le 6 avril 1855 , un propriétaire du faubourg Saint-Cyprien de Toulouse , vint à l'Ecole vétérinaire , consulter M. Gellé , professeur , chargé momentanément du cours de clinique , au sujet d'une vache qu'il croyait avoir un corps étranger arrêté dans l'œsophage. Les élèves Saux et Tandou y furent envoyés.

La première chose qui fixa leur attention fut une tumeur assez considérable , faisant saillie sur chaque côté de l'encolure , à la hauteur des jugulaires , mais plus prononcée du côté gauche ; après l'avoir explorée avec soin , ils firent manger à la bête des feuilles de laitues qu'elle n'avala qu'en partie , le reste fut rejetté avec beaucoup de salive. Ils crurent à la présence d'un corps étranger arrêté dans l'œsophage , s'appuyant du rapport du propriétaire , qui leur dit qu'il nourrissait ses vaches de carottes , de pommes de terre et de débris de jardinage. Ils ne réfléchirent pas que cette tumeur , ne s'étant pas développée graduellement, ne pouvait pas être attribuée à la présence d'un corps étranger; la vache ne pouvait rien manger depuis quatre jours et se trouvait dans un état maladif qui , aux yeux de ces jeunes gens, devait indubitablement causer une mort prochaine. Il y avait donc , selon eux , urgence d'en venir à une opération qui devait améliorer sa position ; désireux d'agir, comme tous les jeunes médecins et vétérinaires , ils prévinrent le propriétaire des dangers que courait sa bête si on ne recourait de suite à une opération qui leur paraissait offrir des chances de succès. Le maître se décida donc à les laisser agir. Alors et sans remise nos deux jeunes disciples fixent la vache à un poteau , la maintiennent dans la position la plus convenable. La bête fut très-docile. L'un d'eux pratique

sur le côté gauche de l'encolure une incision longitudinale de six à sept centimètres d'étendue, parallèle à la
direction de la jugulaire gauche et répondant au centre
de la tumeur. La jugulaire et la carotide sont écartées
et maintenues avec une érigne à bouton. L'opérateur détruit avec le doigt les adhérences celluleuses, parvient
directement sur la tumeur qu'il ouvre d'un coup de bistouri ; mais à son grand étonnement il n'en sortit que
du sang, du pus, ainsi que du sable et de la terre, le
tout mal mélangé et facile à distinguer. Une nouvelle
incision agrandit la ponction déjà faite, et divisa la muqueuse œsophagienne, donna issue à de la salive et
provoqua plusieurs éructations. Ayant de nouveau dilaté
l'ouverture en haut, ils s'aperçurent que le foyer de la
tumeur existait entre la membrane charnue et la muqueuse, qu'il avait une certaine étendue, ne paraissait
pas avoir d'issue dans l'œsophage, et que son gonflement
inflammatoire était la cause des phénomènes maladifs
qu'ils avaient observés.

Traitement. La plaie fut exactement nettoyée avec de
l'eau tiède, ses lèvres rapprochées et recouvertes de plu-
maceaux imbibés d'eau vinaigrée ; cet appareil fut maintenu par quatre points de suture à la peau. Abstinence
de fourrages, bouillons de tête de mouton donnés en
breuvages et en lavemens ; eau blanchie et miellée pour
boisson.

L'appareil fut levé le 8 avril, un engorgement indolent
ayant la dureté d'un caillou s'était formé autour de l'incision ; des scarifications profondes y furent pratiquées,
elles donnèrent issue à un peu de sang. Après avoir rempli la plaie d'étoupes, la tumeur fut enduite d'onguent
Populéum. Le 10 la plaie exhale une odeur insupportable, les chairs sont blanchâtres et livides dans quelques
points, elles sont saupoudrées de charbon pilé et pansées
avec des plumasseaux imbibés d'eau alcoolisée. Le 12

la tumeur est diminuée de volume, la plaie exhale une odeur moins fétide, son aspect est meilleur ; on pratique encore quelques légères scarifications et l'on panse comme ci-devant. La bête fut nourrie de panades animées par le vin. Le 16 la vache a pris de la force, la tumeur a beaucoup diminué ; la plaie tend à se cicatriser, la carnification en est belle. Le 20 la plaie de l'œsophage est presque guérie, mais la tumeur qui l'entoure persiste, elle est même devenue dure ; application de quatre pointes de feu. Le 50 la convalescence marche avec rapidité ; l'œsophage est cicatrisé, la vache mange bien le vert et rumine ; enfin le 12 mai elle est entièrement guérie.

Le rapport est signé TANDOU et SAUX, élèves vétérinaires.

Le *diagnostic* de ces tumeurs est cependant assez facile : elles se forment lentement ; les accidens qu'elles produisent sont graduels ; tandis que les corps étrangers déterminent un état maladif subit, plus dangereux et réclamant des soins plus pressants, comme nous l'indiquerons tout-à-l'heure.

Leur *pronostic* est relatif à leur volume, leur position, aux phénomènes pathologiques qu'elles déterminent; l'incision, l'extraction même, quand elle est praticable, est le seul moyen qui doive faire espérer quelques succès.

§ III. — *Plaies de l'œsophage.*

Le 15 septembre 1800, je fus demandé pour voir une jeune et belle vache de quatre ans, qui avait sur la partie moyenne latérale gauche de l'encolure une tumeur grosse comme un pain de quatre livres, s'étendant depuis environ la moitié de cette région jusqu'au thorax, et depuis la gouttière jugulaire jusqu'au fanon ; cet engorgement était mou, fluctuant, peu sensible ; cependant la respiration était gênée, l'anxiété grande, le pouls accéléré, plein, la panse un peu météorisée ; la bête faisait des efforts comme pour vomir, la bouche était remplie de salive qui coulait en dehors.

J'ai cru, me dit le propriétaire, que cette vache avait avalé, ce matin, une pomme dans le pré où elle pacageait, car il en tombe toujours des arbres qui sont dans la haie ; j'ai été chercher un traiteur de bestiaux, il lui a passé une baguette dans la gorge, la bête s'est beaucoup défendue ; mais ayant dit ensuite que c'était le charbon, il lui a donné une bouteille de vin avec de la thériaque, ce qui a fait venir la grosseur que vous voyez ; enfin, croyant ma vache perdue, il l'a abandonnée. Un voisin lui a donné un breuvage semblable au premier, depuis lors, je la trouve plus malade.

Je soupçonnais que le charlatan avait rupturé l'œsophage avec son morceau de bois, et que la tumeur fluctuante n'était que le breuvage qui avait pénétré dans le tissu cellulaire environnant, par la plaie de cet organe. J'explorai de nouveau et attentivement l'encolure ; je distinguai parfaitement un corps dur arrêté dans l'œsophage, vers la moitié de l'encolure ; mon diagnostic ne fut plus douteux.

La vache fut abattue avec précaution, la tête tenue un peu étendue. J'incisai la peau d'avant en arrière, et fis pénétrer la lame du bistouri à environ deux pouces, le corps dur me guidait ; j'incisai au-dessus, en suivant la partie supérieure de la gouttière jugulaire, et près du bord inférieur du muscle mastoïdo-huméral. J'introduisis ensuite l'index dans la plaie que j'avais faite ; je débridai et déchirai avec le doigt le tissu cellulaire, et j'arrivai enfin dans le centre de la tumeur, tout-à-coup le vin et la thériaque jaillissent ; guidé par une sonde cannelée, j'agrandis la plaie d'un coup de bistouri et trouvai l'œsophage qui faisait saillie. Je détergeai et nettoyai les dé-

chiremens produits par le liquide épanché , et fus même
obligé de faire une contre-ouverture à la peau, vers l'origine du fanon pour que tout le liquide épanché pût
s'écouler. Après avoir bien abstergé ce dépôt d'un nouveau genre , je dus m'occuper de l'extraction de la pomme.
L'incision prolongée en bas mit à découvert la plaie ou
déchirure de l'œsophage faite par la baguette ; quoiqu'elle
fût assez grande pour que j'y introduisisse facilement le
doigt , force me fut de la prolonger en bas dans une étendue de quatre centimètres pour pouvoir obtenir, à l'aide
d'une douce pression, le fruit engagé dans l'œsophage.

Une colonne d'air, d'une odeur acéteuse , fétide, et
venant de la panse, s'échappa par la plaie et la météorisation cessa tout-à-coup. Je coupai avec le ciseau courbe
quelques lambeaux de la déchirure de l'œsophage ; j'abs-
tergeai de nouveau la plaie avec de l'eau salée, animée
par un peu d'eau de vie ; et, sans m'inquiéter d'une petite
hémorrhagie , je la remplis d'étoupes fines , trempées
dans cette dissolution de sel ; je fixai le tout par deux
points de suture à bourdonnets faits à la peau, et prescrivis une diète sévère. Le 17 je revis la vache ; l'inflammation locale et la fièvre étaient assez intenses , la bête
était dévorée par la soif. Je pratiquai tout d'abord une
saignée de six livres à la jugulaire droite, et levai ensuite
l'appareil ; la plaie avait un bon aspect, il me sembla que
des bourgeons s'élevaient déjà de son fond. Je fis présenter un seau d'eau tiède très-farineuse à cette vache ; pendant
que je rapprochais et bouchais la plaie de l'œsophage avec
un gros tampon d'étoupes, elle le but avec avidité, mais
le liquide s'échappait en grande partie par la plaie ; cependant il en passa dans l'œsophage ; on donna un second
seau, la malade n'en prit que la moitié , la déglutition
étant douloureuse et fatigante. Je pansai avec soin comme
la surveille ; j'ordonnai des fomentations de décoctions
de mauves tièdes sur toutes les parties tuméfiées , et re-

commandai de présenter deux fois par jour de l'eau tiède farineuse et d'appuyer légèrement la main sur l'appareil durant que la vache boirait. Le 19, on me rapporta que beaucoup d'eau était déglutie et que le reste sortait par la plaie, et sur-tout par la contre-ouverture du fanon. Je levai l'appareil ; la plaie me parut belle, une suppuration peu abondante était établie, les bourgeons charnus étaient rouges et tuméfiés, et les parties environnantes encore enflammées ; ayant fait présenter à boire avec les mêmes précautions, je remarquai que l'eau passait mieux. La plaie fut nettoyée de la farine que l'eau blanche y avait laissée ; je pansai comme ci-devant. La bête avait une faim dévorante ; il fallut lui mettre une muselière en réseau pour l'empêcher de manger la litière. Elle fut nourrie avec des panades claires, données en breuvages, qui furent versées doucement, par gorgées, et sans tourmenter ni étendre trop la tête, en donnant ensuite l'eau blanche tiède.

Je ne vis la vache que tous les trois ou quatre jours, la cicatrisation avançait rapidement ; on augmenta la dose et la consistance des panades. Le quinzième jour après l'opération il ne sortait qu'un filet d'eau gros comme un brin de paille ; je permis un peu de feuilles de choux verts coupées, que la bête mangea bien. Le vingtième jour le liquide passait entièrement, la rumination s'effectuait bien : on lui avait donné un peu de regain. Je recommandai de la remettre avec précaution à son régime ordinaire ; un mois suffit pour la guérison complète.

Ces observations prouvent que les déchirures et plaies de l'œsophage se réunissent et se cicatrisent sans l'opération de la suture recommandée par les anciens. Passons maintenant à l'étude de la lésion de cet organe nommé jabot.

§ IV. — *De la dilatation de l'œsophage ou Jabot.*

Le jabot est une hernie œsophagienne qui est le résultat de l'accumulation instantanée, mais considérable, d'une pelotte alimentaire dans cet organe ou de quelques corps étrangers, aigus, déchirans et volumineux. Dans ce cas les fibres de la membrane charnue sont écartées ou déchirées, et la membrane muqueuse, plus dilatée qu'elle, poussée par les corps étrangers, sort par la solution de continuité et fait poche ou hernie. Cette rupture est donc nécessairement l'effet des efforts que fait l'animal ou pour vomir ou pour déglutir et débarrasser l'œsophage; efforts qui font rarement rupturer les deux membranes œsophagiennes à la fois, la muqueuse présentant des replis qui lui permettent une grande dilatation.

On soupçonne qu'il y a jabot quand l'animal vomit tout-à-coup, sans prodrômes ni autre état maladif, des matières muqueuses et alimentaires tout-à-la-fois par la bouche et par les narines; cette sortie de matières est presque toujours accompagnée de rots, d'éructations d'une odeur désagréable et acide; enfin le doute se change en certitude si on peut toucher et distinguer le jabot, comme cela a lieu quand il est placé dans la portion cervicale de l'œsophage.

Les carnivores y sont les plus sujets, à cause de leur voracité et des os qu'ils avalent; en seconde ligne viennent le cheval et le bœuf. Ces sortes de dilatations ont plus fréquemment lieu dans la portion flottante ou thoracique de l'œsophage que dans la cervicale, sans doute parce que dans la poitrine, l'œsophage, malgré son épaisseur et sa densité plus grandes, est flottant, et que les parois ne sont soutenues par aucun organe voisin, comme dans la région de l'encolure.

J'ai vu une jument bretonne de trait, très-goulue,

qui avait peut-être un jabot dans la portion thoracique de l'œsophage , du moins les accidens précités lui arrivaient souvent , quand elle mangeait du son ou de l'avoine ; le propriétaire tout effrayé m'envoyait chercher , et souvent à mon arrivée je la trouvais tranquille. J'ai perdu depuis cette bête de vue. Je n'ai jamais observé cet accident sur le bœuf qui doit y être moins sujet , à raison de la structure de son œsophage.

§ V. — *Corps étrangers dans l'œsophage.*

Le 28 septembre 1826 , une vache de deux à trois ans , mise dans un pâturage entouré d'arbres à fruit , avala une pomme qui , n'ayant pas été atteinte par la mastication , s'arrêta dans l'œsophage vers le milieu de l'encolure. Le propriétaire était absent ; les domestiques , aidés des voisins , firent tous leurs efforts pour faire couler ce fruit dans la panse , soit en introduisant à plusieurs reprises des baguettes de bois flexibles , soit en pressant et en contondant ce corps étranger. Enfin , après huit heures de tentatives inutiles , effrayés d'ailleurs par l'état alarmant de la vache , ils vinrent réclamer mes soins ; c'était à un quart-d'heure de la ville de Bourbon-Vendée où j'habitais ; je m'y rendis de suite.

La panse était excessivement ballonnée ; un emphysème considérable existait depuis les parotides jusqu'au thorax ; l'encolure semblait insufflée , l'asphyxie était imminente , la bête était dans un état de délire furieux , ses yeux saillans et larmoyans , sa bouche béante et écumeuse , sa démarche égarée , lui donnaient un aspect effrayant. La dyspnée était extrême , tout semblait annoncer une mort prochaine. Je plonge un bistouri droit dans la partie supérieure du flanc gauche , les gaz s'échappent du rumen avec bruit. Les paysans stupéfaits , croient que j'ai tué la vache ; peu d'instans après , la respiration est plus

facile , mais la congestion cérébrale étant à craindre ,
je fixe la vache et lui fais une saignée de six livres à la
jugulaire droite. Ces moyens ayant calmé la bête , je
m'occupai du corps étranger : la génisse étant tenue par
des aides , la tête un peu élevée , je fis ouvrir la bouche
et sortir un peu la langue de côté; j'y versai deux
verres d'huile et j'introduisis dans l'œsophage une longue sonde en baleine , munie d'un bouton ; je parvins à
toucher la pomme, qui, poussée doucement et à plusieurs
reprises , se déplace enfin , et tombe dans la panse. La
sonde retirée était teinte de sang , ce qui me fit penser
que les manœuvres grossières des paysans avaient blessé
cet organe. La vache fut mise à l'étable : je l'examinai
une heure après ; elle était plutôt abattue que calmée , le
pouls était vite et concentré, la respiration accélérée, les
cornes et les oreilles froides ; l'encolure était toujours
emphysémateuse, la peau crépitante , on sentait l'œsophage tuméfié et douloureux; la bouche était brûlante ,
la langue rouge ; la vache refusa les alimens et les boissons. J'attribuai ces symptômes d'œsophagite consécutive
au déchirement de la membrane muqueuse de l'œsophage ,
et peut-être aussi à un commencement d'inflammation des
organes digestifs , car le ventre était dur , un peu douloureux , la bête n'avait pas vidé depuis le matin.

Seconde saignée de quatre livres , tisane de décoction d'orge mondé , graine de lin et miel ; lavemens
émolliens ; cataplasmes émolliens sur la région œsophagienne de l'encolure. Je fis donner en outre deux breuvages de lait tiède avec un peu d'huile d'olive, que je faisais alterner avec les mucilagineux. Diète, eau blanche.

Malgré ce traitement , qui fut ponctuellement suivi
par l'élève Mourain , le dégoût, la cessation de la rumination , la difficulté d'avaler , la sensibilité et l'intumescence de l'œsophage , ainsi que l'emphysème persistèrent,
la bête ne prenait volontairement qu'un peu d'eau blan-

che qui était déglutie avec peine ; cependant le 5 octobre survint la convalescence. Mais l'emphysème persista jusqu'au 8 , époque où la guérison fut complète.

Le 19 octobre 1826, un bœuf avait avalé une pomme qui s'arrêta dans la portion thoracique de l'œsophage ; il présentait des symptômes presque aussi alarmans que la vache précitée. On l'avait amenée chez moi ; je fus obligé de ponctuer le rumen ; mais le délire furieux persistait, six hommes ne pouvant tenir cet animal, force me fut de l'abattre, au moyen des entraves, pour pouvoir introduire une sonde en baleine dans l'œsophage et pousser le corps étranger dans la panse.

Une saignée de huit à neuf livres, des applications réfrigérantes sur la tête, des lavemens émolliens, la diète et l'eau blanche firent disparaître tous les symptômes précités et surtout l'espèce de coma dans lequel était tombé le bœuf pendant plus de dix heures après l'opération.

M. Advenier, vétérinaire à Saint-Pourçain (Allier), envoya à l'école de Lyon une observation sur une vache qui avait avalé une pomme de terre crue , de la grosseur d'une forte pomme de reinette, et qui s'était arrêtée dans l'œsophage , un peu au-delà du pharynx.

Au lieu de pratiquer, dans ce cas, l'opération de l'œsophagotomie , ainsi qu'on le recommande aux écoles, M. Advenier poussa avec peine et assez d'efforts ce corps dans la panse , à l'aide d'une longue baguette de saule préparée à cet effet. La vache, à la suite de cette opération , a été très-dangereusement malade ; il y a eu exfoliation de plusieurs portions fort étendues de la membrane interne de l'œsophage ; et M. Advenier avoue avec candeur et bonne foi que, sans des soins assidus, il n'aurait pu sauver cette vache. Voici donc un autre cas d'œsophagite secondaire.

Feu Gohier a cité un fait pratique très-curieux, appartenant à M. Saloz , vétérinaire , demeurant alors dans le canton de Vaud en Suisse.

Le 27 octobre 1809 , une vache âgée de cinq ans , conduite dans un pré , saisit un gant de peau , oublié par le jardinier , qui s'en était servi pour tondre la haie ; elle le mâche et l'avale malgré les efforts du jeune bouvier qui la gardait , et qui chercha à le lui arracher de la bouche. Dès-lors refus de manger et malaise. La bête fut remise à l'étable , et le propriétaire lui fit prendre de l'huile , de l'eau de son , qui ne firent qu'augmenter les accidens.

Six heures après l'événement , le vétérinaire est appelé ; il observe les symptômes suivans : météorisation extrême de la panse , agitation et trépignemens des pieds postérieurs ; la bête porte la tête et l'encolure horizontalement en faisant des efforts pour vomir ; il découle une salive abondante de sa bouche , elle fait entendre des plaintes qui expriment des violentes souffrances.

Ponction de la panse , la canule du troquart est laissée dans l'estomac ; malgré une exploration attentive , M. Saloz ne pouvant percevoir le corps étranger dans l'arrière-bouche et le trajet cervical de l'œsophage , présume , avec raison , qu'il est resté dans la portion flottante ou thoracique ; alors il introduit dans le pharynx une sonde en baleine pourvue d'un bouton , qui pénètre fort avant ; il sent le corps arrêté à l'extrémité de l'œsophage , et ne peut , quelques tentatives qu'il fasse , le faire tomber dans la panse ; ces moyens n'eurent d'autres résultats, dit-il , que de faire souffrir inutilement l'animal.

La nuit étant avancée , on remit au lendemain l'emploi de tous moyens ultérieurs.

Le 50 on tenta de faire parvenir le gant dans la panse , en introduisant de nouveau la sonde dans l'œsophage ; l'insuccès de ce moyen détermina M. Saloz à proposer d'agrandir l'ouverture faite à la panse par le troquart ;

de vider cet organe d'une partie des alimens qu'il contenait, pour pouvoir faire parvenir la main jusqu'à la
gouttière œsophagienne et y atteindre le corps étranger, que ce vétérinaire supposait, comme je l'ai dit,
occuper l'ouverture œsophagienne de la panse. Après
bien des réflexions, le propriétaire y consentit. La vache étant debout, on lui appuya le côté droit contre le
mur de la grange, où elle fut maintenue par des cordes
et des aides, qui s'opposaient à tout mouvement. La
canule du troquart fut retirée, un bistouri droit plongé
dans le flanc gauche, à deux doigts de distance des apophyses transverses des vertèbres lombaires, et dirigeant
en un seul temps l'incision du haut en bas, dans le milieu du flanc et en comprenant les parois du rumen,
l'ouverture fut assez grande pour que M. Saloz pût introduire le bras dans la panse.

Les matières alimentaires se présentèrent d'abord; quoique un peu sèches, elles étaient cependant en fermentation et en assez grande quantité. Je passai immédiatement, dit M. Saloz, un linge propre dans la panse, en
faisant correspondre l'un de ses bouts au dehors de l'ouverture externe, dans le but d'éviter, par cette précaution, l'effusion des alimens dans l'abdomen ; au moyen
d'un petit vase en bois, il retira environ trente livres
d'alimens, ce qui lui permit d'arriver à l'orifice du canal
œsophagien. La sonde fut introduite dans l'œsophage,
confiée à un aide qui ne devait la faire agir sur le corps
étranger que lorsque l'opérateur aurait le bras dans la
panse. Parmi les alimens retirés, se trouva un mouchoir
de poche qui avait conservé sa couleur, mais qui se déchirait au moindre effort.

L'aide tenant la sonde, devait favoriser le rapprochement de l'orifice œsophagien de la main de l'opérateur
en poussant d'avant en arrière. Le bras introduit dans
le rumen, et la main arrivée à la gouttière œsophagienne,

M. Saloz toucha l'un des doigts du gant, il le pinça avec l'index et le pouce, mais n'ayant qu'une faible prise sur ce corps étranger, qui encore était humide et gluant, il ne put l'arracher, car il tenait si fortement dans l'orifice qu'il lui échappait à tout moment. Il essaya d'introduire le doigt dans cet orifice, mais il existait un tel resserrement de ces parties qu'il ne put en venir à bout. Il se munit de petites tenailles, saisit avec elles le doigt du gant qu'il avait déjà atteint, il le tira doucement en tournant la main, et parvint enfin à l'extraire. L'humidité l'avait rendu très-volumineux, et ce gonflement s'était sans doute opposé à son passage.

La diète, des substances délayantes et mucilagineuses, l'attention de nettoyer la plaie avec du vin tiède et de la couvrir d'un plumasseau chargé de térébenthine et maintenu au moyen d'un emplâtre agglutinatif, amenèrent une prompte guérison. Dès le douzième jour la vache put manger un peu de fourrage, et le vingt-deuxième elle était guérie. Quoique la bête fût pleine, elle fit son veau à terme et sans aucun accident.

A la suite de cette description, M. Gohier a ajouté que le gant, qui lui avait été envoyé avec l'observation par M. Saloz, était d'une forte peau de daim, ayant six pouces de longueur ; qu'une fois imbibé par les sucs œsophagiens, il devait acquérir un quart et même un tiers de volume, déterminer une dilatation de l'œsophage, et devenir pour la déglutition un obstacle, qui augmentait avec l'imbibition successive de ce gant. M. Gohier voulant vérifier les doutes qu'on avait élevés sur la possibilité d'extraire, par le procédé de M. Saloz, un corps étranger de l'œsophage, rapporte une expérience analogue qu'il fit sur une vache, et qui lui réussit complétement.

Nous devons à M. Dandrieu, vétérinaire, une histoire fort curieuse d'une tympanite, occasionée par la présence d'une couleuvre dans l'œsophage.

17 mai 1826. Une vache, âgée de six à sept ans, paissait avec d'autres, le long d'un fossé bordé par une haie
très-épaisse ; environ trois heures après elle cessa de
manger, manifesta de grandes souffrances, faisant des
efforts pour vomir, courant de part et d'autre, la bouche entr'ouverte et écumante. Cette bête fut rentrée
à l'étable, et M. Andrieu fut appelé; il trouva la vache
fortement météorisée et présentant les symptômes suivans : tristesse, pesantenr de la tête, respiration difficile, pouls plein et dur, muqueuses conjonctive et
nasale rouges et injectées ; yeux hagards, fixes, saillans,
pupille dilatée ; naseaux très-ouverts ; bouche béante,
remplie d'une bave épaisse et répandant une odeur acéteuse ; la bête faisait de fréquens efforts pour vomir ; les
membres étaient rapprochés, le dos voussé et la panse
très-saillante ; l'anxiété était extrême.

M. Andrieu fut obligé de ponctuer la panse avec un
bistouri droit; un dégagement considérable de gaz rendit la respiration plus facile et procura un mieux subit.
Cependant l'envie de vomir persistait et même la météorisation reparut, accidens qui firent présumer à M. d'Aan-
drieu que les causes de la maladie existaient dans les
organes de la déglutition. L'examen de la région œso-
sophagienne ne lui fit rien découvrir ; il ouvrit la bouche, et dans cet instant la bête ayant fait des efforts pour
vomir, il aperçut, à son grand étonnement, la queue
d'une couleuvre qui se montrait en dehors de la bouche,
sur la commissure droite des lèvres. Il la saisit de la
main droite, puis s'appuyant de la main gauche sur la
corne du même côté, il entraîna au dehors ce reptile,
par un mouvement soutenu et uniforme. Cette couleuvre
avait trois pieds onze pouces de long, elle était morte,
ne portait aucune trace de plaie, et était seulement
recouverte d'une bave verdâtre et écumeuse.

La météorisation et les envies de vomir cessèrent tout-à-coup. Après avoir laissé reposer la vache , on lui donna (je ne sais pourquoi) un breuvage composé d'un demi-verre d'eau-de-vie, d'une once de muriate de soude dans un verre d'eau. Lavemens émolliens , diète , eau blanche tiède. Le lendemain 18 , la bête fut trouvée mieux, elle avait ruminé ; la plaie du flanc fut fermée par un emplâtre agglutinatif. Foin , eau blanche , promenades , lavemens. Le 19 elle était entièrement guérie et fut remise peu-à-peu à son régime accoutumé.

Quoique je n'aie cité que deux observations de corps étrangers arrêtés dans l'œsophage , tirées de ma pratique, j'ai eu de nombreuses occasions d'observer ce genre d'accidens en Poitou , pays dans lequel les pâturages sont entourés de haies où se trouvent des pommiers et des poiriers , dont les fruits tombent et sont avidement mangés par les bestiaux. L'usage des racines crues coupées que l'on donne à manger aux animaux , cause aussi cet accident, parce qu'il s'en trouve parfois quelques-unes qu'on a négligé de dépecer. Ces cas pathologiques s'observent bien plus fréquemment chez les bœufs que dans les chevaux , parce que les premiers ne broient qu'incomplètement les alimens pour la première déglutition et les avalent avec une avidité qui ne s'observe pas dans l'espèce équine. Les vaches dites rongeantes y sont aussi plus sujettes , comme le prouve l'observation de M. Saloz, des portions d'os, des arètes de poissons, peuvent aussi rester dans le pharynx ou dans l'œsophage des carnivores ; mais je n'en ai point eu d'exemples dans ma pratique.

Des clous, des aiguilles, des épingles, peuvent aussi s'arrêter dans la portion thoracique de l'œsophage des grands herbivores , empêcher la déglutition des solides ainsi que la rumination , et permettre seulement le passage des liquides. Ce cas, qui est fort rare, parce que souvent ces petits objets se trouvent entourés et masqués par la pelotte alimentaire ; cas que je n'ai d'ailleurs jamais vu, produit, a-t-on dit, des météorisations intermittentes, le marasme, la mort, et simule la gastrite chronique. Peut-on sérieusement avancer une telle proposition et faire une pareille erreur de diagnostic ? Si des clous, des aiguilles, des épingles s'arrêtent lors de leur déglutition et peuvent obstruer l'œsophage, et je doute qu'un clou, une épingle, une aiguille qui s'implante dans les parois de l'organe, le fasse complétement, l'animal éprouve alors les mêmes accidens que dans le cas d'arrêt de fruits, de racines, etc., etc, et les alimens qu'il déglutirait, si tant est que cela arrive, seront arrêtés par ces obstacles, produiront un jabot en s'accumulant audessus du corps étranger. Quelques auteurs ont pourtant écrit que la déglutition pouvait avoir lieu dans le cas de corps étrangers dans l'œsophage ; je déclare ne l'avoir jamais vu. J'ai remarqué, au contraire, que les animaux refusaient toute sorte d'alimens ; je pense qu'une épingle, une aiguille, et voire même un clou, peut s'arrêter, s'implanter dans les membranes de l'œsophage, gêner la déglutition, la rendre douloureuse, mais les symptômes seront subits et ne se manifesteront qu'à l'instant où la boule alimentaire sera ingérée. La rumination éprouvant les mêmes obstacles, doit être plus rare, incomplète, et déterminer par conséquent des météorisations instantanées. Mais ce cas ne peut être confondu avec la gastrite chronique, à la suite de laquelle l'animal dépérit lentement; mais il mange, il avale, il rumine même jusques à quelques jours avant sa mort. Tout est chronique dans ce cas, tout est aigu dans l'autre.

La présence d'un corps étranger dans la portion cervicale de l'œsophage est ordinairement facile à reconnaître ; mais on a dit que lorsque cet accident avait son siége dans la portion thoracique ou flottante de cet organe, l'animal en était souvent la victime, parce que le plus ordinairement on ne le soupçonnait pas. Les vétérinaires, accoutumés à voir des maladies, ne diront certainement pas ainsi ; car, dans ce cas, au refus subit des alimens et de la cessation de la rumination , se joint une anxiété extrème; la bouche est béante, remplie de salive filante, l'animal fait des efforts pour vomir ; la panse des ruminans, le ventre des chevaux sont météorisés. Si ces symptômes laissent encore quelques doutes , il ne s'agit que de verser , avec les précautions ordinaires , un peu d'eau tiède dans la bouche de l'animal ; la présence du corps étranger en empêchera la déglutition , et le liquide sera rejeté de suite. Le diagnostic n'est plus alors douteux. J'en ai agi ainsi sur deux vaches : les symptômes étaient obscurs , les propriétaires n'avaient point vu avaler le corps étranger , mais le rejet du liquide versé dans la bouche fit cesser toutes mes incertitudes , et je fis parvenir le corps étranger dans la panse au moyen de la sonde en baleine.

On a proposé divers moyens pour remédier à cet accident. C'est ainsi qu'on a conseillé de prendre un billot de bois avec lequel on pousse le corps étranger à gauche pour qu'il présente une forte saillie en dehors , et qu'on puisse ensuite l'écraser dans l'œsophage avec un maillet de bois. On prétend qu'ensuite la déglutition s'en opère aisément. Ce moyen , le plus mauvais de tous , ne pourrait , à la rigueur , être employé que pour écraser des corps peu consistans , comme des racines cuites. Mais toutes les fois qu'ils auraient beaucoup de densité et qu'il faudrait frapper rudement pour les écraser , il en résulterait nécessairement des contusions , des meurtrissures qui détermineraient l'inflammation de l'œsophage, celle des parties environnantes et des accidens graves ; ces considérations m'ont déterminé à ne jamais le mettre en usage.

M. Delafoy , vétérinaire , étant appelé pour le cas qui

nous occupe, fit abattre la vache sur le côté droit, le corps étranger étant plus proéminent du côté gauche, et lui fit avaler un plein verre d'huile d'olive, qui parvint jusqu'à l'endroit où était l'obstacle. Un aide maintenait et comprimait avec ses doigts l'œsophage, à l'endroit qu'il lui désignait ; c'était, je pense, au-dessous du corps étranger, mais sans gêner la trachée-artère. Pendant que la pomme de terre, arrêtée dans l'œsophage était ainsi fixée, M. Delafoy exerçait sur elle une pression qui lui faisait faire un mouvement rétrograde, qui la forçait à remonter vers le pharynx. Il parvint bientôt à la faire arriver dans l'arrière-bouche ; et pour aller la chercher là, ce vétérinaire imagina de confectionner la planche percée dont nous avons parlé ; il la fixa et parvint sans peine dans la cavité de l'arrière-bouche, où il saisit la pomme de terre et lui fit franchir avec facilité l'ouverture palatine. La bête fut relevée, mise à sa place ; deux heures après on lui donna de l'eau blanche, elle passa la nuit fort tranquille, le lendemain on la remit à son régime ordinaire.

Nous passerons sous silence une seconde observation du même vétérinaire, parfaitement analogue à la précédente.

J'ai essayé une fois du procédé de M. Delafoy, et c'était la lecture de son article qui m'en avait donné l'idée ; j'avais préparé d'avance un sabot percé, comme je l'ai indiqué, pour remplacer la planche trouée, ou le pas-d'âne. Quoi qu'il en soit de ce procédé, je ne pus, par ce moyen, déplacer le navet arrêté dans l'œsophage du bœuf, malgré que j'eusse fait avaler auparavant de l'huile d'olive et que le malade souffrît bien patiemment toutes mes manœuvres ; force me fut de recourir à ma sonde en baleine, au moyen de laquelle je fis couler, avec assez de peine pourtant, cette racine dans la panse. Les contractions de l'œsophage s'opposent aussi à ce que le corps étranger ne remonte vers le pharynx : la baguette ou la sonde flexible est donc ordinairement préférable et beaucoup plus simple, car si le corps arrêté est susceptible de glisser pour remonter, il le sera pour descendre.

Des vétérinaires instruits et dignes de foi m'ont assuré être parvenus aussi à faire remonter des corps étrangers arrêtés dans la portion cervicale de l'œsophage, par le procédé suivant : ils mettent d'abord dans la bouche du bœuf un pas-d'âne, qui s'oppose à tout mouvement de déglutition ; ils versent un peu d'huile d'olive. Le bœuf est ensuite fixé, la tête levée et entendue ; l'opérateur manœuvre pour faire déplacer et faire remonter le corps étranger ; et à l'instant où il arrive dans le pharynx, il fait abaisser brusquement la tête : ce mouvement rapide fait franchir l'isthme du gosier au corps étranger, qui est rejeté.

M. Félix, vétérinaire, n'a pu aussi réussir par le procédé de M. Delafoy ; il lui préfère l'œsophagotomie. Il l'a faite avec succès en juin 1815 à une vache qui avait avalé une pomme de terre ; après l'extraction de laquelle, il fit une suture rapprochée de l'œsophage, ce qui est inutile et augmente les accidens inflammatoires ; malgré tout la bête fut guérie vingt jours après l'opération. Il l'a pratiquée de nouveau le 4 mars 1826 sur une vache qui avait avalé une rave énorme, qui s'était arrêtée dans la partie moyenne de la portion cervicale de l'encolure. Cette fois M. Felix ne fit aucun point de suture et pansa comme pour une plaie simple ; il assure que la bête fut guérie en douze ou quatorze jours. Il fait à la suite du narré de cette opération quelques réflexions sur le procédé de M. Delafoy. « Si le » procédé imaginé par ce vétérinaire lui a paru d'abord » simple, facile et à la portée de tous les vétérinaires, je » crois qu'il s'est fait illusion à cet égard. Il me semble, » au contraire, que la machine opératoire est très-com-

» pliquée, et que, si elle ne se trouve point toute prête,
» il faut beaucoup de temps pour en fabriquer une ».
J'ajouterai à ces idées fort justes, qu'on n'a pas toujours les instrumens propres à la confectionner. M. Félix
dit que M. Lagrange, vétérinaire à Lauzun, a pratiqué deux fois l'opération de l'œsophagotomie sur deux
cochons, sans faire aucuns points de suture, et toutes
deux ont été couronnées du succès le plus complet.

M. Michel, vétérinaire, ayant été appelé pour un bœuf
qui avait avalé une grosse pomme qui s'était arrêtée dans
l'œsophage, fut d'abord obligé de ponctuer le rumen
pour prévenir l'asphyxie. Il essaya ensuite et inutilement de la sonde flexible pour repousser cette pomme
dans la panse. Ce qui m'étonne, car j'ai fait tomber dans
le rumen des pommes énormes ; enfin il se détermina à
pratiquer l'œsophagotomie, qu'il put faire l'animal étant
debout ; mais à peine fut-elle retirée, que le bœuf, qui
jusque-là, accablé sans doute par la douleur, était resté
tranquille, se livra à de tels mouvemens, que M. Michel
ne put pratiquer à l'œsophage une suture, comme il
en avait l'intention ; à quelque chose malheur est bon,
car elle était au moins inutile ; il se borna donc à une
suture à bourdonnet pour fixer une étoupade. Des soins
bien entendus complétèrent la cure en trois semaines.

M. Peyrou, vétérinaire à Saumejan (Lot-et-Garonne),
a pratiqué avec succès l'opération de l'œsophagotomie
sur une génisse qui avait un morceau d'écorce de pin
arrêté dans l'œsophage. On conçoit qu'il était assez difficile de faire pénétrer cette écorce avec la baguette ; on
avait d'ailleurs à craindre le déchirement de l'organe qui
devait être peu résistant dans une jeune bête encore à
la mamelle.

Je saisis cette occasion pour faire remarquer qu'il est
toujours dangereux d'abattre un animal météorisé ; on
doit craindre des ruptures mortelles, soit des estomacs,

soit du diaphragme, toujours avant de les fixer ainsi je ponctuais la panse.

J'ai pratiqué deux fois l'œsophagotomie, j'ai rapporté la première opération (*Plaies de l'œsophage*); la seconde fut faite sur une vache qui avait avalé un navet assez gros qui était arrêté en bas du larynx. J'essayai vainement de le faire remonter, l'emploi de la sonde flexible fut sans succès. Il fallut en venir à l'opération, malgré la répugnance du métayer et les pleurs des femmes qui jetaient des cris à chaque coup de bistouri. L'opération fut facile et promptement faite. Une suture à bourdonnet maintint l'appareil, la guérison était parfaite après seize jours ; c'était en janvier 1827.

Je suis toujours parvenu à faire couler les corps étrangers dans la panse au moyen de la sonde et de l'huile d'olive.

M. Perrier rapporte un fait analogue où la baguette flexible suffit pour faire couler une rave arrêtée dans l'œsophage d'une vache : il dit qu'elle est fréquemment employée en Périgord pour les bœufs qui se gorgent des châtaignes qu'on leur donne pour alimens (*Correspondance vét.*, tom. 4, pag. 119). L'opération de l'œsophagotomie doit donc être le moyen extrême et n'être mise en pratique qu'après l'insuccès de tous les autres. Je suis étonné que M. Michel ait été obligé d'y avoir recours pour une pomme ; je présume qu'il avait négligé de faire déglutir d'abord un peu d'huile qui facilite le glissement. Mais quand le corps étranger est inégal comme le sont quelques pommes de terre, certains navets et raves qui ont leur partie terminale ou chevelue repliée, ou enfin que le corps est très-volumineux, il n'y a pas de doute qu'il faut opérer, car en tentant de faire glisser ces sortes de corps, on fatigue inutilement l'animal et l'on peut faire rupturer l'œsophage.

CHAPITRE III.

DES MALADIES DE L'ESTOMAC.

J'ai démontré l'importance physiologique des estomacs des ruminans, j'ai fait connaître les nombreux rameaux nerveux qu'ils reçoivent des pneumogastriques et des trisplanchniques, ainsi que les vaisseaux multipliés qui parcourent leurs membranes, organes qui les lient sympathiquement avec tous les autres appareils de l'économie.

Recevant continuellement l'impression de toutes les substances ingérées, soit alimens, boissons, médicamens, poisons, ils sont sans cesse exposés à l'action des corps, et dans une permanence de fonctions qui les rend susceptibles d'être fréquemment impressionnés par les causes morbides. Aussi, à l'action pathologique des *ingesta*, faut-il joindre tout ce qui intervertit la transpiration cutanée et pulmonaire, l'innervation, la circulation, la locomotion, etc., etc. Ne voyons-nous pas en effet l'inflammation des organes de la digestion, compliquer les maladies des appareils de la respiration, de la circulation, etc., etc., ou réagir sur les diverses fonctions et produire secondairement des arachnoïdites, des apoplexies, des paralysies, etc., etc. ; d'autrefois l'état maladif de ces organes, soit qu'il soit primitif, ou dû à la mauvaise qualité des alimens, rend les digestions imparfaites ; digestions qui ne produisent alors qu'un chyle mal élaboré, qui altère le sang et les autres humeurs, et complique la gastro-entérite d'un état adynamique.

De cet enchaînement de causes et d'effets, d'affections primitives et secondaires, résultent souvent des maladies compliquées et générales, dont il est quelquefois difficile de démêler le point de départ.

Aussi verrons-nous que l'inflammation des organes digestifs est la maladie la plus fréquente des ruminans, et qu'elle complique, dans nombre de cas, les autres affections pathologiques. En effet, l'étendue et le dévéloppement des estomacs des didactyles, leur mode de digestion, qui, avons-nous dit, se passe presque entièrement dans ces organes, le peu d'étendue des intestins, qui ne paraissent être dans ces animaux que des organes d'absorption, la nécesité de la.rumination, souvent troublée, interrompue par mille causes extérieures, surtout dans l'état de domesticité, la quantité considérable d'alimens que contiennent ces estomacs, la nature de ces alimens, les erreurs de régime, sont autant de causes de la fréquence des maladies de ces organes.

Ce que j'ai dit de l'innervation et de la vascularité des organes de la rumination et de la digestion, a dû prouver, contrairement aux idées reçues, leur susceptibilité et la possibilité de la fréquence de leur inflammation ; puisque les innombrables filets nerveux qui les animent, les vaisseaux multipliés qui les parcourent, se ramifient dans une membrane muqueuse dont la surface est très-étendue, sur laquelle les substances ingérées agissent largement et constamment. On doit à la vérité tenir compte de l'action modératrice de l'épithélium qui tapisse les trois premiers estomacs, comme de la mollesse et de la sensibilité exquise de la muqueuse de la caillette.

J'ai signalé les caractères insidieux des maladies du bœuf ; je citerai pour preuve de cette assertion les affections typhoïdes, si graves et si funestes qui s'annoncent quelquefois sous les signes trompeurs d'une gastro-entérite, d'où il peut résulter des erreurs funestes, si l'on n'examine que superficiellement et inattentivement la maladie. Dans mes considérations préliminaires, j'ai dit que, malgré les écrits de quelques personnes savantes, je pensais que la prédominance lymphatique était frappante dans le bœuf ; que son tempéramment était mixte , c'est-à-dire sanguin - lymphatique : aussi , je le répète , la plupart des maladies de ces animaux ne se dessinent pas d'une manière tranchée , comme celle de l'espèce équine et des carnivores. Dans le bœuf , plus le calme est apparent, plus l'inflammation fait , dans beaucoup de cas , des progrès intérieurs , rapides et funestes. Aussi ai-je vu des bœufs atteints d'affections mortelles ; debout , presque immobiles , n'accuser aucunes souffrances , avoir la respiration peu troublée , présenter en un mot des symptômes qui eussent inspiré une sécurité funeste au vétérinaire qui n'a pas l'habitude spéciale de voir , d'étudier ces animaux , de juger leurs maladies. Or cette insensibilité trompeuse n'est-elle pas le cachet de la constitution lymphatique ?

§. Ier — *Météorisation de la panse.*

Cette maladie consiste dans un dégagement subit de gaz dans le rumen , qui distend considérablement cet estomac , produit le refoulement du diaphragme , peut devenir une cause mécanique d'asphyxie , met l'animal dans le plus grand danger et le fait quelquefois même périr presque subitement.

C'est un des cas les plus fréquens de la pratique vétérinaire, aussi l'ai-je observé une multitude de fois avec des complications diverses ; et comme différentes causes peuvent la produire , je me vois dans la nécessité de citer quelques faits pratique, pour éclairer ce point de doctrine, avant de passer à des considérations sur sa nature, ses causes et son traitement.

Indigestion méphitique simple.

1re *observation.* Au mois de septembre 1802 , une vache fut imprudemment mise dans un champ de luzerne mouillée par la pluie, dont l'herbe était tendre et aqueuse ; sur les dix heures du matin la bête fut trouvée énormément enflée et prête à mourir. On vint en toute hâte me chercher.

La malade avait trois ans, elle était pleine de quatre mois, grasse et belle ; la météorisation était considérable, le flanc gauche dépassait le niveau des côtes et des lombes ; ce ballonnement était accompagné d'éructations fréquentes avec sortie d'un liquide verdâtre mêlé de quelques parcelles d'alimens. La bouche était béante, la langue un peu sortie, la membrane buccale rouge et chaude ; une salive abondante, mêlée de mucus nasal, découlait de la bouche et des narines. Les déjections alvines étaient fréquentes, liquides, et l'urine sortait par jets. L'oppression, la dyspnée étaient grandes, l'expiration sonore ; le pouls était embarrassé et pourtant accéléré ; l'anxiété extrême.

Un voisin avait fait promener cette vache ; il lui avait donné un coup de poudre de chasse dans du lait et un lavement d'eau tiède. Il avait en outre mis, dans sa bouche, un billot entouré de sel de cuisine, maintenu par un linge.

La météorisation existait donc depuis plus de quatre heures quand j'arrivai ; et comme le soulèvement du flanc gauche était considérable, je voulus de suite ponctuer le rumen, mais la fermière s'y opposa. J'administrai environ six gros d'ammoniaque dans un litre d'eau froide et donnai deux lavemens d'eau salée tiède. On promena la vache au pas, sept minutes s'étaient à peine écoulées que le flanc s'abaissa et que la malade rendit abondamment des matières fécales accompagnées de dégagement de gaz.

Quelques instans après, cette bête témoigna un vif désir de boire, je lui fis présenter un peu d'eau blanche tiède qu'elle avala avec avidité. Je fis donner encore deux lavemens émolliens ; on frictionna la vache, on la couvrit et

on la promena de nouveau , ce qui lui fit rendre beaucoup
d'excrémens liquides et des gaz , qui procurèrent un soula-
gement marqué.

Je recommandai la diète jusqu'au lendemain matin et
ne permis que de l'eau blanche , donnée en petite quantité à chaque fois et à plusieurs reprises.

2° *Observation.* Le 22 juillet 1814 , une vache âgée
de six ans , en assez bon état , me présenta les symptômes suivans : panse dure , pleine et tympanisée , bouche
brûlante , langue rouge à ses bords ; pouls accéléré mais
embarrassé , artère tendue , muffle sec , oreilles et cornes
froides , épine dorsale très-sensible et voûtée ; mamelles
flétries et secrétion du lait subitement tarie , nulles déjections alvines ; respiration courte , accélérée et plaintive , froissement des dents.

Cette maladie s'était annoncée dès le matin , par l'absence de la rumination, le refus des alimens et la tristesse
à la suite d'un repas copieux fait avec du trèfle vert. On
avait fait promener la bête , on lui avait donné un lavement d'eau tiède ; mais deux heures après la météorisation
s'était manifestée. Ce fut alors que je fus demandé.

J'administrai de suite un breuvage composé de quatre
gros d'éther sulfurique et quatre gros d'eau spiritueuse
de mélisse , étendus dans un litre et demi d'eau tiède
miellée. Je fis donner plusieurs lavemens émolliens et
promener la bête ; ces moyens firent cesser la tympanite ;
mais comme la bouche était chaude, la langue rouge,
la panse dure , je crus devoir faire donner quelques breuvages de tisane de décoction d'orge et de réglisse miellée ,
que j'ordonnai de verser doucement et sans élever beaucoup la tête, pour que la plus grande partie parvînt dans
la caillette ; je prescrivis en outre quelques lavemens
émolliens , des frictions sèches, la diète et l'eau blanche.

Le lendemain matin le mieux était très-sensible , cependant la vache n'avait pas beaucoup d'appétit, le ven-

tre était paresseux, le pouls un peu concentré. Je prescrivis huit litres de la même tisane, rendue laxative par huit onces de crême de tartre soluble, donnés en quatre fois, à trois heures de distance et suivis de lavemens émolliens ; diète, eau blanche tiède que la bête buvait bien. Ces moyens produisirent dès le soir la sortie d'excrémens noirs, fétides et ramollis et le surlendemain, 24, on vint m'annoncer que la vache était guérie.

5e *Observation.* 28 février 1823, un bœuf fut pris d'une météorisation subite du rumen ; je fus appelé de suite : je trouvai la panse dure et très-ballonnée, la bouche chaude et pleine de salive, la langue rouge, le mufflé froid et sec, les cornes et les oreilles froides, le pouls accéléré et plein, la respiration agitée, avec oppression, anxiété, plaintes, froissement des dents, et embarras du train postérieur.

Ce bœuf âgé de huit ans, nourris à l'étable et très-avancé de graisse, était gorgé d'alimens. Ce jour-là on lui avait donné beaucoup de pommes de terre, coupées, mêlées avec du son, mais qui étaient très-germées ; et ce fut peu de temps après les avoir mangées, que survint la tympanite.

Le propriétaire avait saigné son bœuf, pendant qu'on était venu me chercher. J'administrai deux breuvages composés chacun de six gros d'éther sulfurique, étendu dans l'eau tiède miellée ; et donnés à peu-près, à une demi-heure de distance, suivis de lavemens émolliens.

La météorisation céda au second breuvage ; mais je crus devoir prescrire une tisane de décoction d'orge et de racines de mauves, miellée ; des lavemens émolliens, la diète et l'eau blanche. Je ne revis le bœuf que le surlendemain 30 au matin ; l'appétit était un peu revenu, ainsi que la rumination ; mais le ventre était paresseux, les excrémens secs, la panse dure et pleine, les muqueuses, et surtout la buccale, pâles et infiltrées, le

pouls peu développé et lent ; les reins étaient faibles et
l'animal se levait avec difficulté. Il me sembla voir dans
cet état un embarras gastrique , avec inertie des intestins. Je prescrivis une tisane de décoction d'orge miellée , animée par deux onces d'aloès, étendues dans douze
pintes de liquide, donnée dans deux jours, en quatre
breuvages par jour, d'un litre et demi chaque, suivie
de lavemens émolliens , de frictions sèches d'une alimentation peu copieuse et de l'eau blanche nitrée à volonté.
Ces moyens provoquèrent la sortie des excrémens , ra-
nimèrent l'appétit et terminèrent la cure.

J'ai transcrit ici cette troisième observation, telle que
je l'avais rédigée dans le temps. J'avoue que j'ignorais
alors avoir affaire à un empoisonnement par la solanine ,
qui se trouve abondamment dans les pommes de terre
germées.

4ᵉ *Observation.* 12 avril 1825 : on vint réclamer mes
soins pour une vache laitière , attaquée d'une tympanite , qui était d'autant plus inquiétante que le propriétaire en avait perdu une subitement la surveille,
sans avoir eu le temps de venir me chercher.

Symptômes : météorisation subite et considérable de la
panse , le flanc gauche était excessivement proéminent ;
cette tympanite existait depuis environ une heure et demie , la respiration était accélérée , sonore et plaintive ;
on entendait un froissement aigu des dents ; le pouls
était accéléré et tendu ; la bouche brûlante , la langue
rouge ; les yeux injectés , saillans et larmoyans ; les déjections alvines fréquentes et liquides ; les oreilles et les
cornes étaient froides, l'anxiété extrême , l'asphyxie imminente ainsi que la congestion cérébrale.

Cette météorisation avait été produite par la dépaissance d'une herbe tendre et aqueuse, dans un pré bas
et fertile , attenant à l'étable , et où on avait eu l'im-

prudence de mettre paître les vaches à jeun, l'herbe étant couverte de rosée.

L'imminence d'une congestion cérébrale me fit débuter par une saigné de six livres à la jugulaire, qui soulagea subitement la malade, qui parut plus calme et dont le flanc gauche s'abaissa un peu. Je crus pouvoir me dispenser d'ouvrir la panse ; j'administrai six gros d'éther dans une décoction d'orge mondé miellé, que j'avais fait préparer à la hâte ; je donnai quelques lavemens d'eau tiède ; la bête fut promenée un instant et le gonflement de la panse disparut. Il y avait encore un peu de tisane de reste, je recommandai de la faire prendre à la vache, une heure après et de lui donner deux lavemens, de l'eau blanche et nullement à manger. Le soir on me dit que la vache avait vidé, je la trouvai presque guérie. Je prescrivis une alimentation moins abondante, et l'eau blanche ; la bête parut parfaitement rétablie le 14. Mais le 16 la météorisation reparut, le propriétaire me dit que le domestique l'avait laissé paître un instant ce qui avait produit de nouveau la tympanite, qui à la vérité était moins considérable que la première fois ; la vache rendait beaucoup d'excrémens noirs, fétides et mêlés de mucosités, la bouche était chaude, le pouls vite et concentré ; les mamelles étaient flétries. L'éther à la même dose, fit disparaître la météorisation ; cependant la concentration du pouls, la chaleur de la bouche, m'engagèrent à faire continuer la tisane adoucissante, les lavemens émolliens, la diète et l'eau blanche jusqu'au 18, époque où ces symptômes avaient disparu et où les déjections alvines étaient à l'état naturel ; mais la bête ne fut réellement rétablie que le 25. La guérison eût été plus prompte si le propriétaire eût voulu me laisser saigner sa vache le 16.

5e *Observation.* 12 septembre 1853. Une vache laitière, en assez bon état, fut amenée à l'école vétérinaire de Toulouse. J'étais momentanément chargé de la clinique ; le propriétaire avait eu la maladresse de mettre cette bête pâturer dans un regain de luzerne (*medicago sativa*, nommée sainfoin dans le midi) ; environ deux heures après il la trouva extrêmement météorisée et dans un état fort inquiétant. Il employa divers moyens, et les voyant infructueux, il amena sa vache à l'Établissement. La tympanite, qui existait depuis près de quatre heures, était telle que les flancs, et surtout le gauche, dépassaient de beaucoup le niveau des côtes et des lombes ; la panse resonnait comme un tambour, et l'on pouvait juger que sa distension était plutôt due au dégagement des gaz, qu'à une surcharge d'alimens ; l'anxiété était extrême, la respiration accélérée, courte, et la dyspnée considérable. La bête rendait par la bouche beaucoup de mucosités verdâtres, mêlées de parcelles d'alimens et de salive, dont l'écoulement était facilité ou plutôt augmenté par la présence d'un billot en bois, que le propriétaire lui avait mis dans la bouche. Les déjections alvines étaient liquides et fréquentes ; les cornes froides, le pouls accéléré.

Je rassurai le propriétaire sur les suites de cette météorisation. Je ne jugeai pas la ponction nécessaire. Je fis donner à la vache environ une once d'ammoniaque liquide étendue dans un litre d'eau, et deux lavemens d'eau tiède salée ; on la promena, elle vida abondamment, la météorisation disparut et le calme revint. Tout cela fut l'affaire de vingt minutes. La diète et l'eau blanche jusqu'au lendemain amenèrent la cure.

Pour compléter la description de la météorisation, ajoutons à ce que nous venons de dire, que lorsque la maladie résiste à toute médication ou tue promptement l'animal, on voit, aux approches de la mort, la panse se météoriser de plus en plus ; les membres se rapprocher du centre de gravité ; le malade devient insensible, raide, immobile ; ou il mugit, s'agite, tombe et meurt en rendant par la bouche et les narines des matières vertes et bouillonnantes que j'ai vu quelquefois mêlées de sang, surtout dans l'espèce ovine.

Si l'asphyxie a été prompte et a causé subitement la mort, on trouve le cerveau plus ou moins gorgé de sang noir ; la muqueuse nasale et celle de l'arrière-bouche noire et hypérémiée. Le diaphragme étant refoulé par la panse, les poumons sont comprimés et engoués de sang noir et liquide ; toujours les estomacs et surtout la panse, sont distendus par des gaz ; ils contiennent des alimens accumulés, fermentés, exhalant une odeur acide, ceux du feuillet un peu durci ; l'épithélium se soulevant toujours, on voit la muqueuse rouge ; les villosités de la caillette sont plus ou moins injectées, de sorte que la muqueuse est pointillée de rouge et un peu épaisse ; les intestins sont quelquefois distendus par des gaz, et présentent aussi de larges ecchymoses rouges et violacées ; enfin le péritoine est aussi coloré dans quelques points de son étendue.

Dans les faits que je viens de citer, et dont je pourrais de beaucoup augmenter le nombre, la météorisation était simple (5ᵉ *observation*), mais quelquefois il existe un principe ou un certain degré d'inflammation dans les organes digestifs (3ᵉ et 4ᵉ *observations*), quelquefois en effet la surcharge et l'extrême distension de la panse tiraillent les nerfs nombreux qui animent cet estomac, l'irritent vivement et y déterminent une inflammation plus ou moins intense qui s'étend, se communique aux autres estomacs et surtout à la caillette, véritable estomac recevant le plus de nerfs et partant doué de plus de sensibilité organique. Pour démontrer l'existence et je dis même la fréquence de cette phlegmasie, je vais citer des cas où ses signes ne sont pas douteux ; ils prouveront qu'en médecine sur-tout, l'expérience et l'observation valent mieux que les théories.

Indigestion méphitique compliquée d'inflammation.

6e *Observation.* 30 avril 1812. Une vache laitière, en bon état, fut subitement attaquée d'un gonflement de la panse, que j'attribuai au son de froment dont on gorgeait cette bête.

Le rumen était excessivement météorisé et soulevait les flancs, surtout le gauche ; le pouls était accéléré et l'artère tendue, la respiration vite, sonore, plaintive et l'air expiré chaud ; la bouche était brûlante, remplie de salive et de mucosités ; la membrane bucale était rouge, ainsi que la langue, que la malade tenait souvent hors de la bouche. On entendait un fréquent froissement des dents ; les yeux étaient injectés, saillans et larmoyans ; le muffle sec, froid, l'épine dorsale était très-sensible à la pression ; enfin la vache n'avait ni fienté, ni uriné de la matinée, et les mamelles étaient flétries. Cet état de souffrance avait empiré depuis trois à quatre heures et inquiétait le propriétaire, qui ne voulut pas que la saignée fût pratiquée, disant que sa vache avait une indigestion.

L'état de la bête n'était pas très-alarmant et mon pronostic ne fut pas grave. J'administrai six gros d'éther sulfurique dans un litre d'eau tiède miellée et fis donner des lavemens de décoctions de mauves, animés par le sel de cuisine, qui procurèrent la sortie de quelques excrémens et la disparution de la tympanite, mais le flanc était dur, le pouls accéléré et l'artère tendue, la respiration plaintive et la bouche brûlante. Je dus prescrire une tisane adoucissante de décoction d'orge mondé et d'un peu de graines de lin, miellée, que je faisais donner fréquemment, par litres, et verser doucement ; chaque breuvage était suivi d'un lavement de décoctions de mauves ; diète, eau blanche tiède, frictions sèches, usage de la couverture de laine.

Le lendemain 1er mai , mieux , respiration plus tranquille , cependant la vache ne mangeait ni ne ruminait ; la panse était dure , la bête constipée , et la secrétion du lait n'était pas revenue. Refus obstiné de la part du propriétaire de laisser pratiquer la saignée ; même tisane que je rendis laxative en y ajoutant dix onces de crême de tartre soluble , pour huit litres de liquide ; lavemens émolliens , qui procurèrent la sortie de quelques excrémens et un peu d'amélioration.

Le 2 mai la bête paraissait moins accablée , le pouls était moins concentré , cependant il survint un nouveau ballonnement de la panse , que six gros d'éther sulfurique étendus dans l'eau tiède miellée firent disparaître ; on administra en outre , dans la journée , deux litres de tisane et quelques lavemens ; le soir il y eut d'abondantes évacuations alvines ; le pouls était plus développé ; la bête témoigna le désir de manger , elle rumina même pendant un instant ; diète , eau blanche.

Le 3 , le lait était assez abondant et la vache se trouvait en pleine convalescence ; je permis un peu de bon foin , de l'eau farineuse ; le 4 , tous les signes de la santé étaient revenus.

7e *Observation* , 12 octobre 1827. Un métayer des environs de Bourbon-Vendée , ayant donné à ses bœufs de travail beaucoup de feuilles de choux verts pour leur dîner , s'aperçut le soir , en labourant , que l'un d'eux avait le flanc gauche tympanisé , et qu'il paraissait malade. Il le ramena à l'étable ; la météorisation devint extrême , ainsi que l'anxiété ; la respiration était gênée , accélérée , l'animal étendait l'encolure , la bouche était béante , il survenait des vomissemens glaireux , verdâtres et mêlés de fragmens de feuilles de choux ; ces déjections se renouvelèrent deux à trois fois ; l'anus s'entrouvrait en même-temps avec bruit et le bœuf rejetait des excrémens liquides. L'anxiété et la dyspnée augmen-

tèrent, l'animal tombait, se relevait, poussait des gémissemens profonds. Le paysan accourut me chercher, j'étais
absent ; désespéré de ce contre-temps, il revint chez lui
et se décida à plonger plusieurs fois une lame de canif
dans le flanc gauche de son bœuf ; une de ces incisions
perça le rumen, alors des gaz s'en échappèrent avec bruit
et le bœuf fut soulagé. A six heures du soir je me rendis
auprès du malade ; il existait encore un peu de météorisation, mais ayant placé un tube de sureau dans l'incision, les gaz sortirent avec facilité. Cependant le pouls
était concentré, accéléré ; le bœuf éprouvait des frissons
vagues ; les cornes et les oreilles étaient froides, la conjonctive injectée, les yeux larmoyans, la bouche brûlante, l'anus s'était resserré depuis environ deux heures
et le malade ne fientait ni urinait.

Saignée de sept livres à la jugulaire, deux lavemens
d'eau tiède. Je prescrivis une tisane mucilagineuse gommée, qui devait être donnée tiède pendant la nuit, à la
dose de deux litres toutes les deux heures, et versée doucement dans la bouche. Ces breuvages devaient être suivis de lavemens émolliens, de frictions sèches, l'animal
tenu couvert, ayant de l'eau blanche à discrétion.

Le 13 au matin, le métayer vint me dire que son
bœuf avait rendu beaucoup d'excrémens fétides, ce qui
l'avait soulagé ; il avait même ruminé et cherchait à
manger. Diète, même prescription jusqu'à trois heures
du soir où je pus aller voir le malade. Le pouls était
développé, la température du corps à l'état normal ; mais
le muffle était sec et la bouche chaude, les excrémens
ramollis et mêlés de mucosités ; ce qui me décida à prescrire la diète, quelques breuvages adoucissans et des lavemens, quoique l'appétit et la rumination fussent revenus.
Le lendemain 14, à midi, j'appris que le mieux persistait, alors je prescrivis une alimentation légère, de
bon foin et l'eau blanche, ce qui rétablit entièrement le
bœuf dans deux jours.

8e Observation, 31 octobre. Un bordier des environs de Bourbon-Vendée s'aperçut en labourant qu'un de ses bœufs paraissait souffrir. Il suspendit son travail, et vit le flanc gauche de cet animal se soulever, sa respiration s'embarrasser, ses yeux devenir proéminens et larmoyans. La tympanite devenant excessive, l'anxiété extrême et le bœuf étant près d'asphyxier, il se hâte de l'ôter du joug pour le ramener au toit; la marche était pénible, il l'arrête de nouveau, il incise la peau du flanc gauche et n'ose pénétrer plus avant; remis en route, le malade a fait à peine cent pas qu'il tombe et expire; un sang noir et bouillonnant sort par la bouche, les narines et l'anus, et le cadavre se ballonne excessivement après la mort. Le paysan craignant que ce ne fût une maladie charbonneuse, vint le lendemain de grand matin me prier de venir faire l'autopsie de son bœuf.

Nécroscopie faite quatorze heures après la mort. Les chairs étaient belles, le système veineux sous-cutané était injecté d'un sang noir et rutilant. Toutes les muqueuses étaient de couleur rouge vif, leurs vaisseaux étaient très-injectés; la trachéale surtout était de couleur rouge vineux; les poumons gorgés d'un sang noir et liquide, les bronches remplies de mucosités spumeuses et sanguinolentes. Le cœur était rouge à l'extérieur, quelques pétéchies noires accompagnaient les vaisseaux coronnaires et spiroïdes; les cavités ventriculaires et les oreillettes étaient plus colorées, surtout les droites qui contenaient du sang noir et liquide. L'épiploon, les mésentères étaient parsemés de pétéchies et présentaient une vive injection capillaire; cette injection existait aussi sur la péritonéale des estomacs et des intestins. La panse ballonnée à l'excès, contenait un gaz d'une odeur acéteuse qui se dégagea avec violence quand elle fut incisée; elle était pleine d'alimens et surtout de feuilles de

choux verts , grossièrement mâchées ; l'épithélium de
cet estomac ainsi que celui du réseau et du feuillet
se détachait facilement et laissait à nu la membrane
muqueuse qui me parut épaisse, et qui était rouge vif
avec des plaques violacées. La muqueuse de la caillette
présentait aussi de larges ecchymoses de même couleur ,
surtout vers sa grande courbure et à son cul-de-sac. Ces
ecchymoses étaient aussi très-fréquentes sur la villeuse
des gros instestins; mais à la portion flottante du colon ,
cette membrane était épaissie , de couleur rouge vineux ;
du sang avait transsudé sur sa face libre où il formait
une pseudo-membrane. Tous les autres organes n'offraient
rien d'anormal et le cadavre n'avait aucune odeur.

Le propriétaire me dit avoir donné beaucoup de choux
fraichement cueillis à ses bœufs, quoiqu'il connût le danger d'employer ces feuilles toutes humides ; il avait espéré
qu'il n'en résulterait aucun accident pour cette fois.

9e *Observation*. Le 22 juin 1850, une vache de 5
ans , très-grasse, mise dans une luzerne voisine de l'école
vétérinaire de Toulouse , fut attaquée subitement d'une
météorisation considérable de la panse , qui amena promptement la mort. N'ayant pas vu la bête durant sa maladie ,
je vais me borner à narrer la nécroscopie qui fut faite
à l'école , douze heures après la mort.

Ballonnement extrême ; tissu cellulaire sous-cutané infiltré de sang très-noir , principalement aux parties supérieures du corps et vers le bord inférieur de l'encolure.

Abdomen : Le rumen était tellement distendu , qu'il
refoulait le diaphragme dans la poitrine , jusqu'au cœur ,
à la hauteur de la cinquième côte sternale. La panse
ayant été ponctuée , il s'échappa une grande quantité de
gaz ; l'incision ayant été prolongée , on y trouva une
grande quantité d'alimens verts, ayant une odeur acéteuse
et fétide. L'épithélium qui tapisse la face interne de la
panse , du réseau et du feuillet , s'enlevait avec les ali-

mens et laissait à nu la membrane muqueuse de ces vicè-res ; elle était rouge, injectée et couverte d'une multitude d'ecchymoses de diverses grandeurs, rapprochées et de couleur rouge vineux. La muqueuse de la caillette et celle des intestins étaient un peu colorées. Le foie était gorgé de sang noir, les canaux biliaires contenaient quelques concrétions ; le parenchyme des reins était rouge, les autres viscères abdominaux ne présentaient rien d'anomal.

Thorax. La muqueusetrachéale et bronchique était de couleur rouge-brun et couverte de mucosités spumeuses ; les poumons étaient engoués de sang et emphysémateux. Le ventricule droit du cœur contenait une petite quantité de sang noir et coagulé, le gauche était vide ; la membrane séreuse ou interne de l'appareil circulatoire couleur rouge foncé, surtout celle des cavités veineuses. L'aorte postérieure était vide, l'antérieure contenait un long caillot sanguin, noir.

Il existait sur les nerfs pneumogastriques beaucoup d'ecchymoses de couleur rouge vineux.

Après avoir fait connaître des exemples de météorisations simples, j'ai cité des faits et décrit des lésions, qui, selon moi, prouvent, contrairement aux opinions de quelques vétérinaires, que la tympanite de la panse peut être suivie et compliquée de l'inflammation de sa muqueuse et de celle des autres estomacs. Mais il existe une autre variété de cette maladie, dans laquelle la panse est surchargée d'alimens réfractaires à son action, qui la distendent à un tel point que la rumination ne peut s'exécuter. Or, l'expérience démontre que toutes les fois que les substances alimentaires, même celles de la meilleure qualité, séjournent dans la panse et ne sont pas ruminées en temps utile, il s'y développe une fermentation qui produit la météorisation de cet organe.

Indigestion méphitique avec surcharge d'alimens.

Cette maladie se montre ordinairement vers la fin des hivers rigoureux, durant lesquels on est obligé de nourrir les bestiaux de menues pailles, de balles de céréales, de mauvais fourrages, de grandes pailles de seigle, d'avoine, d'orge, de maïs, et souvent de chaume. On prodigue même alors ces alimens, croyant suppléer à la qualité par la quantité. Les animaux sont d'autant plus exposés à leurs mauvais effets, qu'ils sont maigres et affaiblis par un tel régime.

Cette variété de l'indigestion n'est pas très-fréquente dans la partie boisée du Poitou, que j'ai long-temps habitée ; parce que les bestiaux sont mis dans les pâturages en toute saison, excepté pendant quelques jours trop rigoureux. Le peu d'herbe qu'ils pâturent, ramollit plus ou moins les alimens que contiennent les estomacs et tient le ventre plus libre.

L'observation devant toujours justifier les propositions, je citerai encore quelques faits pratiques.

10e *Observation.* Le 15 mars 1805, je fus consulté pour un bœuf de cinq ans nourri à l'étable, avec des fourrages secs. La maladie s'était déclarée par la météorisation de la panse, avec constipation. Un empirique avait fait prendre de la thériaque dans du vin, ce qui avait augmenté le mal. Un autre avait donné des breuvages de lait et d'huile d'olive, des lavemens de décoction de mauves, toujours sans résultats.

A mon arrivée (le 15 au soir), la maladie était à son septième jour ; l'animal était debout dans un état d'insensibilité taciturne ; la panse était excessivement ballonnée ; en la pressant au bas du flanc, on sentait une masse d'alimens durcis, tandis qu'à sa région supérieure elle résonnait comme un tambour. La respiration était fréquente, courte et gênée ; l'expiration plaintive, le pouls petit, concentré, accéléré, mais faible. Le bœuf déjà maigre, avait beaucoup dépéri depuis le début de la maladie ; la peau était sèche, le poil piqué, les oreilles et les cornes froides, les yeux enfoncés dans les orbites, et le muffle sec. La bouche était chaude, sèche, la langue rouge à ses bords. Ce bœuf refusait toute espèce d'alimens et de boissons ; il n'avait pas ruminé depuis huit jours ; la constipation était interrompue par la sortie de quelques mucosités mêlées d'excrémens noirs et fétides, les urines rares et colorées.

Je suis chargé des bestiaux, me dit le métayer, j'ai été obligé de les nourrir principalement avec du chaume assez fourrageux, mais qui a été mouillé sur pied ; cependant je leur donne un peu de foin avant de les faire boire et un peu de paille de seigle après ; mais la principale nourriture est, comme vous voyez, du chaume. Mes grands bœufs ont beaucoup travaillé à défricher deux champs, et celui qui est malade était très-ardent à l'ouvrage, aussi crois-je qu'il s'est *crevé*, je le regarde comme perdu, faites tout ce que vous pourrez.

Diagnostic. — Indigestion méphitique avec surcharge d'alimens.

Pronostic. — Douteux ; je crus devoir retarder la gastrotomie.

Breuvage mucilagineux de décoction d'orge miellée, avec quatre gros d'éther sulfurique, et autant d'eau spiritueuse de mélisse ; lavemens émolliens, frictions sèches, usage de la couverture de laine.

Le lendemain matin 14, même état, même breuvage éthéré, lavemens émolliens qui ne produisirent aucun effet ; je prescrivis deux lavemens d'eau savonneuse, un à midi, l'autre le soir, ainsi que des breuvages d'infusion de mélisse dans une décoction d'orge miellée ; le soir l'animal rendit des excrémens liquides muqueux, noirâtres et fétides ; le propriétaire donna un lavement de décoction de mauves.

Le 15 l'oppression et la dyspnée avaient augmenté ; je ponctuai la panse, il se dégagea une quantité considérable de gaz fétide ; le bœuf en parut soulagé ; je prescrivis des breuvages mucilagineux éthérés, des lavemens émolliens ; je fixai la canule du trois-quarts dans la panse, d'où se dégageait continuellement des gaz.

Le 16, même état : le pouls me parut plus faible ; convaincu de l'insuffisance de tous les moyens que j'avais employés, je me décidai à débarrasser la panse des alimens qui la surchargeaient et dont l'évacuation était au-dessus de tous les moyens naturels. Je proposai donc au propriétaire l'opération indiquée par Chabert, en cette occurrence, sans pourtant en garantir le succès ; il y consentit. J'incisai, d'un seul coup de bistouri, la peau et le rumen, en prolongeant l'ouverture du trois-quarts ; des parcelles de paille et de fourrages ramollies, gluantes, d'une odeur acéteuse, mais fétide, se présentèrent à l'ouverture ; je les sortis avec précaution. Je fis pénétrer dans la panse un morceau de linge d'une forme carrée, allongée, dont un bout pendait au dehors sur la peau ; j'introduisis ma main dans le rumen et en retirai à diverses fois près de quarante litres de fourrages gluans, aglomérés, mal triturés, et fermentés. Je nettoyai la plaie avec de l'eau vineuse, et versai dans la panse quatre litres d'infusion d'absynthe animée par deux fortes cuillerées de sel de cuisine ; deux points de suture faits à la peau mirent en contact les lèvres de la plaie. On donna des lavemens émolliens ; l'animal but enfin un peu d'eau blanche tiède, et me parut très-fatigué de l'opération, qui avait duré près de vingt minutes.

Le 17, le pouls était plus développé, l'animal s'était couché, il me parut mieux. Je prescrivis deux panades liquides par jour, pour le soutenir ; trois breuvages de décoction d'orge miellée, animés par l'eau spiritueuse de mélisse, à la dose de trois gros par breuvage ; on continua les lavemens émolliens, et l'eau blanche aiguisée par le sel de cuisine ; l'animal fienta, urina et se coucha, dans la journée. Le 18 le mieux persista, même prescription. Je revis le malade le 20, il témoigna le désir de manger ; je permis environ deux livres de bon foin, du reste même prescription. Le 22 la cicatrisation de la plaie était commencée ; le bœuf buvait bien l'eau blanche, sa rumination était rétablie : panades plus épaisses, un peu de foin, lavemens, eau blanche. On continua ce régime jusqu'au 26, époque où l'on commença à augmenter peu à peu la nourriture. Sa guérison était complète à la fin du mois.

11e *Observation*. J'ai eu occasion d'observer une maladie semblable, en février 1805 ; je fus tardivement appelé le dixième jour de la maladie. Le bœuf, âgé de huit ans, maigre et épuisé par le travail, était excessivement météorisé et anéanti ; il existait un flux diarrhéique fétide et noir ; le pouls était faible et concentré. Je prévins le propriétaire de l'incurabilité de la maladie, mais il me sollicita de l'opérer ; j'incisai la panse, d'où il s'échappa beaucoup de gaz fétides, et je retirai, avec les précautions précédemment indiquées, près de deux doubles décalitres de paille et de foin fermentés et secs ; le bœuf supporta bien l'opération, mais rien ne put remonter le ton des parois de la panse, ni les forces de l'animal ; il languit encore quinze jours et mourut dans un état de marasme extrême. A l'autopsie tous les tissus étaient pâles, décolorés ; il existait un état d'anémie frappant, car à peine trouvâmes-nous du sang ; la muqueuse de la caillette, celle des gros intestins étaient de couleur gris de plomb, épaissies, ramollies ; ces viscères contenaient des gaz fétides et peu d'alimens.

L'indigestion méphitique, avec surcharge d'alimens, ne

reconnaît pas toujours pour cause des fourrages secs : toute espèce d'alimens accumulés qui distendent considérablement le rumen et contrebalancent ou même surpassent sa force contrative, produit le même effet. Citons en preuve une observation de M. Bernard, vétérinaire à Parthenay, (Deux-Sèvres).

12e *Observation.* Le 5 novembre 1810, on le consulta pour une vache de six ans, tenue à l'engrais depuis deux mois, qui fut trouvée météorisée le 5 au matin ; elle s'était détachée durant la nuit, avait été à un tas de pommes de terre, qui se trouvait dans l'étable et en avait mangé avec excès. Un empirique fit promener cette vache et lui enfonça, à plusieurs reprises, un tronc de chou dans l'anus pour la faire vider. La tympanite augmenta, on eut recours à M. Bernard : météorisation extrême du rumen, flanc gauche dépassant le niveau de la hanche, respiration laborieuse, pouls embarrassé, anxiété extrême, yeux saillans et rouges. Administration de l'ammoniaque dans l'eau froide, lavemens, promenade. Mais la météorisation devenant de plus en plus inquiétante, ce vétérinaire ponctua le flanc gauche, avec un bistouri droit, il sortit beaucoup de gaz, d'un odeur aigre, qui s'échappent avec impétuosité et entraînent avec eux quelques parcelles d'alimens ; il introduisit ensuite dans la plaie de la panse le tube d'un entonnoir ; le flanc s'abaissa sensiblement, la bête fut plus calme et la respiration moins laborieuse. Ce mieux ne dura qu'environ une heure ; la météorisation reparut plus considérable, la respiration était gênée, l'anxiété grande, le cœur battait avec force, les yeux étaient proéminens et la conjonctive rouge-noir. M. Bernard agrandit alors l'ouverture déjà faite à la panse, des gaz en sortirent encore avec des alimens ; il introduisit sa main dans ce viscère, d'où il tira, à diverses reprises, environ trente livres d'alimens : il y injecta ensuite de l'ammoniaque étendue dans une infusion aromatique, qui fit cesser le dégagement des gaz. La plaie du rumen fut nettoyée, pansée et couverte d'étoupes imbibées d'eau-de-vie camphrée. Cette opération fatigua beaucoup la vache, qui avait le pouls petit. Elle fut mise à l'étable.

Le lendemain la malade était mieux, son pouls s'était développé. M. Bernard lui administra des breuvages cordiaux; à midi on lui donna des pommes de terre bouillies et un peu de son, le soir elle eut deux livres de foin et un demi seau d'eau blanche nitrée; la plaie de la panse fut pansée comme la veille.

La bête rumina dès le 5 : on continua les breuvages d'infusion aromatique; on nourrit avec les pommes de terre cuites, assaisonnées de sel, un peu de foin et de l'eau blanche.

Le 15 on supprima les breuvages, mais on continua les pommes de terre cuites, et l'eau blanche; le rumen ne fut plus pansé qu'avec des étoupes sèches. Le 29 la vache fut remise à son régime ordinaire, la plaie était fermée, et le 10 décembre la cicatrice était complète.

15ᵉ *Observation*. (*) Dans la nuit du 17 au 18 mai 1825, M. Taiche fut consulté pour une vache météorisée au point de faire craindre l'asphyxie. Il envoya six gros d'ammoniaque liquide qui furent étendus dans un litre d'eau et donnés de suite.

Le lendemain 18, il trouva la vache debout, ayant le dos voûté, le ventre assez dur, mais excessivement ballonné des deux côtés, surtout le gauche; le pouls était petit et concentré, le mufle froid et peu humide. La bête était triste, elle faisait entendre des gémissemens plaintifs, sans qu'il y eût beaucoup d'anxiété, mais la marche était difficile. La maladie s'était annoncée dès

____

(*) Journal de médecine vétérinaire théorique et pratique, février 1830.

le 17 au matin, par la tristesse, le refus des alimens, des douleurs abdominales, décelées par l'action de se coucher et de se lever fréquemment et enfin par la météorisation. M. Taiche crut avoir affaire à une indigestion méphitique qui céderait à la ponction et à l'administration de l'éther. Il plongea un bistouri dans le flanc gauche, mais malgré un dégagement assez considérable de gaz, il n'y eut qu'un très-léger affaissement du flanc; et quoiqu'il eût la précaution de mettre un tube dans la plaie, le dégagement de fluides élastiques n'eut point lieu. Mais à l'aide de ce tube, il sentit que des alimens entassés surchargeaient la panse. Il employa des breuvages d'infusion de fleur de tilleul et de lavande avec addition de cinq gros d'éther sulfurique. Ces moyens, aidés de la promenade, furent sans effets avantageux. Il se décida à inciser la panse, et sortit de cet estomac environ les deux tiers d'un seau d'alimens, au moyen d'une cuillerée d'étain recourbée. Cette opération fut suivie de l'administration d'un second breuvage semblable au précédent, de la promenade et de la diète, ce qui fut sans effet. A chaque mouvement respiratoire l'air entrait et sortait de la plaie de la panse, et entraînait des parcelles d'alimens. Nouveau breuvage avec l'éther, le soir mieux, ventre moins tendu, pouls bon, l'animal chercha à manger; M. Taiche ferma la plaie par deux points de suture et prescrivit une diète sévère.

Le 19, la météorisation avait disparu, la rumination et l'appétit étaient revenus, mais la sécrétion du lait avait cessé; eau blanche, un peu d'herbe et de pommes de terre cuites.

Le 20, le propriétaire mit imprudemment paître sa vache dans un verger, où elle ne trouva que de mauvaise herbe; elle avait même mangé sa litière la veille, parce qu'elle était mal attachée; aussi la météorisation avait-elle reparu plus intense, la dyspnée extrême et la locomotion difficile. Nouvelle extraction d'environ trois litres d'alimens par la plaie de la panse, breuvage aromatique, promenade, diète.

Le 21, la tympanite avait disparu, le mieux était sensible, la bête cherchait à manger ; deux breuvages aromatiques, un peu d'herbe le soir, eau blanchie, promenade.

Le 22, les fils de la suture tombèrent ; il sortit des parcelles d'alimens par la plaie, cependant la bête allait bien, elle ruminait ; un breuvage aromatique, nettoiement de la plaie avec une infusion aromatique, quantité d'herbes augmentée, boissons blanches.

Les alimens continuèrent à sortir par la plaie les 23 et 24, et, quoique la vache parût bien, elle maigrissait beaucoup.

Le 25, M. Taiche rapprocha les lèvres de la plaie par une espèce de suture à bourdonnets ; même régime que le 22. Le 27, ayant su que l'air passait par l'incision de la panse, il la couvrit d'un emplâtre agglutinatif, fait de térébenthine.

Le 30, tout l'appareil était tombé et les alimens sortaient à pleine ouverture de la panse ; cependant avec l'attention de tenir la plaie propre, elle était complétement cicatrisée le 18 juin.

M. Taiche remarque que cette observation prouve combien l'incision de la panse est peu dangereuse, et prouve aussi que la suture n'est pas nécessaire pour la cicatrisation de cette plaie.

Causes de la Météorisation. Les causes de la météorisation sont variées et nombreuses, et la maladie d'autant plus fréquente que les animaux sont plus éloignés de l'état de nature. Tous les auteurs se sont accordés pour dire que les ruminans à l'état sauvage, satisfaisant librement à leurs besoins, n'en étaient point atteints. Il est constant même que la météorisation est plus rare dans les pays où l'on se livre à l'éducation des bestiaux, où ils vivent, presque durant toute l'année, dans des pâturages plantureux qu'ils broûtent à leur loisir, tandis que cette pneumatose est très-fréquente dans les pays où ces animaux sont nourris avec des fourrages artificiels.

Le trèfle, la luzerne employés comme aliment et donnés à l'étable, fraîchement coupés ou mangés sur pied, sont les causes les plus fréquentes de la météorisation de la panse. Ces fourrages agissent encore d'une manière bien plus prompte et plus funeste s'ils sont mouillés ou couverts de rosée, de gelée blanche, et s'ils contiennent beaucoup d'eau de végétation, comme il arrive dans le vert prématurément consommé.

La météorisation de la panse a été attribuée par les uns à la propriété que ces plantes ont de dégager beaucoup de gaz, ou à la vaporisation de la rosée ou de toute autre humidité qui les recouvre, vaporisation produite par la chaleur du nouveau milieu où se trouvent ces plantes. L'une et l'autre de ces causes pourraient agir simultanément. Presque toujours la météorisation n'a lieu que lorsque l'animal en a mangé une quantité considérable et au-dessus de la force contractive des parois de la panse, qui ne peut comprimer ni résister au développloppement des gaz, c'est-à-dire quand la puissance digestive du rumen ne peut plus contrebalancer l'action des affinités chimiques qui sont mises en jeu dans les alimens qu'il contient, par la haute température de ce viscère. Cependant j'ai vu des animaux fortement météorisés après n'avoir mangé qu'une petite quantité de ces fourrages; alors il y avait sans doute disposition maladive ou atonie de la panse.

La fermentation des alimens ne précède pas toujours la météorisation; car celle-ci a communément lieu immédiatement après le repas, tandis que la fermentation ne s'établit dans les alimens contenus dans la panse que lorsque la rumination a été retardée, empêchée par l'entassement des fourrages dans cet organe, par leur qualité réfractaire ou toute autre cause ; parce qu'alors encore les affinités chimiques ont pu s'exercer en raison égale de la faiblesse ou de la surcharge du viscère. Aussi la météorisation, qui en est la conséquence, n'a lieu que long-temps après le repas.

Olivier de Serres signale le danger de la luzerne qu'il appelle sainfoin : « Tant grassement nourrit le bestail (la luzerne), que n'estant corrigée avec d'autre foin ou de la paille qu'on y mesle parmi, le bestail qui en mangerait d'ordinaire par trop abondante nourriture en serait suffoqué, et surtout la bouvine, etc. » (4e lieu, chap. 4.). M. Tessier dans la 6e note, dit qu'il ne faut donner la luzerne verte, aux bêtes à cornes, qu'après l'avoir cueillie d'avance, l'avoir laissée flétrir au soleil ; et si on croit devoir conduire les animaux dans une luzernière, ce ne doit être qu'après plusieurs jours de sécheresse, et aux heures les plus éloignées de celles où il y a de la rosée.

Ce savant agriculteur dit encore (note 24 du même livre) ; « La luzerne est un très-bon aliment pour les animaux, meilleur encore dans les départemens méridionaux que dans les autres ; mais on ne peut en faire manger de verte aux ruminans sans quelques précautions. Si on la mêle avec du fourrage sec, soit foin, soit paille, elle n'est point nuisible ; si on est forcé de la donner seule, au moins faut-il, avant, l'exposer plusieurs heures au soleil, et jusqu'à ce qu'elle soit amortie. Il paraît qu'alors le gaz délétère, qui la rend mortelle dans quelques cas, est dissipé ou reste en moindre quantité, etc. »

Il est de fait que les bêtes à cornes et les bêtes à laine sont subitement gonflées et meurent, pour la plupart, sur le champ, surtout quand, après une pluie qui développe rapidement la végétation de la luzerne, on la leur donne fraîchement coupée, ou lorsqu'on les conduit dans une luzernière ». Je pense, dit encore M. Tessier, qu'il est présumable que la fréquence de la tympanite, par le fait du dégagement des gaz des alimens accumulés dans la panse des ruminans, vient de ce que ces fourrages n'ont subi qu'une mastication grossière avant d'être déglutis, et ne sont qu'incomplétement imbibés de salive et de mucus, tandis que dans le cheval qui mâche, broie et insalive mieux ses alimens, qui les avale plus lentement, et n'en entasse jamais une aussi grande quantité dans son estomac que le bœuf le fait dans sa panse, est rarement exposé à ce dégagement de gaz. En effet, les alimens contenus dans la caillette du bœuf ayant subi une seconde mastication, puisqu'ils ont été ruminés, puis triturés et humectés par le feuillet, dégagent rarement des gaz, se trouvent alors dans le même état d'atténuation et de chimification que ceux que contient l'estomac du cheval. De même l'indigestion avec ballonnement de l'estomac et vertige dans l'espèce équine, attaque de préférence, ou plutôt ne s'observe que sur les chevaux goulus, qui boivent, comme on dit, l'avoine ou le son, et dans ceux que l'on gorge de ces alimens, croyant leur donner plus de force et d'ardeur au travail : dans ces cas, ces alimens sont comme ceux de la panse, mal broyés, incomplétement mâchés et insalivés, susceptibles de fermenter dans l'estomac, et plus réfractaires à son action.

L'herbe tendre et aqueuse des prés naturels et dont la végétation a été rapide, comme on le voit dans les premiers jours du printemps et de l'automne, cause aussi la météorisation de la panse. (4ᵉ OBSERV.) Les animaux passent à ces époques du régime austère de l'hiver, ou des pâturages torréfiés de l'été dans les prés de regains ; transitions qui produisent aussi des gastrites et des entérites très-intenses, comme nous le verrons plus loin. M. Grognier dit que cette maladie, nommée *empansement* en

Auvergne, survient au bétail qui, après avoir souffert de la faim pendant l'hivernage, se trouve, au printemps, dans des prairies trop substantielles, comme sont celles des vallées d'Aurillac. Ce que nous avons dit précédemment des fourrages artificiels, verts et humides, s'applique à l'herbe aqueuse des prés ; mais ces herbes sont encore plus funestes quand elles sont couvertes de rosée et de gelée blanche, qui se vaporisent avec une grande promptitude dans le rumen, et le dilatent considérablement. Enfin, il est d'observation que la dépaissance des herbes couvertes de gelée blanche font presque toujours avorter les vaches et les jumens, soit des effets de la météorisation de la panse, ou de l'estomac, ou des gros intestins, soit encore d'entérite sur-aiguë.

On assure que la méthode de plâtrer les prairies artificielles a rendu les affections tuberculeuses et les indigestions méphitiques beaucoup plus funestes sur les ruminans, dans les environs de Lyon.

Les feuilles de choux verts, données en trop grande abondance, fraîchement cueillies ou mouillées, couvertes de rosée, l'animal étant à jeun, causent encore des tympanites funestes (8ᵉ OBSERV.) ; aussi recommandais-je, en Vendée, où ces alimens sont très-usités, de les cueillir d'avance et d'attendre qu'elles fussent essorées, avant de les donner aux bestiaux ; et si on était obligé de les laver, pour en ôter des malpropretés, j'exigeais qu'on les laissât sécher avant de les délivrer aux bœufs.

Il est reconnu que les fourrages verts, les plantes papillonacées et les céréales surtout, sont d'autant plus funestes, que ces substances, au-dessus des forces digestives et contractiles de la panse, la surchargent, la distendent, suspendent la rumination, fermentent dans cet estomac, s'y agglomèrent, se dessèchent et forment des masses que les mucilagineux, les adoucissans ne peuvent délayer, pas plus que l'ammoniaque et l'éther ne condensent les gaz qui se dégagent de leur fermentation ; J'ai vu les glands de chêne produire le même effet.

J'ai donné (5e obserV.) un exemple des mauvaises qualités des pommes de terre , quand elles sont germées. J'ai eu occasion de me convaincre du danger de leur emploi comme aliment dans cet état ; les jets étiolés sont surtout les plus malfaisans. J'ai vu notamment un cochon périr de coliques, avec tympanite, diarrhée et paralysie du train de derrière, pour en avoir mangé une assez grande quantité qu'on avait jetée dans une cour. Ainsi germées en tas, ces racines tuberculeuses ont une propriété narcotique due à la solanine, et en effet ce cochon était dans un état d'engourdissement et d'affaiblissement extrêmes ; il avait les yeux gonflés , les pupilles dilatées , avec de fréquens vomissemens ; il succomba promptement. L'état d'atonie dans lequel tombèrent les organes digestifs du bœuf qui fait le sujet de la 5e obserV. précitée , semble aussi être une preuve de la propriété narcotique que nous venons de signaler.

« Des accidens arrivés à Brunswich, en donnant au gros bétail des résidus provenant de la fabrication d'eau-de-vie de pommes de terre germées , ont engagé M. le docteur Otto à examiner le germe de ces tubercules. Il a donc traité ces germes par l'eau acidulée avec l'acide sulfurique ; puis précipitant la liqueur par l'acétate de plomb pour isoler l'acide sulfurique, l'acide phosphorique et une matière extractive, il a filtré. La liqueur filtrée , saturée par un lait de chaux, fournit un précipité d'où l'on sépara par l'alcool bouillant la solanine, qu'on obtient ensuite pure par plusieurs cristallisations successives. »

« Des expériences directes entreprises sur l'action de la solanine sur l'économie, ont démontré que le sulfate de solanine, à la dose d'un grain, a donné la mort à un lapin, en six heures; que sur un animal plus gros, il a fallu trois grains pour le faire périr au bout de neuf heures. On a particulièrement remarqué, chez ces animaux, la paralysie des extrémités postérieures. Le même phénomène a été observé chez les bestiaux nourris avec les résidus de pommes de terre germées. »

« M. Blanchet a analysé, par les procédés de M. Liebig, la solanine extraite des germes de la pomme de terre, et l'a trouvée composée de carbone 62,11; hydrogène 8,92; azote 1,64; oxigène 27,55... Cette composition diffère de celle qui a été donnée par MM. Henry et Plisson, pour la solanine retirée des tiges de la douce-amère. »   (*Journal de Chimie*, avril 1854).

Les herbes fraîches, entassées dans les écuries et les étables étant susceptibles de subir un commencement de fermentation, quand on les laisse ainsi amoncelées sans les remuer, sont alors des alimens dangereux et capables de causer la météorisation de la panse. On s'assure de cet état en introduisant la main dans ces tas d'herbes où l'on sent une chaleur insolite si la fermentation y existe; il faut alors les étendre, les faire un peu sécher pour empêcher qu'elles ne soient nuisibles. Les sarclures des blés et des jardins où se trouvent souvent des coquelicots, sont aussi très-dangereuses.

Un vétérinaire, fort instruit, a dit, dans un concours, que l'usage des farineux causait le ballonnement de la panse, parce que ces alimens se précipitaient par le fait de leur propre poids au fond de cet estomac, qu'alors ils étaient difficilement ramenés dans la bouche pour la rumination; qu'enfin ce séjour accidentel déterminait dans ces substances une fermentation et un dégagement de gaz, que produisaient la tympanite. On sent, disait-il, un gargouillement qui est l'effet de cette fermentation; il n'y a que l'incision de la panse, pour en sortir ces alimens, qui puisse sauver l'animal; on les voit souvent jaillir à l'instant de la ponction.

J'ai bien vu les glands, le son, le blé, produire des effets analogues ; j'ai même guéri les animaux sans incision ni ponction de la panse. Aussi, pour en éviter le retour, je conseillai aux cultivateurs de concasser les glands et de les mêler, ainsi que l'orge et le son, avec du foin grossièrement coupé qui les enveloppait ; je remarquai qu'alors ces alimens étaient ramenés plus facilement dans la bouche pour la rumination. J'ai même lieu de croire que ce procédé a évité des accidens. Cependant M. Gasparin a fait des expériences qui prouvent que des animaux uniquement nourris avec des betteraves coupées, les ramènent dans la bouche pour être ruminées, d'où l'on peut conclure que les substances pultacées sont aussi soumises à cette seconde mastication, et que les effets dangereux de certains alimens viennent surtout de leur facilité à passer à la fermentation.

Ainsi nous avons vu le son produire, par ses propriétés fermentiscibles et par un certain degré d'altération qu'on néglige souvent de constater avant de le donner aux animaux, des météorisations graves, ainsi que le prouve la 2⁰ OBSERV.

M. Vollet, vétérinaire à Aubigny, a observé dans une vache la météorisation produite par deux épingles implantées dans les parois de la panse qui traversaient aussi la région du diaphragme contre laquelle touche cet estomac. Il remédia plusieurs fois à ces accidens au moyen des alcalins, des lavemens et l'emploi des panades et des légumes cuits, comme aliment. La présence de ces corps étrangers causant une vive douleur, la vache retardait instinctivement cette action physiologique ; de sorte que la météorisation revenait toutes les fois que la bête mangeait, par suite de la fermentation des fourrages incomplétemens ruminés. Ce vétérinaire décida le propriétaire à vendre sa vache pour la boucherie. A l'autopsie il reconnut que la paroi inférieure et antérieure de la panse était traversée, de dedans en dehors, par deux grosses épingles en laiton, qui transperçaient aussi la diaphragme, réunissaient ces deux organes et s'opposaient à leur contraction pour l'ascension de la boule alimentaire de la panse dans la bouche, lors de la rumination.

Dans un mémoire présenté à la Société royale d'agriculture, pour le concours de 1821, par M. Tressignez, vétérinaire à Douai (Nord), se trouve une observation faite sur un jeune veau, qui mourut d'une météorisation de la panse causée par une égagropile qui était placée dans un enfoncement contre nature, situé près de l'ouverture œsophagienne du rumen, de manière à empêcher le retour des alimens vers la bouche pour le complément de la rumination. Les seuls signes auxquels cette singulière affection donna lieu, furent la maigreur extraordinaire de l'animal et des météorisations fréquentes, aussi fut-elle méconnue jusqu'à la mort.

Si l'on peut anatomiquement et physiologiquement démontrer que la panse est une annexe de la caillette ou du véritable estomac des ruminans ; qu'elle est un organe où les alimens subissent une modification qui les prépare à la digestion ; si l'expérience et l'observation ont prouvé que plusieurs causes peuvent troubler instantanément et subitement les fonctions de ce viscère, et produire, entre autre effets, un dégagement considérable de gaz qui distendent énormément cet estomac, cette maladie est donc réellement une indigestion. Aussi est-ce une erreur de dire, en parlant de la météorisation de la panse, que là où il n'y a pas de digestion, il ne peut y avoir indigestion ; puisque la rumination doit être considérée comme un commencement de digestion, et un phénomène physiologique, mais préparatoire de la fonction de la caillette, qu'ils exécutent avec des précautions et dans des circonstances qui s'observent dans tous, soit à l'état de nature, soit à celui de domesticité.

Nous ne répéterons pas ici les symptômes et les signes qui caractérisent la météorisation de la panse, les ayant suffisamment fait connaître dans la description des faits pratiques.

Le *dyagnostic* de la météorisation de la panse n'est point équivoque. La tympanite subite et spontanée est le symptôme essentiel de cette maladie, qui apparaît sans prodôme, quelle qu'en soit la cause, comme le démontrent les observations que nous avons précédemment citées. Tandis que la météorisation qui complique la gastrite et la gastro-entérite, ne se manifeste qu'après le développement de la maladie primitive. On ne doit pas confondre la météorisation avec la *splénite* ou *sang de rate*, dont je traiterai plus loin.

Pronostic. — Toute météorisation subite et considérable est toujours une maladie grave, quand la dyspnée, l'anxiété sont extrêmes ; l'asphyxie et la congestion cérébrale imminentes. Le pronostic est fâcheux dans ces cas, comme il l'est encore dans les météorisations produites par la surcharge de la panse ; l'inertie des membranes du rumen est quelquefois, dans ce cas, au-dessus des secours de l'art, surtout chez les bestiaux maigres, affaiblis par un mauvais régime ou par l'âge ; elle prend alors, malgré l'opération de l'extraction des alimens, un caractère chronique ; il survient quelquefois une diarrhée souvent mortelle, où encore l'opération de la gastrotomie est suivie d'une péritonite funeste dont nous signalerons la cause.

La météorisation produite par le son fermenté, avarié, par des fourrages vasés, altérés, par les pommes de terre germées, les sarclures des blés où se trouvent des coquelicots, sont aussi fort graves, parce que ces substances, outre leurs propriétés réfractaires à l'action de la panse qu'elles surchargent et la fermentation que fait développer leur séjour accidentel, fournissent encore des gaz qui ont des propriétés narcotiques et des effets funestes. Un de mes collègues a dit même que dans la météorisation les gaz dégagés ont quelquefois une vertu septique qui agit sur le sang, puisque l'on voit apparaître dans quelques cas des tumeurs semblables à celles qui se manifestent dans les maladies charbonneuses.

La météorisation intense peut produire l'avortement par la compression qu'exerce alors ce viscère sur l'utérus, compression qui empêche la circulation placentaire, produit le détachement de cette membrane fœtale, la mort du fœtus et tous les accidens qui accompagnent son expulsion prématurée.

Chabert avait déjà signalé le gaz acide carbonique qui se dégage des alimens contenus dans la panse dans le cas de météorisation. Des analyses plus exactes ont été faites de nos jours. M. Plucher de Soleure reçut, en octobre 1825, de M. Luthi, vétérinaire, une vessie remplie du gaz recueilli du corps d'une vache fort enflée, qu'il venait d'opérer. Ce gaz avait une odeur forte et fétide à l'instant de sa sortie du corps. Après avoir passé dans plusieurs verres ou récipiens, au moyen d'une cuve pneumatique remplie d'eau distillée, ce gaz avait encore une odeur fort désagréable ; il était incolore et contenait du gaz acide carbonique trois cinquièmes, et du gaz oxide de carbone, deux cinquièmes.

L'analyse d'une autre vessie pleine de gaz, retiré quelques jours après du rumen d'une autre vache météorisée, contenait les mêmes élémens chimiques, mais le gaz acide carbonique en formait les quatre cinquièmes.

Gemlin qui a aussi décomposé ce gaz, développé dans l'estomac après l'usage immodéré du trèfle, a reconnu que 100 parties contenaient acide hydro-sulfurique 80 ; hydrogène carboné 15, acide carbonique 5.

M. Lassaigne qui s'est aussi occupé de la composition chimique du gaz extrait de la panse d'une vache météorisée , soigneusement recueilli , conservé et analysé trois heures après , a reconnu que 100 parties contenaient gaz acide carbonique , 29 ; gaz oxigène , 14,7 ; hydrogène carboné , 6 ; azote , 50-5 ; égal 100.

L'hydrogène carboné renfermé dans ce gaz tient le milieu par sa composition entre l'hydrogène proto-carboné et l'hydrogène deuto - carboné. Il est formé de deux volumes d'hydrogène et d'un volume et demi de carbone.

L'analyse de M. Plucher prouve la prédominance de l'acide carbonique dans le gaz soumis à ses recherches ; c'est l'acide hydro-sulfurique qui formait les quatre-vingts centièmes de celui soumis à l'investigation de Gemlin ; tandis que l'azote entrait pour la moitié et l'acide carbonique pour un quart dans celui dont M. Lassaigne a séparé les principes constituans.

Que prouvent ces différences de résultats constatés par des hommes recommandables et versés dans la pratique des opérations chimiques ? Ou que les causes de la météorisation n'étaient pas les mêmes dans les divers animaux sur lesquels on a recueilli ces gaz , ou qu'ils l'ont été dans des circonstances et à des époques différentes. C'est peut-être cette variété de composition chimique qui fait que les alcalins et l'ammoniaque liquide ont réussi au plus grand nombre des vétérinaires , l'éther sulfurique à d'autres, et l'eau spiritueuse de mélisse étendue dans les tisanes mucilagineuses dans quelques cas.

Quant au *traitement* de la météorisation de la panse, elle se guérit , 1° par la sortie des gaz, dégagés soit par la bouche, soit par l'anus ; 2° soit par la neutralisation de ces gaz au moyen de substances médicamenteuses ; 5° enfin par la ponction de la panse, ou par son incision , au moyen de laquelle on évacue gaz et alimens.

Examinons ces différens moyens, et les indications diverses que présentent les variétés de la météorisation.

Mais discutons d'abord la proposition suivante dont je tairai l'auteur : « La ponction de la panse est le seul » remède qui mérite de la confiance ; il doit être em- » ployé de suite , car le bœuf peut guérir spontanément » de la météorisation , par la faculté qu'il a de rendre » les gaz par la bouche ; et lorsque cette maladie gué- » rit sans ponction , c'est plutôt la nature qui a triom- » phé de la maladie que l'éther et l'amoniaque. »

A la vérité lorsque la météorisation est peu considé- rable , la promenade la fait quelquefois disparaître , parce qu'alors la distension des parois du rumen , n'est pas au- dessus de sa résistance et de la force contractile de sa membrane charnue ; celle-ci réagit sur les gaz et opère leur évacuation par des rots , des regurgitations et des défécations liquides, accompagnées de vents. Néanmoins ces moyens naturels de guérison peuvent être secondés par l'application de plusieurs linges ou d'une couverte, imbibée d'eau froide , sur les lombes , les flancs et l'épi- gastre. Ce traitement est connu de tous les cultivateurs qui le mettent souvent et infructueusement en usage , avant de réclamer les secours du vétérinaire. Mais quand la tympanite est grave , que la panse soulève les flancs au-dessus du niveau des côtes , des hanches et des lom- bes , avec anxiété , dyspnée , etc etc , les éructations, les vomissemens , les déjections alvines liquides et ven- teuses ne font point cesser la pneumatose et l'animal périt. Tandis que si on administre de suite de l'ammoniaque liquide , ou de l'éhter , selon le cas , on voit communément le flanc s'abaisser et la pneumatose disparaître ; il est rare même qu'il faille répéter le breuvage. Or, je demande si dans ces divers cas c'est la nature qui a triomphé ? Enfin , l'expérience m'a encore prouvé que l'on guérit le plus grand nombre des météorisations sans la ponction du rumen , malgré qu'elles soient intenses et exigent les secours de l'art.

L'observation ayant prouvé que dans les météorisations graves, les gaz ne pouvaient naturellement sortir de la panse en assez grande quantité pour opérer la guérison de la maladie, on a proposé de les faire sortir au moyen d'une baguette flexible, introduite dans l'œsophage; mais ce procédé est dangereux, surtout dans des mains inhabiles. D'ailleurs l'œsophage se contracte sur la baguette et empêche la sortie des gaz par la bouche. L'introduction de cette sonde n'arrête pas la fermentation des alimens, ni ne neutralise les gaz. Enfin, la présence prolongée d'un corps dur dans l'œsophage peut causer des accidens subséquens, que la contrainte et l'impatience du bœuf rendraient plus funestes. La sonde creuse dont parle de la Bère-blaine, et que l'on attribue à Monro d'Edimbourg n'a pas sans doute répondu aux espérances qu'on en avait conçu, car elle est peu employée. Cependant M. Jeannet, vétérinaire près Barbezieux, m'a écrit en avoir obtenu de bons effets. Je n'ai point essayé ce procédé; je crois pourtant qu'il pourrait être avantageux, parce qu'il fournit non seulement le moyen de faire évacuer les gaz, mais encore celui de faire parvenir dans la panse des breuvages propres à les absorber et les neutraliser. Et qu'en raison de sa fléxibilité, la présence de cette sonde, même un peu prolongée dans l'œsophage causerait moins d'accidens qu'une baguette toujours plus ou moins résistante.

Plusieurs médicamens ont la propriété de neutraliser les gaz dégagés des alimens contenus dans la panse.

Chabert, considérant que ces fluides élastiques étaient en grande partie composés de gaz acide carbonique, indiqua, pour cet effet, les alcalis tels que la lessive de cendre de bois neuf, l'eau de chaux, la potasse du commerce et surtout l'alcali volatil fluor ou l'ammoniaque liquide. Les succès qu'on en obtint firent la réputation de ce médicament, c'est encore le remède le plus généralement employé, sa dose est de six gros à une once, une once et demie pour les gros ruminans, et de deux gros pour les moutons; on l'étend dans un litre d'eau froide pour les premiers et dans un verre de ce liquide pour les seconds. L'expérience m'a prouvé son efficacité toutes les fois que la météorisation est récente et produite par les fourrages verts, parce qu'alors il ne peut y avoir inflammation des organes digestifs. L'ammoniaque se combine, dit M. Prevot de Genève, avec l'acide carbonique ou l'hydrogène sulfuré, qui font la base de ces gaz; de cette combinaison il résulte ou du carbonate d'ammoniaque, ou de l'hydro-sulfate d'ammoniaque, qui, ainsi combinés, occupent mille fois moins de volume qu'à l'état gazeux. On doit seconder les effets de ce médicament par la promenade et les lavemens d'eau tiède, tenant en dissolution du sel de cuisine ou du savon ordinaire, qui sollicitent l'évacuation des excrémens accumulés dans le gros intestin.

Mais toutes les fois que l'état du pouls, la rougeur de la langue et la chaleur de la bouche, ont pu me faire soupçonner un commencement d'inflammation, j'ai employé de préférence l'éther sulfurique, parce qu'il condense très-promptement les gaz et ne cause aucune irritation. J'y ajoutais même l'eau spiritueuse de mélisse, ce qui me mettait à même de diminuer la dose de l'éther. L'eau de mélisse a une propriété stimulante et diffusible qui sollicite l'action contractile des membranes de la panse, sans trop exciter le système nerveux, ce qui seconde puissamment l'action de l'éther; c'est un de ces médicamens que les vétérinaires doivent toujours avoir à leur disposition.

Mais de tous les moyens indiqués, c'est à l'éther que j'accorde le plus de confiance dit M. Prevost. En effet, il agit le plus souvent avec une promptitude étonnante. L'éther, dit-il encore, en se vaporisant dans la panse comprime les bulles gluantes dans lesquelles les gaz sont enveloppés , il les crève ; opère ainsi la réunion de la masse gazeuse auparavant très-divisée , et permet son éjection , de là l'affaissement de la panse. Quelle que soit la manière d'agir de l'éther , toujours est-il que je l'avais employé avec avantage , douze ans avant la publication des mémoires de M. Prevost ; j'y avais été conduit par les succès que j'en avais obtenus dans les coliques du cheval , avec météorisation des gros intestins.

En novembre 1825 , un bœuf météorisé pour avoir trop mangé de feuilles de choux , fut confié aux soins de M. Prevost , il guérit par l'emploi de l'éther ; deux heures après la disparution de la tympanite , le propriétaire se décida à le faire tuer , pour l'usage des gens de sa maison ; mais la viande fraiche avait si bien conservé le goût et l'odeur de l'éther , qu'il fut impossible de la manger. On crut pouvoir faire diparaître cette odeur en la salant , mais elle conserva toujours le goût, l'odeur de l'éther , et tomba en pure perte. M. Prevost pense que l'ammoniaque produirait le même effet. Cette observation doit donc engager les vétérinaires à faire différer , de deux jours au moins , l'abattage des animaux pour la boucherie , quand il leur a été administré des médicamens diffusibles et très-odorans.

J'ai fait la même observation pour le lait : ayant donné de l'éther à des vaches météorisées , je reconnus avec surprise que le lait qu'on leur avait tiré le soir et même le lendemain de leur guérison , avait une odeur d'éther insupportable. J'ai fait cette remarque la première fois sur une vache tympanisée , appartenant à une marchande de lait , et sur une autre vache d'un hospice civil. Depuis cette époque (1815) , j'ai toujours recommandé de jeter le lait tiré durant les deux jours qui suivaient le traitement , l'odeur disparaissant toujours le troisième.

M. Charlot, (Recueil, mars 1851), considère la météorisation de la panse par les gaz qui se dégagent des allimens, comme l'effet de leur fermentation, ce qui n'est pas constant ; il rapporte l'analyse de ces fluides élastiques fait par MM. Frémi et Lameyran, qui les ont trouvé composés d'hydrogène sulfuré, d'hydrogène carboné et d'acide carbonique. Puisque l'hydrogène prédomine dans ces produits gazeux, dit M. Charlot, il faut choisir, pour les neutraliser, une substance qui ait beaucoup d'affinité pour ce gaz, et qui, en le faisant entrer dans de nouvelles combinaisons, puisse facilement le condenser. Les chlorures lui parurent propres à remplir ce double but.

Pour justifier ce choix, il cite une opération chimique dans laquelle il mit en contact un mélange de gaz acide carbonique, hydrogène sulfuré et hydrogène carboné, avec du chlorure d'oxide de sodium, qui les condensa à l'instant.

Passant au mode d'emplois, il prescrit 1° pour les indigestions et les météorisations récentes résultant d'alimens verts, une cuillerée de chlorure d'oxide de sodium dans un bouteille d'eau de lessive froide, parce que l'acide carbonique domine dans ce cas et qu'il convient d'augmenter la dose d'alcali. 2° Pour les indigestions et météorisations chroniques, comme celles qui ont lieu à la suite de l'emploi de certains alimens secs, il recommande deux cuillerées de chlorure dans une bouteille d'eau froide, afin que la grande quantité d'hydrogène carbonné et sulfuré qui existe, dans ce cas, puisse être entièrement décomposée par le chlore.

M. Charlot conseille de ne jamais étendre les chlorures dans des infusions ou des décoctions qui contiennent des substances organiques, dont la grande affinité pour le chlore en neutraliserait l'action ; telles que celles de plantes amères, aromatiques, le vin, les huiles, les mucilages. Il faut toujours, dit-il, faire usage d'un alcali fixe comme la potasse, la soude, la chaux ; on n'associe, dit-il, jamais une chlorure à l'ammoniaque, car celle-ci serait décomposée et neutraliserait ainsi l'action thérapeutique du chlore. On peut unir, au contraire, l'éther aux chlorures, sans avoir à craindre de décomposition.

Ce vétérinaire cite des météorisations dans le mouton, guéries avec une cuillerée d'eau de javelle (chlorure d'oxide de potassuin) dans un verre d'eau froide ; chlorure qui est préférable à l'ammoniaque pour les bêtes à laine, non seulement à cause de sa grande efficacité, mais encore parce que l'ammoniaque occasione souvent une vive irritation qui détermine le passage d'une portion du liquide dans la trachée et cause l'asphyxie.

Il cite encore un fait pratique où le chlorure d'oxide de sodium, à la dose de deux cuillerées à bouche étendues dans une bouteille d'eau froide soulagea aussitôt un mulet tympanisé, qu'un second breuvage guérit complétement. M. Charlot en a indiqué plusieurs fois l'emploi sur des mulets et des chevaux tympanisés et pour un cheval ayant des coliques déterminées par une indigestion.

Le mode de traitement indiqué par ce vétérinaire, dans cette maladie, est un moyen thérapeutique de plus pour la médecine des animaux domestiques, que je n'ai pas eu occasion d'expérimenter par moi-même, mais qui a réussi une fois à ma connaissance sur une vache ; ce qui m'inspire assez de confiance pour l'indiquer aux vétérinaires.

La saignée est aussi un puissant auxiliaire de l'ammoniaque et de l'éther, surtout s'il y a danger de congestion cérébrale et d'asphyxie. Elle m'a paru souvent indispensable (5e Observation). D'autre fois j'y ai eu recours après la ponction de la panse.

M. Besnard, vétérinaire à Boulogne, rapporte, dans un mémoire couronné par la société royale d'agriculture en 1827, que la météorisation de la panse des gros ruminans, causée par la présence d'une quantité plus ou moins considérable d'alimens verts et humides, est connue dans le pays qu'il habite sous le nom de *froid-sang*; que le traitement qu'il a le plus ordinairement mis en usage consiste dans une saignée pratiquée à une des veines sous-cutanées, qui guérit les animaux comme par enchantement, de sorte qu'on est rarement obligé d'avoir recours à d'autres moyens. Enfin, M. le professeur Toggia indique le *sel de nître* dissout dans une infusion de cammomille et de fleur de sureau comme un remède très-efficace dans l'indigestion méphitique simple.

Malgré tout ce que je viens de dire, toutes les fois que la météorisation est extrême, que le ballonnement du rumen repousse tellement le diaphragme qu'il est exposé à se rupturer, ou qu'il y a danger imminent d'asphyxie, on doit se hâter de ponctuer la panse avec un trois-quarts. Cette ponction doit être faite à la partie supérieure du flanc gauche répondant à la face supérieure du rumen, à égale distance de la dernière côte, de l'angle externe de la hanche et des apophyses transverses des lombes, et jamais plus bas. Quoique cette opération soit une dernière ressource, dit Fromage de Feugré, il importe cependant à son succès de ne pas attendre que la bête soit dans un état désespéré pour la pratiquer; car il n'est pas douteux que c'est par ce retard funeste qu'elle est discréditée, et que souvent alors on impute la perte de l'animal à la témérité du vétérinaire, tandis que la mort du malade est le résultat de la négligence des propriétaires à appeler l'homme de l'art. L'expérience démontre en effet que toutes les fois que cette opération est pratiquée dès que la météorisation devient inquiétante, ou après l'emploi infructueux d'un ou de deux breuvages absorbans composés d'ammoniaque, d'éther, etc., on sauve presque tous les animaux malades.

Il y a donc également erreur de dire qu'on ne doit pratiquer la ponction qu'à toute extrémité, comme à assurer que c'est le seul remède efficace, puisque beaucoup d'indigestions avec météorisation guérissent sans ce secours. C'est au vétérinaire à décider de son opportunité. Il doit d'ailleurs s'attendre à éprouver de grands obstacles si cette opération n'a pas encore été pratiquée dans le pays où il débute, c'est ce qui m'est arrivé dans le commencement de ma pratique ; mais lorsqu'elle a réussi dans deux ou trois occasions, le public est plus confiant. Cependant il ne faut jamais ravaler le mérite de la ponction de la panse et dire que rien n'est si simple que ce procédé opératoire, car il arrive alors que les cultivateurs se mettent à la faire eux-mêmes et la font mal, comme j'en ai vu des exemples et comme M. Prevost de Genève a eu occasion de l'observer. Je passerai sous silence son procédé opératoire, il est connu de tous les vétérinaires, ainsi que le trois-quarts de Chabert. Il est utile de boucher le tube laissé dans la panse, lorsqu'il ne sort plus de gaz, dans le but d'empêcher l'entrée de l'air extérieur dans cet estomac. Mais dans la météorisation avec surcharge d'alimens où la fermentation cesse pendant plusieurs heures, pour recommencer ensuite, on doit laisser la canule plusieurs jours ; la précaution de la boucher dans les intervalles des dégagemens de gaz, est une chose indispensable.

Les détails dans lesquels nous sommes entré dans les observations relatives à l'indigestion méphitique compliquée d'inflammation des organes digestifs, nous dispensent de revenir sur cette maladie.

Il nous reste maintenant à parler de l'indigestion méphitique avec surcharge d'alimens ; maladie plus habituelle chez les bestiaux tenus à l'étable et nourris avec des fourrages secs ; maladie qui est caractérisée par la météorisation moins subite du rumen, avec dureté et plénitude de cet estomac, amaigrissement rapide, pouls petit et concentré, quelquefois faible, et à laquelle succède toujours l'inflammation des organes digestifs, si elle n'est pas combattue à temps.

Quelques vétérinaires ont confondu cette maladie avec la gastrite compliquée de ballonnement du rumen, dont nous parlerons plus loin ; ce qui est une erreur de diagnostic. Dans la gastrite, la météorisation n'est que secondaire et due à la fermentation des alimens contenus dans la panse qui y séjournent au-delà du terme normal, puisque la rumination est suspendue. Tandis que dans la tympanite avec surcharge, la météorisation est, à quelques prodromes près, le premier symptôme, et auquel il faut ajouter la plénitude et la dureté de la panse ; car cet organe est le siége et le point de départ de la maladie qui peut se compliquer secondairement de l'inflammation des organes de la digestion.

Cette variété de la tympanite résiste aux breuvages délayans mucilagineux, à l'ammoniaque, à l'éther, et même à la ponction. Les alimens accumulés, durcis et desséchés dans le rumen, forment des agglomérations, des pelottes de matières alimentaires qui ne peuvent plus être ramenées dans la bouche, pour y subir une seconde mastication : elles sont au-dessus de la force contractile du premier estomac. Il faut absolument inciser la panse, y introduire la main pour la vider des alimens qui la surchargent.

Rien ne prouve mieux l'efficacité de ce moyen que la 15e *Observation* appartenant à M. Taiche. En effet, si sous l'influence d'un traitement aussi timide que celui employé par ce vétérinaire, il a guéri une maladie assez grave, on doit tout espérer d'un traitement plus actif ; car, si M. Taiche eût extrait deux seaux d'alimens de la panse, dès la première incision, il eût obtenu une guérison prompte, et évité la sortie continuelle de parcelles d'alimens qui pouvaient tomber dans la cavité abdominale et causer une péritonite mortelle. Il aurait peut-être évité même la seconde météorisation , pour laquelle il a montré le même tâtonnement. Il en est de l'incision de la panse comme de sa ponction ; il importe à son succès de ne pas l'entreprendre quand la maladie est trop avancée.

Je pense qu'il est nuisible de verser des liquides , soit médicamenteux , soit nourrissans, en grande abondance , par l'incision faite à la panse , pour extraire les alimens qui la surchargent ; et j'attribue à ce procédé la mort de quelques animaux sur lesquels on l'a employé.

La panse n'est point l'estomac où les alimens sont digérés , réduits en chyme et où commence l'absorption chilifère. Ceux qui parviennent dans cet estomac , même à l'état pulpeux , doivent encore être ramenés dans la bouche et ruminés , n'ayant pas été suffisament triturés par la première mastication. Il faut, pour l'accomplissement de ce phénomène , que la panse se contracte en tout sens pour pousser les alimens vers la gouttière œsophagienne dont les lèvres s'entr'ouvrent, reçoivent , moulent la pelotte alimentaire qui enfile et remonte l'œsophage. La contraction énergique du diaphragme et des muscles abdominaux aide à cette ascension. Or , si la panse , après avoir été incisée et inondée de liquides , se contracte soit par la stimulation des substances qu'elle contient , soit pour l'ascension du bol alimentaire lorsqu'elle est ainsi remplie de substances solides et fluides , n'est-il pas à craindre qu'une partie des breuvages et quelques fragmens de fourrages , ne passent par l'incision pratiquée aux parois supérieures du rumen et tombent dans la cavité abdominale? La présence de ces substances dans le sac péritonéal déterminera indubitablement une inflammation violente du péritoine et la mort de l'animal, comme j'en ai eu des preuves , que je ne puis citer parce qu'elles ne m'appartiennent pas et qu'elles pourraient nuire à leur auteur. Tandis que lorsqu'on a injecté une petite quantité de liquides dans la panse, il n'y a pas de péritonite à craindre, et les animaux guérissent.

Autant donc j'approuve l'introduction de quelques litres de substances liquides stimulantes, après l'extraction d'une partie des alimens qui surchargeaient le rumen, et cela pour ranimer la force contractile de ses parois et délayer les alimens qui y restent encore, autant aussi je trouve nuisibles et dangereuses les autres injections, pour les motifs que je viens de citer.

N'ai-je pas prouvé d'ailleurs, en signalant les deux modes de déglutition des ruminans, que les liquides versés doucement et par gorgées parvenaient en majeure partie dans la caillette? Il est donc préférable de les administrer ainsi dans le cas dont il s'agit (soit qu'on veuille nourrir l'animal, ou remédier à l'inflammation subséquente des organes digestifs), parce que les alimens liquides, farineux ou féculens, n'ont pas besoin d'être soumis à l'acte de la rumination, et que les boissons médicamenteuses doivent aussi passer en majeure partie dans la caillette.

Dans le narré de nos diverses observations, nous avons indiqué les moyens préservatifs de la météorisation. M. Prevost dit, en outre, qu'un peu de foin donné à l'étable avant de mener paître les animaux, prévient la tympanite ; il défend aussi de les faire boire immédiatement après un repas de fourrages verts , si on craint la météorisation , et de ne pas faire travailler de force les bestiaux après qu'ils ont mangé du trèfle et de la luzerne ; il veut même que, dans cette circonstance, on les ramène doucement et au pas des pâturages. Il dit, enfin , qu'une cuillerée à bouche de poudre amère et autant de sel, données avant de les conduire aux champs est un excellent préservatif contre la tympanite.

Guérisons spontanées de la météorisation de la panse.

Nous venons d'exposer, avec le plus de méthode possible, les diverses nuances sous lesquelles se présente la météorisation de la panse ; nous avons indiqué ce que la thérapeutique offre de moyens pour combattre cette maladie, et pourtant nous n'avons pas encore épuisé tout ce que l'observation, si féconde en résultats, offre aux recherches du praticien. Nous allons voir en effet que la nature fait, dans certaines indigestions avec météorisation tous les frais de la cure et débarrasse spontanément la panse surchargée d'alimens précipitamment accumulés ou dont la rumination a été suspendue par des travaux intempestivement exigés : circonstances qui produisent également l'indigestion, le dégagement des gaz et la tympanisation de ce vaste réservoir.

Les faits que nous allons citer, et qu'il était impossible de grouper parmi ceux que nous avons décrits, ne nous appartiennent point ; et cette lacune dans la collection de ceux que nous a mis à même de réunir notre longue expérience, prouve que les travaux des prédécesseurs et des contemporains sont des documens précieux que le vétérinaire modeste, vraiment observateur, consulte toujours avec avantage.

Nous citerons en première ligne une observation de M. Cruzel, de Grenade, dont les écrits lumineux ne sauraient être trop appréciés ; et enfin deux faits pratique inédits, appartenant à M. Saintin, de Dourgne, autre vétérinaire non moins estimable.

« Dans le mois de janvier 1823, dit M. Cruzel (journal pratique, août 1830), un bœuf refuse tout-à-coup de manger ; il tient la tête basse, la panse est légèrement météorisée, il ne rumine point, pousse quelques mugissemens plaintifs ; se couche, se relève, gratte quelquefois la litière avec les pieds de devant ; il a les oreilles froides et basses , le muffle sec. On me fait appeler et je le trouve dans l'état que je viens de décrire. Pendant que je le considère avec attention , pour établir un *diagnostic* certain , ce bœuf tire sur sa chaîne , rassemble les quatre jambes vers le centre de gravité , élève l'épine du dos , approche le muffle du fanon , fait une profonde inspiration suivie bientôt d'un mugissement sourd , tend la tête , tire la langue , et vomit à grandes gorgées plus de douze livres de matières à demi triturées. C'était de la luzerne qu'il avait mangée quatre heures auparavant , et qui ne paraissait avoir éprouvé dans le rumen aucune altération. »

« Le vomissement terminé , les mouvemens de la respiration sont précipités , le bœuf est peu sensible , il se meut avec peine ; on reconnaît que la secousse imprimée par le vomissement , l'a beaucoup fatigué ; on le laisse tranquille , il se couche et une heure après il ruminait. Enfin , cette crise fut immédiatement suivie du retour à la santé. »

« J'ai également observé , dans plusieurs circonstances , que les bœufs vomissaient , lorsque à cause d'une météorisation subite , provoquée par l'injection de la luzerne , les paysans les forçaient à courir ; alors ils expulsent souvent des gaz en grande quantité, et quelques débris d'alimens. »

« Une brebis mérinos paissait depuis deux heures ; tout-à-coup le berger s'aperçoit qu'elle vomit plusieurs pelottes d'herbes fraîches , et que l'on voyait bien ne pas avoir été ruminées. Ce vomissement n'eut pas d'autres suites pour ce jour-là. Le lendemain ce phénomène se manifeste de nouveau pour ne plus reparaître. »

« Un troupeau de moutons avait été conduit dans un champ de bladette , où se trouvaient beaucoup de grains , que la forte chaleur avait fait tomber de l'épi à l'époque de sa maturité. Ils en mangèrent par conséquent une grande quantité. A peine les a-t-on ramenés vers la bergerie, que plusieurs portent la tête et les oreilles basses, et sont météorisés. Huit rendent par le vomissement plus d'une jointée de ce blé à moitié trituré ; beaucoup de grains ne l'étaient pas. Tous les moutons chez qui le vomissement eut lieu guérirent. Un tiers des autres périt dans les douze heures qui suivirent cet accident. »

Je ne transcris de la note que m'a remis M. Saintin, que le fait suivant ; le second étant absolument semblable :

« Le 2 décembre 1814. M. C. me fit appeler pour donner mes soins à une vache. cette bête venait de charrier du bois de la montagne ; le bouvier reconnut qu'elle n'avait pas sa vivacité ordinaire : après qu'elle fut dégagée du joug elle se mit à vomir pendant deux heures une quantité prodigieuse d'alimens ; après cette évacuation elle avait perdu tout son ventre, une aiguille l'eût pour ainsi dire traversée. Un symptôme m'étonna beaucoup, ce fut la paralysie de l'oreille gauche qui était pendante et couchée sur la parotide, ainsi que l'occlusion de l'œil du même côté, dont la paupière supérieure était relâchée et engorgée, tandis que le globe de l'œil avait toute sa transparence. Enfin la bête cherchait à manger, mais elle vomissait les alimens dès qu'elle les avait pris. »

« *Causes* : Le métayer me dit qu'il avait fait travailler ses vaches dès qu'elles avaient eu cessé de manger, et qu'il avait remarqué que celle-ci n'avait pas ruminé durant les instans de repos comme sa camarade. »

« *Traitement*. Breuvage d'environ deux litres d'infusion de menthe des jardins, avec addition de six gros de camphre étendu dans une quantité suffisante de vinaigre. Deux heures après son administration on donna à la malade une petite quantité d'alimens qu'elle mangea avec avidité, mais qu'elle vomit peu de temps après. Le lendemain 3, nouveau breuvage, dans lequel le camphre fut porté à une once. Trois heures après la prise du remède on donna un peu de son qui fut mangé avec appétit ; on vit même la vache ruminer. Mais à deux heures après-midi la bête ayant encore mangé d'autres fourrages, les vomit dix minutes après. Le soir autre breuvage ; quelques temps après, un peu de son, qui ne fut pas rejeté ; la bête rumina encore. Le 4 au matin elle déjeûna de bon appétit, cependant un quart d'heure après elle vomit une petite quantité des alimens qu'elle avait pris. Breuvage semblable aux précédens ; le soir elle mangea, rumina, ne vomit plus ; elle se rétablit en suite assez facilement, et fut remise à son travail ordinaire. »

« L'oreille gauche se redressa d'elle-même ; la paupière désenfla et se releva. Durant la maladie les dents incisives devinrent noires et plus mobiles dans leurs alvéoles, mais peu de temps après elles recouvrèrent leur blancheur naturelle. J'ai pensé que cette coloration des dents était due aux matières acides que vomissait la malade. M. Cousinier, vétérinaire, m'a dit avoir vu un cas tout-à-fait identique à celui-ci et qui a eu la même terminaison. »

Sans vouloir ici blâmer M. Saintin, nous pensons que la diète, l'eau blanche, quelques panades auraient suffi, et que les breuvages excitans ont sollicité les nouveaux vomissemens, en stimulant l'action contractile de la panse, ou peut-être en agissant sur la caillette ; car les expériences de M. Flourens ont prouvé que toutes les causes d'irritation de cet estomac produisent le vomissement.

Nous citerons plus loin des cas pathologiques à l'appui de cette assertion.

Plaies de panse.

M. Cruzel a fait insérer dans le journal pratique de Médecine Vétérinaire, année 1828, page 156, deux observations sur des plaies contuses de la panse.

1re *Observation*. Un bœuf ruminait, couché sur le côté droit, dans une prairie ; la panse pleine d'alimens et repoussée du côté opposé par la position de l'animal, faisait saillie sur le flanc gauche. Un autre bœuf le frappe d'un coup de corne, un peu en arrière des fausses côtes gauches et vis-à-vis l'articulation coxo-fémorale ; l'épiderme fut enlevé dans une longueur de 7 à 8 pouces ; il survint un engorgement considérable que le bouvier lotionna avec de l'eau salée.

M. Cruzel vit ce bœuf le lendemain matin : il était un peu triste, le flanc gauche était légèrement tendu, l'appétit diminué et la rumination s'opérait lentement ; l'animal semblait éprouver une gène douloureuse à l'instant de l'ascension du bol alimentaire de la panse dans l'œsophage, que ce vétérinaire attribue à la douleur qu'éprouvaient les muscles abdominaux en se contractant pour aider cette ascension ; douleur dont la panse ressentait, selon moi, sa part, et qui devait gêner la contraction de sa membrane charnue, que je regarde comme l'agent essentiel et principal de la rumination. L'artère était pleine, sans accélération du pouls ; les excrémens étaient à l'état normal. La tumeur produite par le coup de corne égalait deux fois le volume d'une tête humaine, elle s'étendait depuis la partie supérieure du flanc, où existait l'excoriation, jusques vers le bas de cette région. Cette tumeur n'avait ni les caractères du phlegmon, ni ceux d'une infiltration sanguine, ni ceux d'un épanchement séreux. Pour s'assurer de l'état de la panse, M. Cruzel fit une incision à la peau, sur le centre de cette tumeur, incision qui donna issue à quelques brins d'alimens à demi triturés, ce qui lui prouva que les muscles et les parois de la panse avaient été rupturés par le coup de corne. Ayant agrandi le premiercoup de bistouri et introduit la main dans la plaie, ce vétérinaire reconnut que la solution de continuité égalait l'étendue de l'excoriation de la peau ; que ses bords déchirés présentaient des lambeaux, et qu'environ quatre à cinq jointées d'alimens, échappées de la panse, étaient restées extravasées entre la peau et les muscles abdominaux ; que partout cette ouverture s'était resserrée et ne donnait plus passage aux alimens. Il lotionna la plaie, en retrancha environ un kilogramme de lambeaux noirs et meurtris. Une compression légère faite avec des étoupes fines facilita la réunion immédiate. Il prescrivit la diète ; mais le paysan enfreignit cette ordonnance, parce que son bœuf était gai, ruminait et témoignait l'envie de manger.

Deux jours après les étoupes étaient tombées, la peau rapprochée, un peu de pus recouvrait la plaie de la panse, ses bords étaient coadaptés, tout faisait présumer une réunion prochaine et complète. Un traitement rationnel est indiqué. Quinze jours après, M. Cruzel revit ce bœuf, on l'avait nourri pour la boucherie, il avait acquis de l'embonpoint ; l'incision était cicatrisée, mais il existait un peu plus bas une tumeur arrondie grosse comme le poing, véritable abcès par congestion, dont le siége principal existait dans la plaie suppurante des muscles abdominaux et du rumen. Le propriétaire du bœuf étant décidé à le vendre au boucher, s'opposa à ce que cet abcès fût ouvert à fond : aussi M. Cruzel se borna-t-il à une incision superficielle.

Le malade ayant été livré quelque temps après au couteau, ce vétérinaire fut à même d'examiner les parties et l'état de cicatrisation de la panse. Du côté de la face interne de cet organe la réunion était entière, les rides larges et nombreuses qui la bordaient indiquaient l'étendue de la perte de substance qu'avait occasioné la plaie. La face externe de la panse adhérait aux muscles abdominaux ; un kyste contenant un peu de pus existait dans l'épaisseur de cette adhérence ; il était, selon M. Cruzel, l'origine de l'abcès précité.

2e *Observation*. Un autre bœuf reçut aussi un coup de corne un peu au-dessous du flanc gauche : il se forma une petite tumeur arrondie qui resta stationnaire pendant six semaines, mais elle tripla ensuite de volume.

M. Cruzel, y reconnaissant l'existence du pus, l'incisa, il en sortit une certaine quantité mêlée de quelques onces d'alimens en état de décomposition, mais de même nature que ceux contenus dans la panse. Il y avait eu deux divisions des parois de cet organe ; mais elles n'existaient plus, et l'auteur présume que leur réunion avait eu lieu pendant que le travail de la suppuration se formait sous la peau.

M. Cruzel ne cite, dit-il, ces faits que pour prouver que la panse est un réservoir doué de peu de sensibilité. Je les rapporte, moi, comme un cas pathologique dont le résultat peut assurer le diagnostic pour les faits à venir.

J'ai démontré anatomiquement, physiologiquement et pathologiquement que les trois premiers estomacs des ruminans n'étaient pas des organes aussi dépourvus de sensibilité que quelques vétérinaires l'avaient pensé. Et contrairement à mon assertion, M. Cruzel cite encore un bœuf atteint d'une gastro-entérite aiguë, traitée par un empirique, qui, croyant avoir affaire à une indigestion de la panse avec durcissement des alimens, fit une large ouverture au flanc gauche pour les extraire ; lequel animal traité ensuite par les anti-phlogistiques, guérit malgré la plaie faite au rumen pendant l'existence de la phlegmasie. Cette guérison prouve, selon moi, les ressources de la nature ; car les détails anatomiques dans lesquels je suis entré sur la vascularité et l'innervation de la panse, du réseau et du feuillet, les exemples que j'ai cités de leur inflammation, sappent donc la théorie de M. Cruzel, théorie que j'ai déjà combattue. Je conviendrai que ces organes ont une sensibilité percevante,

un peu obtuse , ce qui était utile pour l'accomplissement des phénomènes digestifs et spéciaux dont ils sont
chargés. Mais je pense aussi que leur sensibilité organique ne le cède en rien à celle des autres viscères, comme
le prouvent les nombreux exemples de phlegmasie aiguë
que j'ai fait connaître , ainsi que les adhérences entre
la panse et les muscles abdominaux trouvées par M. Cruzel
lui-même dans la première observation la promptitude
de la cicatrisation des plaies contuses de la panse qu'il cite
dans ces deux cas : phénomènes morbides qui ont été
d'ailleurs accompagnés de symptômes inflammatoires ,
peu intenses à la vérité, tels que la plénitude de l'artère ,
le malaise , la douleur locale , la diminution de l'appétit,
l'imperfection de la rumination, etc. etc. , décrits par ce
vétérinaire.

Hernie du Réseau.

On trouve dans le compte rendu des travaux de l'école
d'Alfort , année scolaire 1809 et 1810 , le fait suivant :
Une vache d'une douzaine d'années , sacrifiée pour l'instruction , a offert l'exemple d'une hernie du réseau, assez
considérable, qui , pénétrant à travers le diaphragme ,
était logée dans la cavité thoracique : l'ouverture qui
donnait passage à ce second estomac, était au-dessus du
prolongement abdominal du sternum ; elle était ronde
et avait neuf centimètres de diamètre; le viscère s'avançait jusqu'auprès du péricarde , était maintenu accolé
aux parties environnantes par un tissu lamineux très-
abondant , et n'avait éprouvé aucune altération.

Ce déplacement ancien du réseau prouve que les hernies n'influent en rien sur l'accomplissement des fonctions, tant qu'il n'y a pas étranglement. Il eût été curieux
pourtant de s'assurer si la respiration n'offrait pas quelques anomalies; car la présence de cet estomac , dans
le thorax , devait nuire à la dilatation des poumons.

Dans ce cas encore , où le réseau était hors de l'influence du diaphragme et des muscles abdominaux , ne trouve-t-on pas une preuve que la contraction de la membrane charnue des estomacs et des intestins est la puissance active et première qui préside à la rumination , au passage des alimens d'un estomac dans un autre , ainsi qu'aux divers phénomènes du mouvement dans la digestion , et que les muscles précités ne sont qu'auxiliaires?

§ II. — *Inflammation de la Caillette et de l'Intestin grêle* (gastro-entérite).

L'inflammation du quatrième estomac ou *caillette* des ruminans , ainsi que d'une portion plus ou moins considérable de l'*intestin grêle* , constitue la *gastro-entérite* des physiologistes. Cette maladie , dont quelques pathologistes ont presque nié l'existence , n'en est pas moins réelle. Le professeur Toggia , dont l'opinion fait autorité , dit : « L'inflammation du ventricule et des intestins » est une maladie qui atteint indistinctement tous les » animaux , mais plus fréquemment l'espèce bovine , dans » laquelle elle est d'une guérison plus difficile à cause de » la structure des organes digestifs , de la quantité et de » la qualité des alimens qu'ils contiennent , ce qui affai- » blit l'action des médicamens dont les effets ne sont que » tardivement sensibles * ».

C'est en un mot la *gastrite* et l'*entérite* réunies , comme l'indique le nom de *gastro-entérite* ; car les causes qui peuvent produire la gastrite ne bornent pas toujours leur influence à l'estomac ; elles peuvent étendre leur action jusque dans l'intestin grêle et particulièrement dans sa portion gastrique ou duodénale ; de même l'inflammation de l'intestin peut s'étendre jusqu'à la caillette. Les

---

* Leçons manuscrites sur la Pathologie.

symptômes de cette maladie dénotent souvent cette extension de l'inflammation de l'estomac à l'intestin et de l'intestin à l'estomac ; dans ce dernier cas sur-tout, elle
débute par la diarrhée, les coliques, etc., etc. ; et dans
le premier par l'anorexie, la soif, la céphalalgie, la chaleur et la sécheresse de la peau, mais rarement par le
vomissement dans les herbivores ruminans. Mais si l'extension de la phlegmasie de l'un de ces viscères à l'autre
a lieu durant le cours de la maladie, les signes que nous
venons d'indiquer ne sont pas aussi tranchés.

J'ai déjà dit que cette maladie est celle qui attaque le
plus fréquemment l'espèce bœuf ; qu'elle est aussi de
toutes les affections pathologiques qui lui sont propres
la plus difficile à décrire et à faire connaître d'une manière lucide et positive. Ces propositions sont d'autant
plus vraies que la gastrite est rarement simple, franche
et dépouillée de complications, ainsi que je le prouverai
plus loin. Aussi est-ce un sujet que j'aborde avec une
grande circonspection.

Il serait très-important pour le diagnostic de pouvoir
isoler et connaître l'état maladif de la caillette ou véritable estomac des ruminans, de celui du duodenum ;
mais cette distinction est fort difficile entre des organes
dont les fonctions sont si analogues, l'innervation, la
vascularité d'une origine commune', et les symptômes
maladifs à peu près semblables. A la vérité, beaucoup
d'anatomistes ont considéré à juste titre le duodenum
comme un second ventricule où se passe la chylification ;
de plus cet intestin présente dans tous les animaux une
forme spéciale, un renflement, une concavité, des courbures, qui ne permettent pas de le confondre, ni avec
la caillette, ni avec le reste de l'intestin grêle, puisqu'il en est limité et séparé par les ouvertures pylorique et intestinale ; qu'il reçoit les canaux excréteurs du
pancréas et du foie, et que sa muqueuse est le siége d'une

sécrétion folliculaire et perspiratoire plus abondante que dans le reste de l'intestin : or, pour ces motifs et à cause de l'importance et de la spécialité de ses fonctions, il est difficile, dans l'état actuel de la science du diagnostic en vétérinaire, de séparer la description de la gastrite de celle de la duodénite ; nous nous croyons donc autorisé à les comprendre dans le même tableau ; toute distinction à ce sujet serait inutile puisque ces deux maladies réclament le même traitement. Nous verrons que dans le plus grand nombre de cas, les faits d'observations physiologiques, coïncident avec ceux que présente l'état pathologique.

On s'étonnera peut-être aussi que je ne fasse pas d'articles séparés pour les maladies du réseau et celles du feuillet, avant de décrire celles de la caillette, mais nous manquons d'observations positives sur les maladies de ces deux viscères, si tant est qu'ils soient susceptibles d'être isolément enflammés ; la science est encore en défaut sur ce point. Cependant nous verrons plus loin que l'inflammation du feuillet est quelquefois une suite de celle de la panse ainsi que de celle de la caillette, et que la phlegmasie de ce troisième estomac produit alors une complication grave par le fait du déssèchement et de l'endurcissement des alimens qu'il contient et de la pression qu'il exerce alors sur la gouttière œsophagienne.

Pour faire connaître d'une manière méthodique la gastro-entérite des ruminans, j'indiquerai d'abord les causes diverses et nombreuses qui peuvent la produire, la nature de cette inflammation, et la décrirai successivement à l'état aigu, sur-aigu et chronique, soit simple, soit compliquée, et sous toutes les nuances qui peuvent en rendre le diagnostic et la curation plus ou moins difficiles. Ces descriptions seront toujours appuyées par des faits pratiques. Elles seront ensuite suivies de considérations générales sur sa marche, ses symptômes, son diagnostic, son pronostic, et les diverses indications qu'elle peut présenter.

Les *causes* des gastrites sont souvent inappréciables : leur action variable dépend dans nombre de cas, de prédispositions individuelles dont la nature échappe à notre investigation.

Mais le plus souvent on peut en connaître l'origine. J'ai déjà dit au commencement de ce chapitre, que le tempérament lymphatique du bœuf, la structure spéciale de ses estomacs, la quantité d'alimens qu'ils peuvent contenir, le mode particulier de la digestion, sont autant de causes prédisposantes de la gastro-entérite, surtout dans l'état de domesticité.

Mais il en est une multitude de déterminantes que j'ai déjà signalées en partie, *pages* 72 et 75, et que je dois reproduire ici avec plus de développement, pour la lucidité de ma description. Telles sont 1° celles qui agissent directement sur les villosités de la muqueuse gastro-intestinale, comme les alimens, les boissons, les médicamens, parmi lesquels nous rangerons les plantes âcres, stimulantes, échauffantes ; les fourrages ligneux, réfractaires à la digestion comme les laiches, les glaieuls, les iris, le jonc velu, les roseaux. Toutefois il ne faut pas croire, avec Chabert, que les laiches soient âcres et tranchantes ; ce sont tout simplement des alimens de mauvaise nature et d'une assimilation difficile. La renoncule âcre et surtout la renoncule scélérate sont d'autant plus dangereuses, qu'elles ont crû sur des terrains plus humides et dans des saisons pluvieuses. Leur usage, en vert, constitue un véritable empoisonnement ; mais mangées sèches elles sont moins funestes, et ne causent quelquefois que des entérites, des diarrhées qui cèdent aux adoucissans. Tous ces accidens ne reparaissent plus si l'on donne aux animaux des fourrages de meilleure qualité.

Les colchiques sont aussi un poison âcre que les animaux mangent rarement en vert, et seulement lorsqu'ils sont pressés par une faim dévorante. Ces plantes causent le plus ordinairement des gastro-entérites et des entéro-néphrites quelquefois mortelles.

Les fourrages mal récoltés, chargés de limon, de vase, rouillés, avariés et plus ou moins corrompus, que les animaux mangent dans les temps disetteux, durant les hivers rigoureux, ou par le fait de l'incurie ou de la position de fortune des propriétaires, fourrages dont les effets sur la muqueuse sont d'autant plus actifs qu'ils agissent sur des animaux dont les organes sont affaiblis par la diète et la misère : Ces alimens, dis-je, sont encore d'une digestion difficile, ils s'accumulent dans les estomacs, agissent lentement, produisent même communément des indigestions successives et continues ; alors il s'en dégage des gaz qui météorisent les organes digestifs et déterminent un emphysème général ou partiel qui complique la gastro-entérite d'un état adynamique et de tumeurs crépitantes de nature gangreneuse.

Les fourrages verts provenant des prairies artificielles, les plantes papillonnacées, ainsi que les fourrages nouvellement récoltés d'où se dégage du gaz acide carbonique météorisent le rumen et produisent parfois des gastrites secondaires, comme j'en ai cité des exemples : j'ajouterai que si la surexcitation de l'estomac se prolonge par la continuité de l'action de la cause et qu'elle réagisse vivement sur le système nerveux, la gastrite se complique d'arachnoïdite et d'état vertigineux.

Les alimens aqueux et froids, couverts de rosée, de gelée blanche, ont parfois une action prompte et subite qui produit l'entérorrhagie ou la gangrène par excès d'inflammation et surtout l'avortement des femelles. Tel est aussi l'effet de l'ingestion des eaux séléniteuses et surtout des eaux froides provenant des puits, des sources, de la fonte des neiges , bues l'animal ayant chaud. Mais les eaux bourbeuses, celles qui sont corrompues et qui tiennent en suspension des débris de végétaux et d'insectes en putréfaction , agissent comme les fourrages corrompus; elles irritent et enflamment la muqueuse gastro-intestinale; l'absorption du chyle qu'elles produisent, son passage dans le torrent circulatoire peuvent déterminer une altération du sang qui n'est plus méconnue de nos jours, altération dont les effets se manifestent non-seulement sur la tunique interne du cœur et des vaisseaux sanguins , mais encore sur les centres nerveux, d'où l'adynamie l'ataxie et l'état typhoïde.

Des médicamens toniques , stimulans , échauffans, des purgatifs intempestivement administrés , peuvent changer un simple embarras gastrique , une légère inflammation de la muqueuse de l'estomac et de l'intestin , en une gastro-entérite suraiguë grave et mortelle , par la surexcitation qu'ils déterminent ; car les purgatifs drastiques ne produisent point d'évacuations alvines dans le bœuf , ils ne font qu'enflammer l'intestin ; c'est à l'emploi des sels neutres et des purgatifs minoratifs que l'on doit avoir recours, lorsqu'il y a indication de solliciter ces évacuations.

2' Une température froide et humide , des refroidissemens subits de la transpiration par un vent froid et chargé d'eau , ou par une pluie abondante , la neige, la grêle sont autant de causes de la gastro-entérite, surtout si les animaux sont soumis à leur influence durant le travail ou le repos , quand ils sont en sueur. L'action de se coucher sur un sol humide après un exercice fatigant a le même résultat. L'habitude qu'ont les cultivateurs de détéler les bœufs dehors, à leur arrivée des travaux , de les mener aux abreuvoirs et de les conduire de suite dans les pâturages, quelque temps qu'il fasse , et dans quelque état d'agitation et de transpiration que soient ces bestiaux, en est une cause fréquente. Toutes ces causes réfrigérantes agissent d'abord sur la peau, dont le réseau capillaire se laisse alors moins facilement traverse par le sang, qui est nécessairement refoulé vers le centre. La transpiration cutanée n'ayant plus lieu, il faut que les organes en rapport de sympathies avec la peau, tels que les membranes muqueuses, les séreuses suppléent à cette fonction, d'où résultent des gastrites, des bronchites, des pleurites, des pneumonites, des esquinancies, etc. etc., selon la prédisposition individuelle. Car ces membranes intérieures, surprises par l'abord inattendu de ces nouveaux fluides, irritées par cette congestion, s'enflamment avec d'autant plus d'intensité que le sujet présente plus de réaction vitale ; et si cette fluxion persiste, elle détermine nécessairement une phlogose plus ou moins intense et relative à la vitalité individuelle de l'animal malade. Des variations subites de l'atmosphère, du chaud au froid et du sec à l'humide froid, produisent les mêmes effets ; tandis qu'une température chaude et humide peut causer des gastro-entérites en diminuant l'énergie vitale et produisant dans tous les tissus une mollesse remarquable, en frappant les organes digestifs d'une atonie extrême qui rend l'élaboration des matières alimentaires lente et imparfaite ; ces maladies prennent même indubitablement alors un caractère nerveux et adynamique, surtout si cette constitution atmosphérique persiste quelque temps.

3° Les gastro-entérites sont quelquefois produites par de vives impressions qui modifient et altèrent la circulation et l'innervation, suspendent et arrêtent la digestion ; telles sont la frayeur causée par les éclats du tonnerre, l'attaque et même seulement la vue d'un animal carnivore, comme le loup, qui force l'animal effrayé à une fuite rapide pour éviter un combat qui lui serait funeste. Une opération chirurgicale ou tout autre cause de douleur, ainsi qu'un travail au-dessus des forces de l'animal et exécuté immédiatement après le repas, ou durant la rumination et la digestion, produisent les mêmes effets. La masse des alimens ingérés devient alors un corps étranger qui fatigue, irrite l'estomac et les intestins, détermine tous les accidens qui constituent l'indigestion et la gastrite.

4° Des coups, des heurts violens sur l'abdomen, peuvent aussi causer l'inflammation des organes digestifs. Enfin, il est peu de maladies un peu graves des autres organes qui ne se compliquent de symptômes consécutifs de gastrite, par le seul effet du trouble qui existe alors dans la circulation et l'innervation.

5° J'oubliais une cause assez fréquente de l'inflammation des estomacs et des intestins du bœuf, c'est la privation des alimens verts et l'affourragement continuel ou exclusif avec le foin ou la paille, car le bœuf préfère et exige même que l'on alterne ces alimens avec des plantes ou encore des racines vertes et aqueuses; il exige de même une boisson abondante dont il puisse aisément user. Aussi remarque-t-on que les gastro-entérites sont très-fréquentes à la fin des hivers longs et rigoureux, durant lesquels les bœufs sont nourris constamment à l'étable, où on ne leur donne que de la paille de seigle, de froment ou de maïs, du chaume même et un peu de foin. La connaissance de ces vérités pratiques, plus répandues, plus appréciées chaque jour, a déterminé beaucoup d'agriculteurs intelligens à cultiver, comme fourrage, les choux, les navets, les raves, la pomme de terre, la betterave champêtre et des verts hâtifs du printemps, de manière qu'en toutes saisons ils peuvent donner des alimens verts à leurs bestiaux et les alterner avec des fourrages secs; par ces sages précautions on évite un grand nombre de maladies.

Cependant parmi les effets des causes que je viens de

signaler, j'ai eu l'occasion d'observer quelquefois que les substances réfractaires à la digestion, les alimens avariés, les purgatifs intempestivement administrés, bornaient souvent leur action à provoquer des sécrétions plus abondantes de mucosités, en augmentant l'exhalation de la villeuse et développant la sécrétion des follicules de Peyer et de Brunner. D'autres fois ces agens stimulans agissent avec plus d'énergie sur les vaisseaux capillaires sanguins ; alors les mucosités évacuées sont rougies par des filamens et de petits caillots de sang, tandis que dans d'autres cas ils développent, exagèrent la sensibilité nerveuse, causent des douleurs atroces, des accidens graves et une gastro-entérite suraiguë, ce qui dépend, comme nous venons de le dire, de la constitution individuelle. Aussi pour juger avec certitude les effets des causes nombreuses qui peuvent produire l'inflammation des estomacs, il faut se rappeler les divers élémens anatomiques qui entrent dans leur composition, et avoir égard à la double innervation qui les met en rapport avec le centre nerveux cérébro-spinal, au moyen des rameaux que leur fournissent les pneumo-gastriques, et avec le centre ganglionnaire, par ceux que leur envoient les trisplanchniques. On conçoit alors la possibilité des nombreuses complications des gastro-entérites et des phénomènes sympathiques et de concomittances qu'elles présentent, surtout quand la cause a agi d'une manière forte, continue, et produit une phlegmasie suraiguë. L'importance physiologique des organes digestifs une fois reconnue comme centre principal de l'économie animale, ainsi que l'union physiologique de tous les appareils, il devient facile d'expliquer comment les organes digestifs exercent une grande influence sur toutes les fonctions de l'économie animale, en raison de la réaction sympathique qu'il leur est facile de recevoir des autres viscères, comme de communiquer fortement les impressions qu'ils éprouvent. On ne peut même douter qu'il y ait sur le canal digestif une concentration de forces vitales qui les appelle à jouer un grand rôle dans l'économie et leur donne une grande part dans les maladies; mais ramener entièrement cette puissance physiologique et pathologique à l'irritation, est, selon moi, une erreur. Est-il supposable que cette féconde variété de réactions sympathiques que l'on observe dans les maladies dépende toujours de la phlegmasie et de la rougeur de la muqueuse gastro-intestinale? N'est-il pas, comme nous l'avons dit, des maladies, des fièvres en un mot qui affectent primitivement les centres nerveux et vasculaires, et que nous avons considérées comme des réactions générales, qui ont pour agens ces centres nerveux et vasculaires? Et il en résulte, avons-nous dit, des maladies générales mais qui peuvent se localiser sur tel ou tel appareil, tel ou tel viscère ; alors des symptômes de gastrite peuvent compliquer une pneumonite, une néphrite, etc. etc., et n'être alors qu'un accident, qu'un effet secondaire dus à la sympathie, au *consensus* nerveux qui disparaît avec la maladie principale et dont l'appréciation constitue la vraie science du diagnostic.

Il me reste à dire un mot sur l'indigestion et la gastrite que l'on confond quelquefois : l'indigestion peut être cause ou effet de la gastrite. Dans la météorisation, l'indigestion est essentielle. Si la météorisation est suivie ou compliquée de l'inflammation de la muqueuse digestive, l'indigestion est cause de la gastrite. Si l'inflammation de la caillette est primitive, comme nous en verrons des preuves, et qu'il y ait ensuite météorisation de la panse, cessation de la rumination, la gastrite ou même l'entérite est la cause de l'indigestion qui n'est que secondaire.

Parmi les symptômes les plus constans de l'inflammation de la muqueuse gastro-intestinale, nous verrons figurer la perte de l'appétit dans tous les animaux , et la cessation de la rumination dans le bœuf. Nous devons considérer ce phénomène comme une sage précaution de la nature , qui prévient ainsi l'ingestion d'alimens que l'estomac n'est point alors susceptible de chymifier ; car l'observation prouve que , même durant la convalescence , le moindre écart de régime produit des rechutes funestes.

Si cette phlegmasie est intense , on remarque que la langue semble s'être resserrée et qu'elle paraît plus étroite, plus acérée ; les papilles qui la recouvrent s'érigent et s'injectent. Cet organe rougit alors à sa pointe , ainsi qu'à ses bords; il est sec dans toute sa surface.

L'estomac est-il au contraire dans un état d'atonie , ses villosités sont-elles baignées de mucosités glaireuses ? on voit la langue large , molle , pâle , recouverte d'un enduit muqueux. Cet état que je considère comme un embarras gastrique que je signalerai plus loin , est accompagné quelquefois de la diminution ou de la perversion du goût.

Dans certaines gastrites intenses et graves dans les-quelles l'estomac ou la caillette , le duodenum et le foie sont envahis par l'inflammation , la langue est jaune ou verdâtre ; cette coloration s'étend même quelquefois à toutes les muqueuses apparentes.

Le vomissement , qui ne peut avoir lieu que lorsqu'il y a ballonnement primitif ou secondaire des estomacs , dénote presque toujours une irritation très-intense ou plus communément continue de la caillette , du pylore , ou encore de la gouttière œsophagienne ; aussi est-il constant dans la gastro-entérite chronique , et rare dans l'aiguë. Cependant si une partie des alimens est vomie et que l'autre passe de la caillette dans le duodénum , comme j'en citerai un exemple , il est présumable que le siége de la phlegmasie existe principalement dans la caillette.

La diminution et même la cessation de la sécrétion du lait, constante dans les vaches atteintes de la gastrite, n'est que le résultat du déplacement de l'action vitale de l'organe sécréteur, par l'effet de la phlegmasie violente qui envahit la muqueuse des organes digestifs.

Enfin, les sympathies digestives exercent un si grand empire dans l'économie vivante, surtout à l'état pathologique, que nous verrons la phlegmasie de ces viscères déterminer ou un état de lassitude ou d'abattement, ou la prostration des forces suivant leur plus ou moins d'intensité.

De ce que je viens d'exposer, on pressent que l'inflammation de la membrane muqueuse gastro-intestinale, comme toute phlegmasie, peut se présenter à des degrés divers; qu'elle est surtout modifiée par la puissance nerveuse individuelle et par le plus ou moins de chaleur animale particulière et spéciale; aussi est-elle moins aiguë chez les animaux cachectiques, chez ceux d'un tempérament lymphatique et d'une faible énergie vitale.

Je l'ai dit : rien de plus fréquent que l'inflammation des muqueuses digestives ; là, comme dans tous les tissus, elle paraît avoir principalement son siége dans le réseau capillaire des organes, et le sang envahit alors des petits vaisseaux qu'il n'est pas appelé à parcourir. Cette phlegmasie est bien évidente pour l'intestin dans la dysenterie, maladie dans laquelle cette villeuse est fortement engorgée ; tandis que dans le cas où cette muqueuse est intacte et que le tissu cellulaire qui l'unit à la charnue est seul injecté, il n'y a pas une véritable inflammation, mais une simple congestion sanguine, une pléthore du système vasculaire. Je ferai remarquer encore que l'on trouve souvent la muqueuse digestive dans un état d'injection qu'il ne faut pas confondre avec la phlogose. C'est ainsi qu'après la mort produite par les maladies du cœur, comme par l'engouement pulmonaire qui détermine l'hypertrophie des ventricules, il existe sur la muqueuse gastro-intestinale des stases sanguines d'une teinte rouge violet, ainsi que des engorgemens sous-séreux, sous-muqueux et sous-cutanés qui feraient croire que l'animal a succombé à une violente inflammation, si l'embarras, l'entrave de la circulation n'expliquaient pas le mécanisme de ses stases. J'ai signalé plus haut les stases typhoïdes, je n'y reviendrai pas. Le vrai caractère anatomique de l'inflammation, les lésions positives qu'elle produit sont l'injection arborisée et plexueuse, la rénitence des membranes, l'exsudation à leur surface.

L'inflammation peut n'être 1° qu'une simple *phlogose*, qui n'est pour moi que le premier degré de cet acte vital, qui est alors peu intense ; les membranes sont injectées de telle sorte, que l'on peut toujours suivre, sur un fond blanc, les branches, les rameaux et les petites subdivisions des vaisseaux ; les plus fines ramifications ne parviennent pas jusqu'à la surface des membranes qui sont alors ou trop sèches ou trop humides. Telle est la gastrite simple dans laquelle les propriétés physiologiques sont légèrement exaltées, mais sans réaction ou fièvre bien sensible.

2° *L'inflammation est à l'état aigu* lorsque les membranes muqueuses sont plus injectées que dans la phlogose, les globules sanguins sont parvenus jusque dans les vaisseaux exhalans. Alors la surface de ces membranes semble hérissée de filamens floconneux avec sécrétion de lymphe et de mucus. Dans ce cas il existe un degré de force, une activité plus grande ajoutée à la phlogose qui pousse le sang dans les dernières terminaisons des vaisseaux ; le courant des humeurs se dirige sur la surface libre des membranes, qui devient le théâtre d'une nouvelle sécrétion, sans changemens appréciables dans la texture ou le tissu des organes. Alors les accidens, les symptômes de l'inflammation sont plus apercevables et les propriétés physiologiques plus exaltées que dans la phlogose; il peut y avoir encore un engorgement sanguin de la membrane et raréfaction de son tissu, sans rénitence, ni dureté. Le sang paraît alors avoir distendu les vaisseaux et même s'être extravasé dans les aréoles cellulaires. Il n'est plus possible de distinguer les ramifications vasculaires, ni leur direction, tout est uniforme; la partie enflammée ressemble à une masse rouge et charnue.

3° *L'inflammation* peut être *suraiguë;* dans cet état le tissu de la membrane est fortement engorgé, la tuméfaction qui en résulte est communément dure et rénitente. Il se manifeste une exaltation extraordinaire des mouvemens vitaux, une réaction générale proportionnée à l'étendue et à l'importance physiologique du tissu enflammé, la partie souffrante devient le centre d'un travail physiologique très-marqué; la surface libre de la muqueuse est alors inégale et mamelonnée; elle se gerce, s'excorie, suppure et voilà comment s'établissent des ulcères à ces organes.

La phlogose attaque de préférence les lames du tissu cellulaire sous-muqueux et les muqueuses elles-mêmes. L'inflammation aiguë envahit les mêmes tissus, augmente les sécrétions et ne détermine jamais ni l'ulcération ni surtout la gangrène, à moins qu'il n'y ait dépravation des humeurs. L'inflammation suraiguë attaque de préférence les parenchymes et surtout les membranes muqueuses; elle seule passe à la suppuration. Cependant lorsqu'elle s'accompagne d'une stase des humeurs, ou lorsque les forces vitales sont en excès ou en défaut, il s'associe à la suppuration un état gangreneux. La gangrène est surtout à craindre lorsque l'inflammation aiguë passe à un état suraigu; c'est-à-dire lorsque le phlégmon est trop pénétré de sang et que celui-ci subit lui-même un changement dans sa composition ou dans sa vitalité.

La phlogose d'une muqueuse peut passer à l'état chronique ; il se crée, dans ce cas, des matières nouvelles par suite de l'organisation de la lymphe coagulable ; de nouveaux tissus, avec ou sans analogues, se forment au milieu des organes ; il en arrive ainsi dans le cas d'inflammation timidement combattue, ou encore dans les maladies qui affectent des bestiaux vieux, épuisés ou lymphatiques. L'inflammation suraiguë, en devenant chronique, produit les ulcères, l'érosion, etc. etc.

L'inflammation des muqueuses et surtout de la gastro-intestinale, produit rarement des exsudations de lymphe coagulable ; rarement aussi elle se termine par la suppuration, mais elle peut se terminer par gangrène, quand une inflammation suraiguë étouffe les forces vitales, de sorte que la surexcitation nerveuse s'est détruite par ses propres excès. Mais dans la muqueuse gastro-intestinale c'est l'état d'altération du sang qui est une des causes puissantes de la gangrène, ainsi qu'on l'observe dans les maladies typhoïdes.

La phlegmasie de cette muqueuse est aussi quelquefois suivie de l'exhalation du sang, comme le prouvent les pétéchies, les ecchymoses, et plus encore la transsudation de ce liquide à leur surface libre, soit que ce phénomène soit actif ou passif. Les exhalations actives n'ont lieu que dans les inflammations graves, quand les capillaires de la muqueuse digestive sont excités et dans un état de congestion, sans que, pour qu'elle s'effectue, il y ait aucune solution de continuité, mais seulement une modification pathologique de cette villeuse, ainsi qu'on l'observe dans les coliques violentes (entérites, enterorrhagie). Le sang alors s'est infiltré, exhalé, non seulement dans l'épaisseur de la muqueuse et dans le tissu cellulaire sous-muqueux, mais il a de plus transsudé, il s'est répandu en couches sur la surface libre de l'intestin ; il y enveloppe les excrémens, y forme des caillots, ou est évacué liquide, rutilant, ou mêlé aux mucosités sous forme de filamens, ou de plaques membraneuses. Ce phénomène s'observe de préférence dans les animaux jeunes, sanguins, pléthoriques. Les exhalations passives ne s'observent au contraire que sur les bestiaux vieux, affaiblis, ou doués d'un tempérament lymphatique et d'une constitution débile et cachectique. De ces vérités pratiques il découle cette induction, qu'il existe quelques rapports entre les transsudations, les exhalations sanguines et la force nerveuse. C'est ainsi que dans les maladies aiguës, presque toujours accompagnées d'un état fébrile, plus ou moins continu, il semble exister dans le sang un mouvement intrinsèque plus rapide, qui dispose aux hémorrhagies, et ne peut être attribué ni à l'action lente de la nutrition, ni à la composition, ni à la décomposition chimiques; mais, à mon avis, à une influence plus prompte, plus instantanée et plus vitale. On dirait que dans ces cas d'hémorrhagies le principe nerveux se mêle avec le sang et entraîne avec lui la vie du malade.

Après avoir exposé, formulé, peut-être trop longuement, toute ma pensée sur la phlegmasie des organes digestifs, considérée d'une manière générale, je vais faire connaître successivement les diverses nuances, formes et complications que m'a présenté la *gastro-entérite*, soit à l'état *aigu*, soit à l'état *chronique*.

Gastro-entérite aiguë.

Cette maladie est quelquefois simple, peu intense, et consiste dans une phlogose de la muqueuse digestive qui se traduit par des symptômes peu alarmans et se résout sous l'influence d'un régime diététique et d'une médication simple et facile. Tels sont les cas suivans:

1re *Observation.* M. Pauleau cite, page 567 du journal pratique de Médecine Vétérinaire, année 1829, le fait suivant : Une vache fut confiée à ses soins; elle avait refusé de manger étant aux champs. «*Symptômes.* Gaité ordinaire, ballonnement du rumen, respiration gênée et plaintive, région lombaire très-sensible à la pression, cornes et oreilles chaudes, muffle sec, excrémens durs et recouverts de glaires (mucus concrété), pouls fort et accéléré, rumination suspendue. *Diagnostic.* Gastro-entérite légère. *Traitement.* Saignée de sept livres environ, boissons mucilagineuses miellées et légèrement nitrées (2 *gros pour* 15 *litres de liquide*), lavemens émolliens; diète sévère. Le lendemain matin, la vache mange sa litière; sa respiration est libre, la météorisation légère a disparu, la rumination a lieu comme en santé; les crottins sont encore un peu secs. On administre le reste des boissons, et on donne deux lavemens; nourriture légère, pommes de terre cuites mêlées à du son, six livres de bon foin. Le 24, la bête est guérie: on la met un peu à la prairie, pendant une heure seulement; on la couvre bien ».

2e *Observation.* Le 8 mars 1812, par une température froide et sèche, je fus appelé pour un jeune bœuf de labour, en bon état et malade dès la veille : il n'avait ni mangé ni ruminé depuis quinze heures. La panse était dure, pleine et s'était un peu ballonnée depuis environ six heures. La constipation existait dès l'origine de la maladie; la bouche était chaude, la langue de couleur rouge à ses bords, et les muqueuses apparentes un peu injectées. La sécrétion de l'urine n'offrait rien d'anormal. Le pouls était légèrement concentré et accéléré, la respiration plus vite, l'expiration plaintive et accompagnée de quelques froissemens des dents. Le muffle était peu humecté; les cornes et les oreilles froides, la peau sèche; l'épine dorsale sensible et le regard était triste. Malgré que la maladie se fût accrue assez rapidement depuis son invasion, je ne vis là rien de bien alarmant et pronostiquai une prompte guérison. Je dus attribuer cette maladie, dans laquelle il y avait surcharge des estomacs, au régime sec, composé d'un peu de foin et de paille de seigle, d'autant plus que le fermier me dit que l'animal était grand mangeur.

Diagnostic. Gastrite simple et peu intense. *Pronostic.* Favorable. *Traitement* : Tisane de décoction d'orge mondé et graines de lin, rendue laxative par dix onces de crême de tartre, étendue dans dix litres de liquides, donnée en cinq doses à deux heures de distance ; lavemens émolliens, frictions sèches ; usage de la couverture. Diète ; le malade refuse l'eau blanche. Le 9, au matin, la météorisation avait disparu, la panse était même un peu ramollie ; quelques crottins durs étaient sortis avec les lavemens. Dix litres de la même tisane furent donnés dans la journée ; le soir le mieux était sensible, l'animal cherchait à manger et buvait l'eau blanche tiède. Le 10, convalescence, panades, feuilles de choux verts, eau blanche. Il est remis peu à peu à son régime habituel.

Ces deux faits suffisent pour caractériser cette gastrite simple, qui est très-fréquente, jamais mortelle et pour laquelle je ne croyais pas la saignée nécessaire ; mais elle se montre parfois avec plus d'intensité, ainsi que je vais le prouver.

3° *Observation.* Le 26 Mars 1809, je donnai des soins à une vache laitière, âgée de cinq ans, en bon état et malade de la veille. *Symptômes.* Perte de l'appétit ; cessation de la rumination ; constipation opiniâtre ; bouche brûlante ; panse dure et pleine ; ventre resserré, un peu douloureux ; respiration agitée et plaintive ; froissement des dents ; coliques fréquentes manifestées par l'anxiété, le trépignement ; pouls petit, concentré et accéléré ; muqueuses rouges ; peau sèche adhérente ; poils hérissés ; cornes et oreilles froides ; sensibilité extrême de l'épine dorsale. La *cause*, ne put nous être connue ; la température était froide et humide ; la bête était triste et mangeait peu depuis quelques jours ; la sécrétion du lait avait diminué peu à peu et était enfin entièrement suspendue. *Diagnostic*. Gastro-entérite aiguë. *Pronostic*. Douteux. *Traitement* : saignée de six livres à la jugulaire ; tisane mucilagineuse composée d'une décoction de racines de guimauves à laquelle j'ajoutai 8 onces de miel, 2 onces de nitrate de potasse, pour 12 litres d'eau réduite à 8 litres par la cuisson. Lavemens émolliens qui provoquèrent la sortie d'excrémens en partie durs et en partie ramollis, mêlés de mucosités sanguinolentes. Je fus prévenu, le soir, que les coliques continuaient ; je fis ajouter un demi gros d'opium que l'on fit dissoudre dans trois litres de tisane donnés en deux doses, à une heure de distance. Le 27, on vint me dire que la bête était plus calme et paraissait moins souffrir, sans qu'il y eût relàchement du ventre. Tisane de décoction d'orge mondé et graines de lin, à laquelle on ajoutait sur la fin de la cuisson une poignée de fleurs de coquelicot sèches ; 8 onces de sel de Glauber et quatre cuillerées de miel, pour huit litres de tisane, à donner en deux jours ; lavemens émolliens, eau blanche. Le 29, mieux : la malade mangeait, ruminait, mais le ventre était paresseux et les excrémens durs. Le propriétaire la crut guérie ; il se contenta de donner à sa vache des lavemens émolliens, de la nourrir avec des panades, des feuilles de choux verts et l'eau blanche. Le 5 mai j'eus occasion de revoir cette bête : son lait n'était revenu qu'en partie, la panse etait encore dure, les excrémens rares et coiffés, l'appétit était capricieux et la rumination incomplète. Pour mettre fin à cet état de convalescence, je prescrivis une tisane laxative composée d'une décoction d'orge et graines de lin, douze onces de crème de tartre, 4 cuillerées de miel dans un seau d'eau réduit à 10 litres, qui furent donnés en cinq doses et en deux jours. Chaque breuvage fut suivi de l'administration de lavemens émolliens, de frictions sèches et de la promenade. Dès le lendemain la vache vida beaucoup et fut parfaitement rétablie le 8 Mai.

4e Observation. Le 29 avril 1825, je fus appelé pour un bœuf malade dès la veille. *Symptômes* observés : refus des alimens ; suspension de la rumination ; panse dure et pleine ; bouche brûlante, langue rouge en dessous ; constipation, urines rares, plaintes et froissemens des dents ; mufle sec, pituitaire et conjonctive rouges ; respiration accélérée, air expiré chaud ; fièvre assez intense ; pouls dur, accéléré, mais concentré ; oreilles et cornes chaudes ; épine du dos sensible ; abattement. Comme le propriétaire du domaine était avec moi, je ne pus obtenir du métayer aucuns renseignemens positifs sur les causes de cette gastro-entérite aiguë, mais nous présumâmes qu'elle était la suite de charrois fatigans et forcés que le paysan avait fait à son profit, et qu'il avait dès-lors intérêt à cacher ; nous sûmes seulement que depuis la veille il avait refusé les alimens et les boissons et qu'il n'avait pas fienté. Saignée d'environ sept livres à la jugulaire, tisane mucilagineuse de décoction d'orge mondé et graines de lin, nitrée et miellée, donnée tiède à la dose de deux litres toutes les deux heures ; je fis ajouter dans quelques breuvages un demi verre d'huile d'olive. Lavemens émolliens, frictions sèches, usage de la couverture de laine ; diète, eau blanche, que l'animal buvait facilement. Dès le 28 au soir il rendit beaucoup d'excrémens noirs, fétides, mêlés de mucosités colorées par des linéamens sanguins ; il commença à ruminer ; malgré cela je fis continuer le traitement jusqu'au 30. Cependant dès le 29 je fis donner deux panades par jour, et un peu de foin pour l'exciter à boire l'eau blanche ; il fut remis dans les pâturages le 1er Mai.

5e Observation. Le 31 Janvier 1827 on m'amena à Bourbon-Vendée un bœuf, âgé de 4 ans, en bon état,

malade depuis deux jours. Je fis mettre l'animal à l'écurie ; l'ayant examiné, après une heure de repos, il me
présenta les symptômes suivans : perte de l'appétit, cessation de la rumination, constipation ; urines à l'état
naturel ; bouche brûlante, langue rouge, panse dure, légèrement météorisée : l'animal avait eu précédemment des
coliques assez intenses; le pouls était concentré, accéléré,
l'artère tendue ; respiration fréquente, air expiré chaud,
mugissemens plaintifs et froissemens des dents ; muffle
sec, muqueuses apparentes injectées, yeux larmoyans,
oreilles froides, poils hérissés, peau adhérente, sensibilité
de l'épine dorsale. Cette inflammation de la muqueuse gastro-intestinale était survenue après un repas trop copieux,
rapidement et furtivement pris à un tas de feuilles et de
troncs de choux verts ; elle s'était manifestée par la plénitude de la panse, le dégoût, la constipation, des coliques
et la météorisation. La gravité de la maladie rendit mon
pronostic douteux. Saignée de six livres à la jugulaire,
deux lavemens émolliens. Environ deux heures après je
renvoyai le malade bien couvert, car il faisait un froid
extrême qui me fit blâmer l'imprudence du voyage qui
avait aggravé la maladie. Je prescrivis une tisane composée de décoction d'orge et de graines de lin avec la
gomme du Sénégal et le miel, des lavemens mucilagineux,
des cataplasmes émolliens autour du ventre, des frictions
sèches suivies de l'emploi de la couverture de laine.

Le 2 février, je revis mon malade ; il me parut moins
abattu, mais rien n'était changé dans son état : seconde
saignée de cinq livres, même tisane et traitement.

Le 6, l'animal était dans la même situation ; même
prescription, la saignée exceptée ; j'ajoutai seulement le
sel de Glauber à la tisane pour la rendre laxative.

Le 7, aspect tranquille, regard assez vif, expression
de tête rassurante, muffle couvert de rosée, pouls tendu
et accéléré ; quelques excrémens liquides mêlés de muco-

sités avaient été expulsés avec les lavemens, mais la constipation persistait, ainsi que l'absence de l'appétit, la cessation de la rumination et la dureté du ventre. Je me décidai, vu l'état du pouls, à pratiquer une saignée aux thoraciques, d'où je ne pus avoir à peine que trois livres de sang, alors j'essayai d'opérer une révulsion sur la peau pour déplacer l'inflammation, en appliquant un large sinapisme sous le ventre, en continuant du reste le même traitement.

Le 9 au matin je revis ce bœuf : le sinapisme avait produit une large et épaisse tuméfaction, que je scarifiai et d'où il s'écoula environ deux litres de sang ; on pansa avec la graisse et l'étoupe coupée. Il n'existait plus de météorisation, la panse même me parut plus souple ; les lavemens avaient entraîné quelques excrémens mous, infects et noirs, mêlés de mucosités. L'animal avait beaucoup maigri ; il ne prenait que de l'eau blanche. Même traitement ; seulement je fis alterner les breuvages de tisane laxative, par des breuvages de lait tiède, mêlé à l'huile d'olive.

Le 13 j'eus occasion de voir mon pauvre malade ; il était très-faible et amaigri ; le pouls cependant était assez développé ; il avait mangé un peu de bon foin, bu de l'eau blanche et avait ruminé pendant quelques instans ; les excrémens sortaient en petite quantité, mais infects, noirs, liquides et toujours mêlés de mucosités. On ne lui avait donné depuis deux jours que de la tisane mucilagineuse miellée, faute de médicamens. Je prescrivis encore quelques breuvages laxatifs précités, ainsi que les lavemens, les frictions, etc.

Enfin, le 14 au soir il s'opéra une évacuation considérable d'excrémens infects et noirs, dès-lors le mieux fut sensible ; l'animal fut remis avec précaution à son régime habituel, mais il fallut le vert du printemps pour le rétablir et faire disparaître la maigreur.

La gastrite aiguë simple, analogue aux cinq observations auxquelles j'ai borné mes citations, guérit toujours quand on emploie un traitement rationel ; mais l'intensité de l'inflammation, caractérisée dans les 3e, 4e et 5e observation, exige impérieusement les évacuations sanguines et quelquefois même l'emploi des calmans, comme dans la 5e.

Cependant, malgré la gravité de la maladie et la phlegmasie profonde de la muqueuse gastro-intestinale, il est des circonstances où, en raison de la faiblesse de l'animal, l'effacement du pouls et la prostration des forces, la saignée serait mortelle. Nous allons en citer un exemple :

6e *Observation*. Le 16 février 1826, on vint me chercher pour un bœuf, malade depuis quatre jours ; un empirique lui avait donné du vin, de la thériaque et des bouillons d'ail. Il lui avait fait plusieurs incisions sur le dos. La maladie de ce bœuf, âgé de 4 ans, de belle race et en bon état, était manifestée par des coliques, la constipation et enfin une légère météorisation du rumen. Le paysan l'attribuait à un repas trop copieux de feuilles de choux verts mouillés par la rosée. *État actuel* : perte de l'appétit ; cessation de la rumination depuis quatre jours ; panse pleine, un peu météorisée depuis trois jours, mais sans surcharge : constipation, urines rares, bouche brûlante, langue rouge à ses bords et à sa face inférieure, muqueuses apparentes, rouges et comme filtrées ; muffle sec, cornes et oreilles alternativement froides et chaudes, peau adhérente, sèche, épine dorso-lombaire douloureuse au toucher. Le pouls était très-concentré, presque effacé, mais fébrile et accéléré. La respiration était fréquente, l'expiration plaintive et suivie du froissement des dents. La maladie était au quatrième jour, l'animal dans un état d'abattement extrême, presque toujours couché, ayant le corps replié, la tête posée sur le flanc et dans un état de prostration des forces voisin de l'adynamie. Toutes ces circonstances me déterminèrent à ne point employer la saignée, quelle que fût l'intensité de l'inflammation de la muqueuse gastro-intestinale. Je prescrivis une tisane de décoction d'orge mondé et de graines de lin, avec addition de 4 onces de gomme du Sénégal et 8 onces de sel de Glauber pour dix litres de liquide, que je fis édulcorer avec du miel; on donnait ces breuvages tièdes, à la dose d'un litre toutes les heures ; je fis même ajouter un peu d'huile d'olive dans quelques-uns d'eux. On secondait l'action de ces breuvages adoucissans et légèrement laxatifs, par des lavemens émolliens, d'un litre chaque, pour qu'ils fussent absorbés. Des bains de vapeurs suivis de frictions sèches étaient employés pendant le jour , tandis que pour la nuit on enveloppait le corps de l'animal d'un cataplasme émollient. Je faisais tenir devant lui de l'eau blanche tiède , dont il buvait quelques gorgées. Ces moyens produisirent un relâchement salutaire; et dès le lendemain, 17 au soir , le malade rendit, à plusieurs reprises, plus d'un double décalitre d'excrémens noirs , durs , fétides , mêlés de mucosités ; le mieux fut sensible , la panse devint souple. Quelques heures après le bœuf chercha à manger et rumina; je fis pourtant continuer la tisane et les lavemens jusqu'au lendemain soir 18; on lui donna un peu de foin pour l'exciter à boire l'eau blanche , et le 19 il fut remis à son régime habituel.

La gastro-entérite aiguë simple se présente aussi quelquefois avec des épiphénomènes qu'il est important de faire connaître : c'est ainsi que je l'ai vue , avec tous les symptômes d'une vive irritation de la caillette, se compliquer du vomissement.

7e *Observation*. Le 2 décembre 1811 , je fus appelé pour un veau de deux ans , malade , et qui vomissait fréquemment depuis deux jours. Ce jeune animal , en bon état , était nourri à l'étable de foin et de paille ; on le mettait quelquefois dans les pâturages quand le temps était beau ; il était soumis au même régime que tous les autres bœufs de la ferme, qui étaient nombreux ; on ne s'était aperçu de rien qui fût capable de causer la maladie dont il était affecté, maladie dont les symptômes étaient devenus de plus en plus graves depuis son invasion ; elle s'était annoncée par le refus des alimens et des boissons, ainsi que par l'expression d'une vive souffrance. Dès le premier jour, la panse était instantanément tympanisée, le vomissement avait eu lieu. Ce phénomène toujours précédé par la météorisation s'était renouvelé fréquemment depuis la surveille ; la constipation s'était manifestée depuis le principe. Cependant, malgré le dégoût et l'anxiété extrême, le malade ruminait par boutades dans l'intervalle des vomissemens. Le second jour tous les symtômes augmentèrent ; enfin, le troisième, à mon arrivée, le veau avait le rumen plein, dur et ballonné ; la bouche était chaude, rouge, la langue colorée à ses bords et pointue ; il refusait opiniâtrement les alimens, les boissons et ne ruminait plus ; la constipation persistait, les urines étaient rares et crues ; le pouls était vite, mais petit et l'artère tendue ; la respiration accélérée et un peu gênée par le ballonnement de la panse ; les yeux étaient rouges, animés ; l'animal était dans un état d'agitation extrême ; la peau était sèche, adhérente, sensible, les poils hérissés ; l'action de pincer l'épine dorso-lombaire aurait fait tomber le malade. Il vomit deux fois, devant moi, plusieurs litres d'un liquide glaireux d'une odeur aigre, mais fétide, mêlées de parcelles d'alimens, partie grossièrement triturés venant de la panse, partie à l'état chymeux venant de la caillette. *Diagnostic.* Gastrite très-aiguë avec irritation de la caillette et de la gouttière œsophagienne. Le vomissement était favorisé par la météorisation de la panse, qui précédait ce symptôme ou augmentait à son approche. Je présumai que ce jeune animal avait mangé quelques plantes âcres, assez communes dans les bas-fonds du bocage du Poitou, les bestiaux étant très-friands de plantes vertes durant l'hiver, époque où elles sont rares. *Pronostic.* Douteux. *Traitement* : Je parlai de faire une saignée, mais il fallut y renoncer, le propriétaire aurait cru son veau mort. Tisane de décoction d'orge mondé et racines de chiendent, dans laquelle j'ajoutai du miel et mis à infuser sur la fin de la cuisson une forte poignée de feuilles d'orangers ; cette tisane fut donnée à la dose d'un litre toutes les deux heures et versée doucement. Je fis ajouter trois gros d'éther sulfurique dans le premier breuvage et dans le dernier au soir ; je prescrivis beaucoup de demi-lavemens émolliens. Dès le 5 au matin le mieux fut sensible, le ballonnement de la panse avait disparu et le vomissement cessé ; vers le soir même, le veau rumina un peu, témoigna le désir de manger et but un peu d'eau blanche ; mais comme la panse était encore pleine, on continua pendant deux ou trois jours les breuvages de tisane adoucissante sans addition d'éther, ainsi que les lavemens et l'eau blanche. On alimenta avec des panades et un peu de bon foin. Il survint, dès le 24, au matin, d'abondantes évacuations d'excrémens noirs, fétides, en partie durs et en partie ramollis, mêlés de mucosités, qui rétablirent complétement le malade.

Enfin la gastro-entérite s'est terminée, dans le cas suivant, par une tumeur critique, avec d'autres circonstances fort remarquables.

8ᵉ *Observation.* Le 13 juillet 1827, un métayer des environs de Bourbon-Vendée vint réclamer mes soins pour un bœuf âgé de 3 ans, malade depuis la veille au soir. Ce cultivateur avait déjà perdu un autre bœuf, peu de jours auparavant, d'une maladie qui lui paraissait tout-à-fait semblable à celle qui affligeait en ce moment le bœuf pour lequel il venait me chercher. Un empirique des environs avait donné, au premier bœuf, des médicamens qui, d'après l'opinion du paysan, avaient hâté la mort du malade et l'avaient décidé à ne pas le consulter pour le second. *Symptômes actuels :* Abattement frappant, yeux tristes, rouges et larmoyans ; pouls accéléré, concentré ; fièvre intense ; respiration haletante, plaintive, avec froissement des dents, la bouche était brûlante et sèche, la pituitaire injectée ; refus des alimens, suspension de la rumination, panse dure, sans être météorisée, le ventre était même resserré ; la constipation existait depuis la nuit précédente, mais le malade rendait par l'anus des mucosités sanguinolentes et beaucoup de vents fétides ; les urines étaient rares et colorées ; le muffle était sec et la surface du corps froide, la peau adhérente, les poils hérissés. La prostration des forces me parut extrême dans un animal jeune, vigoureux, en bon état, et malade seulement depuis quinze heures. J'attribuai cette gastro-entérite fort grave, où j'entrevoyais une tendance à l'adynamie, à la mauvaise qualité de l'eau que les bestiaux de la ferme avaient pour boisson journalière, dont l'action délétère était secondée par un vent du Midi et une température très-chaude qui régnait depuis plusieurs jours ; aussi d'après ces considérations mon *pronostic* fut-il fort douteux. *Traitement :* L'abattement ne me paraissait être que l'effet d'une violente réaction vitale, et dans le but de prévenir un trouble plus tumultueux et plus dangereux, je pratiquai une saignée de six livres à la jugulaire ; je prescrivis des breuvages de tisane de décoction d'orge mondé, à laquelle j'ajoutai la gomme du Sénégal, le miel et le nître ; elle était donnée toutes les deux heures à la dose d'un litre et demi. Mais comme le nitrate de potasse ne me paraissait pas suffisant pour prévenir l'adynamie, j'étendis quatre gros de camphre dans quatre onces d'acétate d'ammoniaque qui furent ajoutés aux deux premiers breuvages. J'ordonnai des lavemens émolliens acidulés par le vinaigre de vin, ainsi que des bains de vapeur suivis de frictions sèches, la diète, l'eau blanche. L'animal fut mis seul dans une étable propre et aérée. Dès le 14, ce bœuf rendit beaucoup d'excrémens noirs extrêmement fétides, mêlés de mucosités sanguinolantes, et dès-lors il fut soulagé ; je fis continuer les breuvages mucilagineux nitrés et les lavemens acidulés. L'animal ayant ruminé et témoigné désir de manger, je prescrivis des panades, quelques carottes crues et l'eau blanche. Le 15 au soir, le métayer amena son bœuf chez moi; il paraissait guéri, mais il lui était survenu spontanément une tumeur située profondément, dans le tissu cellulaire qui environne les ganglions lymphatiques, situés à la base de l'encolure et en avant du scapulum; elle égalait le volume d'un pain de deux livres, dure et très-douleureuse : fomentations émollientes. Le 16 séton au fanon, continuation des fomentations. Il survint une tumeur considérable au fanon ; je la scarifiai profondement. La tumeur de l'encolure diminua de plus de moitié ; il s'établit au séton et aux incisions un suintement abondant que favorisaient les fomentations émollientes. Le 20, la tumeur tendant à la résolution, je la fis frictionner avec l'onguent mercuriel qui la fit disparaître en moins de dix jours.

L'eau corrompue de la mare où s'abreuvaient les bestiaux de la ferme avait fixé mon attention. Je recommandai au paysan de les mener à un autre abreuvoir et prescrivis divers autres soins hygiéniques. Mais la paresse, l'incurie, l'emportèrent, et dans les premiers jours de septembre une maladie typhoïde se déclara sur les bestiaux de cette métairie, et le bœuf qui fait le sujet de cette observation fut une de ses premières victimes. Le malheureux métayer reconnut trop tard ses torts, puisque dans tous les environs rien de semblable ne s'était montré. Trois bœufs ou vaches succombèrent à cette enzootie ; vingt-sept furent guéris ou préservés. Nous y reviendrons plus tard.

Mais l'inflammation de la muqueuse digestive a souvent des caractères plus graves et se complique de la surcharge des estomacs par des alimens réfractaires à la digestion , soit dans le rumen , soit dans le feuillet. J'ai cité des cas dans lesquels la gastrite avait succédé à la météorisation de la panse ; dans les observations suivantes , ce sera au contraire la tympanite du rumen qui compliquera la gastrite aiguë , car la phlegmasie de ces organes suspendant tous les phénomènes digestifs et particulièrement la rumination , les alimens retenus dans la panse fermentent avec d'autant plus d'activité que la chaleur insolite qui existe alors dans cet organe favorise le développement des affinités chimiques et le dégagement des gaz. C'est une véritable indigestion consécutive ; et la surcharge des estomacs dépend autant de l'interruption de la rumination et des autres phénomènes digestifs , que de la nature des alimens , puisque , outre la plénitude de la panse , il existe quelquefois un autre phénomène , le durcissement des alimens contenus dans le feuillet , par suite de l'extension de l'inflammation de la caillette à tous les organes digestifs.

Columelle a signalé la météorisation secondaire de la panse en parlant de l'indigestion dans le bœuf (*liv.* 6° , *chap.* 6) « et qui ne met remède à cette crudité et indi-
» gestion : le ventre s'enfle et leur vient grande douleur
» d'entrailles et de boiauls , qui les engarde de manger ,
» les fait geindre , gémir ou se plaindre et ne les laisse
» estre ou demourer en lieu arrêtés ; ils se couchent à
» terre , ils remuent la tête et la queue souvent. »

Le durcissement des alimens dans le feuillet est toujours un accident très-grave et que nous avons déjà signalé ; il s'oppose au passage des liquides dans la caillette , qui tombent alors nécessairement dans la panse , se mêlent aux alimens qui y sont accumulés , fermentent et produisent parfois des météorisations considérables capables de causer la mort par asphyxie ; mais elle est le plus communément le résultat de l'inflammation de l'appareil digestif. Dans ce cas fâcheux on voit la météorisation persister ainsi que la constipation ; la bouche est sèche, l'abdomen est tendu, le flanc droit est dur, tandis que le gauche est tympanisé et soulevé. La peau fait éprouver, à la main qui la palpe, une sensation de chaleur âcre ; elle est collée aux parties sous-jacentes, les poils sont piqués, hérissés ; tout annonce un état d'inflammation et de spasme général ; les urines sont rares et colorées. Les boissons et les breuvages qui tombent dans la panse produisent une fluctuation que l'on reconnaît en pressant cet organe à sa région inférieure ; il fait absolument l'effet d'une outre en partie remplie. Ce dernier signe est.diagnostique.

Ces deux cas, surcharge de la panse et durcissement du feuillet, qui se rapportent à-peu-près à ce que Chabert a improprement nommé *indigestion putride simple, indigestion putride compliquée de la dureté de la panse* et que M. Hurtrel d'Arboval désigne sous le titre *d'indigestion gazeuse*, sont nommés *indigestion ou empansement* par feu Grognier. Ce regrettable collègue dit, page 100 de ses recherches sur le bétail de la Haute-Auvergne : « 19° Une autre espèce d'empansement est l'indigestion ancienne, putride, qui survient au bœuf de travail, nourri beaucoup plus abondamment qu'il ne l'était avant d'être mis à la charrue ; à ceux surtout qui se pressent de manger entre les deux attelées, parce qu'ils savent par expérience que le repas sera fort court, à ceux dont on exige du travail au-dessus de leurs forces. Cette espèce d'indigestion est plus grave que les précédentes, parce que son siége est moins dans la panse que dans les autres estomacs et dans les intestins. Lorsqu'elle s'accompagne de météorisation, la ponction n'est qu'un palliatif ; et c'est le plus souvent sans succès qu'on donne soit les toniques, soit les adoucissans, soit les purgatifs. » Les fluides qui météorisent alors la panse sont du gaz hydrogène carboné ou sulfuré , que Chabert nommait putride ou inflammable ; de nature septique , ils produisent quelquefois des emphysèmes et des tumeurs crépitantes d'un caractère charbonneux et typhoïde, qui présagent une mort presque certaine. J'ai vu , une fois entr'autres , cette maladie ainsi compliquée chez un bœuf nourri avec de mauvais fourrages altérés et de difficile digestion ; il eut successivement deux ou trois gastrites compliquées de tympanite que je pus guérir ; mais une très-intense qui fut accompagnée d'emphysèmes énormes emporta le malade. Cette perte sauva les autres bestiaux de la ferme, en déterminant le propriétaire à acheter du bon foin : la peur fit plus que toutes mes instances.

Presque toujours cette maladie , que je nommerai *gastro-entérite avec surcharge des estomacs* , est précédée d'embarras gastrique, d'indigestion gazeuse, peu intense, qui cèdent à un traitement simple ; mais , soit que les organes soient mal disposés ou de plus en plus affaiblis , soit mauvaise qualité des alimens , erreurs de régime, ou l'action de nouvelles causes occasionelles, la maladie se déclare enfin avec plus d'intensité , comme nous le verrons plus loin.

Avant d'exposer successivement divers exemples de cette variété de la gastrite , je ferai remaquer , 1° que dans celle suivie de la tympanite de la panse et avec surcharge des estomacs, la saignée est rarement utile , parce que les gaz qui se dégagent étant de nature septique , elle pourrait en favoriser l'absorption; d'ailleurs cette évacuation sanguine, étant essentiellement affaiblissante , ne doit être employée que dans le principe de la maladie , dans le cas d'une vive et franche inflammation, sur des sujets jeunes , vigoureux et en bon état, dans le but de diminuer le tumulte et les accidens qui pourraient accompagner une violente réaction fébrile. La ponction du rumen pour donner issue aux gaz , l'incision pour extraire les alimens accumulés sont inutiles , si elles ne sont dangereuses : elles peuvent augmenter encore l'inflammation. Pour neutraliser et condenser ce gaz , l'emploi de l'éther sulfurique est préférable à celui de l'ammoniaque , parce qu'il produit moins d'irritation sur les muqueuses digestives et que je lui crois des propriétés anti-septiques , que n'a pas l'ammoniaque. 2° Dans le cas de dureté du feuillet par le desséchement des alimens , il faut être avare de breuvages et de liquides , ou tout au moins on doit les administrer à petites doses , souvent répétées , les verser doucement et par gorgées. On combinera ces breuvages mucilagineux , délayans avec l'huile d'olive ; on comptera beaucoup plus sur les lavemens émolliens , les bains de vapeurs et les cataplasmes émolliens autour du ventre (*) ; enfin , un large sinapisme que l'on appliquera sur l'abdomen , pour le scarifier quand il aura produit une forte tuméfaction , aura le double avantage d'une évacuation sanguine et d'une révulsion souvent salutaire.

Citons maintenant quelques exemples des cas que nous venons d'indiquer d'une manière générale :

9ᵉ *Observation.* Un bordier des environs de Parthenay vint, le 6 juin 1818 , me prier d'aller chez lui pour y voir une vache laitière qui était malade depuis quelque temps. Il y avait plusieurs jours que la bête était dégoûtée , mal-

---

(*) Rien n'est plus simple que ces cataplasmes : on trempe dans une décoction émolliente chaude un drap de lit , ou mieux une couverture en laine que l'on plie d'une largeur égale à la distance du coude à la rotule ; on passe d'abord sous le ventre et l'on ramène les deux bouts sur le dos pour les y fixer par des points d'aiguilles. On prend ensuite un autre drap sec pour recouvrir le mouillé , plié et passé de la même manière ; mais on a soin de mettre successivement entr'eux-deux de la paille sèche qui les isole et entretient la chaleur. L'animal reste ainsi enveloppé tant que le cataplasme conserve une température assez élevée ; lorsqu'on l'ôte on a soin de frictionner le malade pour le sécher et on le recouvre d'une couverture bien chauffée. Ce procédé , que j'indiquerai souvent, remplace le bain , presque impraticable pour les grands animaux.

gré qu'on eût cherché à ranimer son appétit par des alimens choisis. Le lait diminuait graduellement, les excrémens étaient devenus de plus en plus durs, elle avait même
cessé de fienter depuis deux jours, les urines étaient rares
et crues; la panse paraissait toujours pleine quoique la
bête ne mangeât pas; la météorisation ne s'était pourtant
manifestée que le 5. Un empirique lui avait donné des
remèdes qui n'avaient fait qu'aggraver son mal. Je trouvai
la malade très-météorisée, la panse était en outre pleine,
dure et le flanc soulevé; elle refusait tous les alimens et
les boissons; elle n'avait pas ruminé depuis deux jours;
la bouche était chaude, sèche, la langue rouge à ses
bords; le pouls était concentré, accéléré, mais dur et
tendu; la respiration était gênée par la météorisation,
l'expiration était plaintive; on entendait un froissement
aigu des dents qui fatiguait l'ouïe; les yeux étaient rouges
et larmoyans, les oreilles et les cornes froides, le muffle
sec et gercé, la peau adhérente et sèche; l'épine du dos
très-sensible et la sécrétion du lait totalement cessée. On
ne put me donner aucuns renseignemens positifs sur les
causes de cette gastro-entérite; la bête était bien nourrie
et en assez bon état, quoique âgée de 8 à 9 ans et ayant
fait plusieurs veaux. Quoique cette gastro-entérite avec
surcharge de la panse, fût grave et déjà ancienne, je
crus pouvoir en pronostiquer favorablement. L'indication
se bornait à calmer l'inflammation de la muqueuse des
estomacs, à délayer les alimens qui embarrassaient ces
organes et à solliciter doucement leur action contractile et
digestive. Je fis faire une tisane de décoction d'orge et de
racines de guimauve miellée, rendue laxative par 8 onces
de sel de Glauber, dissous dans 8 litres de cette tisane,
que je faisais donner tiède, à la dose de deux litres, toutes
les trois heures. Dans l'intervalle de ces breuvages on
donnait un litre de lait tiède, mêlé avec 4 onces d'huile
d'olive; ces breuvages étaient suivis de lavemens émolliens.

On fit prendre dans la journée , à la malade , un bain de vapeurs émollientes ; elle fut ensuite bouchonnée et couverte ; on lui présenta de l'eau blanche qu'elle refusa. Le lendemain 7 , même traitement. Dès le soir il y eut une abondante évacuation d'excrémens durs et fétides , mêlés et recouverts de mucosités ; cette défection fit disparaître la tympanite. Le 8 , les excrémens étaient mous et presque à l'état normal , le ventre assoupli , la bête beaucoup mieux , l'appétit revenait , elle rumina un instant. Je supprimai dès-lors tous les breuvages ; je fis donner chaque jour une panade , des feuilles de choux , un peu de foin et de l'eau blanche que la bête buvait bien. On continua ce régime et les lavemens jusqu'au 10, époque à laquelle la bête fut remise à son régime habituel.

10e *Observation.* Le 22 décembre 1826 , un propriétaire de Bourbon-Vendée avait fait venir des denrées d'un domaine éloigné de cinq lieues ; les bœufs avaient été mis au joug et étaient partis immédiatement après un repas copieux ; le temps était pluvieux , les chemins mauvais. A leur arrivée à la ville ces bestiaux étaient fatigués et en sueur ; cependant ils restèrent sur la rue exposés à un air froid et humide , durant que l'on déchargeait les voitures. Enfin on les rentra à l'écurie et l'on s'aperçut que l'un d'eux ne mangeait pas et avait le ventre ballonné. Je vis le malade à six heures du soir. C'était un bœuf âgé de 5 ans , en bon état et d'une forte constitution ; le bouvier me dit qu'il avait remarqué qu'il n'avait pas ruminé depuis le repas du matin , c'est-à-dire dans les instans de repos comme le font les autres bœufs ; il me dit aussi que durant la route il avait fallu l'aiguillonner. Il refusait les alimens et l'eau blanche; la panse était dure , pleine et très-météorisée; il ne fientait ni n'urinait et était tourmenté par de vives coliques, qui le faisaient trépigner, agiter la queue ; on entendait de fréquens borborygmes ; la bouche était chaude, la langue rouge, la respiration accélérée, la tympanite causait une oppression avec plaintes et froissement des dents ; le pouls était accéléré, un peu concentré, quoique l'artère fût tendue ; les yeux étaient saillans, animés ; l'agitation assez grande, les cornes et les oreilles froides. Voulant m'assurer de l'état de la vessie je le fouillai par le rectum, et la trouvai médiocrement pleine. J'attribuai cette maladie au départ de la ferme, immédiatement après un repas copieux, la fatigue de la route ayant suspendu les premiers phénomènes de la digestion ; enfin à une repercussion de la transpiration cutanée causée par l'air froid, humide, auxquels les bestiaux avaient été exposés pendant près d'une heure après leur arrivée à la ville. La violence de l'inflammation, la force et l'état d'embonpoint du bœuf me faisant craindre une vive réaction, je me déterminai à faire de suite une saignée de 8 livres à une jugulaire, malgré la plénitude des estomacs. On frictionna le bœuf, on l'enveloppa d'une couverture de laine ; je lui fis donner un lavement émollient ; on administra ensuite des breuvages de décoction tiède, d'orge et de graines de lin, avec addition de gomme et de miel, à la dose d'un litre et demi, toutes les heures ; puis on frictionnait et on donnait un lavement. Après la troisième dose, sur les dix heures, le bœuf rendit quelques excrémens avec les lavemens, il urina et de suite la météorisation de la panse disparut ; le mieux fut sensible et le malade cherchait à manger, il rumina même un instant. Diète, eau blanche. Le lendemain 25 je fis donner quatre breuvages de la même tisane, à trois heures de distance, suivis de lavemens et de frictions, car la panse était encore dure ; diète, eau blanche. Il vida beaucoup et urina ; le soir, je fis donner environ quatre livres de foin, qu'il dévora ; il but aussi de l'eau blanche. Le 24, le pouls était à l'état normal, le ventre libre et souple ; cependant l'alimentation fut peu copieuse, on continua l'eau blanche et les lavemens ; je le renvoyai à la campagne le 25, où il reprit son régime ordinaire.

11e *Observation*. Le 21 février 1817, je fus consulté pour un veau de deux ans, malade depuis la veille. Cependant quelques jours avant il avait refusé de manger et cessé de ruminer, la panse s'était un peu météorisée, mais cette indisposition avait cédé à la diète et à quelques lavemens. Cet état s'était renouvelé le 10 d'une manière plus inquiétante par le refus des alimens, la cessation de la rumination, la plénitude, la dureté du rumen; la météorisation de cet estomac ne s'était manifestée que durant la nuit précédente ainsi que la constipation; la tympanite était considérable au moment de mon arrivée. Le malade avait la bouche chaude et la langue rouge à ses bords, mais les muqueuses apparentes, quoique un peu rouges, me parurent infiltrées; le pouls était concentré, accéléré, l'artère petite et tendue; la respiration était hâletante, gênée, plaintive, avec froissement des dents; les oreilles et les cornes étaient froides; la peau était adhérente et d'une chaleur âcre, les poils hérissés, l'épine lombaire, sensible, le muffle était sec : l'animal était dans un état de taciturnité et d'insensibilité qui, aux yeux d'un vétérinaire peu habitué à voir ces maladies, eût éloigné toute idée de souffrances intérieures. Cet animal était habituellement nourri avec du chaume, de la paille de seigle et seulement un peu de foin avant d'être mené à l'abreuvoir; il était maigre, affaibli par ce régime peu substantiel, consistant en alimens réfractaires à la digestion. Telles furent les causes que j'assignai à cette gastro-entérite avec surcharge des estomacs dont je ne désespérai pas. La jeunesse du sujet, sa débilité, ainsi que l'état d'embarras gastrite proscrivaient la saignée. Dans le but de vider les estomacs et calmer l'inflammation, je prescrivis la tisane suivante : décoction d'orge mondé et de graines de lin, miellée, dans laquelle je faisais infuser deux poignées de mélisse sèche. Après qu'elle était retirée du feu je passai et ajoutai six onces de sel de Glauber pour huit litres de liquide ; elle fut donnée tiède à la dose d'un litre et demi toutes les deux heures et suivie de lavemens émolliens ; on fit prendre chaque jour un bain de vapeurs, on frictionna et couvrit le malade. Diète, eau blanche, ces moyens, continués pendant trois jours, produisirent la sortie d'excrémens durs, recouverts de mucosités et la disparition de la tympanite ; les urines devinrent plus abondantes, mais la panse était toujours dure et pleine, le ventre resserré et l'inappétence persistait. Je me décidai à stimuler davantage les organes digestifs, et je fis ajouter à la tisane déjà citée quatre gros d'émétique, dont six à sept litres furent administrés en deux jours ; on employa aussi des lavemens, des frictions sèches, etc., etc. Ces derniers moyens produisirent des défécations abondantes d'excrémens durs, noirs, infects et mêlés de mucosités, à la suite desquelles le ventre s'assouplit, l'appétit et la rumination reparurent ; un régime consistant en panades, quelques feuilles de choux, de bon foin et surtout l'eau blanche, terminèrent la cure.

Ce dernier fait démontre que cette variété de la gastroentérite est quelquefois tenace et qu'elle se prolonge et résiste long-temps aux remèdes les plus rationnels : prouvons ces propositions par de nouvelles observations.

12e *Observation*. Le 7 février 1819, je fus demandé pour voir une vache malade depuis 8 à 10 jours. Cette bête, âgée de 5 à 6 ans, en bon état, ne ruminait plus, refusait les alimens et les boissons ; elle avait la bouche brûlante et pâteuse, la langue rouge à ses bords ; le rumen était plein, dur et météorisé ; la constipation opiniâtre et les urines rares et colorées. Elle éprouvait de temps à autre des accès de colique assez intenses durant lesquels elle était dans un état d'anxiété et d'agitation ; le pouls était petit, concentré, accéléré ; la respiration plaintive, oppressée ; on entendait quelques froissemens aigus des dents ; le mufle était sec, les oreilles et les cornes froides, les poils piqués , la peau sèche ; les mamelles étaient flé-tries et ne sécrétaient plus du lait ; la bête avait le regard sombre , avec un abattement sensible. Tel était son état depuis environ huit jours ; deux ou trois guérisseurs y avaient épuisé leur science.

Cette variété de la gastro-entérite est très-fréquente dans le bocage , à la fin de l'hiver ; elle est due au manque de nourriture verte et au régime austère auxquels les bes-tiaux sont soumis ; les Maiges disent alors que l'animal est *barré*. Ils les tuent presque toujours par les moyens incen-diaires et les purgatifs drastiques qu'ils emploient , tels que l'aloés et le jalab , ces médicamens produisant l'exten-sion de l'inflammation jusque dans le gros intestin.

L'ancienneté de la maladie , la faiblesse de la vache , proscrivaient la saignée ; j'indiquai une tisane mucilagi-neuse et laxative , composée de décoction d'orge , racine de guimauve , sel de Glauber et miel ; des lavemens émol-liens , des bains de vapeurs , des frictions sèches et la pré-caution de tenir la malade couverte ; eau blanche , diète.

Le lendemain 8 , la vache avait rendu quelques excré-mens durs et coiffés avec les lavemens, mais la panse était toujours météorisée. Je fis prendre six gros d'éther dans une fusion de fleurs de tilleul miellée , que je fis répéter le soir. La tisane fut continuée et rendue plus active par l'addition de quatre gros d'émétique.

Le 9 , la météorisation avait cessé , la bête avait rendu plus d'un double décalitre d'excrémens noirs , fétides et mêlés de mucosités ; elle cherchait à manger : tisane mu-cilagineuse , lavemens, eau blanche , une panade. Le 10, la rumination était rétablie , je permis un peu de foin , de l'eau blanche et supprimai toute médication. Elle fut remise à son régime ordinaire et la sécrétion du lait se rétablit.

13ᵉ *Observation.* Le 6 mai 1824 , un métayer des environs de Bourbon-Vendée vint me prier d'aller chez lui pour donner des soins à un bœuf, malade depuis six jours et pour lequel il avait eu vainement recours à divers médecins de bêtes, des environs. Ce bœuf, propre au labour, était âgé de quatre ans, de la belle race de Chollet. La maladie était survenue à la suite d'un arrêt de transpiration causé par une pluie froide, l'animal étant en sueur et revenant d'un charroi ; elle s'était manifestée par le refus des alimens, la cessation de la rumination, la constipation et la météorisation. Je trouvai, outre les symptômes que je viens d'énoncer, la panse pleine, dure et très-tympanisée ; la bouche était chaude, sèche ; la langue rouge à ses bords et en dessous ; le pouls était petit et accéléré ; la respiration difficile et luctueuse, avec froissement des dents ; le mufle était sec et froid, la peau adhérente et sèche ; le regard était tranquille, à la légère dyspnée près, il existait un calme insidieux assez fréquent dans les maladies des bêtes bovines. Cette gastro-entérite avec surcharge de la panse me sembla grave, et mon pronostic fut douteux. Je prescrivis une tisane délayante et laxative, composée de décoctions d'orge mondé, de crème de tartre, gomme du Sénégal et miel ; des lavemens émolliens, des frictions sèches et fis abreuver avec de l'eau blanche. Ce traitement fut continué jusqu'au 9 ; le bœuf rendit quelques excrémens ramollis par les lavemens, sans mieux sensible. Le 10, le paysan revint me chercher ; la météorisation avait beaucoup augmenté, il croyait son bœuf perdu. Cette tympanisation n'avait point augmenté la dyspnée, ni fait disparaître le calme trompeur que je viens d'indiquer. J'étendis environ une once d'éther sulfurique dans un litre d'eau tiède miellée, que je versai rapidement dans la bouche, pour qu'il parvînt dans le rumen ; on frictionna le malade, on le couvrit et le promena au pas ; le flanc s'abaissa tout-à-coup ; l'animal éprouva de légères coliques qui furent suivies de l'expulsion de vents et d'une quantité considérable d'excrémens noirs et fétides, de consistance inégale et mêlés de mucosités ; le mieux fut subit, car tout cela se passa devant moi et en moins d'une heure. Je prescrivis une tisane simple, mucilagineuse et miellée, les lavemens et l'eau blanche. Je recommandai de soutenir le malade avec des panades et un peu de bon foin. Le bœuf guérit au bout de 4 à 5 jours de régime, mais la maladie l'avait tellement maigri qu'il ne put reprendre son embonpoint qu'aux herbes, c'est-à-dire en juin suivant.

M. Flammens, vétérinaire à Castelsarrasin, a publié une relation de cette maladie sous le titre d'*Embarras Gastrique*. Il a remarqué qu'elle s'observe surtout vers la fin de l'hiver, lorsque, par une incurie qu'il signale et blâme, on n'a nourri les bœufs que de pailles de céréales et de feuilles sèches de peuplier, d'ormeau, de saule, etc., etc. Ces fourrages peu nutritifs pourraient, dit ce vétérinaire, être de quelque utilité, mêlés à d'autres alimens plus substantiels qu'eux ; mais donnés seuls, ils sont réfractaires à la digestion : les feuilles d'arbres sont surtout, dit-il, difficiles à être ruminées ; il pense aussi que ces substances dessèchent promptement les muqueuses digestives, en absorbant le produit des sécrétions folliculaires et salivaires.

Les symptômes qui traduisent cet état maladif sont : l'œil fixe, les conjonctives rouges et injectées, la bouche chaude et pâteuse, le grincement des dents, le dégoût, l'abattement, la rumination imparfaite, la sécheresse du muffle, les matières fécales rares, avec souplesse du ventre, sans météorisation. Plus tard, l'animal piétine, fait de continuels efforts pour évacuer ses excrémens et ne rend que des matières glaireuses mêlées à quelques stries sanguinolentes ; à cette période l'animal refuse toutes sortes d'alimens. Si ces phénomènes persistent jusqu'au septième ou huitième jour, dit encore ce vétérinaire, on remarque alors que le muffle est recouvert d'un enduit noirâtre ; il survient après une diarrhée fétide, symptôme précurseur du développement d'une gastro-entérite chronique, laquelle amène le marasme et la mort dès le douzième ou quinzième jours. A l'autopsie, dit toujours M. Flammens, on trouve la panse à demi pleine, contenant des matières peu ou point élaborées, ayant une odeur infecte ; le réseau dur et presque plein d'alimens peu humectés et ressemblant à de la paille hachée ; le feuillet considérablement distendu, quoique contenant peu de substances alimentaires ; la gouttière œsophagienne est resserrée ; la caillette renferme quelques mucosités, mais sa muqueuse est de couleur rouge foncé : les intestins contiennent des matières liquides, noirâtres et leur muqueuse est de couleur plombée.

Traitement : Suppression des alimens précités ; fumigations de baies de genièvre pour exciter l'organe cutané ; boissons farineuses tièdes et nitrées, lavemens émolliens. Si ces moyens ne suffisent pas, huile de Ricin, à la dose d'une livre, étendue dans la décoction de prunes sèches, que l'on doit répéter une seconde et même une troisième fois s'il en est besoin. M. Flammens se loue des effets de cette médication ; il ajoute que les boissons délayantes secondent puissamment le remède qu'il indique, et proscrit avec raison l'emploi des excitans toniques.

Dans cette observation fort intéressante nous voyons un embarras gastrique, une indigestion suivie de la gastro-entérite qui passe promptement à l'état chronique, parce qu'elle attaque des animaux affaiblis par un régime peu nourrissant et même débilitant puisqu'il conduit au marasme.

M. Flammens insiste sur les bons effets de l'huile de Ricin, comme purgative ; je partage entièrement son opinion à cet égard.

14e *Observation.* Je traitai, en janvier 1822, un bœuf adulte affecté d'une gastro-entérite, compliquée de plénitude et de météorisation de la panse, et ayant beaucoup d'analogie avec celle décrite dans la 11ᵉ observation. Les symptômes inflammatoires cédèrent à deux saignées et aux délayans mucilagineux ; l'animal resta ensuite pendant trois jours dans une apyrexie complète , [mais pendant ce temps il ne prit d'autres alimens que de l'eau blanche et ne rumina pas ; la langue était pâle et recouverte du mucosités ; il fut constipé , les urines étaient rares et crues. Cependant le ventre ne devint ni dur , ni ballonné. Cet état qu'autrefois on n'eût pas manqué de qualifier d'asthénie secondaire , me parut dépendre du séjour , dans les cryptes de l'intestin , du produit altéré de leur sécrétion. Partant de cette idée , je me décidai à administrer un médicament dont l'action pût augmenter l'exhalation de la muqueuse, la sécrétion des follicules , et par conséquent faire cesser cet état d'embarras et d'atonie gastriques. Mon choix tomba sur l'aloès que j'administrai comme amer et tonique à la dose d'une once , auquel j'ajoutai 4 gros d'émétique, étendus dans 8 litres d'une infusion concentrée d'absynthe que je fis donner en quatre prises dans deux jours ; sous l'influence de cette médication , l'appétit revint et le troisième jour l'animal offrait tous les signes d'une santé parfaite.

Je dois maintenant faire connaître quelques exemples de gastro-entérite avec surcharge de la panse et durcissement des alimens dans le feuillet.

15ᵉ *Observation*. M. Panleau rapporte dans le journal pratique de 1829 , page 556 , que le 24 février il fut appelé pour donner des soins à une vache , âgée de 4 ans, race normande , qui refusait les alimens depuis deux jours et qui avait vêlé le 15 de ce mois. Elle avait eu pour aliment principal des pommes de terre gelées , mélangées avec des balles de blé et un peu de son , et enfin de mauvais foin d'étang. Symptômes : diminution du lait depuis deux jours ; la bête est tombée et ne s'est pas relevée depuis le même temps ; température du corps élevée , peau sèche , poil piqué , cornes et oreilles froides , muffle sec, rumination suspendue, plaintes qui deviennent plus sensibles quand on comprime l'abdomen ; météorisation , extrémités froides , bouche et rectum chauds et rouges ; il s'échappe par l'anus des gaz infects ; pouls plein , serré et accéléré ; battemens de cœur très-forts ; excrétions nulles. *Diagnostic :* Gastro-entérite compliquée d'obstruction du feuillet ; on avait intempestivement donné à la malade une bouteille de vin chaud sucré. *Traitement :* Diète sévère ; saignée de six livres aux sous-cutanées abdominales ; boissons mucilagineuses, miellées et légèrement nitrées, données à la quantité de deux littres toutes les heures et suivies de demi-lavemens de décoctions de mauves. Le 25, la bête n'a rendu que peu d'alimens durs et coiffés ; elle est toujours couchée , néanmoins les douleurs sont moins vives ; désir de manger , peau chaude , membres froids ; bouche moins chaude , muffle moins sec ; pouls petit, serré et accéléré ; urines abondantes et claires : saignée de quatre livres ; même traitement que la veille ; frictions de vinaigre chaud sur les membres , sachet de son bouilli sur les lombes. Le 26 au matin , la bête cherche à manger ; elle a ruminé ; elle ne peut encore se relever. Même traitement sauf la saignée ; diète. Le propriétaire eut l'imprudence de donner des alimens, que la bête mangea avec avidité , mais qui causèrent des accidens graves ; météorisation , respiration hâletante , douleurs abdominales vives , peau chaude , pouls effacé : lotions émollientes tièdes sur tout le corps , excepté la tête et le cou ; même régime , même traitement. Le 27 au matin la bête se relève toute seule ; tremblement général qui disparaît au moyen de frictions sèches ; mieux soutenu , expulsion d'une grande quantité d'excrémens noirâtres , coiffés , infects , urines à l'état normal ; pouls bon , rumination rétablie. Le soir la vache se lève encore et marche ; même traitement que la veille ; eau d'orge miellée ; orge cuite comme aliment. Le 28 , excrétions abondantes , légère diarrhée , excrémens moins fétides. M. Pauleau arrive fort heureusement pour empêcher l'administration d'un breuvage composé de plantes aromatiques infusées dans le vin rouge , breuvage qu'avait conseillé une commère et qui eût été indubitablement funeste. La bête fut remise avec précaution à son régime habituel , la sécrétion du lait revint avec la santé après huit jours de convalescence.

16ᵉ *Observation.* Le 13 janvier 1815 , un métayer des environs de Parthenay vint me chercher pour un bœuf , âgé de six ans , de forte taille , un peu maigre, qui était indisposé depuis quelques jours ; la maladie avait pris un caractère plus grave le 12. Je trouvai le rumen plein, dur et soulevant le flanc gauche , presque sans météorisation. Le malade refusait tous les alimens et ne ruminait pas , il n'avait pas fienté depuis la veille ; la bouche était chaude et sèche , la langue allongée , resserrée et rouge en dessous ; les urines étaient rares et jaunes; le pouls était accéléré, l'artère petite et tendue; la respiration était gênée , l'expiration plaintive , accompagnée de froissement des dents ; les muqueuses apparentes étaient injectées ; le muffle froid et sec , les oreilles , les cornes et les membres froids; la peau adhérente, sèche, chaude, les poils hérissés. L'animal témoignait une sensibilité extrême quand on pinçait l'épine dorsale ; il était dans un état de spasme général. La plénitude de la panse , sa dureté , l'état d'oppression , me firent penser que la surcharge du rumen était accompagnée de celle du feuillet et que ces deux viscères , en repoussant le diaphragme , étaient la cause de la dyspnée. J'attribuai cette gastro-entérite, ainsi compliquée et venue de longue main , à une nourriture réfractaire à la digestion , comme le chaume , la paille de seigle , les bestiaux n'ayant durant tout l'hiver qu'une petite quantité de foin pour les faire boire. J'étais confirmé dans mon diagnostic par la constipation , la dureté

des estomacs, un état d'éréthisme et d'irritation générale.
Je dus douter du succès du traitement dans un bœuf presque maigre, ayant beaucoup travaillé ; je m'abstins de
saigner et prescrivis une tisane mucilagineuse, composée
d'une décoction d'orge et de graine de lin miellée, donnée à la dose d'un litre toutes les heures et versée
très-doucement pour qu'elle pût parvenir dans la caillette, malgré la pression accidentelle du feuillet sur la
gouttière œsophagienne. On devait donner de fréquens
lavemens émolliens et appliquer des cataplasmes de même
nature autour du ventre, suivis de frictions sèches après
lesquelles on enveloppait l'animal d'une couverture de
laine, moyens qui devaient produire un relàchement
indispensable à la cure de cette maladie. Le 15, état
stationnaire ; je crus même distinguer une certaine fluctuation dans la panse, causée par quelques portions
de breuvages tombées dans cet estomac. Je le répète, ce
symptôme est pathognomonique ainsi que l'oppression
et l'éréthisme général. Je fis continuer la même tisane
à laquelle je fis ajouter quatre cuillerées d'huile d'olive
par dose, avec la précaution de secouer pour opérer le
mélange ; du reste mêmes moyens secondaires qui furent
continués jusqu'au 17, époque où le malade commença à
rendre des excrémens durs et coiffés, ce qui m'engagea
à ne rien changer dans le traitement. Le 19 la rumination
s'exécuta et le bœuf cherchait avec soin les portions de
fourrages qui étaient à sa portée. Cependant comme le
pouls était toujours concentré et accéléré, la panse encore
pleine quoique plus ramollie et souple, les excrémens
marronnés et mêlés de mucosités, je fis continuer la tisane
mucilagineuse miellée et les lavemens émolliens ; la bête
fut tenue couverte ; on la soutint avec des panades et
l'eau blanche jusqu'au 21, époque où tous les signes de
la convalescence annonçaient une guérison prochaine. Le
bœuf fut dès-lors remis avec ménagement à son régime

habituel, avec la précaution de l'abreuver d'eau blanche. Guérison après 10 jours de médications et de soins.

17e *Observation.* Un bordier de la commune de Sécondigny, près Parthenay, vint me prier d'aller voir une de ses vaches qui était malade depuis quelques jours; c'était le 25 mars 1819. Elle me présenta les phénomènes pathologiques suivans : perte de l'appétit et cessation de la rumination, existant depuis la veille; bouche brûlante, langue rouge à ses bords, panse dure et pleine; excrémens rares et durs ; oppression et gêne du respire, plaintes et froissement des dents; pouls vite, un peu concentré, artère tendue; muffle sec, oreilles et cornes froides, poils hérissés ; épine du dos sensible ; mamelles flétries, sécrétion du lait suspendue. La bête âgée de 7 ans, était maigre et nourrie avec du chaume, de la paille et quelques poignées de foin ; elle avait eu depuis quinze jours deux indispositions dont les symptômes les plus saillans étaient la plénitude de la panse, le dégoût et la constipation : elles avaient cédé à la diète et à des lavemens ; mais depuis trois jours et surtout la veille son état était devenu plus inquiétant. Je pronostiquai une gastro-entérite avec surcharge de la panse et du feuillet ; maladie qui, pour le dire une fois pour toutes, affecte plus spécialement les bestiaux affaiblis par la gestation, le travail, ou un régime peu substantiel. Je prescrivis une tisane composée d'une décoction d'orge, de racines de guimauve et de miel ; des lavemens émolliens , des bains de vapeurs et des frictions sèches ; la bête tenue couverte devait être soumise à une diète sévère et abreuvée d'eau blanche. Après 4 jours de ce traitement, c'est-à-dire le 27, la vache rendit beaucoup d'excrémens durs, mêlés de mucosités ; je supprimai dès-lors la tisane, car la bête avait ruminé et témoigné le désir de manger; elle fut nourrie avec des panades, de l'orge cuite, un peu de foin et de l'eau blanche; on lui donna des lavemens émolliens matin et soir. Elle fut complétement guérie le 29.

Nous venons de décrire plusieurs variétés de la gastro-entérite-aiguë dans le bœuf; aucun des cas que nous avons cités n'ont été mortels , cependant un succès constant ne couronne pas toujours les efforts du praticien. La maladie est souvent au-dessus des ressources de l'art, surtout quand l'inflammation est suraiguë et grave , ou qu'un traitement intempestif ou incendiaire a aggravé la maladie et rendu sa curabilité impossible. C'est le cas assez fréquent dans lequel se trouvent les vétérinaires qui ne sont souvent appelés que lorsque les charlatans, les donneurs de conseils, ont épuisé leur prétendu savoir.

Pour abréger mon travail, dans lequel j'ai déjà narré assez de faits , je vais me borner à présenter le tableau raccourci des signes mortels de l'inflammation de la muqueuse digestive, et des lésions cadavériques que j'ai observées à l'autopsie.

Dans les diverses nuances graves de la phlegmasie de la muqueuse gastro-intestinale du genre de celles que nous avons citées, si , après deux ou trois jours d'un traitement rationnel , la maladie loin de diminuer d'intensité fait plus tôt des progrès , on doit s'attendre à une fin funeste : on voit alors le ventre se durcir , se ballonner, ou la météorisation persister ; la marche du malade devenir pénible et chancelante avec abattement et prostration des forces; la respiration devient plus fréquente , luctueuse et l'air expiré fétide dans quelques malades ; le pouls est de plus en plus concentré et accéléré , quelquefois intermittent, irrégulier, plus tard il est moins appréciable et il finit par s'effacer. Le regard du bœuf devient sombre et farouche ; l'on aperçoit des soubresauts dans les muscles et les tendons; la constipation persiste , ou il survient une diarrhée muqueuse , noire , fétide ; les mouches s'attachent à l'animal, sans qu'il cherche à s'en débarrasser ; l'épine dorso-lombaire devient insensible ; elle se trousse quelquefois par le rapprochement des membres ; alors l'animal est dans un état d'insensibilité qui n'est interrompu que par quelques gémissemens accompagnant l'expiration ; enfin, dans ces divers cas, on voit le malade se coucher ou tomber, ce qui est rare, et mourir du 7e au 10e ou 12e jour. Les derniers instans de la vie sont précédés, dans quelques bestiaux, de convulsions ou d'émissions de matières sanguinolentes par l'anus. Si encore le bœuf atteint d'une gastro-entérite grave reste couché, la tête étendue et allongée sur le sol ou repliée de côté, contre les côtes et le flanc, dans un état d'insensibilité taciturne sans que rien de ce qui l'entoure ne semble frapper ses sens ; on doit craindre la mort, car ce signe est très-fâcheux. Je ferai remarquer ici que la réunion de tous ces signes ne s'observe pas toujours dans le même animal.

Si au contraire cette maladie doit se résoudre par suite d'un traitement méthodique (car je n'ai pas d'exemple où cette affection un peu grave ait guéri spontanément et d'elle-même), on voit l'expression de la tête et du regard devenir plus gaie, le muffle se couvrir de rosée ; la peau s'assouplit et la transpiration cutanée se rétablit ; l'animal s'étend et s'alonge quand il se lève ; la respiration devient plus calme, le pouls se développe ; l'appétit et la rumination reviennent peu à peu ; les défécations sont moins fétides et prennent leur aspect normal.

Pour donner une idée assez exacte des lésions que laisse la gastro-entérite sur les divers organes, je vais d'abord énumérer rapidement ce que j'ai observé dans les autopsies que j'ai pu faire durant ma pratique ; puis je citerai la nécropsie d'un bœuf mort de l'inflammation sur-aiguë des organes digestifs, faite avec soin à l'école de Toulouse.

J'ai souvent rencontré le rumen rempli d'alimens non digérés, secs et réunis en masse ; ce qui existe surtout quand le bœuf mange encore dans le principe de la maladie et ne rumine pas (ce qui indique la nécessité de la diète), tandis que dans les cas où l'appétit a cessé un peu

avant la rumination , la panse contient moins d'alimens
après la mort ; mais s'il y a surcharge des estomacs et
surtout du feuillet, celui-ci est dur , volumineux ; il a
déprimé la panse et marqué la pression qu'il exerçait sur
elle par un enfoncement ; pression qui oblitère la gouttière œsophagienne , ainsi que le prouve la présence , dans
la panse , des liquides qu'a pris le bœuf durant sa maladie.
Enfin les alimens accumulés lentement par l'imperfection
de la digestion , entre les lames de ce troisième estomac ,
sont desséchés , durs, pulvérulens et forment des gâteaux
qui entraînent avec eux l'épithélium. J'ai souvent trouvé
sur la muqueuse des trois premiers estomacs , mise à découvert par l'enlèvement spontané de leur épiderme , des
traces de phlogose, des ecchymoses et des pétéchies de
couleur rouge-violet. A cette rougeur se joignaient l'injection , l'épaississement et un ramollissement peu marqué à
la vérité, mais sensible. La muqueuse de la caillette et
celle des intestins grêles présente toujours de l'injection ,
de l'épaississement avec ramollissement. Ces surfaces phlo-
gosées sont disposées par plaques , ou forment des ecchymoses plus ou moins nombreuses. Sur les diverses régions
de cette muqueuse on rencontre en outre des pointillations rouge-vif , dues à l'hypérémie de ses villosités. Les
vaisseaux capillaires sous-muqueux sont aussi plus ou
moins injectés ; j'ai trouvé parfois des exsudations sanguines dans le canal intestinal , mais plus particulièrement
dans le cœcum et le colon , organes qui offrent d'ailleurs
des lésions analogues à celles que présentent les intestins
grêles. Lorsque la maladie a traîné en longueur et qu'elle
a duré 10, 12 jours et plus , la muqueuse présente , dans
certains points , une teinte rouge-sombre , ou des plaques
violacées et d'autres d'un gris ardoisé , sur lesquelles le ramollissement est plus marqué qu'ailleurs. Quelques rougeurs
hypérémiques existent quelquefois sur la membrane péritonéale. Si la réaction vitale a été prompte et rapide, le

cœur, les gros vaisseaux et les poumons portent aussi des traces de la violence de l'inflammation. Les organes urinaires ont ressenti encore les effets de cette vive phlogose.

Le 25 novembre 1829, il fut apporté à l'école royale vétérinaire de Toulouse le corps d'une vache, âgée de 12 à 15 ans, qui venait de mourir. Le propriétaire nous déclara que cette vache avait mis bas son veau depuis un mois, que la parturition avait été naturelle et que la bête s'était bien rétablie. Mais le 19 courant, au matin, elle refusa les alimens et cessa de ruminer, sans qu'il pût assigner aucune cause à cette maladie ; la panse paraissait pleine et gonflée, la vache éprouvait des frissons par toute l'habitude du corps ; ses mamelles étaient flétries et la sécrétion du lait avait cessé. Le 20, le ventre et le flanc gauche étaient toujours pleins, mais sans météorisation ; la malade eut des coliques assez violentes qui la forçaient à se coucher, à se lever, à se rouler d'un bout à l'autre de l'étable. Le 21, les coliques furent moins vives et moins douloureuses, cependant les frissons existaient à des intervalles plus éloignés que la veille, mais la vache était abattue. Le 22, un maréchal, qui fut consulté, lui donna un purgatif, ce fut le coup de grâce ; elle mourut le 25, cinquieme jour de sa maladie.

Nécropsie faite environ 20 heures après la mort : les viscères renfermés dans la cavité thoracique n'ont offert rien de bien remarquable, cependant le poumon gauche contenait deux petits dépôts clos, remplis de matière purulente, rouge-noir, de la capacité d'une noix et situés près du cœur. Abdomen : Il existait sur le péritoine des pointillations rouges, des ecchymoses violettes assez étendues, et les vaisseaux sanguins des organes de la digestion étaient gorgés de sang noirâtre. L'épiploon offrait les mêmes lésions ainsi que le mésentère ; la panse et le feuillet contenaient des alimens délayés, et la muqueuse de ses estomaes était rouge-vif ; mais celle de la caillette était partout

très-colorée, épaissie, parsemée de pointillations plus foncées ; aux environs de son orifice pylorique et dans une
largeur égale à celle de la main, cette muqueuse était
d'un rouge très-vif et parsemée d'ecchymoses noires, larges comme des lentilles ; les vaisseaux capillaires qui ram-
pent dans le tissu cellulaire sous-muqueux étaient dans un
état de congestion plus marquée aux environs du pylore.
La muqueuse de l'intestin grêle, examinée depuis le pylore
et dans une longueur de 24 pieds ou 8 mètres, était sensiblement épaissie et reflétait une couleur noire ; examinée
de près, on voyait que cette coloration était due à une
quantité innombrable de petits points noirs formés par
l'hypérémie très-vive du sommet des villosités intestinales.
Cette membrane muqueuse était d'ailleurs tellement ramollie et diffluente, qu'elle cédait à l'impression du doigt ;
en la séparant de la membrane charnue, on voyait sa
face adhérente très-colorée et les vaisseaux sous-muqueux
injectés et rouges. Il existait à la suite de cette portion de
l'intestin grêle, une invagination de quatre pieds, au
moins, de longueur ; l'ayant ouverte et détruite dans
toute son étendue, il s'en exhala une odeur de gangrène ;
elle était épaissie, noire ; un épanchement sanguin et noir
existait entre la muqueuse et la charnue de ces parties
invaginées ; tout était diffluent et il était même difficile
d'en distinguer les diverses parties ; dans quelques points
cependant on trouvait la muqueuse assez apparente, mais
épaissie, de couleur noir-bronze et gangrénée. A partir de
la terminaison de cette invagination et en se portant en
arrière, cette membrane muqueuse intestinale était de
couleur rouge vineux ; ses villosités noircies par le sang
qui les engorgeait, formaient des pointillations multipliées qu'il ne fallait pas confondre avec quelques petites
tumeurs mélaniques qui existaient dans toute l'étendue de
l'intestin. Au fur et à mesure que la coloration était moins
vive, cette muqueuse était moins épaissie et moins

ramollie ; et vers la fin des deux tiers antérieurs de l'intestin grêle , ces lésions n'existaient plus dans une certaine étendue ; mais aux environs du cœcum elles avaient la même intensité , la même coloration , les mêmes pointillations et une diffluence égale ; il existait en outre dans cette région beaucoup de petits tubercules crus situés dans l'épaisseur de la muqueuse , dans le tissu cellulaire sous-muqueux et entre la membrane charnue et la péritonéale ; de sorte qu'ils formaient de petites tumeurs saillantes, soit à la face externe , soit à la face interne de l'intestin ou libre de sa muqueuse. Ces tubercules variaient en grosseur depuis le volume d'une lentille jusqu'à celui d'un grain de petit millet. Il y existait aussi quelques petites tumeurs mélaniques sous-muqueuses, grosses comme des lentilles et faisant saillie à la surface libre de la villeuse. A cet endroit quelques ganglions mésentériques étaient engorgés, noirs et laissaient suinter en les incisant un liquide de cette couleur ; quelques-uns contenaient aussi des tubercules crus. La muqueuse du cœcum et du colon était hypérémiée, colorée en rouge-vineux, épaissie ; les vaisseaux qui la parcourent étaient gorgés de sang. Des arborisations admirables et nombreuses se dessinaient à la surface libre de cette muqueuse , qui contenait aussi quelques tubercules dans son épaisseur, ainsi que des petites tumeurs mélaniques, où les unes et les autres étaient cependant plus rares que dans l'intestin grêle. Le cœcum présentait à cinq pouces de sa pointe un retrécissement assez marqué. On voyait sur la muqueuse du colon de larges ecchymoses noires qui étaient moins apparentes dans le cœcum. La matrice et la vessie n'ont présenté rien d'anormal.

Les vétérinaires sauront distinguer, dans ces lésions, celles qui appartiennent à la gastro-entérite aiguë et à l'invagination qui la complique , de celles qui, plus anciennes, comme les tubercules et les mélanoses , lui sont étrangères.

J'indiquerai plus loin les signes diagnostiques du passage de la gastro-entérite à l'état chronique.

La phlegmasie de la muqueuse gastro-intestinale est quelquefois produite par l'ingestion de végétaux malfaisans, mêlés en diverses proportions aux fourrages verts, ou faisant partie des alimens que l'on donne aux bestiaux dans les saisons disetteuses, et quelquefois par une économie que nécessite la pauvreté des propriétaires. Nous ferons remarquer ici que tous ces végétaux qui ne produisent communément d'effets malfaisans que lorsqu'ils sont mangés en vert, sont beaucoup moins. dangereux et souvent même inoffensifs étant fanés, secs et mêlés aux autres plantes fourrageuses dont ils diminuent alors la qualité nutritive et la valeur commerciale. L'action de ces plantes âcres, astringentes et quelquefois délétères, agit avec d'autant plus d'énergie que la muqueuse du quatrième estomac est très-impressionnable dans les animaux ruminans, ainsi que nous l'avons fait remarquer pag. 53 et 62.

La véritable médecine consistant pour nous dans des faits et les déductions que l'on peut en tirer, nous allons citer des cas dans lesquels des plantes âcres, stupéfiantes, vénéneuses, ou renfermant de l'acide gallique, employées comme aliment, ont produit diverses maladies des organes digestifs, quand la nécessité, la faim, ont vaincu la répugnance et trompé l'instinct des animaux.

18e *Observation.* Le 6 avril 1809, un journalier de Parthenay, qui tenait des vaches laitières, vint réclamer mes soins pour une d'elles, malade de la veille ; elle me présenta les symptômes suivans : refus des alimens, suspension de la rumination, panse dure, pleine, sans météorisation ; le ventre était même rétracté et surtout très-douloureux au toucher ; constipation existant depuis le 5 ; urines rares et colorées. La sécrétion du lait qui avait été moindre dès le 14 au soir, se trouvait à peu près totalement suspendue ; ce liquide était même séreux et désagréa-

ble au goût ; le pouls était vite , concentré , l'artère tendue ; la respiration était accélérée , plaintive , mugissante ,
avec froissement des dents ; la bouche était brûlante , remplie de salive visqueuse ; la langue rouge en dessous ,
toutes les muqueuses apparentes étaient injectées ; les
yeux saillans et humides exprimaient quelque chose de
farouche ; le muffle était sec , les oreilles et les cornes
froides , la peau était sèche , adhérente , tout le rachis d'une
sensibilité extrême et la démarche chancelante. Cet homme qui était pauvre nourrissait en grande partie , depuis
les premiers jours du printemps , ses vaches avec des
plantes coupées , ramassées çà et là au bord des chemins ,
au pied des haies , où se trouvaient en plus ou moins
grande quantité la renoncule des prés , la circée , la ciguë ,
les orties , l'arum , le thlaspis à odeur d'ail , etc. , etc. ,
plantes toutes plus ou moins âcres et vénéneuses.

Je ne pus méconnaître l'état de spasme général de toute
l'économie et la vive phlegmasie de la muqueuse des estomacs et surtout de la caillette. Je crus pourtant ne pas
devoir désespérer de la guérison de cette vache , qui était
en assez bon état et dans la vigueur de la jeunesse. Je pratiquai une saignée d'environ cinq livres , au grand chagrin
du propriétaire ; je prescrivis une tisane composée d'une
légère décoction de racines de guimauves et de graines de
lin , miellée , à laquelle j'ajoutai 2 onces de cristal miné-
ral pour dix litres de liquide ; elle fut administrée à la
dose de deux litres toutes les deux heures , versée doucement et suivie de lavemens émolliens acidulés par le
vinaigre , de frictions sèches ; je recommandai que l'on
promenât la bête après l'avoir couverte ; diète , eau blanche. Ces moyens ayant été continués jusqu'au 9 , la malade
se trouva mieux, elle commençait même à manger quelques feuilles de choux , du foin et à ruminer ; mais le
ventre était toujours dur , les excrémens mêlés de mucosités rougeâtres ; la bouche était sèche et brûlante , le lait

rare et le pouls encore concentré. Ces signes d'inflammation m'engagèrent à prescrire une tisane mucilagineuse et
des lavemens émolliens, quelques breuvages de lait tiède
mêlé à l'huile d'olive. On nourrissait avec des panades et
des pommes de terre cuites. Cette médication employée
le 9 et le 10, produisit d'abondantes évacuations alvines
et une guérison très-prompte.

19e *Observation*. On trouve dans le cahier de février
1826, du journal pratique, une observation de M. Leloir
que son importance nous engage à transcrire ici : « 14
mai 1819; je fus appelé pour donner des secours à 12
vaches, auxquelles les feuilles et les coques encore vertes
du colchique, avaient été données la veille comme seule
nourriture, à la dose d'environ 4 à 5 livres pour chaque.
Je remarquai dans tous ces animaux les symptômes suivans : tristesse, inappétence, pesanteur dans la marche,
diminution du lait, suppression de la rumination, sécheresse du mufle, de la peau et des poils, bave abondante
et mousseuse; yeux enfoncés, ternes, larmoyans; corps
clignotant et conjonctives pâles ; respiration courte et
pénible, gémissemens plaintifs et fréquens; douleurs causées par des accès de coliques; ces vaches regardaient
souvent leur ventre du côté gauche; il existait une diarrhée abondante et fétide, mêlée de stries de sang, ainsi
que des épreintes souvent répétées. Il sortait quelquefois
avec les excrémens des mucosités noirâtres et fétides ; les
urines étaient claires et abondantes ; les oreilles, la base
des cornes et la peau froides. Tous ces symptômes n'ont
éprouvé aucun changement jusqu'au 16 à 4 heures du
matin, où la plus vieille de ces bêtes, âgée de 8 ans, est
morte, quoique la veille elle parût la moins affectée. »

» Nécropsie. La cavité abdominale contenait une grande
quantité de liquide roussâtre. Le rumen était rempli d'une
énorme quantité de végétaux parmi lesquels on remarquait
des parcelles de feuilles et de coques de colchique. La

caillette contenait fort peu d'alimens, mêlés de stries de sang : sa membrane interne épaissie, était de couleur lie de vin ; grattée avec le scalpel, elle présentait de petites taches d'une couleur plus foncée que le reste ; sa membrane externe était plus rouge que dans l'état naturel ; l'intestin grêle et le colon, surtout le premier, renfermaient une matière de la consistance de la bouillie, de couleur brune mêlée de stries de sang ; la surface interne grattée, a présenté les mêmes lésions que celles de la caillette. La portion flottante du colon renfermait la même matière, mais on ne remarquait point les petites taches dont j'ai déjà parlé. Toute la surface externe de l'intestin et l'étendue du mésentère étaient d'un rouge violacé ; le col de la vessie était rouge et gonflé. Deux autres vaches, qui ont succombé 14 et 18 heures après la première, ont présenté à l'ouverture les mêmes lésions. »

« Ce ne fut que le deuxième jour que je fis administrer, à très-forte dose et en breuvage, une décoction de graine de lin, traitement que je fis continuer jusqu'au 30 mai. Un taureau, âgé de 3 à 4 ans, et deux génisses, dont l'une avait 8 mois et l'autre 6, ayant commencé à ruminer le 6e jour, j'ordonnai pour alimens des fourrages verts de prés élevés, avec un mélange de son et d'avoine ; les six autres bêtes ne ruminèrent que le 8e jour, et je leur fis donner la même nourriture. Les déjections devinrent de moins en moins fréquentes et moins liquides. Les autres fonctions se rétablirent peu à peu, le lait fut plus abondant et le 12e jour elles se trouvèrent entièrement rétablies. »

20e *Observation.* M. Gaullet a observé l'empoisonnement de 8 vaches (*recueil, cahier de fév.* 1829), par les tiges du pavot-coquelicot (PAPAVER-RHEAS. L.), dont l'action sur la muqueuse de la caillette et de l'intestin, a donné lieu à une gastro-entérite avec complication de symptômes nerveux et que nous allons rapporter.

« Une maladie a fait périr , dans le cours de sept semaines, 8 vaches de la commune de Brienne-la-Ville ; elle se déclara d'abord sur deux animaux à 10 ou 11 jours d'intervalle , en juin et juillet. Les symptômes qui se manifestaient dès le premier et le deuxième jour de la maladie étaient déjà très-graves ; ils consistaient dans la cessation subite et presque complète de la sécrétion du lait, qui était séreux, sans substance caséeuse et butyreuse ; dans un refus de toute espèce d'alimens solides ; dans une soif très-marquée ; l'accélération et la petitesse du pouls ; le retroussement des flancs ; la sécheresse de la peau ; le hérissement des poils ; un grincement fréquent des dents molaires et des convulsions périodiques du bas-ventre, comme elles peuvent exister dans les coliques les plus aiguës. Après un peu de calme , les animaux se levaient brusquement, et , la bouche remplie de salive écumeuse , ils se jetaient avec fureur sur les personnes qui les approchaient ; ils se mordaient les membres de devant au point d'y déterminer de fortes excoriations , et de faire supposer à beaucoup de monde , par cet ensemble de symptômes , qu'ils étaient affectés de la rage. »

« Après trois ou quatre jours la marche devenait si difficile, surtout sur les membres de derrière, qu'à peine ces vaches pouvaient-elles se soutenir ; elles rendaient à cette époque peu d'excrémens solides , desséchés, mais en partie recouverts de glaires sanguinolentes ; les yeux , qui étaient vifs et larmoyans , restaient souvent fixés sur les parties latérales de la région épigastrique ; enfin ces symptômes s'aggravaient jusqu'au 6ᵉ ou 7ᵉ jour, temps où les malades succombaient sans de grandes convulsions , à la suite d'un dévoiement dysentérique de 24 ou 26 heures, et après avoir fait entendre pendant toute la maladie des mugissemens presque continuels. »

« Appelé après la mort de six des huit animaux qui succombèrent, je regrette de ne pouvoir donner ici que les détails de l'autopsie cadavérique d'un seul malade. La panse et le bonnet contenaient peu d'alimens solides, lesquels nageaient dans un liquide d'odeur alcaline; les membranes paraissaient être dans un état de relâchement annoncé par les plis multipliés de la tunique interne ou muqueuse. Cette tunique était recouverte d'une humeur gluante, et sa lame épidermoïde ne se détachait pas facilement, au contraire de ce que j'ai généralement remarqué dans les inflammations du rumen et du réseau; du reste ces deux premiers réservoirs n'étaient météorisés ni avant ni après la mort. Le feuillet, dont le volume était de beaucoup augmenté, offrait dans son intérieur des matières alimentaires durcies au dernier degré, représentant en quelque sorte, à cause des lames de l'organe, autant d'ardoises minces qu'il y avait de compartimens particuliers dans la cavité du viscère. Chacun de ces amas de matières alimentaires ne pouvait s'enlever sans qu'il entraînât avec lui la couche épidermoïde qui le recouvrait. La caillette contenait des matières liquides d'une odeur infecte ; les intestins grêles étaient enflammés et très-retirés comme étranglés dans plusieurs endroits. Les reins étaient enflammés; la vessie remplie d'urine jaune et épaisse, d'une odeur fort désagréable, quoique pendant la maladie cette humeur eût paru avoir été évacuée assez fréquemment et avec les caractères de l'urine de crudité. »

M. Gaullet fait remarquer que les coquelicots ne devinrent funestes que lorsque leur floraison était passée et lorsque les capsules se formèrent; alors, dit-il, ces plantes étaient plus dures, d'une digestion plus difficile, et possédaient sans doute des propriétés délétères qu'elles n'avaient pas auparavant. Leur abondance, dans les champs, due cette année à la température du printemps, avait engagé les particuliers à les donner comme aliment, ce qui causa une espèce d'epizootie, qui éveilla l'attention de l'administration. Ce vétérinaire, envoyé pour en combattre les effets, en arrêta les progrès en bannissant l'usage alimentaire de ces pavots, et prescrivant l'eau blanchie par le son de froment et exposée à l'air, dans laquelle on faisait dissoudre quatre gros de nitre par seau d'eau ; il fit nourrir les vaches partie dans les prairies et partie à l'étable avec le foin et la paille ; enfin, il conseilla de donner des lavemens émolliens aux bêtes qui rendaient des excrémens secs et enduits de mucosités. J'ai observé un cas analoque sur une jument, je le rapporterai dans le feuilleton.

Mal de brou ou mal de bois.

Nommé aussi le *bouton* en Poitou, il a été plus ou moins exactement décrit par plusieurs auteurs ; je ne rapporterai point ici ce qu'ils en ont dit et me bornerai à rendre le plus lucidement possible ce que j'ai observé dans cette maladie.

Les effets de cette nuance de la phlegmasie des organes digestifs se manifestent principalement sur la caillette et l'intestin ; ils s'étendent ensuite sur les organes de la sécrétion urinaire. Tous les vétérinaires vraiment observafeurs y remarquent deux périodes bien marquées, une d'inflammation, l'autre d'adynamie.

Le mal de bois règne ordinairement dans les mois d'avril et mai sur les bestiaux des fermes environnées de forêts et de bois taillis. La rareté des fourrages, surtout à la fin des hivers rigoureux, engage les cultivateurs à y envoyer paître les animaux ; là se rencontrent quelques plantes printanières dont les bœufs sont très-friands, mais la petite quantité de ces herbes et surtout la faim, les forcent à manger les jeunes pousses et les bourgeons des arbres, principalement ceux du chêne qui sont les plus abondans et les plus dangereux ; aussi cette maladie est-elle, à cette saison, une véritable épizootie dans les pays forestiers, comme je l'ai observé dans le bocage du Poitou.

Je n'ai point eu occasion de la voir sur d'autres ani- maux que l'espèce bœuf ; j'ai vu même beaucoup de ces bestiaux échapper aux effets funestes de cette alimentation, telles que de vieilles vaches habituées à son usage.

L'action funeste de cette alimentation n'est pas subite : la maladie a plutôt une marche lente et graduée. L'inflam- mation de la muqueuse gastrique peu vive d'abord, mais profonde, produit un amaigrissement sensible, et qui augmente chaque jour avec les progrès de la phlegmasie et la continuation de l'action de la cause sur les organes digestifs ; action qui s'étend sur la muqueuse des organes urinaires soit par identité de structure, ou plutôt par la propriété irritante et toute spéciale qu'a, sur ces orga- nes, le principe résineux qui abonde dans les bourgeons des arbres.

Quelques vétérinaires ont considéré le mal de brou comme un véritable empoisonnement, agissant à la ma- nière des acides concentrés ; pour moi je pense que dans la première période il y a inflammation par le fait de l'action irritante du principe astringent, acide et résineux sur les muqueuses : inflammation qui, parvenue à son *summum*, altère les produits de la sécrétion de la villeuse digestive et les décompose ; et que de l'absorption de ces produits morbides, et de leur passage dans le sang avec le chyle, résulte l'adynamie si frappante durant la seconde période. Pendant cette dernière, il existe réellement une altération du sang et un véritable empoisonnement par absorption, ainsi que le prouvent la prostration des forces, l'abattement, l'effacement du pouls et l'apparition assez rare de tumeurs charbonneuses, que nous signalerons plus loin.

Les vétérinaires physiologistes ont considéré cette ma- ladie comme une gastro-entéro néphrite. Nous ne dirons rien de cette définition, dans laquelle on fait figurer à tort un épiphénomène comme un caractère principal, puisque l'hématurie n'est pas constante.

Symptômes. 1re *Période.* L'animal est nonchalant et triste, il mange peu, flaire l'herbe sans paître, où s'il mange, il s'arrête et cesse de broûter ; la rumination est capricieuse, instantanée et incomplète ; la bouche est brûlante et sèche ; le muffle et les lèvres sont quelquefois engorgés ; le ventre est resserré et dur, de fréquentes épreintes sont suivies de la sortie d'excrémens durs et coiffés de mucosités sanguinolentes ; d'autres fois il y a constipation. On observe aussi des coliques avec trépignement et balancement de la queue. Les urines, dont l'éjection est rare et pénible, sont le plus souvent colorées, quelquefois rouges et écumeuses ; dans ce cas leur couleur uniforme indique que l'inflammation a son siége dans les rèins. Si l'on fouille l'animal, on trouve souvent la vessie pleine et dans un état d'inertie qui nuit à la sortie de l'urine, dont on détermine d'ailleurs le passage dans le canal de l'urètre en pressant largement et doucement ce réservoir. La sécrétion du lait d'abord diminuée, dans les vaches, finit par se tarir entièrement. J'ai vu des taureaux avoir de fréquentes érections, et des vaches donner des signes de chaleur ; le pouls est vite, mais petit, dur et l'artère tendue ; la respiration est accélérée, souvent plaintive, avec froissement des dents ; le muffle est sec, les cornes et les oreilles froides, la peau sèche et les poils hérissés ; la conjonctive est constamment rouge et enflammée ; la pituitaire est, dans quelques animaux, recouverte d'un enduit jaunâtre, avec écoulement par les narines d'une sérosité de même couleur, mais rare. J'ai aussi remarqué, parfois, que l'anus était rouge et engorgé ; enfin la colonne épinière est souvent voussée et les membres rapprochés sous le centre de gravité ; il existe dans la région dorso-lombaire une chaleur et une sensibilité remarquables, quelquefois même un embarras qui rend la locomotion pénible.

2e *Période.* La maladie augmente d'intensité : les yeux

qui sont rouges et larmoyans s'enfoncent dans les orbites ; l'expression de la tête est sombre et triste ; l'animal refuse toute espèce d'aliment et ne rumine plus ; le ventre se levrette, les flancs sont tendus et durs ; la constipation persiste ou il se manifeste un flux dysentérique ; l'urine ressemble à du sang pur et sort avec difficulté, coliques et trépignement. Le pouls devient plus fréquent, plus petit et concentré ; la respiration est toujours accélérée et plaintive ; le froid des oreilles et des cornes est glacial ; des sueurs froides se manifestent sur le dos, les épaules et les côtes ; des tremblemens partiels existent aux jambes ; la prostration des forces est extrême, l'adynamie frappante. Les muqueuses apparentes sont violacées, la nasale est recouverte d'une croute noirâtre ; la bouche est rouge-noir, brûlante, aride ; l'air expiré infect. Dès lors la terminaison funeste arrive à grand pas, le pouls s'efface ; la respiration est hâletante et l'animal fait entendre des mugissemens plaintifs ; il n'urine ni ne fiente plus, ou le plus communément un flux dysentérique infect, muqueux et sanguinolent, amène un collapsus mortel et l'animal tombe, expire après 8, 15 ou 20 jours de maladie.

Je n'ai jamais observé ces symptômes de fureur indiqués par quelques auteurs, malgré le grand nombre de bestiaux, atteints de cette maladie, pour lesquels j'ai été consulté ; je rencontrais plus tôt l'abattement adynamique que je viens de signaler.

J'ai, comme Chabert, vu, mais rarement, des tumeurs charbonneuses, emphysémateuses et crépitantes surgir aux membres, sous le ventre, le thorax, sur le dos et les lombes ; elles passaient rapidement à l'état gangreneux et annonçaient une fin prochaine et funeste. J'ai rencontré des aphthes dans un seul bœuf, ils s'étendirent rapidement, prirent un mauvais caractère, et furent suivis d'une prompte mort.

Malgré que j'aie décrit, d'une manière générale, les lésions que l'on trouve à l'autopsie des animaux qui ont succombé à la gastro-entérite, je crois devoir faire connaître celles que j'ai rencontrées dans les animaux morts du mal de brou ; elles prouvent la nature de cette maladie.

Des traces d'une inflammation profonde et intense existent dans les organes digestifs ; le rumen, le réseau, le feuillet contiennent des alimens durcis et desséchés, entraînant l'épithélium, et laissant à découvert la muqueuse qui est parfois sèche et parcheminée, communément rouge et lie de vin, avec des plaques gris ardoisé. La caillette est toujours retrécie ; sa muqueuse épaissie, offre des taches lie de vin, où il existe un ramollissement sensible. La villeuse des intestins grêles, du cœcum et du colon présente aussi des surfaces infiltrées, épaissies, où elle se déchire facilement. Ces surfaces ramollies reflétent tantôt une couleur lie de vin, tantôt une teinte gris ardoisé. On trouve dans ces viscères du sang exhalé sur la muqueuse, mêlé de mucosités et entourant de petites masses d'excrémens. Les vaisseaux du mésentère sont gorgés de sang noir, ainsi que les ganglions lymphatiques ; des pétéchies noires couvrent l'épiploon et le péritoine pariétal et viscéral ; la rate est souvent molle, diffluente, gorgée de sang noir et liquide ; le foie toujours volumineux est quelquefois décoloré, d'autres fois ramolli ; les reins sont hypertrophiés de couleur rouge-noir et très-ramollis ; les membranes de la vessie épaissies, sa muqueuse rouge-cramoisi à son fond ; ce réservoir contient un peu d'urine colorée, fétide et mêlée de sang. Les poumons sont recouverts de larges ecchymoses ; si on les incise, il en découle un sang noir, liquide, mêlé de bulles d'air ; le cœur est ramolli, violacé et contient du sang partie coagulé, partie liquide, quelquefois des masses jaunes et fibrineuses. J'ai trouvé les méninges et le plexus choroïde très-injectés dans une jeune vache et un taureau.

Le mal de brou ou de bois est donc évidemment dû à l'action irritante sur les muqueuses digestive et urinaire de l'acide gallique, des principes astringens et résineux que contiennent les jeunes pousses et les bourgeons des arbres forestiers ; on accuse aussi les pousses du *genista tinctoria*. Ce qu'il a de positif c'est que je ne l'ai observé que sur les bœufs et vaches à qui on laisse parcourir, durant le printemps, les forêts et les taillis. Ces animaux nourris pendant l'hiver de chaume, de paille et d'une petite ration de foin, se jettent avec avidité sur les pousses des arbres, les forêts ne leur offrant alors que peu de plantes fourragères, mêlées de renoncules et d'anemones des bois. L'action funeste de cette alimentation est, comme je l'ai dit, lente ; ce n'est que la continuité de ce genre de nourriture qui provoque l'inflammation des organes digestifs et urinaires ; aussi n'est-ce qu'après 15 ou 20 jours de son usage que ses mauvais effets se manifestent dans le plus grand nombre d'animaux ; car il en est qui en usent impunément surtout les vieilles vaches des pauvres bordiers, accoutumées à vivre de toutes sortes d'alimens et comme on dit rompues à la misère.

Diagnostic. Cette variété de la gastro-entérite se reconnaît surtout à la rétraction du ventre, la dureté des flancs, les épreintes, le flux dysentérique, la rareté et la coloration des urines, l'éréthisme général ; le voussement du dos et le rassemblement des quatre membres ; enfin, la saison, la localité, le genre de nourriture suffisent pour éviter toute erreur dans ce cas.

Pronostic. Le mal de bois est guérissable, par un traitement rationnel, à son premier degré ; il est plus grave dans un temps plus avancé et toujours mortel quand l'adynamie est évidente.

Traitement. Cette maladie attaquant presque toujours

beaucoup d'animaux à la fois et ayant un caractère épizootique, il est utile de diviser les animaux en trois classes, sans que pour cela il y ait nécessité de les séparer, car elle n'est point contagieuse. La première catégorie comprendra les animaux qui ont été exposés à l'action de la cause, mais qui ne sont point encore malades ; la deuxième, ceux dans la première période de la maladie ; enfin la troisième, les bestiaux dans lesquels la maladie est à sa seconde période.

La première indication est de faire cesser l'action de la cause, en retirant les animaux des forêts et bois taillis ; de les mettre paître dans les champs, ou de les tenir à l'étable, jusqu'à ce que l'herbe des pâturages ait poussé et que la feuillaison des arbres soit parfaite ; car à cette époque l'action des pousses des arbres est beaucoup moins malfaisante. Le vétérinaire convaincra aisément le propriétaire de la nécessité de cette mesure ; son influence morale doit surmonter l'empire de l'habitude. Il lui est facile de prouver mathématiquement qu'il y a plus de bénéfice à acheter quelques quintaux de foin, qu'à perdre un seul animal. Il agira d'ailleurs suivant les localités et les ressources qu'il aura à sa disposition.

1ʳᵉ Catégorie. — Traitement préservatif. Saignée à la jugulaire, proportionnée à la force, à l'âge des animaux, mais que je proscrivais pour les vaches vieilles et maigres et pour les bœufs faibles et faméliques. Eau blanche pour unique boisson, dût-on la faire prendre avec la corne à ceux à qui elle répugnerait ; pommes de terre, orge, cuites pour nourriture, ainsi que des feuilles de choux, l'herbe des champs, le vert hatif, le bon foin. Si quelques animaux avaient la peau sèche, le poil hérissé, si les excrémens étaient durs, marronnés, je faisais donner quelques lavemens. Trois à quatre jours de ces soins suffisaient pour n'avoir plus aucune crainte.

2ᵉ Catégorie. — Traitement curatif. 1ʳᵉ période de la

maladie. Cette époque étant celle de l'inflammation , j'ai toujours eu à me féliciter d'avoir débuté par la saignée à la jugulaire (à moins qu'il n'y eût faiblesse marquée) › que je réiterais le lendemain aux thoraciques si le pouls ne se développait pas et si les symptômes de phlegmasie persistaient. Je prescrivais l'emploi alternatif de breuvages mucilagineux composés de décoction de graines de lin ou de racines de guimauve, ou d'orge mondé avec addition de miel , et ceux de lait mêlé avec l'huile d'olive. Je faisais donner fréquemment des demi-lavemens émolliens , injectés doucement et avec précaution pour ne pas irriter le rectum , éviter leur rejet trop prompt et pour faciliter l'absorption d'une partie du liquide. Les bains de vapeurs , les frictions sèches , l'usage de la couverture de laine , l'application de cataplasmes émolliens sur les lombes sont d'excellens auxiliaires. La diète , l'eau blanche , des panades , composaient le régime. Sous l'influence de ces moyens j'ai constamment réussi à guérir les bestiaux confiés à mes soins.

Le sel de nitre , remède banal entre les mains de beaucoup de vétérinaires , ne peut qu'être funeste dans la 1re période de cette maladie ; il doit nécessairement augmenter l'inflammation existante dans les organes urinaires , dont il est un irritant spécial.

Je me bornerai à citer trois observations à l'appui du traitement que j'indique.

22e *Observation.* Le 30 mai 1808 , un métayer de la commune de Chiché , près Parthenay , ayant plusieurs bœufs atteints du mal de bois , me fit appeler ; ces animaux avaient pacagé depuis plusieurs jours dans un taillis dépendant de sa ferme. J'arrivai et trouvai huit à dix bœufs plus ou moins malades ; tous furent saignés , sept furent guéris par cette évacuation sanguine , la diète et quelques lavemens ; mais trois dans un état plus grave et présentant les symptômes suivans , exigèrent une médication plus active : perte de l'appétit et cessation de la rumination ; bouche brûlante, ventre retroussé, flancs cordés et durs ; constipation opiniâtre, épreintes fréquentes suivies de la sortie de mucus écumeux et sanguinolent ; urines colorées et sortant avec une difficulté douloureuse ; pouls petit, concentré et accéléré ; respiration fréquente et plaintive ; mufle sec, oreilles et cornes froides ; muqueuses apparentes injectées ; peau sèche, adhérente, poils hérissés, épine dorsale douloureuse et un peu voussée.

Je ne désesperai d'aucun ; je ne fus obligé de réitérer la saignée que sur un seul, et la maladie céda à la tisane mucilagineuse de décoction de graines de lin et racines de mauves miellée, à des breuvages de lait tiède mêlé à l'huile d'olive, aux lavemens émolliens, aux frictions sèches. L'eau blanche et les panades furent la seule nourriture que je permis jusqu'à la convalescence. Le traitement du bœuf le plus malade ne dura que quatre jours.

Tous les animaux de la ferme furent, dès mon arrivée, retirés des bois et conduits dans les champs où l'herbe commençait à être assez abondante.

25e *Observation.* Le 27 mai 1814, un métayer de la commune de Vouhé, près Parthenay, eut quatre bœufs et trois veaux atteints du mal de brou, à la suite de la dépaissance dans des bois où ils avaient mangé de jeunes pousses de chêne, faute d'autre nourriture. Tous étaient dans la première période de la maladie, et souffraient depuis deux ou trois jours. J'observai les phénomènes suivans : dégoût, suspension de la rumination, ventre levreté et dur, anus tuméfié, épreintes suivies de la sortie de quelques excrémens durcis et coiffés ; bouche brûlante et sèche ; muqueuses apparentes rouges, yeux larmoyans, chassieux, regard triste et abattu ; pouls vite, petit et serré ; mufle sec, gercé ; léger flux de mucosités jaunâtres par les narines ; respiration un peu gênée, fréquente et plaintive, froissement des dents ; sensibilité extrême de l'épine dorsale qui était voussée. Les urines étaient rares, colorées et sortaient avec peine.

Cinq des plus vigoureux furent saignés à la jugulaire ; je m'abstins de ce moyen dans un bœuf et un veau maigres. Je prescrivis une tisane mucilagineuse miellée, à laquelle je faisais ajouter l'huile d'olive ; des lavemens émolliens et des cataplasmes de même nature sur les reins. Après deux jours de ce traitement je fus obligé de réitérer la saignée aux thoraciques sur trois malades. On continua l'usage de la tisane mucilagineuse, à laquelle on ajoutait la gomme, le miel et on retrancha l'huile ; des· bains de vapeurs, des lavemens émolliens guérirent enfin les sept bestiaux malades.

Le régime consistait en des panades et l'eau blanche. On retira des bois tous les autres bœufs et vaches de la ferme et la maladie ne fit pas de nouvelles victimes.

24e *Observation.* Le 20 mai 1818, un fermier de la commune de la Ferrière, en Parthenay, vint réclamer mes soins pour plusieurs bestiaux qu'il soupçonnait attaqués du mal de bois. La métairie qu'il exploitait, située dans une vaste lande, avoisinait une forêt et était entourée de bois taillis, essence de chêne et chataigniers. Tous les ans, le mal de brou atteignait quelques bœufs et vaches, mais d'une manière peu grave; il suffisait de les retirer des bois, de leur donner quelques lavemens émolliens et de les abreuver d'eau blanche, pour que tous les accidens disparussent. Cette année cette maladie s'était montrée grave et alarmante; je trouvai à mon arrivée dix bœufs, vaches et veaux qui en étaient affectés depuis environ huit jours, et sur lesquels on avait inutilement employé les moyens que je viens de citer. Neuf de ces animaux étaient dans un état à-peu-près semblable à celui que j'ai dépeint dans les deux observations précédentes et la même médication les rendit à la santé.

Mais un seul bœuf, âgé de quatre à cinq ans, en bon

état, était plus gravement atteint : parvenu au sixième jour de la maladie, il refusait tous les alimens, même l'eau blanche, et n'avait pas ruminé depuis cinq jours. Blotti dans l'étable, le dos voussé, les quatre membres rassemblés, il avait les yeux rouges, chassieux, enfoncés; son regard exprimait une atteinte profonde; sa bouche était chaude, rouge et sèche; les lèvres enflées ainsi que l'anus; l'abdomen retracté et dur. Atteint d'une constipation opiniâtre, de fréquentes coliques, d'épreintes douloureuses, il était encore tourmenté par la difficulté d'évacuer une urine rouge et mousseuse. Son pouls était accéléré, petit, avec tension de l'artère ; sa respiration fréquente, plaintive, avec froissement aigu des dents.

On s'était borné à lui faire prendre quelques bouteilles de lait, et on lui avait donné des lavemens émolliens.

Comme nul signe d'adynamie n'existait, j'eus l'espoir de le guérir : saignée de six livres à la jugulaire, cataplasmes émolliens enveloppant tout le corps, suivis de frictions sèches et de l'usage de la couverture de laine; breuvages mucilagineux, édulcorés par la gomme et le miel, demi-lavemens émolliens fréquemment répétés ; eau blanche tiède donnée avec la corne.

Le 21 au soir, même état ; le pouls est seulement un peu plus développé; saignée de six livres aux thoraciques; même prescription, on y ajoute les breuvages de lait tiède et d'huile d'olive.

Le 22, nul changement, mais aucun signe d'adynamie ne vient augmenter mes craintes. Large sinapisme sous le ventre; du reste mêmes prescriptions, le cataplasme émollient excepté. Le 23, au matin, la moutarde avait produit un engorgement de plus d'un pied en tout sens et épais de trois pouces; je le scarifiai profondément; il en découla environ cinq livres de sang, ayant eu la précaution de tenir dessous de l'eau bouillante dont les vapeurs favorisaient l'hémorrhagie, et, ayant recouvert après l'écoulement du sang cette intumescence d'un large cataplasme de farine de graine de lin, je ne changeai rien au traitement intérieur. Dès le soir il y eut un mieux sensible ; l'animal rendit beaucoup d'excrémens durs, coiffés et infects ; ce mieux continua les 24 et 25, sous l'empire de la médication adoucissante. Le 26, le bœuf était en pleine convalescence. Je l'avais soutenu par des panades et l'eau farineuse ; dès lors je permis quelques feuilles de choux, puis un peu de foin. La guérison était complète le 30.

J'ai eu encore deux occasions d'employer, avec succès, le sinapisme dans cette maladie ; mais au printemps de 1826, l'ayant mis en usage sur un bœuf de trois ans, dans un état de prostration extrême des forces, avec quelques signes d'adynamie, j'eus des accidens déplorables : l'engorgement se forma lentement et incomplétement, la gangrène s'y manifesta de suite ; la mort suivit de près ce symptôme fâcheux.

3ᵉ Catégorie. — *2ᵉ Période.* Je n'ai jamais pu triompher de cette maladie rendue à cette période funeste et d'ailleurs fort courte. J'ai vainement employé le camphre dissous dans le jaune d'œuf et uni aux breuvages mucilagineux ; l'acétate d'ammoniaque étendu dans la décoction d'orge et de riz, miellée, dans le but de remédier à l'altération du sang et arrêter les progrès de l'adynamie, dont je secondais les effets par les frictions sèches, les lavemens émolliens acidulés, l'eau blanche : tout a été inutile ; d'ailleurs les propriétaires découragés par l'accablement des animaux, ne consentent qu'avec répugnance à la moindre médication.

Je n'ai pas été plus heureux dans trois cas où s'étaient manifestés des emphysèmes et des tumeurs charbonneuses ; j'ai eu beau les scarifier, les cautériser, employer même en 1827 le chlorure d'oxide de sodium, soutenir le mouvement excentrique par le quinquina, donné à titre d'expérience sur un bœuf, et dans les autres par le camphre et l'acétate d'ammoniaque, mes malades ont succombé.

Cette maladie n'est, selon moi, réellement guérissable qu'à sa première période ; déjà intense et grave à sa deuxième, l'empoisonnement par absorption et l'altération du sang, ayant porté dans l'économie un trouble, un principe d'adynamie au-dessus des moyens que l'art peut opposer ; enfin l'inflammation extrème qui existe dans les reins et les autres viscères de l'appareil de la sécrétion urinaire devient une complication indubitablement mortelle.

Je pense ne m'être point écarté de mon sujet en plaçant parmi les inflammations des organes digestifs les maladies décrites dans les sept dernières observations (effets des colchiques, des coquelicots, pousses et bourgeons de chêne, etc.), plutôt que de les traiter comme des empoisonnemens ; quoique quelques animaux aient succombé aux effets des propriétés astringentes, irritantes ou narcotico-âcres de certains végétaux, toujours est-il que la maladie n'a revêtu dans aucun cas les caractères des empoisonnemens. Ceux-ci présentent toujours un ensemble de phénomènes morbides qui se développent à la suite de l'introduction dans l'économie d'une substance capable, même à une dose assez minime, de détruire promptement la vie, en agissant d'une manière rapide et funeste soit sur le système nerveux, soit sur le sanguin ; accidens qu'on n'a point observés dans les cas dont il s'agit. Tous les faits que nous avons cités ont au contraire présenté évidemment les signes diagnostiques de l'inflammation de la villeuse gastro-intestinale. Dans l'observation de M. Gaullet, il est même facile de voir que cette phlegmasie était compliquée de la surcharge des estomacs, du durcissement des alimens contenus dans le feuillet et surtout de syptômes nerveux, type de l'exaltation.

Je crois, enfin, qu'on ne peut m'accuser raisonnablement de ne voir que des gastrites et d'en faire, à l'exemple de Broussais, la maladie générale ; j'ai pris de son système ce que l'expérience et l'observation m'ont prouvé être vrai, n'adoptant pas avec enthousiasme, ni ne rejetant pas avec dédain ou prévention systématique. Il y a plus de 1700 ans qu'Arrêtée a reconnu l'existence de la gastrite ; il dit : « La première chose à faire dans les douleurs d'estomac est de prescrire le repos et la diète... S'il y a de la tension et de l'inflammation vers l'orifice épigastrique de l'estomac, il faut pratiquer dans cette région une ventouse scarifiée et souvent ce remède suffira ; toutefois on peut encore après la cicatrisation des plaies appliquer des sangsues dans le même lieu. (DE CURAT. DIATURN. MORB.)» En médecine vétérinaire, j'ai cité Columelle qui vivait vers l'an 41 de notre ère, sous l'empire de Claudius, et j'ai prouvé, par le passage extrait, qu'il n'avait pas méconnu la gastrite dans le bœuf. La doctrine de M. Broussais ne lui est donc pas plus particulière, qu'elle n'est nouvelle.

Je n'ai fait passer jusqu'ici sous les yeux de mes lecteurs que des exemples de phlegmasie de la muqueuse gastro-intestinale, presque toujours bornée aux organes digestifs, parce que l'inflammation des organes urinaires, qui complique le mal de bois, n'existant pas toujours, ne doit être considérée que comme un épiphénomène assez fréquent à la vérité, mais qui peut dépendre, comme je l'ai dit, d'une action spéciale et spécifique du principe résineux contenu dans les bourgeons des arbres forestiers et surtout dans leur enveloppe extérieure ; principe dont la qualité varie suivant l'époque de la feuillaison et dont l'effet m'a paru plutôt être simultané que secondaire.

Il me reste donc à démontrer les complications assez nombreuses observées dans la gastro-entérite, qui paraissent être communément le résultat des sympathies qui unissent tous les organes entr'eux, et que prouve cette vérité d'observation, que la maladie d'un organe entraîne souvent celle d'un autre , ou en devient cause, s'il y a liaison ou dépendance réciproque de leurs fonctions. Les praticiens ont aussi remarqué que ces maladies secondaires sont d'autant plus fréquentes que le tempérament de l'animal est plus sanguin-nerveux et le sujet plus impressionnable. C'est ainsi qu'une vive excitation inflammatoire de l'estomac et des intestins , dans un sujet jeune et facile à exciter , réagit promptement sur le cœur , augmente l'activité de la circulation et détermine une congestion sanguine sur un autre organe qui se trouvera, dans cet instant , dans un état d'exercice plus actif qu'à l'ordinaire , ou qu'une cause accidentelle aura mis dans un état d'activité vitale plus ou moins insolite. D'autres fois encore ces complications sont simultanées, comme nous le verrons plus loin ; et puisent leur cause dans une innervation et une vascularité d'origine commune. Enfin ces nuances diverses que va nous présenter l'inflammation de la muqueuse gastro-intestinale sont sans doute aussi en rapport avec les causes déterminantes et plus encore avec des prédispositions individuelles qu'il n'est pas toujours facile d'apprécier.

Exposons maintenant des faits où la gastro-entérite s'est montrée 1° avec complication de l'inflammation de la membrane muqueuse des bronches et du parenchyme des poumons ; 2° avec celle des organes sécréteurs de la bile, 3° avec des symptômes de fureur et des accès vertigineux qui lui ont valu la dénomination de gastro-arachnoïdite , dont j'ai déjà parlé avec quelques détails dans le cahier de septembre 1830 du Recueil de Médecine Vétérinaire ; 4° et enfin des cas où la cause agissant aussi spontanément ou secondairement sur le système nerveux locomoteur, la gastro-entérite se complique ou se termine par la paraplégie.

A. *Gastro-entérite compliquée de l'inflammation de la muqueuse des bronches.*

25ᵉ Observation. En août 1805, un propriétaire de Parthenay me fit prier de passer chez lui pour voir un veau malade : cet animal, âgé de deux ans, de belle race et d'une forte constitution, me présenta les symptômes suivans : La maladie avait débuté, la veille, par le refus des alimens, la suspension de la rumination, l'embarras des estomacs ; la panse était très-dure et pleine, avec constipation ; respiration accélérée et râlante. Outre ces symptômes, je trouvai la bouche brûlante et remplie de salive ; la langue rouge, le pouls accéléré et plein ; la respiration sonore et râlante ; il fluait des narines, dont la muqueuse était rouge et infiltrée, une mucosité abondante ; les yeux étaient rouges et larmoyans ; les cornes et les oreilles chaudes. L'animal témoignait beaucoup de mésaise.

Causes. Je crus devoir attribuer cette maladie à un arrêt de transpiration, survenu après une lutte qui avait eu lieu la surveille avec des bestiaux d'une ferme voisine, dont les bœufs, après s'être bien repu, avaient brisé la haie du pré où ils étaient pour aller quereller leurs voisins.

Diagnostic. Phlegmasie de la muqueuse gastro-intestinale compliquée de bronchite.

Pronostic. Favorable en raison du peu d'intensité des symptômes, de la force et de la jeunesse du malade.

Traitement. Je n'osai saigner, c'était l'erreur de l'époque ; je prescrivis une tisane béchique-adoucissante, composée de décoction d'orge, racines de guimauve édulcorée par le miel, des lavemens émolliens, des frictions sèches et l'usage de la couverture ; la diète et l'eau blanche. Le lendemain au matin, le mieux était peu sensi-

ble, même prescription ; le soir je passai au fanon un
séton que j'animai avec les cantharides ; on dut continuer le même traitement. Deux jours après je revis le
malade, le séton avait produit une tumeur considérable ;
cette révulsion avait rendu la respiration plus libre, mais
l'embarras gastrique existait toujours, ainsi que la constipation et la perte de l'appétit. Je scarifiai assez profondément la tuméfaction du séton d'où il s'écoula environ
deux litres de sang ; la tisane béchique fut rendue laxative par le sel d'Epsom et l'émétique donnés fréquemment en grand lavage (4 onces de sel et 5 gros d'éméti-
tique pour 8 litres de tisane) ; du reste mêmes soins. On
soutint les forces avec deux panades chaque jour. Après
deux jours de cette nouvelle médication, il y eut un
mieux sensible ; le malade avait rendu beaucoup d'excrémens ; il avait commencé à ruminer et témoignait le désir
de manger. Je fis donner encore de la tisane ce jour-là
seulement, ainsi que quelques lavemens, on nourrit avec
des panades et l'eau blanche ; mais l'animal, étant en
pleine convalescence le lendemain, fut remis peu à peu
à son régime ordinaire et promptement guéri.

26ᵉ *Observation.* 15 janvier 1827, un meunier des
environs de Bourbon-Vendée vint me chercher pour une
vache prête, disait-il, à périr.

La bête avait cessé de manger dès le matin, elle avait
le rumen dur, un peu ballonné et ne vidait pas. Quelques heures après la respiration était devenue précipitée
et sonore, la bouche et le nez distillaient des mucosités
abondantes. C'est alors qu'on avait accouru chez moi. Je
vis la malade dans l'après-midi. Raide sur ses quatre membres, cette bête avait la respiration très-accélérée et
râlante ; un bruit semblable à la déglutition d'un liquide
se faisait entendre, l'oppression était extrême ; on eût dit
la vache près de s'asphyxier ; sa tête était horizontalement allongée ; un flux muqueux et salivaire très-abon-

dant avait lieu par les narines qui étaient dilatées, et par la bouche qui était béante et chaude; langue rouge et pendante. De temps à autre elle faisait froisser ses dents ; le rumen me parut excessivement ballonné et dur à la partie inférieure du flanc ; aucun excrément n'était sorti depuis le matin. Le pouls était accéléré et plein, les yeux rouges et larmoyans. Les mamelles étaient flasques et flétries ; les urines rares. Une moiteur générale et vaporeuse humectait la peau ; enfin l'épine du dos était très-sensible, surtout en arrière du garrot et aux lombes.

Je ne pus connaître les causes de cette maladie qui, du reste, ne me parut pas incurable.

Saignée de huit livres à une jugulaire, la bête était forte et replète ; cette évacuation sanguine calma de suite l'oppression et le râlement. Je fis frictionner fortement et long-temps, puis donner un lavement ; la malade vida un peu et le flanc gauche sembla s'abaisser. Je prescrivis une tisane béchique adoucissante, composée d'une décoction d'orge et graine de lin avec la gomme et le miel, donnée tiède, à la dose d'un litre et demi par breuvages, répétés quatre fois dans la journée ; lavemens émolliens, frictions sèches, usage de la couverture ; diète, eau blanche. Le 14, la bête avait vidé copieusement, le râle était beaucoup moins bruyant ; elle était plus calme, mangeait et ruminait un peu. On continua le même traitement jusqu'au 15 ; alors elle entra en convalescence, et un régime bien suivi la guérit promptement.

27e *Observation.* Le 25 mars 1826, je fus appelé chez un métayer des environs de Bourbon-Vendée ; il avait un bœuf malade depuis trois à quatre jours ; des empiriques l'avaient traité et comme le mal s'était accru par leurs remèdes, il eut recours à moi.

Bœuf de labour, âgé de quatre à cinq ans, de forte race et en bon état. La maladie avait débuté depuis trois jours, par le refus des alimens, la cessation de la rumination, la chaleur de la bouche , la rougeur de la langue avec constipation ; urines rares ; respiration gênée , accélérée , expiration incomplète , courte , pénible et sonore quoique les narines fussent dilatées ; l'air expiré était chaud , la toux pénible, cependant grasse : la toux et l'oppression ne s'étaient manifestées que le second jour de la maladie. Je remarquai que l'animal se tenait presque toujours debout , les membres antérieurs écartés ; que la locomotion était difficile , pénible , qu'il portait la tête un peu basse ; son poals était dur et plein ; toutes les muqueuses injectées , les yeux larmoyans et la surface du corps chaude.

Causes. Ce bœuf fut mis , sans précautions, le jour qui précéda l'apparition de la maladie , dans un pré abondant en herbe précoce, tendre et fraîche , au retour du travail et ayant chaud ; trois autres bœufs , dans des conditions semblables n'en furent point incommodés ; mais sur celui qui fait l'objet de cette observation , on vit, dès le lendemain , les symptômes de gastrite se développer les premiers , c'est-à-dire le refus des alimens , la cessation de la rumination , le ballonnement de la panse, etc., tandis que la toux et l'oppression ne se manifestèrent que le second jour de la maladie. Malgré la gravité des symptômes , je crus pouvoir rassurer le paysan.

Traitement. Saignée de huit livres à la jugulaire; tisane de décoction d'orge, racines de guimauves , avec la gomme et le miel , donnée tiède et doucement , à la dose d'un litre et demi toutes les heures ; lavemens émolliens, bains de vapeurs, frictions sèches, diète , eau blanche tiède.

Ces moyens continués jusqu'au lendemain soir , eurent un plein succès : trois heures après la saignée la respiration fut plus facile et la toux moins fréquente; le soir même le bœuf rendit une quantité considérable d'excrémens durs et fétides , ce qui augmenta le mieux, fit disparaître la tympanite ; l'animal chercha même à manger. Le 25 au soir la rumination était rétablie ; l'état de convalescence dissipa toutes les craintes. Je permis un peu de foin et quelques feuilles de choux ; l'eau blanche et les lavemens achevèrent la cure qui était parfaite le 28.

Clinique de l'Ecole Vétérinaire de Toulouse. — Phlegmasie aiguë des organes digestifs et respiratoires, compliquée d'un principe de paraplégie. Guérison.

Le 28 avril 1855, le sieur Gaillard, marchand de bestiaux à Saint-Orens, conduisit à l'école un bœuf de labour, âgé de 6 ans, qu'il soupçonnait atteint de vices redhibitoires, pour que l'on constatât le cas, ou que l'on employât les moyens propres à le guérir. Sur le premier point il fut reconnu qu'il n'y avait pas lieu à la résiliation du marché. Sous le rapport pathologique le malade présenta les symptômes suivans :

Renseignemens. Depuis quelques jours le bœuf mange peu, rumine incomplétement, il tousse. *Symptômes actuels*, perte presque complète de l'appétit, cessation de la rumination, rougeur de la bouche qui est pâteuse : on remarque par intervalles des frissons ou tremblemens assez intenses, la peau jouit de sa souplesse normale, mais le malade a maigri. Les déjections alvines sont molles, mêlées de mucosités et de stries sanguines ; une toux grasse, râlante mais peu fréquente se fait entendre ; le pouls est accéléré, la respiration irrégulière.

Diagnostic. phlegmasie des organes digestifs, compliquée de symptômes de bronchite.

Pronostic, favorable.

On ne put obtenir aucun renseignement sur les causes, mais on soupçonna que la maladie était due à un refroidissement subit de la peau.

Le professeur chargé de la clinique (M. Gellé) confia le malade aux soins de l'élève Tandou.

Indication. Tisane de décoction d'orge et racines de guimauve miellée, donnée tiède soir et matin à la quantité de deux litres chaque fois, lavemens émolliens, frictions sèches fréquentes, usage de la couverture de laine, eau blanchie avec la farine d'orge ; diète.

Après quelques jours de ce traitement l'état de l'animal s'améliora, la toux devint plus grasse, mais on remarqua un embarras, une raideur du train postérieur, avec insensibilité de l'épine dorso-lombaire et difficulté de marcher, qui nécessita quelques frictions spiritueuses sur cette région. Après huit jours de soins, l'animal fut rendu guéri au propriétaire.

Les deux premières observations pourraient être confondues avec le catarrhe ; mais en étudiant attentivement les symptômes qu'ont présenté les malades, il est facile de se convaincre que les estomacs sont les organes primitivement attaqués. Dans le premier fait, un combat violent avec d'autres animaux, au moment où la digestion doit s'effectuer, trouble et arrête cette fonction et notamment la rumination ; la lutte avait aussi déterminé un excès d'exercice du poumon et un état de congestion sanguine ; nécessairement aussi les transpirations pulmonaire et cutanée étaient augmentées. Le combat cessant, les animaux cherchèrent le repos et le frais si facile à rencontrer dans le bocage du Poitou. La transpiration cutanée fut évidemment refoulée, par la fraîcheur et l'ombre, sur les muqueuses gastriques et pulmonaires en excès d'activité dans ce moment ; ce refoulement dut indubitablement déterminer leur phlegmasie et les phénomènes pathologiques que j'ai décrits. Dans la deuxième observation les phénomènes gastriques ont encore évidemment précédé la bronchite ; les causes n'ayant pu être appréciées, j'ai dû juger d'après les faits.

Je me hâtai de saigner ; cette évacuation sanguine amena la résolution de la maladie en trois jours, tandis que les révulsifs employés dans le premier cas n'ont pu l'opérer qu'après neuf jours de traitement. Ce terme de comparaison prouve clairement l'avantage de la phlébotomie. Enfin j'ai prouvé que lorsque l'embarras gastrique persiste, on ne doit pas craindre de stimuler l'estomac par les laxatifs.

Cette complication de la gastro-entérite est au surplus assez rare ; j'ai cependant eu occasion de l'observer sur d'autres animaux, mais j'ai négligé d'en conserver l'histoire.

La troisième observation a beaucoup d'analogie avec les précédentes sous le rapport de la marche et des effets. La congestion pulmonaire était déjà assez considérable pour mettre la vie de l'animal en danger ; cependant la saignée, faite à temps, a rétabli l'équilibre. Un effet si promptement salutaire surpassa mon attente ; je m'attendais à réitérer l'évacuation sanguine, et peut-être à me voir dans l'obligation d'employer les sinapismes. Mais, dès la seconde visite, trouvant le bœuf dans un état satisfaisant, je me bornai à l'emploi des breuvages adoucissans et me gardai bien de troubler le travail de la nature. La quatrième observation, faite à la clinique, n'a pas besoin de commentaire ; il est facile de concevoir que l'arrêt de transpiration a eu lieu après un travail forcé ; et comme aucun symptôme alarmant n'existait, j'ai presque laissé marcher la maladie ; aussi sont-ce les forces conservatrices de la nature qui ont amené la guérison.

Il ne m'a pas été possible de prendre des notes exactes sur deux ou trois autres cas semblables, mais j'ai bien souvenance d'avoir perdu en 1801 un bœuf, âgé d'environ dix ans, destiné à l'engrais, atteint de gastro-pneumonite. L'état de plénitude et d'embarras des estomacs et aussi l'état du pouls m'empêchèrent de saigner le malade, le propriétaire ayant d'ailleurs une grande répugnance pour cette opération. Je bornai ma prescription aux adoucissans béchiques et aux révulsifs (sétons et sinapisme) ; le bœuf mourut le 7e ou 8e jour de sa maladie ; à l'autopsie je trouvai tous les viscères abdominaux, surtout la caillette et le duodenum très-enflammés ; leur muqueuse de couleur rouge lie de vin, épaissie et ramollie jusqu'à la diffluence. Ceux contenus dans le thorax étaient dans un état de congestion considérable, les poumons surtout étaient gorgés de sang ; ils présentaient des masses d'hépatisation rouge et grise, mêlées de concrétions avec divers foyers de ramollissement. Je crus trouver dans ces lésions anciennes la cause déterminante de la nouvelle péripneumonie secondaire qui avait rendu la gastro-entérite grave et mortelle.

B. *Gastro-entérite compliquée d'hépatite.*

Cette complication de la phlegmasie de la muqueuse des organes digestifs est peu connue dans l'espèce bœuf ; je l'ai observé quelquefois dans ma pratique. Pour en abréger la description je ne citerai que deux faits.

28e *Observation.* Le 27 novembre 1828, un nourrisseur du faubourg Saint-Michel, à Toulouse, vint me prier de voir une de ses vaches, malade depuis quatre jours.

Commémoratif. Le lundi 24, au matin, cette bête fut trouvée couchée dans l'étable, ce qui n'était pas ordinaire ; elle avait rendu dans la nuit une quantité considérable d'excrémens liquides et fétides, sans que l'on pût connaître la cause de cette diarrhée. Elle mangea peu ce matin et donna beaucoup moins de lait que de coutume ; elle fut cependant menée dans un pré avec deux autres vaches ; le soir on l'y trouva couchée, ayant la peau très-froide et la panse un peu ballonnée. Rendue à l'étable, cette vache refusa toute espèce d'aliment et ne rumina pas ; le propriétaire lui donna quelques lavemens et l'eau blanche. Ces moyens, continués jusqu'au 27, n'empêchèrent pas la maladie de s'aggraver. L'école vétéritaire venait d'être établie, je fus indiqué à ce nourrisseur; je me rendis à sa prière et fus chez lui avec quelques élèves.

Symptômes : Vache d'une taille moyenne, âgée de 4 à 5 ans, en bon état; la panse était pleine et dure, la bouche chaude, sa muqueuse de couleur jaunâtre était recouverte d'un enduit muqueux plus épais sur la langue, qui était rouge en-dessous et à sa pointe; une constipation opiniâtre existait depuis trois jours; les urines étaient, me dit-on, rares et colorées; le pouls était petit, concentré, accéléré et donnait 80 pulsations par minute; la respiration était fréquente et plaintive. Il existait un abattement, une prostration extrêmes des forces; la bête chancelait et semblait prête à tomber quand on voulait la faire marcher. L'épine dorsale était d'une sensibilité extrême; les oreilles et les cornes étaient froides, le muffle sec et froid; la conjonctive très-injectée réflétait une couleur jaune; les mamelles étaient flétries depuis trois jours.

Je ne pus connaître les causes de cette gastro-entérite compliquée d'hépatite; je ferai seulement remarquer que la vache habitait une étable basse, très au-dessous du sol, nullement aérée, chaude, pleine de fumier et qu'on éprouvait en y entrant un mésaise du respire et qu'une odeur et des exhalaisons suffoquantes, ammonicales, irritaient le nez, le larynx et les yeux. Je dus, au début de l'école, être fort discret dans mon pronostic; cependant je laissai entrevoir au propriétaire que je ne désespérais pas de sa vache.

Traitement : Saignée de six livres à la jugulaire; immédiatement après la bête urina copieusement; ce liquide toujours fétide était de couleur jaune-noir. Je prescrivis des breuvages composés de décoction d'orge mondé, avec la gomme du Sénégal, le miel et à laquelle je fis ajouter quatre onces de crème de tartre pour douze litres de tisane; des lavemens émolliens acidulés par le vinaigre, des frictions sèches, la diète et l'eau blanche.

Le 28, la vache était moins accablée, cependant elle chancelait toujours quand on voulait la faire marcher; le pouls donnait encore 80 pulsations par minutes et les symptômes, quoique moins intenses, étaient les mêmes. Saignée de six à sept livres à la thoracique. Je remarquai, dans l'après-midi, comme je l'avais fait la veille, que la fièvre s'exaspérait le soir; même prescription.

Le 29, je trouvai la malade mieux; le pouls ne donnait plus que 60 pulsations par minute; elle avait rendu beaucoup de mucosités épaissies, blanc-jaunâtre et sanguinolentes, avec quelques crottins durs et coiffés. Les symptômes ayant beaucoup moins d'intensité, je pronostiquai une guérison prochaine; même traitement.

Le 30, le mieux se soutint; les déjections étaient les mêmes que la veille; la malade témoigna le désir de manger; elle se couchait et se levait facilement; cependant ayant été un peu brusquement poussée elle tomba en marchant; continuation du même traitement, panades, eau blanche.

Le 1er décembre, convalescence : excrémens mous, sans odeur, urines encore un peu colorées; désir de manger; les muqueuses sont moins jaunes; mais l'arrière-main est toujours faible; je fais supprimer la tisane, donner encore des lavemens et nourrir avec un peu de foin, des panades et l'eau blanche.

Le 2, continuation de la convalencence, mêmes soins et régime. Mais comme la croupe était toujours chancelante, je prescrivis une friction fortifiante sur les lombes, composée de trois onces d'huile d'aspic, une once d'essence de térébenthine et un demi verre d'eau-de-vie.

Le 3, même friction et même prescription. Mais le nourrisseur ravi de voir manger et ruminer sa vache lui avait, dès le 2 au soir, donné du foin, de feuilles de choux et du son. Pareil repas fut offert à la malade le 3 au matin après ma visite ; aussi vers le midi elle fut trouvée malade n'ayant pas ruminé ni fienté de la journée ; la bouche était chaude, la panse pleine et dure ; le pouls accéléré et un peu concentré, la respiration vite et plaintive, avec froissement des dents. Je prescrivis de nouveau la tisane adoucissante, sans crème de tartre ; les lavemens émolliens, une diète sévère et l'eau blanche, que l'on était obligé de faire prendre avec la corne. Dès le 4 au soir la malade fienta et parut beaucoup soulagée par cette évacuation. Le 5, elle mangea un peu de foin, but l'eau blanche et rumina. Dès-lors un régime mieux suivi amena une prompte guérison.

Clinique de l'école de Toulouse. M. *Gellé*, professeur, en étant momentanément chargé. — *Gastro-hépatite dans un bœuf.*

Le 30 avril 1833, M. M....., conseiller, eut un bœuf malade à sa terre de Peschbusque. Un maréchal des environs ayant été consulté avait saigné cet animal et lui avait fait prendre de l'éther dans une infusion de plantes aromatiques.

Le 1ᵉʳ mai on vint réclamer le secours de l'école ; deux élèves y furent envoyés. Ce bœuf, âgé de 5 à 6 ans, de forte race gascone et en bon état, présenta les symptômes suivans : refus des alimens, cessation de la rumination, bouche chaude et pâteuse, panse pleine et un peu météorisée, avec rétraction et tension des flancs, constipation ; cependant quelques excrémens recouverts de mucosités sortaient après des épreintes douloureuses ; les urines sont rares et colorées. Les muqueuses apparentes sont injectées et de couleur jaunâtre, le regard est sombre et farouche ; la respiration est plaintive ; on observe des frissons vagues, ainsi que de l'abattement ou plutôt une légère prostration des forces.

Causes. Inappréciables. — *Traitement.* Saignée de six

livres à la jugulaire ; tisane mucilagineuse avec addition de sel de Glauber , lavemens émolliens, bains de vapeurs.

Le 2 mai, les élèves revoient le malade ; l'affaiblissement est tel que le bœuf ne peut se relever qu'avec peine ; saignée de cinq livres , même prescription.

Le 3, à la sollicitation du propriétaire, le professeur se rendit sur les lieux. Les symptômes précités ont augmenté d'intensité ; le malade est presque toujours couché , la tête repliée vers le flanc et appuyée sur le sol ; l'abattement est extrême , la constipation opiniâtre , le pouls concentré et accéléré ; les muqueuses colorées en jaune ; les membres, les oreilles , les cornes froids ; les frissons fréquens. Ayant fait lever le bœuf à force de bras, on s'assure que la panse contient quelques liquides.

Diagnostic. Inflammation des organes digestifs et du foie, avec complication de celle de la muqueuse intestinale ; le froid des extrêmités, les frissons vagues, l'extrême concentration du pouls, font présumer qu'il y a exsudation sanguine sur la muqueuse intestinale (*entérorrhagie.*) — *Pronostic* funeste.

Traitement : Tisane mucilagineuse avec addition de gomme du Sénégal ; lavemens émolliens ; cataplasmes de même nature sur l'hypochondre gauche ; des frictions révulsives de vinaigre chaud doivent être faites toutes les 2 ou 3 heures sur l'abdomen et les membres.

Le 4, même état, même prescription.

Le 5, on vint rapporter que le bœuf avait rendu par l'anus des caillots de sang noirs assez gros , ainsi que des excrémens liquides muqueux et mêlés de sang. Il était tard , on fit continuer le traitement.

Le 6, les élèves vont revoir le malade et croient devoir employer les sinapismes , mais ils sont obligés de les placer sur chaque épigastre, le bœuf ne pouvant se relever ; du reste même traitement intérieur. La moutarde ne produisit aucun effet ; la maladie s'aggrava de plus en plus et la mort survint le 9.   21

Autopsie faite par les élèves 6 heures après la mort.

Abdomen : Traces d'une vive inflammation sur la muqueuse de la caillette et celle de l'intestin grêle, dans une longueur d'environ cinq pieds ; cette membrane est épaissie, ramollie, de couleur rouge-noir ; un épanchement sanguin sous forme membraneuse recouvre la villeuse intestinale ; du sang liquide est mêlé aux matières que contient ce viscère, et le tissu cellulaire sous-muqueux est infiltré ; la panse contient une assez grande quantité d'alimens noirs, fétides ; ceux contenus dans le feuillet sont durs, secs et pulvérulens ; le foie est décoloré, ramolli, sa vésicule est remplie de bile noire, épaisse et odorante.

Cette variété très-grave de la gastro-entérite, qui ne se montre qu'à l'état d'inflammation sur-aiguë, a été nommée fièvre gastrique par quelques vétérinaires, et gastro-hépatite par les physiologistes ; elle est plus fréquente dans le cheval et surtout le mulet, dans lesquels elle se montre aussi assez souvent avec des signes d'adynamie, manifestés par l'abattement, la prostration des forces et la concentration du pouls.

Nul doute que dans ces observations les symptômes gastriques ne se soient manifestés avant ceux de l'hépatite, qui est d'ailleurs beaucoup plus rare que la gastro-entérite. L'organe sécréteur de la bile ne reçoit pas en effet, comme l'estomac, l'impression directe et immédiate des alimens, des boissons, des médicamens et de tous les *ingesta* capables d'irriter ces organes. Le régime des animaux domestiques herbivores est d'ailleurs peu susceptible d'occasioner l'inflammation du foie ; mais on voit cette phlegmasie compliquer la gastro-entérite suraiguë, sous l'influence des causes graves dont l'action prolongée finit par irriter et enflammer l'estomac, ainsi que le duodenum, agissent sur les systèmes nerveux et sanguins, et produisent une vive réaction générale, que compliquent des symptômes nerveux, toujours fréquens

dans les maladies graves du bœuf. L'espèce de simulta-
néité des affections de la caillette et du foie, ne peut trouver
sa source que dans une innervation et une vascularité d'origines communes, la cause, lorsqu'elle agit fortement,
ayant alors la propriété de mettre en jeu le développement de la sensibilité et de la vie, portées dans ces organes par des vaisseaux et des nerfs qui ont des relations
si intimes. Une température très-chaude et long-temps
prolongée, l'habitation dans des étables chaudes et mal
aérées, sont des causes prédisposantes qui deviennent occasionelles par leur persistance. Les émanations putrides
ou morbides, celles du fumier, se mêlant à l'air respiré,
pénètrent dans les poumons, vicient et altèrent directement le sang et sont des causes de gastro-hépatite ; leur
action sédative sur le système nerveux explique l'abattement, la prostration des forces et la tendance à l'adynamie qu'on observe dans cette maladie compliquée. Un
purgatif drastique intempestivement administré, un coup
violent sur l'hypochondre droit, sont des causes qui l'occasionent souvent d'une manière subite.

Cette tendance à l'adynamie, qui est un des caractères
de cette maladie compliquée, indique l'emploi des acides
végétaux unis aux laxatifs. La saignée indispensable dans
le principe, serait mortelle quand l'adynamie est évidente ; l'acétate d'ammoniaque, le kina même pourraient
être alors salutaires, mais après qu'on aurait évacué les
premières voies ; je n'en ai jamais fait usage ; la crême
de tartre, le tamarin, des lavemens acidulés, l'eau
blanche nitrée, m'ont suffi.

Je citerai plus loin un squirrhe de la caillette compliquée d'hépatite chronique avec abcès au foie.

C. *Inflammation de la muqueuse digestive compliquée
de symptômes cérébraux.* (Gastro-arachnoïdite.)

Les causes qui produisent l'inflammation des organes

digestifs peuvent, en raison de leurs propriétés spéciales, du tempérament de l'animal malade, ou de toute autre disposition particulière, agir spontanément sur l'estomac et le cerveau, ou, ce qui est plus probable, sympathiquement sur le système nerveux présidant à la sensibilité générale, compliquer la gastrite d'accès vertigineux, de symptômes de fureur, et déterminer les maladies que les vétérinaires physiologistes ont nommées *gastrite avec symptômes nerveux* et *gastro-arachnoïdite*. Je citerai un exemple de ces effets sympathiques en décrivant la gastrite chronique.

J'ai prouvé ailleurs l'existence de ces maladies dans l'espèce bovine ; j'ai reconnu deux variétés : la gastro-entérite avec symptômes nerveux et envie de mordre, la gastro-arachnoïdite, maladie très-analogue au vertige abdominal du cheval.

1re *Variété.* — *Gastrite avec symptômes nerveux et envie de mordre.* — Les anciens vétérinaires l'avaient considérée comme une maladie des organes de la digestion. Chabert et César qui ont écrit sur elle, ainsi que Moussis, ayant borné leurs recherches d'anatomie pathologique aux cavités abdominale et thoracique, l'avaient considérée, les uns comme une indigestion, les autres comme une gastrite. Toutefois ils n'avaient pu méconnaître la part que les centres nerveux avaient dans ces symptômes. Sans avoir eu l'occasion de pousser plus loin qu'eux mes recherches, je n'hésite pas à la placer dans le cadre des gastro-entérites compliquées. Les spasmes, les convulsions, les accès de fureur et les autres symptômes nerveux, n'attestent-ils pas que cette maladie est une réaction pathologique, dont les effets s'étendent des organes de la digestion à tout le système nerveux ? Au surplus examinons ce que chaque écrivain a dit à ce sujet.

Chabert l'attribuait aux plantes âcres et tranchantes des marais : il dit qu'aux symptômes d'indigestion succèdent

les symptômes nerveux, le spasme, le trismus, la raideur du tronc, les accès de fureur, puis la prostration,
l'abattement et l'adynamie ; terminaison fréquente et
toute naturelle des maladies qui envahissent le système
nerveux.

César observa et combattit en 1809 cette maladie : les
symptômes dominans étaient la fureur et l'envie de mordre. Il examina seulement les organes de la digestion,
qui étaient très-enflammés, particulièrement la caillette,
mais il ne parle pas de l'état des autres appareils. Il crut
en trouver la cause dans l'ingestion des bourgeons et
des jeunes pousses de chêne que les vaches mangeaient
dans un bois où on les menait paître. J'ai dit précédemment que j'avais exercé long-temps la médecine vétérinaire dans le bocage vendéen où le mal de bois est très-
fréquent, et que jamais je n'avais observé dans cette
maladie les symptômes de fureur que cite César. Il est
probable que les bestiaux soumis à l'investigation de ce
vétérinaire, d'ailleurs très-bien famé, auront, étant
pressés par la faim, mangé quelques plantes âcres, comme
l'anémone des bois, quelques tithymales, des arum et
d'autres plantes de cette nature qui se développent les
premières au printemps, dans les forêts, et qui sont
susceptibles de produire les accidens qu'il rapporte. Au
surplus César ne nous dit rien de l'état d'embonpoint ou
de maigreur de ces animaux, de leur régime, etc. etc.

M. Moussis, vétérinaire à Oléron, observa le 18 janvier 1825, cette maladie sur une vache ; elle présentait
les symptômes d'une gastro-entérite suraiguë ; la bête
cherchait à mordre les objets qui étaient à sa portée,
sans témoigner l'envie de blesser les personnes qui l'approchaient et sans autres symptômes de fureur. Elle mourut ; il n'explora que l'abdomen et trouva des traces d'inflammation à l'intestin grêle et au colon. M. Moussis
observa à la même époque et dans le même cas, sur cinq

autres vaches , une gastro-entérite , sans qu'elles témoignassent l'envie de mordre.

29ᵉ *Observation.* Je n'ai eu l'occasion de voir cette maladie qu'une seule fois , c'était le 5 avril 1818 : Le sujet était une jeune vache de deux ans et demi, malade dès la veille, et à moitié terme de sa première gestation. *Symptômes* : Refus des alimens , cessation de la rumination , panse dure tympanisée et douloureuse au toucher ; constipation. Urines rares et crues ; pouls vite et concentré , artère tendue. La bouche est brûlante et remplie de salive ; les mâchoires un peu serrées , permettaient cependant la déglutition des breuvages et des boissons , et ce principe de trismus n'était pas compliqué de la contraction des muscles de l'encolure. Les muqueuses apparentes sont très-injectées ; les yeux rouges , saillans , animés , la pupille dilatée. Il existe un spasme général ; la bête est debout , les flancs agités ; elle se plaint , se meut tout d'une pièce , le tronc et les membres sont raides , la queue est relevée en arc sur les reins , comme on peint celle du lion ; l'épine dorsale est d'une sensibilité extrême , la peau adhérente , le poil piqué. *Diagnostic :* Un tel érétisme , un spasme si marqué , furent un spectacle nouveau pour moi. Cependant je ne crus pas errer dans mon diagnostic en considérant cette maladie comme une gastro-entérite compliquée de symptômes nerveux , que l'on ne pouvait confondre avec le tétanos. Cette vache , achetée depuis peu de temps dans un état de maigreur et ayant éprouvé des privations chez ses premiers maîtres , avait été abondamment nourrie chez le propriétaire actuel ; elle avait pacagé depuis quinze jours dans les douves desséchées d'un vieux château , où croissait une herbe tendre , mêlée de beaucoup de renoncules et d'autres plantes âcres ; elle avait acquis rapidement un peu d'embonpoint.

Traitement. Saignée de quatre livres à la jugulaire ;

tisane de décoction de guimauve et de graines de lin , miellée ; lavemens émolliens , bains de vapeur , frictions sèches , usage de la couverture de laine , diète , eau blanche , que la malade buvait assez fréquemment. Amendement des symptômes dès le 6 ; excrétions alvines dures , noires , fétides et abondantes ; desserrement des mâchoires. Le 7 désir de manger ; convalescence le 8 ; guérison le 10.

Le diagnostic de cette variété des maladies dont je traite ne peut être douteux ; elle ne peut se confondre avec le tétanos , dans lequel le trimus est accompagné de la contraction permanente des muscles de l'encolure , du tronc et surtout des extenseurs ; tandis que dans le cas qui nous occupe il y a eu , à la vérité , un peu de resserrement des mâchoires , raideur du tronc , mais non point contraction musculaire permanente ; et de plus l'exaltation générale a été bien moindre que dans le tétanos.

L'envie de mordre l'a fait confondre avec la rage ; cependant il y a entr'elles une différence assez sensible : la rage se manifeste par des accès de fureur , durant lesquels le bœuf pousse des beuglemens plaintifs et sourds ; il a le regard fixe , la bouche béante et écumeuse , quelquefois même horreur de l'eau et de la lumière ; à tous ces symptômes succède l'abattement. Mais dans cette variété de la gastrite , les symptômes sont continus , moins intenses , le regard n'est pas fixe , il n'y a aucune horreur de l'eau , etc. etc.

Les spasmes, les symptômes nerveux qu'on observe dans cette maladie , sont-ils l'effet de l'action mécanique ou chimique des alimens sur les nerfs de la muqueuse des organes de la digestion, qui réagissent sympathiquement du système nerveux ganglionnaire sur le système cérébro-spinal ? Une observation rapportée dans le compte rendu des travaux de l'école vétérinaire de Lyon , année scolaire 1822-25, aidera nos recherches, en prouvant la possibilité de cet effet secondaire. « L'administration, à » plusieurs reprises, de trois kilogrammes de verre à » vitre pilé, détermina, dans un chien, la constipation, » des déjections sanguinolentes, l'envie de mordre, le » refus des alimens solides, sans hydrophobie. Deux » chiens, introduits dans sa loge, furent mordus avec » fureur : aucun d'eux ne devint malade. L'estomac et » les intestins n'ont présenté que des traces d'une légère » inflammation ». Maintenant les herbivores ingèrent-ils des alimens aussi tranchans que le verre? ces alimens ne sont-ils pas un peu mâchés avant d'arriver dans la panse, puis ruminés et soumis à l'action du feuillet avant de pénétrer dans la caillette, viscère doué d'une sensibilité beaucoup plus vive que les autres estomacs des ruminans, et le seul où les vétérinaires qui ont fait des autopsies aient signalé, dans des cas analogues, des traces d'inflammation? Si cet organe est le point de départ de cette maladie, et que la cause existe dans la nature des alimens, on ne peut attribuer leurs effets funestes qu'à leurs qualités âcres et caustiques qui agissent alors directement sur les nerfs de la muqueuse de la caillette. Ainsi quand le bon, le respectable Chabert s'imaginait envelopper, émousser par les mucilagineux et l'huile, le tranchant des roseaux, il ne faisait qu'adoucir et calmer l'irritation inflammatoire de la muqueuse gastro-intestinale.

Je pense donc, d'après ce que je viens de dire, que cette variété de la gastro-entérite a son siége primitif dans les organes de la digestion, et que la réaction pathologique, primitivement locale, devient ensuite générale, en affectant sympathiquement ou secondairement le cerveau et la moelle épinière, en vertu de la liaison qui s'établit par les pneumogastriques entre le système nerveux ganglionnaire et le centre cérébro-épinal, surtout losrs d'un état pathologique.

2e *Variété.* — *Gastro-arachnoïdite* — Je vais d'abord décrire rapidement le peu de faits publiés par les vétérinaires sur cette maladie ; je passerai ensuite aux observations qui me sont particulières.

En 1825 , MM. Roupp et Brabant observèrent cette maladie , l'un dans les environs de Namur , l'autre dans l'arrondissement d'Abbeville. Outre les symptômes de gastro-entérite , qui dénotaient une maladie très - aiguë et très-grave , puisque les bestiaux atteints périssaient dans un jour ou deux , il existait des malades dans lesquels on observait des mouvemens convulsifs très-violens ; certains bœufs semblaient effrayés des moindres objets ; ils entraînaient , culbutaient tout en poussant des mugissemens horribles. La bouche distillait une salive abondante ; la langue était rouge , tuméfiée et pendante ; les narines dilatées , les yeux hagards et larmoyans ; les muqueuses apparentes , rouges et injectées ; la surface du corps brûlante ; le pouls presque effacé.

Autopsie. On trouva le système vasculaire sous-cutané gorgé de sang noir ; les muscles décolorés , atrophiés et se rupturant à la moindre traction ; des traces de péritonite, d'inflammation de la muqueuse gastro-intestinale , qui était parsemée d'ecchymoses nombreuses et noires. La rate se déchirait facilement ; elle était gorgée de sang noir , ainsi que le foie. Les poumons étaient dans un état de congestion sanguine très-considérable , ils reflétaient une couleur rouge-noir et étaient couverts de pétéchies. La muqueuse de la trachée-artère et des bronches était aussi enflammée et de couleur rouge-brun. Le cœur était ramolli , ses cavités présentaient de larges ecchymoses et étaient remplies de caillots sanguins très-noirs ; le péricarde , sur lequel il existait des traces d'inflammation , contenait de la sérosité. Les vaisseaux sanguins du cerveau et du cervelet étaient très-injectés , ainsi que les méninges cérébrales et spinales ; les ventricules latéraux du cerveau contenaient beaucoup de liquide ; la moelle allongée, et la moitié antérieure de la moelle épinière étaient parsemées de pointillations rouges ; elles étaient, ainsi que leurs méninges, infiltrées de sang noir et de sérosités jaunâtres.

M. Chevrier, médecin-vétérinaire à Melun, a publié, dans le cahier du 8 octobre 1827 du Journal de Médecine Vétérinaire, deux observations sur cette maladie : elles furent faites dans les mois de juin et juillet. Il remarqua les symptômes suivans : Anorexie, tristesse, tête basse, conjonctive rouge, artère tendue, pouls fort et développé dans un animal ; artère petite, roulante, pouls concentré dans l'autre. Défécations muqueuses, jaunâtres, assez abondantes ; marche irrégulière, chancelante ; salivation abondante ; yeux injectés, fixes, hagards, faculté de voir éteinte ; mâchoire serrée ou gincement des dents, respiration courte et stertoreuse. Les animaux s'appuyaient sur le mur et prenaient la position de chevaux affectés de vertige ; chûte après de violens mouvemens convulsifs, agitation devenue générale, anéantissement successif des forces et mort.

Nécropsie. On trouva, dans ces deux animaux, le tissu cellulaire sous-cutané de l'encolure et de la tête injecté, les muscles de l'avant-main fortement colorés. La caillette et la moitié antérieure de l'intestin grêle renfermaient beaucoup de mucosités sanguinolentes ; la muqueuse de ces organes était rouge. Le cœur offrait des ecchymoses à sa surface et dans ses ventricules. Le cerveau était ramolli, les vaisseaux qui l'environnaient étaient gorgés ; l'arachnoïde était épaissie, parfaitement injectée, et se détachait au moindre effort de la substance cérébrale (n'était-ce point plutôt la pie mère ?) le plexus choroïde était phlogosé ; la membrane muqueuse nasale, celle des cornets et des sinus était rouge et offrait aussi les traces de la plus vive inflammation. M. Chevrier attribua cette maladie à l'usage d'une nourriture abondante, très-substantielle, à la dépaissance dans des terrains secs et élevés.

Je dois rapporter ici une observation inédite, mais fort intéressante que m'a communiqué M. Lafore, chef de service à l'Ecole de Toulouse, observation qu'il a eu l'occasion de recueillir durant sa pratique à Layrac (Lot-et-Garonne) :

51ᵉ *Observation.* « Le 7 octobre 1835, je fus appelé pour donner mes soins à un bœuf âgé de huit ans, de forte taille , malade depuis deux jours et que l'on avait confié aux soins d'un empirique. A mon arrivée j'observai les symptômes suivans : Bouche chaude et pâteuse, légère météorisation et dureté de la panse ; défécations presques nulles, excrémens coiffés, durs et fétides ; l'habitude extérieure du corps est d'une température moyenne , mais la tête est chaude ; les yeux sont à moitié recouverts par la paupière supérieure , qui est légèrement tuméfiée et tombante. Il existe quelques mouvemens convulsifs ».

« *Diagnostic.* Gastrite-aiguë ».

« Saignée à la jugulaire (6 livres); tisane mucilagineuse composée de décoctions de racines de guimauves, miellée, donnée plusieurs fois dans la journée, lavemens émolliens, diète ».

« Le 8 , le métayer me rapporta que pendant la nuit précédente , l'animal avait semblé être mieux , qu'il s'était couché et avait ruminé, mais que vers neuf heures du matin il avait paru plus malade, qu'il portait la tête basse et aurait tourné s'il eût été libre. Je trouvai mon malade très-abattu. La tête était d'une chaleur brûlante , surtout à la région de la nuque. Les yeux étaient hagards, la conjonctive rouge, ses vaisseaux très-injectés. La panse, quoique météorisée , était cependant moins dure, mais les excrémens étaient toujours rares. Nouvelle saignée de six livres à la jugulaire , même tisane et lavemens. Deux onces de crême de tartre (tartrate acidule de potasse), sont données dans le premier breuvage. Diète comme la veille ».

« Le 9, l'état de l'animal s'est aggravé, quoi que le ventre se soit relâché et que la météorisation ait un peu diminué. Mais les symptômes de vertige sont très-prononcés ; la tête est d'une chaleur extrême, surtout à la partie supérieure et postérieure. Les extrémités sont froides. On entend un grincement des dents , qu'accompagnent des bàillemens fréquens ; la tête est basse et portée à droite : abandonné à lui-même l'animal tourne du côté droit ; il est en proie à des convulsions violentes, il fléchit tous les membres à la fois et tombe tout-à-coup à terre où il reste quelques instans , sans mouvemens , comme en repos , pour se relever plus calme. Amputation de la corne droite , j'obtins environ deux livres de sang par cette voie ; application sur la région de la nuque d'un cataplasme matelassé par des étoupes , que l'on arrosait continuellement avec de l'eau froide acidulée. Tisane mucilagineuse miellée , lavemens émolliens , diète absolue , frictions révulsives , faites sur les quatre membres , avec de bon vinaigre chaud ».

« Le 10 , les symptômes de vertige sont les mêmes, malgré que la région de la nuque soit un peu moins chaude. Perte du sens de la vue , sans que l'on aperçoive d'autres altérations dans le globe de l'œil que la dilatation de la pupille. Les bâillemens sont toujours fréquens. même médication , continuation des frictions révulsives sur les membres et des applications réfrigérantes sur la tête. La corne amputée est pansée avec le digestif animé. Même régime ».

« Le 11 , les symptômes de vertige ont un peu diminué d'intensité , les convulsions sont moins fréquentes , les excrémens moins rares. La température des membres est un peu plus élevée. Continuation des mêmes moyens. Deux sétons sont passés au fanon ».

Le 15 mieux marqué, les convulsions ont cessé, l'animal mis en liberté ne tourne plus ; mais comme il n'a pas encore recouvré le sens de la vue, il reste immobile à la place où il se trouve. La corne donne une suppuration louable ; les sétons ont produit un engorgement considérable. Même médication, les sétons sont animés avec le basilicum. On dirige des vapeurs émol_lientes dans les naseaux. »

« Le 15 rien de particulier, seulement les symptômes ont diminué d'intensité ; l'état de l'animal annonce une convalescence prochaine ; il cherche même à manger : on cesse les frictions sur les membres ; même tisane. On donne en outre six litres d'eau blanche avec la corne, et en quatre doses. »

« Le 18, le ventre est devenu libre, les excrémens sont de bonne nature, la région de la nuque est revenue à sa température normale ; les bâillemens ont cessé, l'animal a ruminé pendant cinq à six minutes. On supprime les applications froides sur la tête ; on donne de l'eau blanche à discrétion, l'animal la buvant bien. Je permets une poignée de maïs vert, qu'on a eu le soin de laisser trois heures au soleil après l'avoir coupé. »

« A compter de ce moment, l'état du malade s'est amélioré chaque jour. Le 25 il était en pleine convalescence, et le 50 il fut remis à son régime ordinaire. Toutes les fonctions s'exécutaient bien, la cécité seule persistait. Je supprimai les sétons, mais j'entretins la suppuration de la corne pendant plus de quinze jours. Durant ce temps on versait soir et matin dans les yeux quelques gouttes du collyre suivant : eau de plantain, 4 onces, pierre ophthalmique un gros. Ce collyre entretint une légère irritation dans les yeux, et l'animal avait parfaitement recouvré la vue le 25 novembre. »

J'ai eu occasion de traiter cette maladie sur environ vingt bœufs ou vaches. J'ai recueilli douze observations que j'énumérerai en masse pour abréger et éviter des redites. Mais il en est une qui, par son intérêt et les phénomènes pathologiques qu'elle a présentés, ne peut être confondue avec les autres et que je crois devoir transcrire ici.

52ᵉ *Observation*, 16 juin 1807. Une vache de deux à trois ans, ayant les formes belles et arrondies, de la variété dite *de nature*, avait mis bas son premier veau, elle lui témoignait l'attachement le plus vif; on le lui ôta un mois après pour ne pas fatiguer cette petite bête, qui avait été saillie trop jeune et furtivement. Dès-lors elle témoigna une inquiétude extrême : mugissemens continuels, impossibilité de la tenir dans les pâturages, d'où elle s'échappait pour venir chercher vainement à l'étable l'objet de sa sollicitude. Dégoût, diminution de la rumination, dureté de la panse, tristesse et larmoyemens. Cet état dura huit jours ; il empirait, on vint me chercher. Il existait alors une perte totale de l'appétit, la bouche était brûlante, la rumination ne s'exécutait plus, la panse était dure et ballonnée, la constipation opiniâtre, la sécrétion du lait beaucoup diminuée. Un frisson très-long avait précédé une fièvre fort intense ; le pouls était concentré, accéléré, les extrémités étaient froides ; j'observai une tension générale des muscles, avec raideur du tronc. La bête était debout, portant la tête basse et dans un état comateux ; la conjonctive était rouge, les yeux larmoyans et fixes, la pupille dilatée ; elle semblait insensible à l'action de tous les corps environnans. L'action de frapper sur le chignon, le front ou les cornes, causait une vive douleur et déterminait des mouvemens convulsifs dans les yeux et les lèvres ; l'épine dorsale était d'une sensibilité extrême. Le soir de ma première visite, il y eut une exaspération des symptômes fébriles, le pouls devint plus développé et la chaleur extérieure considérable. Cette maladie dura encore cinq jours, pendant les-

quels la fièvre fut continue avec redoublement le soir,
et eut un caractère de rémittence quotidienne bien marquée. Les symptômes qui diminuaient d'intensité chaque
jour, étaient moins alarmans dès le troisième jour, et
avaient disparu le cinquième. *Traitement.* Saignée de
six livres, breuvages mucilagineux miellés, dans lesquels
je mettais infuser des fleurs de tilleul, et dont je faisais
prendre six litres par jour en quatre doses. Lavemens
émolliens, bains de vapeurs, frictions sèches, usage de
la couverture de laine; diète, eau blanche : le quatrième
jour la rumination étant rétablie, je donnai un peu de
foin.

Les onze autres observations sur cette maladie, rapportées d'une manière générale, contiennent les faits suivans : *symptômes;* dans le début l'animal est triste,
refuse les alimens, ne rumine plus; la panse est dure et
pleine, quelquefois un peu météorisée; il existe une
constipation opiniâtre, ou des défécations composées de
matières noires, liquides, muqueuses, souvent fétides;
les urines sont rares quelquefois crues, le plus souvent
colorées; le pouls est fort et tendu dans le principe;
mais la maladie augmente rapidement; l'animal porte la
tête basse, les yeux sont tuméfiés, la conjonctive rouge
et injectée, la bouche chaude remplie de salive, rarement sèche; le pouls devient plus accéléré, la respiration
vite et souvent plaintive. On observe, dans quelques
animaux, des mouvemens convulsifs aux yeux, aux
oreilles, aux lèvres; la tête est quelquefois contournée
sur une épaule sans que l'on puisse la remettre à sa
position ordinaire. On observe dans presque tous des
sueurs partielles, des soubresauts dans les muscles, une
marche incertaine, chancelante; communément il y a
stupeur et les sens sont obtus. Dans le plus grand nombre il survient des accès de frénésie; le bœuf pousse au
mur ou sur la mangeoire, s'y appuie fortement et y

reste immobile ; les yeux s'animent ; la pupille est dilatée ; l'animal ne voit plus ou son regard est fixe et farouche. Dans d'autres les yeux pirouettent dans leurs orbites. Durant ces accès, la bouche est ouverte, la langue est pendante, il s'écoule une salive abondante ; il en est qui font entendre des mugissemens effroyables ; d'autres se plaignent et font froisser leurs dents. Ces accès, qui durent quelques minutes, cessent ; l'animal reste abattu pendant quelques heures ; un nouvel accès a lieu, une stupeur, un vrai collapsus lui succède ; il se renouvelle quelquefois encore ; mais ensuite l'animal accablé tombe et meurt. Il est rare que l'on voie plus de trois ou quatre accès ; communément le deuxième tue le malade. J'ai vu des bœufs qui, au lieu de pousser en avant, tiraient en arrière sur leur attache ; d'autres au contraire ont la tête très-basse, écartent les jambes et sont dans un état de taciturnité continuel, avec des mouvemens convulsifs aux yeux, aux oreilles, aux lèvres. La maladie dure 24, 48 et 72 heures ; si elle se prolonge au-delà du 3e ou 4e jour, les symptômes diminuent d'intensité et l'on peut espérer la guérison.

A l'autopsie, j'ai trouvé le plus ordinairement la panse remplie d'alimens fermentés, d'une odeur acéteuse, mais désagréable ; le feuillet rempli d'alimens desséchés et durs ; l'épithelium de la panse et du feuillet se détachaient et la muqueuse mise à découvert, était dans beaucoup rouge injectée ; la caillette contenait un chyme mêlé de mucosités fétides ; sa muqueuse était rouge enflammée, parfois épaissie ; celle des intestins était aussi épaissie, parfois ramollie et ses vaisseaux étaient injectés. J'ai rencontré sur cette villeuse des intestins grêles, des ecchymoses assez nombreuses et plus ou moins étendues ; de larges taches rouge-vineux existaient sur le péritoine, le mésentère et l'épiploon. Le foie semblait cuit, il était décoloré ; la bile épaisse et noire ; la rate presque toujours

gorgée de sang était ramollie ; les poumons étaient constamment dans un état d'engouement et de congestion
sanguine, et les bronches remplies souvent de mucosités
spumeuses ; car dans cette maladie les animaux périssent
communément asphyxiés par l'interruption de l'action du
cerveau et de la moëlle épinière sur les organes de la respiration ; aussi trouve-t-on fréquemment le cœur décoloré,
ramolli ; ses cavités, surtout les droites, remplies de
caillots sanguins noirs et souvent de sang liquide ; sa
membrane interne, ainsi que celle des gros troncs veineux
et artériels, parfois colorée en rouge plus ou moins
foncé ; du reste les plèvres sont rouges et enflammées ;
le péricarde, dans le même état d'hypérémie, contient
quelquefois de la sérosité. Les méninges et surtout la pic-
mère sont injectées ainsi que le plexus choroïde. Ces
lésions cérébrales, de même que l'engorgement sanguin
des sinus de la dure-mère, sont presque constantes dans
le bœuf. J'ai trouvé parfois aussi sur le feuillet viscéral
de l'arachnoïde des taches noires, formées par des pointillations très-rapprochées. D'autres fois j'ai vu la substance du cerveau très-injectée, rougeâtre, et, en la coupant par tranches, elle laissait échapper une multitude
de gouttelettes sanguines ; enfin dans les animaux où l'état
comateux, le délire taciturne avaient persisté deux ou
trois jours, on rencontrait les grands ventricules pleins
de sérosité, le cerveau ramolli. Je n'ai point ouvert la
moëlle épinière.

Je ferai remarquer que dans la gastro-arachnoïdite du
bœuf, on ne peut trouver d'alimens non-digérés accumulés dans la caillette, comme on en trouve dans l'estomac du
cheval, dans cette maladie ; parce que ce quatrième estomac ne reçoit que des alimens qui ont subi la triple
action des dents, de la panse et du feuillet.

Pourrait-on, d'après le tableau des symptômes et des
lésions que présente cette maladie, méconnaître une gas-

tro-arachnoïdite? Tout ne prouve-t-il pas évidemment que la réaction pathologique a primitivement existé sur la muqueuse gastro-intestinale et s'est ensuite irradiée sur l'encéphale en raison de l'intensité des causes et des effets, car l'arachnoïdite ne complique jamais que les gastrites suraiguës. La marche et les signes qu'elle présente ne peuvent permettre une erreur de diagnostic.

Cette maladie, qui s'observe presque toujours l'été, attaque de préférence les animaux pléthoriques, et reconnaît pour causes une température élevée, l'insolation, des travaux forcés immédiatement après un repas copieux, surtout si les alimens ont de la tendance à passer à la fermentation; une nourriture trop substantielle, les fourrages secs nouveaux, surtout ceux des prairies artificielles; l'ingestion de plantes âcres comme moyen d'alimentation; celle de l'eau froide et crue, l'animal ayant chaud; un arrêt de transpiration. La 52e observation semble seule faire exception; elle a débuté par l'indigestion qui était l'effet d'un sentiment instinctif vivement exprimé dans cette jeune vache.

Sur une vingtaine d'animaux que j'ai eu à traiter de cette maladie, j'ai eu peu de succès; dans le plus grand nombre de cas, à la vérité, le vétérinaire n'est appelé que lorsque les empiriques ont rendu la maladie incurable par un traitement incendiaire. Je n'ai guéri que trois bœufs et la vache qui fait le sujet de la 52e observation; les seize autres ont succombé. J'ai conservé note de douze cas où les propriétaires m'ont mis à même de suivre la maladie, j'ai fait l'autopsie des huit malades qui sont morts; aussi toutes les lésions que j'indique ici ne se rencontrent pas dans tous les malades, c'est le résumé de ce que j'ai vu dans la totalité.

Comme moyens curatifs, je mettais en usage la saignée à la jugulaire, que j'ai quelquefois répétée aux saphènes. J'aurais pu même être moins timide sur ce point que je

ne l'ai été dans le commencement de ma pratique ; je
pense que l'on pourrait obtenir de bons effets de l'artéro-
phlébotomie faite à l'origine de la queue. Je secondais
ensuite l'effet des évacuations sanguines par les boissons
mucilagineuses ; et lorsque j'avais diminué l'inflammation
des premières voies, je rendais cette tisane laxative par
l'addition du sel de Glauber et de la crème de tartre à
haute dose. L'huile de Ricin a produit, d'après le témoi-
gnage de plusieurs vétérinaires, d'excellens effets comme
laxative, à la dose d'une livre à une livre et demie. Je
prescrivais aussi des lavemens émolliens auxquels j'ajoutais quelquefois le sel de cuisine. Je ne négligeais pas
les applications réfrigérantes sur la tête, mais avec des
précautions que je vais indiquer tout à l'heure. Enfin,
après deux ou trois saignées et l'emploi des mucilagineux,
je passais des sétons aux fesses, au col, au fanon ; j'en
activais l'effet en trempant le ruban de fil dans l'essence
de térébenthine et le roulant dans la poudre de cantharides, ainsi que par des frictions faites sur la surface et
alentour des sétons, avec la moutarde délayée dans le
vinaigre ; ces frictions souvent répétées, produisent
promptement un engorgement considérable et une révulsion rapide. J'ai toujours pensé que les physiologistes ont
exagéré la sensibilité de la muqueuse gastro-intestinale
dans ces maladies. Je crois qu'après quelques saignées et
les boissons mucilagineuses, qui modèrent et font souvent disparaître les symptômes gastriques, on tirerait un
parti avantageux d'une révulsion opérée sur le tube alimentaire, au moyen de l'émétique et du sel de Glauber
donnés en grand lavage, ou encore de l'huile de Ricin.

L'emploi des réfrigérans locaux, comme l'application
de l'eau froide, la neige, la glace sur la tête des animaux
vertigineux, exige, ai-je dit, beaucoup de précautions ;
car si cette médication a trouvé autant de détracteurs que
d'apologistes, c'est que l'emploi de ce moyen héroïque

n'a pas souvent eu lieu d'après la connaissance de la théorie du refroidissement organique.

Un réfrigérant, plus ou moins énergique, appliqué passagèrement sur une partie du corps des animaux, produit deux effets bien constans, savoir : l'accélération des courans calorifères de tous les points de l'économie vers la partie sur laquelle on applique le topique réfrigérant, et l'accumulation de plus ou moins de chaleur dans cette partie : effets qui tiennent à la différence considérable de température qui existe instantanément entre la partie refroidie et le reste de l'organisme, et à ce que, par l'enlèvement du réfrigérant, on a empêché la soustraction du calorique surabondant, l'effet des courans calorifères déterminés vers cette partie par le réfrigérant instantané ne pouvant plus s'arrêter. C'est dans la connaissance de ces deux principes que réside l'indication thérapeutique rationnelle du froid. Ainsi, en appliquant d'abord sur le crâne d'un animal, affecté de vertige, de la glace pilée et suspendant instantanément cette application pour la remettre ensuite, on accumule nécessairement de la chaleur dans l'encéphale, puisqu'on détermine vivement les courans calorifères vers cet organe, ce qui produit un effet tout opposé à celui que l'on se proposait, augmente l'irritation encéphalique et y détermine une phlegmasie mortelle ; car l'influence subite du froid et les intermittences de son action sont toujours funestes. On évitera ces accidens en employant successivement et par intervalles, 1° l'eau à la température de l'air ; 2° l'eau de puits ; 5° de la neige ou de la glace, ou de l'eau amenée au degré de congélation par des moyens artificiels. Mais une condition de rigueur est de persister dans l'emploi de ces moyens jusqu'à un mieux marqué ; enfin on suivra, pour en cesser l'emploi, la même gradation ; ainsi à la glace succédera l'eau de puits, et à celle-ci l'eau à la température atmosphérique ; ce qui produira un refroidissement lent et successif qui modérera et détruira les effets dangereux du mouvement inflammatoire et amènera un résultat salutaire.

D. *Inflammation de la muqueuse digestive compliquée de paralysie sympathique.* (Gastro-entérite compliquée ou suivie de paraplégie.)

Quelques vétérinaires ont publié des observations sur la paraplégie ou paralysie lombaire essentielle dans l'espèce bœuf. Mais je ne connais aucun écrit sur la complication de l'inflammation de la muqueuse de l'estomac et de l'intestin par la paralysie lombaire, dont je vais parler dans cet article. Je crois donc être le premier qui signale cette nouvelle nuance des maladies des organes digestifs.

Je vais d'abord citer les cas que j'ai observés et je me livrerai ensuite à quelques réflexions sur la nature , les causes et le traitement de cette grave maladie.

55e *Observation.* Le 18 janvier 1825, un métayer des environs de Bourbon-Vendée vint réclamer mes soins pour un bœuf de labour qui, d'après les renseignemens que j'obtins, me parut affecté d'une inflammation de la muqueuse gastro-intestinale. Ne pouvant aller chez lui que le lendemain, je lui conseillai de lui faire prendre quelques litres d'une tisane adoucissante , composée d'une décoction d'orge et de graine de lin , avec addition de gomme du Sénégal et de miel ; de lui donner quelques lavemens émolliens, et de lui présenter de l'eau blanche.

Le 19, au matin, j'observai les phénomènes suivans: perte de l'appétit, cessation de la rumination, bouche chaude, langue rouge à sa pointe, panse dure et pleine, constipation, urines rares ; respiration accélérée plaintive, froissemens des dents ; pouls concentré accéléré ; mufle sec, oreilles et cornes froides, poils hérissés, *insensibilité de l'épine dorsale.* Je ne fis pas assez d'attention à ce dernier symptôme. Cet animal avait été connu malade dès le 16 et confié aux soins d'un empirique.

On ne put me donner aucun renseignement sur l'origine de cette maladie ; les bestiaux tenus à l'étable n'étaient assujettis à aucun travail dans cette saison.

Je crus avoir affaire à une gastro-entérite très-guérissable et fus loin de soupçonner la fin funeste qu'aurait cette maladie. Je le répète, l'insensibilité de l'épine dorsale est presque un cas insolite dans la gastro-entérite. Peut-être que si j'eusse fait sortir le bœuf de l'étable je me serais aperçu d'un embarras, d'une faiblesse dans l'arrière-main, ce qui eût éclairé mon diagnostic, puisque dans la paralysie lombaire essentielle on remarque, comme signe précurseur, que la piste des pieds postérieurs qui ordinairement dépasse un peu celle des pieds antérieurs dans les bœufs en route, ne les atteint jamais dans ce cas ; ce que les paysans du Poitou expriment en disant que *l'animal ne joint pas à ses pas.* Ce symptôme, je le répète, eût pu m'être très-utile.

Je fis une saignée de six livres à la jugulaire et prescrivis la tisane, les lavemens et le régime précités.

Le 20, le propriétaire vint me dire que son bœuf buvait et mangeait bien, que la rumination était même rétablie, et que le malade avait rendu beaucoup d'excrémens. Mais une chose l'inquiétait, l'animal paraissait avoir, disait-il, les reins pris, au point que les membres abdominaux pliaient sous lui. Je revis ce bœuf dans la soirée ; le pouls, la respiration, la digestion étaient à l'état naturel ; aucune fonction n'était troublée, excepté la locomotion qui était pénible, l'animal pouvant à peine se tenir sur son derrière. J'avoue que mon étonnement fut extrême. Cette complication nouvelle pour moi, après 25 années de pratique dans des départemens où la

principale richesse est *l'élève* des bestiaux, et où par conséquent j'en voyais beaucoup, me rappela ce qu'a dit le
vieillard de Cos : la vie est courte et l'art est long. Je ne
pus donc méconnaître une paraplégie secondaire très-
grave et prévins le fermier du pronostic funeste que je
portai sur son bœuf. Il me donna carte blanche.

Je passai de suite un séton à chaque fesse, les mèches
furent trempées dans l'essence de térébenthine et roulées
dans la poudre de cantharides. Je fis faire des frictions sur
les lombes avec l'essence de térébenthine et l'huile d'aspic ;
toute cette médication tourmenta beaucoup l'animal, car
la sensibilité des parties n'était en rien diminuée. Je
laissai des médicamens pour faire une autre friction le 22.
On dut le nourrir avec de bon foin et l'abreuver d'eau
blanche.

Le 24, il était tombé et ne pouvait plus se relever ;
toutes les fonctions s'exécutaient bien, la paralysie seule
existait. Les sétons n'avaient produit aucun effet ; je les
pansai avec l'onguent vésicatoire animé par le sublimé
corrosif. Je fis faire une nouvelle friction avec l'essence
de térébenthine et l'huile d'aspic, dont on augmentait
l'effet, en tenant, à une petite distance, deux pelles en
fer rougies au feu. Le bœuf fut insensible à tout ; une
quatrième friction fut faite le 26 ; enfin je revis mon malade le 1er février et le trouvai dans le même état. La
chaleur animale était, à peu de chose près, la même
dans le train postérieur que dans le reste du corps, mais
il n'y avait plus ni mouvement ni sensibilité. Le paysan
avait fait le sacrifice de ce bœuf ; je lui proposai de lui
mettre le feu en pointes sur les lombes, il y consentit ;
72 boutons de feu pénétrans, sur lesquels je passai plusieurs fois le cautère et que je frictionnai ensuite avec
un mélange de poix blanche, huile de laurier fondue
ensemble, animée par l'essence de térébenthine, n'exci-
tèrent nullement la sensibilité du malade et ne produisi-

rent aucun effet. Vingt jours après la cautérisation, le fermier fit assommer son bœuf, et ne m'en prévint qu'après la mort du malade.

54e *Observation*. Le 50 novembre 1826, un cultivateur de la commune de Sainte-Flaive (Véndée), vint me chercher pour un bœuf de labour, âgé de cinq ans, malade depuis 8 à 10 jours.

La maladie avait commencé par le dégoût, la cessation de la rumination, la dureté de la panse et la constipation. Un empirique l'avait déjà traité. Je reconnus à mon arrivée, outre les symptômes déjà cités, une légère météorisation de la panse, avec chaleur, sécheresse de la bouche et rougeur de la langue ; la constipation existait depuis huit jours ; les urines étaient rares ; le pouls était concentré et accéléré ; la respiration fréquente, plaintive, avec froissement des dents ; le mufle était froid et sec ; le poil était hérissé et les yeux enfoncés dans les orbites ; l'épine du dos était encore insensible et l'animal paraissait affaibli ; cependant je le fis sortir et il me parut marcher librement. Cette gastrite s'était déclarée à la suite d'un charrois, durant lequel les bœufs s'étant arrêtés et ayant chaud, furent exposés à une pluie froide et battante.

Toutefois l'exemple de l'observation précédente, la raideur et l'insensibilité de la région dorso-lombaire, avaient éveillé mon attention, ce qui joint à l'ancienneté de la maladie me fit mal augurer de ce nouveau cas.

L'état de débilité dans lequel je trouvai ce bœuf me fit proscrire la saignée. Les symptômes de plegmasie de l'appareil digestif proscrivant toute médication active sur ces organes, je dus donc employer les moyens suivans : tisane mucilagineuse gommée ; lavemens comme dans l'observation précédente ; frictions sèches, suivies de l'usage de la couverture de laine ; diète, eau blanche. Mon projet était d'appliquer le lendemain un large sinapisme sur le côté gauche de l'abdomen, de scarifier ensuite et d'y entretenir un point de révulsion au moyen de l'onguent vésicatoire ; mais le 1er décembre le bœuf rendit beaucoup d'excrémens durs , noirs , fétides et mêlés de mucosités, ce qui le soulagea; il mangea , rumina ; le paysan le crut sauvé ; il se borna à suivre le traitement adoucissant ; il fit plus , il eut l'imprudence de donner des feuilles de choux verts à son bœuf.

Le 3, il vint me prier d'aller encore chez lui. « Je croyais mon bœuf sauvé, me dit-il, mais ce matin la panse est encore très-ballonnée et il ne peut plus se tenir sur son derrière. » Effectivement , je trouvai que les symptômes de gastrite avaient plus de gravité qu'à mon premier voyage. Le pouls était petit, concentré , la panse était de nouveau météorisée et la constipation revenue ; la respiration était accélérée , avec dyspnée , plaintes et froissement des dents; le derrière était chancelant, les membres abdominaux pliaient sous le bœuf, quand on le faisait marcher ; il tombait même et ne pouvait se relever sans l'aide de deux ou trois vigoureux villageois.

Cette complication de la gastrite par la paraplégie me fit considérer le bœuf comme perdu.

Même prescription en tisane, lavemens, frictions que le 30. Mais ne pouvant encore agir sur la muqueuse gastrique , j'essayai d'un puissant moyen de révulsion sur la peau et me hâtai de faire sur chaque côté de la région lombaire trois incisions traversales de la longueur d'un pouce et demi chaque ; je détachai à l'entour de chacune d'elles le tissu cellulaire sous-cutané, et fis faire sur les lombes une friction d'un mélange, à parties égales , d'essence de térébenthine, huile d'aspic et huile de pétrole blanche, en total neuf onces, en ayant l'attention de faire pénétrer par la voie des plaies, le plus que je pus de cette mixtion, dans le tissu cellulaire sous-cutané. L'animal témoigna une sensibilité extrême et se défendit vigoureusement durant ce douloureux pansement ; il sembla même être ranimé par lui, car il rentra lestement à l'étable ; mais le lendemain il ne pouvait plus se relever ; la paralysie seule persistait, tous les symptômes de gastrite avaient disparu. Dès lors le paysan fit le sacrifice de son bœuf et le fit assommer quelques jours après sans m'en prévenir.

55e *Observation*. 19 août 1827. Je fus appelé chez un métayer de la commune du petit Bourg-sous-Bourbon, pour un veau de l'année, souffrant depuis quinze jours. Il était maigre ; sa maladie s'était manifestée par le dégoût et la rareté de la rumination ; je trouvai la panse un peu tympanisée, les excrémens secs et couverts de mucosités ; le pouls concentré, mais faible. Les yeux étaient tristes et enfoncés, les oreilles froides, la peau adhérente, les poils hérissés ; l'épine du dos très-sensible et l'animal était si faible qu'on l'eût fait tomber en le poussant ; depuis trois jours il chancelait sur son derrière, et se relevait avec peine lorsqu'il était couché, cependant cet animal mangeait encore un peu.

Je ne pus connaître positivement la cause de cette gastro-entérite avec complication de paralysie lombaire ; le métayer me dit seulement que ce veau qui était avant sa maladie gras et vigoureux, avait sans doute lutté avec quelques bœufs plus forts que lui. Mon pronostic fut douteux.

La débilité de l'animal me fit proscrire la saignée ; mais le peu d'intensité des symptômes de gastrite me détermina à agir sur le tube digestif. Je prescrivis donc une tisane de décoction d'orge et graines de lin, miellée, rendue laxative par l'addition de 12 onces de sel d'Epsom et 6 gros de tartre stibié, dans 6 à 7 litres de liquide dont l'administration par dose d'un litre et demi, toutes les deux heures, était suivie de lavemens émolliens. Je fis faire en outre tous les deux ou trois jours des frictions sur la région des lombes, avec parties égales d'essence de térébenthine et d'huile d'aspic ; pour régime un peu de foin , l'herbe des prés et l'eau blanche.

Ces moyens eurent un succès qui surpassa mon attente. Les légers symptômes d'inflammation des premières voies disparurent, l'appétit et la rumination revinrent ; la marche devint plus libre ; enfin les symptômes de paralysie n'existaient plus après 8 à 10 jours de traitement, durant lesquels il fut fait quatre frictions fortifiantes sur les lombes.

Je passerai sous silence une observation faite le 18 décembre 1827 , qui ne serait, à peu de chose près , qu'une répétition de la précédente , pour arriver au narré d'une autre faite avec plus de soins.

56e *Observation.* 24 septembre 1851. Je fus consulté pour un bœuf, âgé de 8 à 10 ans , de forte race gasconne et en bon état, employé aux charrois , appartenant à un bouvier de la ville de Toulouse. On me rapporta que ce bœuf avait été malade dans le mois de juillet ; à cette époque il semblait avoir la tête prise ; les yeux étaient gonflés , presque fermés par la tuméfaction des paupières , dont la conjonctive était rouge avec larmoyement ; il cessa de manger et de ruminer ; le forgeron lui fit une saignée de six à sept livres qui fit disparaître tous ces accidens.

Je vis ce bœuf le 24 septembre au matin , accompagné de deux élèves de la 4e année d'études ; il était malade dès la veille. Ce qui nous frappa d'abord , ce furent les violens efforts qu'il faisait pour expulser ses excrémens et durant lesquels l'anus s'ouvrait extrêmement, de sorte que l'air , en y pénétrant, faisait entendre un bruit tout particulier. Les excrémens expulsés , en petite quantité à la suite de ces efforts , étaient mous, mêlés de beaucoup de mucosités, d'un peu de sang et de bulles d'air. L'animal portait la tête basse , il avait les yeux gonflés , rouges et larmoyans ; la respiration était accélérée , sonore ; le pouls était dur et plein ; la bouche était brûlante et rouge, la panse pleine et dure; les estomacs paraissaient surchargés; le bœuf refusait toute espèce d'alimens et de boisson, et n'avait·pas ruminé depuis la veille; les urines étaient colorées; les oreilles et les cornes chaudes; le mufle sec; l'épine du dos sensible et la marche chancelante du train de derrière, depuis le matin seulement. Le propriétaire ne put nous donner aucuns renseignemens sur les causes de cette maladie; le bœuf faisait le même travail que trois autres qui étaient dans l'étable, et était soumis au même régime qu'eux.

Diagnostic. Gastro-entérite suraiguë compliquée de paralysie. *Pronostic*, funeste.

Traitement : Deux saignées à la jugulaire, une le matin, l'autre le soir; tisane de décoction d'orge et graines de lin, miellée, donnée toutes les deux heures et suivie de lavemens émolliens; sachet de plantes aromatiques, cuites dans le vinaigre, et appliqué, chaud, sur les lombes.

Le 25, la maladie a augmenté de gravité : le pouls est petit et vite; le bœuf porte la tête penchée à droite; on entend un fréquent froissement des dents qui exprime de vives souffrances; toutes les muqueuses sont enflammées, la réaction est non moins vive sur le système nerveux cérébro-spinal; la respiration est sonore, avec dyspnée due au rétrécissement qu'éprouvent les narines par l'inflammation de la pituitaire, qui est rouge et injectée. 5e saignée : la gêne du respire est telle que la compression qu'exerce la corde sur la trachée artère, fait craindre l'asphyxie; je suis obligé de faire comprimer la jugulaire avec la main, par un élève; amputation de la corne droite, qui ne produit qu'une faible hémorrhagie. mêmes prescriptions que la veille; vapeurs émollientes et injections d'un liquide de même nature dans les narines, qui font expulser beaucoup de mucus épaissi.

Le 26, le malade se lève avec difficulté; le pouls est

toujours petit, concentré et accéléré, la dyspnée persiste ; des mucosités abondantes fluent par les naseaux. L'animal a perdu l'usage de la vue, par l'occlusion et le gonflement inflammatoire des paupières. Le sang tiré dès la veille n'a formé qu'un petit caillot peu fibrineux et nageant dans beaucoup de sérum. *Diagnostic :* La gastro-entérite est décidément compliquée de méningite et de paraplégie. *Pronostic :* Toujours funeste. Même prescription. Ne pouvant encore agir directement sur les premières voies, je passe au fanon et aux fesses des sétons, que j'anime avec l'essence de térébenthine, les cantharides et les frictions de moutarde pulvérisée, délayée dans le vinaigre ; l'animal témoigne peu de sensibilité durant ces opérations. Le soir ces exutoires n'ont produit aucun effet ; je fais appliquer un large sinapisme sous la poitrine et animer les sétons par l'onguent vésicatoire.

Le 27, la paralysie lombaire est manifeste ; l'animal est tombé et ne peut plus se relever ; il se soulève vainement sur ses membres antérieurs et s'est ainsi tourmenté toute la nuit ; la respiration est plus accélérée ; le pouls très-vite est petit et peu appréciable ; la fièvre est intense ; le bœuf étend la tête sur la litière et semble ne pouvoir la soutenir. Il existe une tuméfaction emphysémateuse et crépitante sur la région dorsale gauche ; tout annonce l'extinction des forces. Les sétons ainsi que les sinapismes n'ont produit aucune révulsion. *Pronostic :* mort prochaine. Je scarifie l'emphysème ; je fais encore animer les sétons, renouveler les sinapismes. Je cherche à ranimer les forces avec l'acétate d'ammoniaque ; mais le soir le pouls n'est presque plus appréciable ; la dyspnée est extrême, la respiration intermittente, c'est-à-dire que le bœuf après quatre ou cinq inspirations et expirations accélérées, cesse de respirer pendant un temps égal à celui des 4 à 5 respirations précitées. La paralysie se complique d'une insensibilité générale. Une sueur assez abondante couvre la surface du corps.

Je fais frictionner le malade ; j'incise la région lombaire et frictionne comme dans la 54ᵉ observation. Cette opération, toujours très-douloureuse, n'excite nullement le malade, qui mourut enfin le 28 au matin.

Nécropsie faite quatre heures après la mort ; décubitus à gauche ; injection de tous les vaisseaux capillaires sous-cutanés du côté gauche. Les vaisseaux de la tête sont généralement gorgés de sang.

Abdomen : La panse contenait une grande quantité d'alimens liquides ; la portion antérieure de la gouttière œsophogienne, répondant à la petite courbure du réseau, était rouge, injectée et ses lèvres étaient un peu tuméfiées. Le feuillet volumineux contenait une grande quantité d'alimens secs, durs et pulvérulens ; son épithélium s'enlevant avec eux, laissait à découvert la muqueuse qui était injectée et colorée ; les mamelons qui s'élèvent sur elle étaient augmentés de volume, de couleur rouge-vif et comme saignans ; examinés à la loupe, ils n'avaient point l'aspect corné et paraissaient plutôt en raison de leur grande vascularité être des organes de sécrétion. La caillette contenait beaucoup d'alimens liquides, sa muqueuse était un peu épaissie, de couleur rose-vif, avec des pointillations rouges produites par une vive injection de ses villosités. Une grande partie de l'intestin grêle reflétait une teinte rouge-vineuse à l'extérieur, les vaisseaux mésentériques arrivant ou partant de ces points colorés, étaient injectés. Les intestins ayant été ouverts, je trouvai beaucoup de surfaces où la muqueuse était épaissie, violacée ; sa surface libre était recouverte dans quelques-uns de ces points hypérémiés d'une couche de sang exhalé par les villosités. Ces lésions étaient moins prononcées dans le cœcum et le colon ; la vésicule du fiel contenait beaucoup de bile ; les reins étaient un peu rouges et injectés ; la vessie dont la muqueuse était rouge et hypérémiée, contenait beaucoup d'urine fétide et foncée en couleur.

Organes respiratoires : La muqueuse nasale, celle du larynx, de l'arrière bouche et de la trachée, étaient généralement colorées, injectées et épaissies; mais plus particulièrement sur les cornets et la cloison cartilagineuse où elle était rouge-cramoisi. Les cavités nasales et surtout les gouttières inférieures contenaient des mucosités; la muqueuse des bronches offrait de larges ecchymoses et était recouverte de mucosités spumeuses; le poumon droit était un peu coloré; le gauche était envahi par un engouement sanguin qui n'était qu'un effet cadavérique.

Système nerveux. Les deux pneumogastriques étaient colorés en rose, leur névrilème était très-injecté; en les coupant et les pressant on faisait sortir des gouttelettes de sang de leur substance. La pie-mère était la seule des méninges qui fût injectée; ses vaisseaux étaient variqueux dans quelques points; quelques bulles d'air interrompaient le sang qu'ils contenaient. Le cerveau avait sa consistance normale, le plexus choroïde était rouge vif et injecté. Le cervelet était dans un état d'injection assez considérable; il était moins dense qu'à l'état normal. La moelle épinière n'offrait rien de particulier jusqu'à la huitième ou neuvième vertèbre dorsale, mais à partir de ce point jusqu'à sa terminaison, on voyait les vaisseaux de sa pie-mère d'autant plus injectés qu'on se portait plus en arrière; la face inférieure de cet organe était couverte d'ecchymoses, qui se touchaient presque toutes à la région lombaire. Les racines inférieures des nerfs qui coopèrent à former les plexus cruraux avaient leur névrilème extrèmement injecté; enfin, ayant retiré cette moelle épinière du canal rachidien et l'ayant étendue et ouverte par sa scissure inférieure, nous remarquâmes que la substance grise était à l'état normal jusqu'aux huitième et neuvième vertèbres dorsales, mais depuis ce point elle était d'autant plus décolorée qu'on approchait de sa terminaison; cependant les vaisseaux capillaires qui pénétraient la pie-mère et la substance de cette région inférieure et médiane étaient rouges et injectés.

Ces faits démontrent, d'une manière évidente, que l'inflammation de la muqueuse des organes digestifs peut, dans le bœuf, comme dans les autres animaux, être compliquée de paralysie ou plutôt de paraplégie sympathique et de paraplégie concomitante.

Les paralysies sympathiques ont leur source dans un organe plus ou moins éloigné du système nerveux cérébro-spinal, mais qui est en sympathie avec lui. Telles sont celles qui sont déterminées par une sur-excitation du tube digestif; telle est la paraplégie qui s'observe presque constamment dans la métrite suraiguë de la vache : sur-excitation qui va sympathiquement se développer dans le cerveau, ou tout autre partie du système nerveux cérébro-spinal, et y produire les altérations dont la paralysie est la conséquence. Cette complication a été observée à l'école vétérinaire d'Alfort sur quatre chiens atteints de gastro-colite, dans lesquels elle fut suivie de l'inflammation de la moelle épinière et dont deux périrent. J'ai vu la gastro-achnoïdite avec paraplégie, dans une jument jeune et peu accoutumée au travail, se manifester à la suite d'un voyage long et pénible, fait par un temps froid et humide; je fus même assez heureux pour la guérir. Tel est le cas détaillé dans la 33ᵉ observation, maladie dans laquelle les symptômes de gastrite ont précédé ceux de paraplégie. Il en est ainsi dans la 34ᵉ observation. Mais la paralysie était concomitante dans les 35ᵉ et 36ᵉ observations. Dans ce deux cas les animaux sont tombés malades, l'un à la suite d'une lutte avec un bœuf plus fort et plus vigoureux que lui; l'autre était employé à des travaux pénibles dans Toulouse, où les bouviers charroyeurs mésusent impitoyablement de la force de leurs bœufs. Partant de ces données, il est, selon moi, facile de se rendre compte de cette complication.

Établissons en principe que tout exercice trop prolongé ou trop violent produit dans le tissu de l'organe en action une congestion d'autant plus forte que l'exercice a été plus considérable et que l'organe est relativement plus faible.

Cette vérité physiologique est féconde en résultats : elle peut s'appliquer aux organes digestifs et expliquer l'apparition des gastro-entérites ; à un muscle, et devenir la cause des rhumatismes aigus, des paralysies et même des hémorrhagies, comme on le voit dans les animaux forcés et pris à la course.

N'est-il pas rationnel de penser, dans le cas qui nous occupe, que la cause, quelle qu'elle soit, une repercussion de transpiration, par exemple, a agi en même-temps sur deux organes en action, et par conséquent plus impressionnables en raison de l'augmentation de vitalité, savoir : l'estomac pour la digestion, et la région lombaire centre de mouvement où se trouvent les muscles qui sont les agens essentiels et actifs de la locomotion générale.

Or, qu'un bœuf, ou tout autre animal soit soumis à un travail long, pénible et continu, immédiatement après un repas copieux, la digestion sera indubitablement troublée et même suspendue ; le travail deviendra aussi plus fatigant, par le fait du malaise général que détermine la difficulté de la digestion. L'estomac excité par la présence des alimens réagira vivement sur eux pour leur assimilation ; ces alimens irriteront même alors, par leur présence, la muqueuse gastro-intestinale. Ces diverses causes réagissent nécessairement aussi sur le cœur et les poumons ; l'accélération de la circulation, de la respiration augmenteront la transpiration cutanée et la sueur. Si toutes ces actions et réactions se passent sous une température froide et humide, ou durant que l'animal malade se trouve sous l'empire d'une cause de refroidissement, la transpiration cutanée sera nécessairement refoulée, partie sur la muqueuse gastro-intestinale, et partie sur les muscles de la région lombaire.

L'état de surcharge dans lequel se trouvent les estomacs du bœuf, l'action du refoulement de la transpiration cutanée, détermineront des effets plus prompts, une phlegmasie plus rapide sur la muqueuse de ces organes ; l'excès d'excitation de cette villeuse sera transmise du centre nerveux ganglionnaire à celui de la vie animale, comme il arrive toutes les fois que des impressions vives agissent sur les viscères de la vie organique : d'où la fièvre et les phénomènes concomitans.

Ainsi plusieurs causes agissent à la fois pour déterminer la paraplégie, savoir : l'exercice immodéré des muscles de la région lombaire, l'effet du refroidissement qu'ils ont ressenti au moment de la congestion déterminée par l'exercice, et enfin la réaction de l'inflammation des organes digestifs sur le centre nerveux cérébro-spinal : réaction retentissant de préférence sur les organes de relation qui se trouvent eux-mêmes alors dans un état d'excitation insolite.

Nous ajouterons, pour éclairer le pronostic, que l'inflammation de la moelle épinière, siége principal des paralysies, puisque c'est d'elle que partent les nerfs locomoteurs, produit souvent le ramollissement des substances blanches et grises qui la composent, avant d'être bien appréciables : ce qui explique le peu de succès qu'obtient le vétérinaire dans ces cas, en employant même un traitement très-rationnel.

Dans ces circonstances les organes digestifs étant presque constamment le point de départ de la réaction pathologique, l'indication principale est, 1° de combattre l'inflammation de la muqueuse gastro-intestinale par la saignée et les délayans mucilagineux ; 2° d'agir, après cette phlegmasie calmée, sur le tube digestif pour évacuer, par les laxatifs, toutes les matières hétérogènes et les

alimens mal digérés qui sont ou le résultat ou la cause
de cette inflammation, ce qui produira en outre une
révulsion salutaire pour le système nerveux; 5° d'opérer
aussi sur le tégument externe pour y produire une révulsion active et efficace. Cette médication délayante, calmante et ensuite perturbatrice, nous a paru rationnelle;
elle a été suivie de succès dans la 53e observation et
dans la jument plus haut citée, dont je parlerai dans le
feuilleton.

§ III. *Gastro-entérite chronique.*

Pour éviter toute erreur systématique et décrire avec
exactitude le passage de la phlegmasie aiguë des organes
de la digestion à l'état chronique (si toutefois les lésions
qui constituent le squirrhe et le cancer de ces organes sont
toujours précédés de symptômes inflammatoires), exposons d'abord les actes vitaux et les phénomènes pathologiques les plus marqués qu'ont présenté les maladies
de ce genre, que nous avons été à même d'observer ou
sur lesquelles d'autres vétérinaires ont écrit; car la nature
intime des maladies ne nous étant pas connue, nous devons nous borner à des faits pratiques; et, sans sortir de
ce cercle, tâcher d'en tirer des inductions rationnelles
qui puissent éclairer le diagnostic, le pronostic et l'indication dans ces maladies insidieuses et graves,

1re *Observation.* Le 22 août 1825, un propriétaire
de Bourbon - Vendée m'envoya chercher pour voir une
de ses vaches, âgée de sept ans, indisposée depuis le
matin. Arrivé auprès de la malade, j'observai les symptômes suivans : la panse était dure et météorisée; la bête
refusait toute espèce d'alimens, de boissons depuis le
matin, et n'avait pas ruminé; elle avait la bouche brûlante et sèche, la langue rouge à ses bords, et n'avait
pas fienté dans la journée, ni la nuit précédente; son
mufle était sec, ses cornes, ses oreilles froides; elle avait

la peau sèche et le poil piqué ; le pouls était accéléré , concentré et l'artère tendue ; la respiration était plus fréquente , plaintive , avec froissement aigu des dents. Il existait un état d'anxiété frappant, et l'épine dorsale , depuis le garrot jusqu'à la croupe , était d'une sensibilité extrême.

Cette vache avait déjà été plusieurs fois atteinte de cette maladie, depuis qu'elle était dans la possession de M. T.., qui avait remarqué que les accès devenaient plus fréquens et plus graves , n'étant dans le principe que des indispositions passagères , et cela depuis deux ans, ce qui n'avait pas empêché la malade de faire deux veaux. Il avait remarqué aussi qu'une nourriture verte trop abondante provoquait le retour des accès ; en effet, on avait donné beaucoup de feuilles de choux verts aux vaches , depuis quelques jours.

Diagnostic. Phlegmasie ancienne de la caillette , dont l'origine nous était inconnue , et que la moindre cause d'irritation faisait reparaître avec plus d'intensité.

Pronostic. Favorable, c'est-à-dire que je conçus l'espoir de faire disparaître l'accident présent ; mais je ne cachai pas au propriétaire que la maladie aurait une fin funeste , et que je croyais qu'il était prudent de vendre cette vache pour la boucherie , tant qu'elle était en bon état.

Traitement. L'état d'embonpoint de l'animal, ainsi que la concentration du pouls et la tension de l'artère , me décidèrent à faire une saignée de cinq livres à la jugulaire. Je prescrivis une tisane de décoction d'orge et de guimauve miellée et gommée , à laquelle je fis ajouter des feuilles et des sommités de grande laitue blanche prête à fleurir, des lavemens émolliens, la diète, l'eau blanche. Dès le lendemain la malade vida beaucoup, la météorisation disparut, elle témoigna le désir de manger; enfin ces moyens continués pendant trois jours firent disparaître tous les symptômes d'inflammation ; la sécrétion du lait se rétablit ; la vache reprit son régime habituel.

2ᵉ *Observation*. Le 9 juillet 1827, un métayer de la commune de Saligny (Vendée), vint me prier d'aller chez lui, pour voir un bœuf qui était malade depuis long-temps. Je vis cet animal le lendemain : il était âgé de cinq ans, d'une forte race, en bon état, et de ceux qu'on appelle *Bœufs de nature*. Le métayer me dit qu'environ un mois avant, cet animal avait été très-malade, qu'il avait eu la panse météorisée, refusait les alimens et ne ruminait pas ; un médecin de bestiaux lui avait fait prendre du vin, des noix muscades, des bouillons d'aulx ; la météorisation ayant disparu il avait cru son bœuf guéri, mais depuis quinze jours cet animal était affecté de vomissemens fréquens qui l'inquiétaient beaucoup. Je trouvai la panse un peu ballonnée, le malade rendait par l'anus des excrémens à l'état normal, les urines ne m'offrirent rien de remarquable, le pouls était bon et tranquille, la peau souple, le poil luisant et les forces physiques ne semblaient nullement diminuées ; l'animal mangeait et ruminait comme de coutume, le vomissement était donc le seul symptôme maladif. Effectivement, durant que j'écoutais le narré du fermier et que j'examinais avec attention son bœuf, je vis cet animal rapprocher la tête du poitrail, en courbant l'encolure, étendre ensuite le cou, contracter tous les muscles du thorax, faire une forte expiration accompagnée d'une toux grasse, et vomir abondamment des matières alimentaires à l'état de chyme et telles qu'on les trouve dans la caillette ; la bouche en était salie et remplie. Il répéta ce vomissement deux ou trois autres fois durant le temps que je passai à la ferme, et depuis quinze jours il en était ainsi, seulement les vomissemens devenaient de jour en jour plus fréquens.

Diagnostic. Je présumai que j'avais affaire à une gastro-entérite chronique à son début, qu'il n'y avait encore qu'infiltration du tissu cellulaire sous-muqueux de la caillette et intumescence de sa muqueuse : je dus présumer encore que le siége de cette phlegmasie existait au pylore qui en était rétréci et doué d'une insensibilité insolite, qui ne permettait le passage qu'à la portion la plus fluide, la plus déliée du chyme, tandis que la portion plus épaisse remontait la gouttière et était vomie. Je pensai aussi que l'infiltration cellulaire sous-muqueuse n'était point encore parvenue à l'état squirrheux ; car, outre que la maladie était récente, que tout annonçait une vive irritation de la caillette, le pouls, ma boussole certaine dans ce cas, n'était pas accéléré, concentré, avec tension de l'artère, signes diagnostiques positifs dans le squirrhe de la caillette et des intestins.

Pronostic. Je prévins le propriétaire de la gravité de cette maladie, et lui dis combien j'avais peu d'espoir du succès. Cependant la certitude que je croyais avoir que le squirrhe n'existait pas, la jeunesse, l'état de force de l'animal me déterminèrent à tenter un traitement.

Médication. L'heure était avancée, il faisait une chaleur extrême, l'animal avait copieusement mangé avant mon arrivée, le rumen était rempli et dur ; il n'était donc guère rationnel de saigner ce bœuf dans cet instant ; personne dans les environs ne savait faire une phlébotonie à la jugulaire ; je n'avais pas le temps de retourner le lendemain à cinq lieues de chez moi. Je remis donc cette opération à un autre jour, s'il n'y avait pas de mieux ; j'étais décidé, dans ce cas, à appliquer un large sinapisme sur l'hypochondre gauche, que j'aurais scarifié et entretenu en suppuration par les vésicatoires ; et je voulais aussi donner intérieurement l'opium. Je me bornai donc à prescrire provisoirement des breuvages composés de tisane de décoction d'orge et de guimauve, miellée, tiède, versée lentement, doucement, la tête peu élevée, et des breuvages de lait tiède mêlé avec l'huile d'olive, des cataplasmes émolliens autour du corps, des bains de vapeurs suivis de frictions sèches et de l'emploi de la couverture de laine, ainsi que des lavemens émolliens. Le régime consistait en panades très-liquides, de l'eau farineuse ; point de fourrages ni verts, ni secs. Ce traitement, qui fut continué pendant quinze jours, eut un plein succès ; le mieux fut sensible vers le cinquième jour ; le douzième on donna un peu d'herbe à demi sèche ; le vomissement étant moins fréquent, l'animal étant parfaitement guéri le quinzième jour, il fut remis dans les pâturages.

3e *Observation*. Le 3 novembre 1856, M. Gombaud, vétérinaire à Blaye, département de la Gironde, m'a adressé ce fait pratique.

Le 15 avril 1856, un cultivateur vint me consulter pour un bœuf malade, auquel un empirique des environs donnait des soins depuis un mois.

Je suivis le propriétaire à son domicile et observai les symptômes suivans : poil piqué, maigreur extrême augmentant chaque jour ; mufle sec, yeux enfoncés dans les orbites, membres postérieurs engagés sous le centre de gravité ; refus absolu de toute espèce d'alimens, cessation de la rumination, continuelles envies de vomir, fréquemment suivies de la sortie d'alimens semblables à ceux que contient la caillette ; les excrémens rejetés par l'anus rares et coiffés ; les flancs sont retroussés, ce qui fait paraître le malade beaucoup plus maigre. La faiblesse est telle qu'il chancèle et semble toujours être en danger de tomber. Le pouls est dur, accéléré, l'artère est tendue.

Ce bœuf a été écorné un mois avant que la maladie se soit déclarée.

Causes : excès de travail. Ce bœuf, accoutumé à être nourri avec de bons fourrages, se trouve, en raison d'une pénurie momentanée, alimenté de foin de mauvaise qualité ; la plaie de la corne s'étant desséchée, l'empirique l'avait pansée avec la poudre de cantharides.

Traitement employé avant l'arrivée de M. Gombaud : médicamens excitans tels que gentiane, thériaque, assa-fétida, dans une tisane d'infusion de sauge, thym, romarin, etc., etc.

Traitement indiqué par le vétérinaire : lavemens émolliens, tisane rafraichissante, bains de vapeurs sous le ventre, frictions sèches, usages de la couverture de laine. M. Gombaud dit avoir employé quelques diurétiques très-étendus dans l'huile d'olive, mais il ne les désigne pas et je me borne à rapporter textuellement ce qu'il m'écrit ; il ajoute : après quinze jours de ce traitement l'animal fut parfaitement guéri et travaille maintenant.

Cette observation constate un fait et corrobore la précédente ; et toutes deux prouvent que toute irritation de la caillette, même mécanique, provoque le vomissement, comme l'a démontré M. Flourens par ses belles expériences sur la rumination, que j'ai déjà citées.

4e *Observation.* Le 25 octobre 1824, un cultivateur de la commune de Beaulieu-sous-Bourbon, vint me chercher pour donner des soins à un bœuf malade depuis quatre jours.

Ce bœuf, âgé de 5 ans, de belle race et en bon état, refusait les alimens et ne ruminait pas ; il avait la panse dure, un peu météorisée, la bouche était chaude, la langue rouge à ses bords ; les excrémens étaient rares, durs, quelquefois mous, mais toujours mêlés de mucosités sanguinolentes ; les urines étaient rares et colorées ; la respiration, un peu plus fréquente qu'à l'état ordinaire, était plaintive, avec froissement aigu des dents. Le pouls était concentré, accéléré, mais l'artère me parut tendue. Cet animal avait l'expression de la tête triste, le regard abattu ; son mufle était sec, ses cornes, ses oreilles glacées ; la peau était sèche et le poil piqué ; l'épine dorsale très-douloureuse dans toute sa longueur.

Diagnostic. Gastro-entérite aiguë due à un arrêt de transpiration ; quelques jours avant le bœuf se trouva exposé à une pluie abondante , étant arrêté et ayant chaud ; dès le lendemain il parut indisposé.

Pronostic. Douteux. Cas grave.

Traitement : Saignée de 8 livres à la jugulaire ; tisane composée de décoction d'orge , racines de guimauves , quelques têtes de pavot blanc et le miel ; lavemens émolliens , bains de vapeurs, frictions sèches , diète , eau blanche ; un peu de mieux le 27. Je supprime les pavots et fais ajouter à la tisane la crème de tartre ; du reste , même prescription. Le 31 , l'animal rumine ; il mange un peu , les excrémens sont presque à l'état normal , à quelques mucosités près, qui les entourent ; tisane mucilagineuse, lavemens émolliens , eau blanche , panades , un peu de bon foin. Je défendis expressément de lui donner aucune nourriture verte ; je ne reçus plus aucune nouvelle et crus le bœuf guéri.

Mais le 12 novembre le paysan vint me dire que son bœuf était dans un état désespéré : « le croyant guéri, me dit-il, je lui ai donné des choux verts qu'il paraissait désirer, il en a mangé beaucoup ; je vois bien que j'aurais dû vous croire et que c'est eux qui ont fait reparaître la maladie de mon bœuf. Depuis quatre jours , il est très-météorisé ; il régurgite beaucoup d'alimens en ruminant ; il inonde la crèche d'une salive aigre , mêlée de fourrages à demi broyés et ne fiente pas. » Ne doutant pas de l'incurabilité de la maladie , je ne crus pas devoir aller le visiter de nouveau ; je conseillai de lui donner une tisane mucilagineuse gommée et d'y mettre encore des têtes de pavots ; de revenir aux bains de vapeurs , aux frictions sèches, aux lavemens émolliens et de ne donner que de l'eau farineuse pour aliment. Le 15 , le propriétaire de ce bœuf revint encore me voir ; « mon bœuf souffrait , disait-il , horriblement : il se plaint et fait froisser ses dents ; la météorisation ne se dissipe que pour reparaître, les vomissemens lui succèdent ; il est constipé et ne rend que des mucosités sanguinolentes et infectes ; enfin il est furieux, ses yeux sont rouges et menaçans, il cherche à frapper ; il y a du danger à l'approcher car il se défend avec malice. » Ce rapport n'était pas rassurant, d'autant plus que les ganglions lymphatiques des aînes s'étaient engorgés. Je ne doutai plus qu'il n'y eût squirrhe de la caillette d'origine déjà ancienne, et que l'arrêt de transpiration, l'erreur de régime, n'avaient fait que déterminer une inflammation nouvelle, entée sur une ancienne maladie. Le peu de consolation que je donnai à ce pauvre homme et la peur qu'il avait des accès de fureur de son bœuf, le décidèrent à l'abandonner ; il mourut 15 jours plus tard, continuant toujours à être furieux ; la météorisation intermittente et les vomissemens persistèrent ; enfin une diarrhée coliquative infecte l'affaiblit promptement ; il tomba pour ne plus se relever et mourut. Ne pouvant, à cause de l'éloignement, en faire l'ouverture, je recommandai à l'écarisseur de m'apporter plusieurs portions des viscères où il verrait quelques choses extraordinaires. J'y reconnus les lésions suivantes : il existait des ganglions lymphatiques remplis de tubercules dans les environs de l'estomac et du foie, dont quelques-uns étaient ramollis, d'autres à l'état de crudité. Les parois de la caillette étaient généralement épaissies ; sa membrane muqueuse couleur gris-ardoisé, épaissie, ramollie, était parsemée d'ulcères à fond chagriné-rouge, à bords épais et rugueux ; le tissu cellulaire sous-muqueux était squirrheux, épais d'un pouce et demi au pylore et à ses alentours. Les ganglions lymphatiques du mésentère étaient engorgés et rouges.

5e *Observation.* Le 25 février 1802, un fermier des environs de Parthenay m'envoya chercher pour voir un bœuf qui l'inquiétait beaucoup.

Je m'y rendis le lendemain matin. Parmi ses bestiaux à l'engrais, un superbe bœuf, âgé de neuf ans, avait moins mangé depuis quelques jours. Le domestique avait remarqué que lorsqu'il ruminait il perdait beaucoup de salive mêlée de portions d'alimens ; que la panse s'était ensuite ballonnée, que l'animal régurgitait des alimens et que ce vomissement était accompagné d'éructations. Ces accidens, qui s'étaient successivement accrus et revenaient à des espaces d'abord éloignés, étant devenus fréquens, je fus mandé. Je trouvai le bœuf malade ; il mangeait peu, la météorisation de la panse reparaissait plusieurs fois dans la journée, provoquait des éructations et des régurgitations abondantes qui donnaient issue à un liquide aigre et fétide, composé de salive, de mucus verdâtre, mêlé de sucs gastriques et de parcelles d'alimens, plus ou moins parfaitement mâchés. Durant la rumination qui était instantanée, incomplète, le bœuf perdait beaucoup de salive et de parcelles d'alimens. On entendait pendant ces phénomènes un gargouillement que je crus d'abord venir de la trachée-artère, mais qui avait lieu dans l'arrière bouche et l'œsophage lors de la déglutition et des vomissemens. Les excrémens étaient rares et mêlés de quelques mucosités ; le pouls était accéléré, concentré et l'artère tendue ; la respiration plus fréquente. On entendait aussi quelques froissemens des dents ; cependant l'animal mangeait encore avec assez d'appétit. Je remarquai que les ganglions lymphatiques des aînes étaient gros comme le poing, et insensibles ; je fis sortir le bœuf de l'étable et reconnus que le train de derrière chancelait, que la piste des pieds postérieurs n'atteignait pas celle des antérieurs.

J'avais déjà observé, incomplètement à la vérité, deux faits pareils, un sur un bœuf et l'autre sur une vieille vache : dans le premier, une météorisation intermittente précédait le vomissement ; les ganglions des aînes étaient aussi engorgés et durs ; je soupçonnai le squirrhe de la caillette, je le fis vendre pour la boucherie et ne pus être présent à l'autopsie. Je fus plus actif pour la vache qui était dans le même état que le bœuf et qui de plus chancelait en marchant ; le boucher qui la tua m'apporta la caillette et deux ganglions mésentériques. Un squirrhe ulcéré considérable envahissait toute la partie postérieure de la petite courbure de la caillette et son pylore en entier ; les deux ganglions lymphatiques étaient gros comme des œufs d'oie et remplis de matière tuberculeuse que je ne connaissais pas alors. Éclairé par ces deux observations qui, toutes imparfaites qu'elles étaient, m'avaient fait réfléchir sur cette maladie, je déclarai à ce fermier que son bœuf était attaqué du cancer de l'estomac et que beaucoup de tumeurs blanches, dures, granuleuses, de diverses grosseurs, semblables à la tuméfaction des ganglions des aînes, existaient dans la cavité abdominale et celle de la poitrine ; que le chancellement de la croupe me faisait présumer que ce bœuf serait paralysé du train de derrière avant deux jours ; qu'il était prudent de le vendre pour la boucherie durant qu'il était gras, ce qui fut exécuté dans le jour. Le lendemain, à l'ouverture du thorax et de l'abdomen, je fus frappé d'étonnement : une quantité innombrable de tubercules de toutes grosseurs existaient dans le ventre autour des viscères ; les plus volumineux se trouvaient à la région sous-lombaire ; j'en détachai un gros comme le poing et voulus l'ouvrir avec le bistouri, mais je n'y pus parvenir et fus obligé de prendre un couteau de boucher. Cette tumeur, dont j'ignorais alors le nom, me parut enveloppée d'une membrane fibro-séreuse ; je reconnus que c'était un ganglion lymphatique rempli de ce que nous avons nommé depuis *tubercules*. Il était divisé en lobes irréguliers ; un tissu fibro-celluleux en formait le canevas et contenait dans ses vacuosités une substance jaunâtre salino-terreuse, grumeleuse, résistant au tranchant du scalpel; j'en explorai plusieurs autres de diverses grosseurs, tous étaient semblables. Beaucoup de ganglions mésentériques et ceux des aînes étaient plus ou moins avancés dans cet état de transformation tuberculeuse. Le boucher qui avait tué plusieurs bœufs, ainsi affectés, me dit que cet état des ganglions lymphatiques était vulgairement appelé les *rats* en Poitou. L'affection tuberculeuse était peu connue à cette époque; car, malgré qu'Hippocrate l'eût signalée il y a plus de vingt siècles (DE MORBIS, LIB. I, CAP. VIII), il a fallu que le savant Bayle les renouvelât pour ainsi dire des Grecs ; que Laennec, Broussais, les démontrassent de nos jours, et que M. Dupuy, s'emparant de leurs recherches, en fit l'application, avec peut-être trop d'extension , à la médecine vétérinaire, pour les faire connaître aux Hippiatres. Je reviens à mon autopsie : le boucher détacha les estomacs du bœuf et me donna la caillette ; toute la partie postière de ce viscère ainsi que le pylore étaient envahis par un squirrhe bosselé et divisé en plusieurs lobules , dont deux étaient un peu ramollis à leur centre , mais non ouverts; la membrane muqueuse, intacte dans sa texture, était cependant un peu épaissie, de couleur rouge-vineux dans certains points et gris-ardoisé sur d'autres. Le foie me parut intact à l'extérieur, car je ne le coupai pas; le boucher ne l'aurait pas voulu. Des ganglions lymphatiques, dans le même état de dégénérescence, existaient à la base des poumons, et en palpant ces organes respiratoires on sentait de petites agglomérations dures dans leur substance.

Cette autopsie fut, pour moi, un trait de lumière; elle régla depuis mon diagnostic et mon pronostic, dans plus de vingt occasions semblables, pronostic qui fut vérifié par sept ou huit autopsies, plus ou moins régulières et comme on les fait dans la pratique, à la hâte et au milieu des champs ; aussi les passerai-je sous silence pour arriver à des observations faites avec plus d'exactitude.

6ᵉ Observation. 17 mars 1829. Un propriétaire de Toulouse me fit consulter pour un bœuf qui était malade à sa campagne. Je le vis le 6ᵉ jour de sa maladie ; il était âgé de 12 ans, d'une taille moyenne, plutôt maigre que gras ; dès le 12 il avait refusé les alimens et cessé de ruminer ; la panse se météorisa, les excrémens étaient rares, durs et mêlés de mucosités ; quelques lavemens parurent le soulager. Le 15, le ballonnement devint intermittent et cette météorisation de la panse était accompagnée de régurgitations et de la sortie d'un liquide muqueux, filant, verdâtre, mêlé de bulles d'air et de parcelles d'alimens mal triturés. Cet état persista jusqu'au 17ᵉ jour de mon arrivée. Le facies de cet animal indiquait l'abattement et la souffrance ; ses yeux étaient enfoncés et mornes ; sa bouche était chaude, sa langue colorée en dessous et à ses bords, la salive abondante, épaisse, visqueuse ; la panse était ballonnée ; l'animal ne mangeait ni ne ruminait ; il rendait avec quelques difficultés, mais sans efforts, des excrémens secs, marronnés et mêlés de mucosités sanguinolentes ; je ne vis point de régurgitations ; les urines étaient, me dit-on, rares et foncées en couleur ; le pouls était vite, concentré, l'artère tendue et ses pulsations un peu fortes. Cependant le mufle était couvert de rosée, et la température du corps assez uniforme, malgré que la peau fût sèche, adhérente et le poil hérissé. La pituitaire et surtout la conjonctive étaient rouges et injectées ; la colonne dorsale était peu sensible.

Aucunes causes appréciables n'avaient été remarquées. Cet animal était depuis six ans dans la ferme ; seulement on me dit qu'il était grand mangeur.

Diagnostic. Inflammation ancienne de la muqueuse

gastro-intestinale, plus spéciale à la caillette et au pylore, où je soupçonnai l'existence d'une squirrhe.

Pronostic : peu favorable ; le peu d'acuité des symptômes, la vieillesse de l'animal, tout présageait une phlegmasie chronique mortelle.

Traitement : saignée à la jugulaire ; tisane mucilagineuse miellée, lavemens émolliens, bains de vapeurs, frictions sèches, usage de la couverture de laine ; diète, eau blanche farineuse. Sous l'empire de cette médication les symptômes inflammatoires disparurent, le mieux fut sensible dès le 18 ; plus de météorisation, de régurgitations ; l'animal mange un peu, rumine, les excrémens se ramollissent, mais contiennent encore quelques mucosités sanguinolentes. Il en fut ainsi le 19 et le 20. Le 21, je revis mon malade ; il était couché et se leva avec quelques difficultés, cependant sa démarche me parut plus assurée que le 17 ; il recula même avec facilité et la région lombaire avait sa souplesse normale. Le regard était moins sombre ; la bouche était de couleur rose-vif ; l'animal mangeait et ruminait par boutades ; il buvait bien l'eau blanche, rendait des excrémens un peu durs ; ses urines étaient claires et abondantes ; le pouls était lent, concentré, mais l'artère était tendue. Du reste la conjonctive était pâle, la peau adhérente et le poil hérissé.

L'inappétence, le caractère du pouls, fortifièrent mes soupçons sur le squirrhe de la caillette. Même prescription, la saignée exceptée ; alimentation légère, panades, eau farineuse pour boisson.

Le 26 la météorisation reparut ainsi que la perte de l'appétit et la cessation de la rumination ; tous ces accidens se dissipèrent, pour revenir ensuite à diverses reprises, tellement que le 29 le bœuf paraissait mieux, mangeait et ruminait, tandis que le 30 au soir tous les symptômes précédens existaient avec plus d'intensité ; le bouvier avait même remarqué que depuis l'invasion de la maladie il y avait exaspération des symptômes tous les soirs ; qu'alors les cornes et les oreilles étaient alternativement froides et chaudes.

Le 51 je revis le bœuf pour la troisième fois. Amaigrissement sensible, yeux enfoncés, rumen météorisé, bouche exhalant une odeur fétide ; appetit capricieux, très-diminué, rumination rare et incomplète, conjonctive injectée et jaunâtre ; une mucosité séro-purulente mêlée de stries grisâtres découlait de la narine droite, cependant le mufle était couvert de rosée. Une toux rare, petite, faible, traînée, se faisait entendre ; les excrémens étaient durs, moulés, couverts de mucosités ; les urines à l'état normal. Le pouls était concentré, l'artère paraissait tendue, malgré que ses pulsations fussent peu sensibles et comme vermiculaires. Ce caractère du pouls joint aux antécédens, confirma mon premier *diagnostic*, et je ne doutai plus de l'existence du squirrhe de la caillette. Mon *pronostic* ne put qu'être funeste.

Traitement. Séton au fanon, fortement animé, dans l'intention de changer le mode d'irritation ; même tisane. Ayant remarqué que le foin provoquait la météorisation, je recommandai de nourrir le bœuf avec les panades et l'eau blanchie.

Je revis mon malade le 15 avril, on me rapporta que les sétons n'avaient produit qu'un faible engorgement ; le ballonnement de la panse continuait toujours avec ses rémittences ordinaires ; les excrémens étaient durs, l'haleine avait perdu de sa fétidité. L'aspect de l'animal annonçait une espèce d'insensibilité, les forces baissaient visiblement ; s'il se couchait il ne se relevait qu'avec peine. Le pouls avait le même caractère que le 51 mars. N'ayant aucun espoir de guérir cet animal, je n'indiquai aucun remède. On l'avait sorti de l'étable pour que je le voie ; il mangea devant moi un peu d'herbe, ce qui causa peu d'heures après une forte météorisation.

Il cessa de manger le 19, et la paralysie du train de
derrière était telle qu'il ne pouvait plus se relever. Le
21 la météorisation de la panse était extrême ; dans la nuit
du 22 au 23 le rumen se ballonna si considérablement
que ce pauvre animal s'asphyxia.

Autopsie faite douze à treize heures après la mort, en
présence de M. Prince, depuis chef de service à l'école
de Toulouse, qui avait vu quelquefois le malade avec
moi, ainsi que plusieurs élèves qui assistèrent aussi à cette
nécropsie.

L'abdomen était excessivement ballonné ; en transpor-
tant le cadavre, il sortit par les narines environ un seau
et demi de mucosités verdâtres mêlées de parcelles de
fourrages ; la bouche et l'arrière-bouche étaient remplies
d'alimens régurgités.

Thorax : Le péricarde était plein de sérosités sanguinolentes, les veines du cœur injectées de sang noir ; l'oreillette et le ventricule droits remplis de sang noir fluide,
mêlés de bulles d'air ; la membrane interne du ventricule
gauche était d'un rouge éclatant, ainsi que celle de l'aorte ;
la séreuse ou interne des veines pulmonaires était aussi
un peu colorée ; le ventricule gauche contenait du sang
noir imparfaitement coagulé. La trachée-artère et les
bronches étaient remplies de mucosités spumeuses et leur
membrane muqueuse un peu colorée et injectée ; des
parcelles d'alimens avaient pénétré dans la trachée et les
bronches par suite des régurgitations et avaient entièrement oblitéré ces canaux respiratoires ; le liquide qui les
délayait s'était infiltré dans la substance du poumon,
l'avait coloré en vert et lui avait donné une odeur her-
bacée très-prononcée.

Abdomen. La panse était excessivement distendue par
des gaz, elle contenait beaucoup d'alimens mous, délayés ;
il en était ainsi dans le feuillet. La membrane muqueuse
de la caillette reflétait une couleur gris-ardoisé depuis

l'ouverture du feuillet jusqu'auprès du pylore, tandis qu'aux environs de cet endroit elle offrait, sur un fond blanchâtre, de légères pointilliations sanguines jusqu'à la naissance de l'intestin grêle ; là où existaient cette coloration blanchâtre et ces pointillations, la muqueuse de cet estomac offrait une épaisseur marquée et était moins adhérente ; le tissu cellulaire sous-muqueux contenait de petites tumeurs arrondies, du volume d'une petite noix, mais qui augmentaient progressivement de volume, au point de former autour du pylore un énorme bourrelet épais de quatre à cinq pouces, ce qui réduisait l'orifice pylorique à moins d'un demi pouce. Ces tumeurs développées dans le tissu cellulaire sous-muqueux étaient faciles à isoler des membranes muqueuse et charnue ; cependant près du pylore la muqueuse avait contracté un peu d'adhérence ; elle se séparait d'autant moins facilement qu'elle était ramollie et se déchirait par une faible traction. En incisant ces tumeurs, qui étaient d'un blanc grisâtre, elles laissaient sur la lame du scalpel un liquide puriforme ; pressées entre les doigts, elles s'écrasaient facilement. Ces tumeurs formaient des circonvolutions semblables à celles du cerveau, qui étaient séparées par une couche épaisse d'une demi ligne d'un tissu plus consistant qu'elles et semblable au squirrhe.

Entre les replis de la membrane interne et au milieu de la grande courbure de la caillette, existaient cinq poches larges d'un demi pouce à leur entrée, un peu plus larges à leur centre et profondes de deux à trois pouces ; ces poches qui semblaient plissées à leur ouverture, étaient formées par les trois membranes de l'estomac et contenaient des alimens très-atténués et un peu secs. Les ganglions lymphatiques du mésentère et de l'épiploon généralement tuméfiés, de formes irrégulières et du volume d'un œuf de poule à celui d'un œuf de pigeon, contenaient une substance et un tissu semblables aux tumeurs de la caillette ; quelques ganglions , cantonnés près de la division de l'aorte ventrale, offrant le même état morbide que ceux du mésentère, présentaient en outre une substance noire et mélanique mêlée avec la tuberculeuse ; un petit kyste sphérique rempli d'une matière lie de vin , adhérait à l'un de ces ganglions. Le foie n'avait que la moitié de son volume ordinaire , la vésicule du fiel était distendue par la bile , et la rate était mince , aplatie et allongée.

Cerveau. Il existait des bulles d'air dans le tissu cellulaire qui sépare les méninges ; ce viscère un peu ramolli, reflétait une couleur jaune , et présentait des pointillations d'où s'écoulaient quelques gouttes de sang.

Les vaisseaux arachnoïdiens de la portion lombaire de la moelle épinière étaient injectés ; il existait tout le long des sillons supérieurs et inférieurs , ainsi que sur les faces latérales de ce centre nerveux, des lignes noirâtres irrégulières , larges d'un millimètre , semblables à une dissolution d'encre de chine, qui disparaissaient en enlevant la pie-mère. La substance de la moelle épinière était jaune , ramollie à son centre ou portion grise ; toute son épaisseur offrait des plaques sanguines dont les pointillations étaient d'autant plus nombreuses qu'elles se rapprochaient de la partie postérieure.

7° *Observation.* Un cultivateur des environs de Bourbon-Vendée acheta , à une foire voisine, un bœuf âgé de cinq à six ans, maigre, mais qui ne présentait à ses yeux aucuns symptômes de maladie. Son espoir était de le rétablir , au moyen du repos et d'une bonne nourriture. Mais, dès le soir même, en se rendant chez lui , après un trajet de trois lieues , il connut le bœuf subitement malade et remarqua une agitation extrême des flancs, puis il le vit tout à coup tomber, se débattre et mourir. Il se crut en droit d'intenter une action en garantie ; je fus nommé expert par le président du tribunal. Le

3 octobre 1827, je me rendis sur les lieux, vers les deux heures du soir, accompagné de l'acheteur et de deux témoins désignés par l'autorité, en l'absence du vendeur. On me montra le cadavre d'un bœuf âgé de cinq à six ans, taille d'une mètre trente-cinq centimètres, gris-fauve et mort de la veille au soir. L'animal était maigre ; il découlait de sa bouche et de ses narines des mucosités sanguinolentes et fétides. Après le lever de la peau par l'écarrisseur, je reconnus que les chairs étaient blafardes et ramollies ; quelques épanchemens sanguinolens et séreux existaient dans diverses régions du tissu cellulaire sous-cutané. L'encéphale n'offrait rien de particulier, excepté un peu d'injection dans les vaisseaux des méninges. A l'ouverture de l'abdomen, je trouvai sur la membrane péritonéale mésentérique, épiploïque et intestinale, plusieurs ecchymoses, de nombreuses pétéchies violacées, avec une injection assez marquée des vaisseaux sous-séreux. La rate était parsemée de petits tubercules jaunes et de granulations violettes, applaties et du volume d'une lentille ou d'un haricot. Sur la face postérieure du foie existait un gros squirrhe mêlé d'agglomérations tuberculeuses enkysté, clos, ramolli à son centre, et contenant au moins deux litres de matière encéphaloïde liquéfiée, de couleur blanc-verdâtre et inodore. Ce squirrhe était presque contigu et adhérent à une autre tumeur encéphaloïde enkystée renfermant un vaste foyer de ramollissement, clos, à parois épaisses et lardacées, contenant au moins quatre litres d'une semblable matière encéphaloïde blanc-verdâtre. Ce vaste squirrhe envahissait la face postérieure du feuillet vers la petite courbure et toute l'origine ou partie antérieure de la caillette, de sorte que ces deux tumeurs unissaient ensemble le foie, le feuillet et la caillette. D'autres petits squirrhes gros comme des noix existaient encore dans le tissu cellulaire sous-muqueux de la caillette en s'approchant du pylore.

Tout le tissu cellulaire qui environnait ces trois viscères formait une couche infiltrée, lardacée et squirrheuse, mêlée de tubercules ramollis, de sorte qu'il était impossible d'y reconnaître l'organisation primitive. Cet état squirrheux envahissait aussi le tissu cellulaire sous-muqueux du pylore, et les parois de la caillette avaient à cet endroit plus de deux pouces d'épaisseur. La membrane muqueuse de ce quatrième estomac et celle de l'origine du duodenum étaient épaissies, ramollies et d'une couleur gris-ardoisé. La trachée-artère et les bronches étaient remplies de mucosités spumeuses et sanguinolentes ; la membrane muqueuse de ces organes était un peu phlogosée et injectée. La poitrine contenait un épanchement de sérosités sanguinolentes, les plèvres étaient injectées et couvertes de fausses membranes peu épaisses, adhérentes au poumon et au thorax, dans quelques points. Mais le poumon droit était surtout fixé au diaphragme par une quantité considérable de tubercules milliaires, entourés, réunis par une masse d'hépatisation grise à son intérieur et rouge à l'entour, du volume du poing. Au tiers supérieur et antérieur de ce même poumon existait une vomique enkystée, contenant environ un demi-litre d'une matière assez épaisse de couleur blanc-verdâtre et inodore, tapissée par une membrane d'aspect muqueux et dont les parois étaient dures, calleuses, et d'une épaisseur irrégulière, entourées aussi d'une hépatisation assez épaisse, marbrée de couleur grise et rouge, et mêlée de petits tubercules crus. Un tubercule isolé, gros comme une noix, à l'état de crudité, existait encore à la base de ce poumon. Le péricarde était injecté, il contenait un peu de sérosité ; le cœur était ramolli et l'intérieur de ses cavités rouges.

Je crus que ces lésions indiquaient l'existence d'une ancienne gastro-hépatite, compliquée de pneumonite, passée depuis long-temps à l'état chronique ; tandis que les traces de l'inflammation récente n'étaient que l'effet de la réaction qui avait précédé la mort. Je conclus à l'application de l'art. 1641 du Code civil, et le tribunal adopta mon opinion.

8ᵉ *Observation.* M. Cailleau, vétérinaire du département du Gers, rapporte (Journal pratique Vétérinaire, cahier de janvier 1831), qu'ayant été appelé pour soigner une vache de l'âge de douze ans, affectée de vomissement et de difficulté dans la mastication et la déglutition, il observa qu'elle avait le poil terne, hérissé, la peau sèche, adhérente, les yeux petits, enfoncés, les membranes conjonctive, nasale et buccale décolorées; le pouls était faible : il y avait des éructations fréquentes, accompagnées d'un bruit semblable à celui des borborygmes et des évacuations par l'anus comme dans la diarrhée. Cette vache avait précédemment avorté et il avait fallu extraire l'arrière-faix; plus tard elle avait été atteinte d'un rhumatisme aigu : enfin le propriétaire actuel avait consulté M. Cailleau pour arrêter les vomissemens qui s'étaient manifestés depuis quelques temps. Ce vétérinaire indiqua des breuvages où entrait la gentiane à fortes doses, et une bonne nourriture. Cette médication n'ayant point amélioré l'état de la bête, la météorisation reparaissant au contraire tous les jours, surtout le soir, la maladie fut abandonnée à la nature, après dix jours de traitement. L'appétit diminua progressivement et la maladie fit des progrès funestes. Il survint une tympanite avec emphysème général; peu de jours après elle ne put se lever, refusa totalement les alimens et mourut. A l'autopsie, M. Cailleau trouva le tissu de l'œsophage très-épais et brunâtre dans toute son étendue; environ deux litres de liquide semblable à du sang veineux épanché dans la poitrine, les poumons noirâtres dans leur partie antérieure et emphysémateux postérieurement; le péricarde épaissi et noirâtre, le cœur ramolli;

il existait aussi un épanchement dans la cavité abdominale ;
le péritoine était blàfard , la muqueuse des quatre estomacs couverte d'ecchymoses et de larges plaques violettes.
L'épiploon adhérait fortement au rumen ; il présentait
des tumeurs de la grosseur d'une noix , dont le tissu intérieur était jaunàtre (c'étaient sans doute des tubercules).
On voyait à l'extrémité droite de la caillette et dans l'épaisseur de ses parois, une transformation dure , lardacée ,
squirrheuse, qui avait presque bouché l'ouverture pylorique. Les membranes du reste du canal alimentaire
étaient également épaissies et décolorées, la rate diminuée de volume ; le foie était gorgé et de couleur très-
foncée.

9e *Observation.* Le squirrhe du rumen n'a point encore été décrit par aucun vétérinaire ; je crois donc rendre un service à mes confrères , en publiant l'observation suivante :

Un nourrisseur du faubourg Saint-Cyprien à Toulouse,
acheta , vers le mois de juillet 1851 , une vache âgée de
douze ans , valétudinaire et maigre , dans l'espoir de la
rétablir. Il avait su que sa dernière parturition avait été
suivie d'une maladie grave , qui l'avait laissée dans cet
état de souffrance ; et malgré tous les soins qu'il prit de
cette vache , il la voyait maigrir et s'affaiblir de jour en
jour. Dans la nuit du 22 novembre 1851 , elle tomba
dans un fossé , qu'elle voulut franchir , et s'y noya. Son
cadavre fut apporté à l'école vétérinaire, le 23 au matin,
et destiné à la démonstration des organes de la rumination.

Après le lever de la peau , je procédai à l'ouverture
du cadavre, pour mettre les estomacs à découvert et les
préparer pour la leçon projetée ; mais, ayant rencontré
des lésions graves, je dus les examiner et les étudier avec
soin.

Il existait sur la portion supérieure et antérieure du

sac droit du rumen un squirrhe énorme, de forme irrégulière, bosselé et du volume d'un double décalitre, qui
s'étendait aussi sur le lobe antérieur du sac gauche. Ce
squirrhe, recouvert par l'épiploon et la graisse, occupait
la place du feuillet et avait à peu près sa forme. Je
m'assurai que le siége primitif de cette tumeur était dans
le tissu cellulaire sous-muqueux, et reconnus qu'elle
renfermait un foyer de ramollissement irrégulièrement
arrondi, à parois bosselées, comme à l'extérieur, de la
contenance d'environ six litres, dans lequel il existait un
putrilage couleur lie de vin, sanguinolent, mêlé de concrétions blanches friables, albumino-fibreuses, variant
de volume depuis celui d'un œuf de poule jusqu'à celui
d'un grain de maïs, et exhalant une odeur très-fétide.
Ce foyer avait quatre ouvertures : il communiquait avec
l'intérieur de la panse par deux ulcères fistuleux qui s'ou-
vraient à la partie supérieure du cul-de-sac antérieur du sac
droit ; l'une de ses ouvertures avait un pouce de diamètre et l'autre environ deux. Un troisième ulcère fistuleux,
ayant environ deux pouces de diamètre, pénétrait dans
le cul-de-sac antérieur gauche, et communiquait avec cette
masse squirrheuse qui enveloppait extérieurement la gouttière œsophagienne. Enfin, une quatrième fistule présentant une ouverture de plus de trois pouces de diamètre
répondait au côté droit de cette gouttière à sa terminaison dans la caillette, qui paraissait saine ; la paroi inférieure et latérale droite de cette gouttière seule était
squirrheuse. Ces quatre ouvertures fistuleuses communiquaient donc avec le foyer intérieur du squirrhe cancéreux, dont les parois étaient d'une épaisseur irrégulière
qui, terme moyen, était d'environ deux pouces ; la texture en était lardacée de couleur blanc-grisâtre, dure,
criant sous le scalpel, mêlée de masses tuberculeuses
jaunâtres, qui n'avaient pas subi le ramollissement de la
masse principale. Il en était ainsi des portions de la mem-

brane charnue et du tissu cellulaire sous-muqueux des sacs droit et gauche du rumen envahis par le squirrhe. Le tissu cellulaire sous-muqueux était lardacé et la membrane charnue confondue avec le squirrhe; mais la muqueuse n'était malade qu'alentour des ouvertures du foyer principal dans les culs-de-sac et dans la gouttière œsophagienne. Du reste le réseau, le feuillet et la caillette étaient sains, ainsi que les divers prolongemens épiploïques et la rate. Cependant divers ganglions lymphatiques environnans étaient volumineux, indurés et contenaient quelques tubercules jaunes et peu consistans.

Il existait sur le lobe droit du foie et à sa face postérieure un squirrhe tuberculeux ramolli, gros comme les deux poings, aplati, qui se réunissait à la région du squirre principal répondant au sac droit du rumen, et envahissait ensuite la substance du foie jusqu'à la veine cave postérieure. Ce lobe, ainsi que celui de Spigel, contenait divers tubercules, les uns à l'état de crudité, mais le plus grand nombre et surtout les plus volumineux étaient ramollis et enkystés.

Les ganglions lymphatiques du mésentère étaient engorgés, durs, de couleur gris-ardoisé; ils criaient sous le scalpel et présentaient quelques granulations mélaniques et quelques tubercules milliaires crus.

Le poids de cette énorme tumeur, que j'ai évalué à trente livres, avait entraîné la panse de haut en bas et de dedans en dehors; le feuillet ainsi que la caillette étaient tellement déplacés, que le troisième estomac était fixé presque sur le bord externe du sac gauche. Aussi me fut-il impossible de me servir de ces estomacs pour la démonstration anatomique.

La vache était, du reste, dans un état de maigreur qui n'était pas de l'étisie, mais tous les tissus étaient décolorés, et quelques infiltrations gélatiniformes existaient dans les replis des membranes séreuses splanchniques autour des masses graisseuses.

La veine azygos allait s'ouvrir directement dans l'oreillette droite.

Je crois devoir passer sous silence diverses autres observations recueillies durant ma pratique, et me borner à rapporter l'analyse d'un fait appartenant à M. Bernard, vétérinaire à Parthenay (Recueil de médecine vétérinaire, janvier 1829 page 18). Il suffira pour compléter la série des phénomènes variés que présente la gastro-entérite chronique.

10e *Observation*. 17 janvier 1827. Bœuf de charrue, âgé de 6 ans, en assez bon état, ayant été élevé chez le propriétaire, qui le nourrissait bien et le faisait peu travailler. Cet animal, malade depuis deux jours seulement, avait beaucoup perdu de sa vivacité naturelle : il refusait les alimens et les boissons, ne ruminait pas, avait le flanc gauche dur et élevé au niveau de la hanche, les déjections étaient rares, dures et en petite quantité ; l'excrétion des urines à l'état naturel ; le pouls était dur et serré ; les vaisseaux de la conjonctive étaient engorgés, le mufle humecté comme dans l'état de santé, la peau sèche sans être adhérente ; le malade se plaignait beaucoup. M. Bernard crut avoir affaire à une inflammation des estomacs avec surcharge d'alimens ; il prescrivit une tisane de décoction de graine de lin *nitrée* dans laquelle on devait faire infuser de la sauge, et des lavemens émolliens *nitrés*.

Le 29, l'animal allait beaucoup plus mal, il vacillait sur ses membres abdominaux et ne pouvait se déplacer sans s'acculer jusqu'à terre. Cependant la météorisation du rumen avait cessé, la rumination et l'appétit étaient revenus (même prescription, frictions de teinture de cantharides sur les lombes, un séton à chaque fesse). Le 7 février, même état, les sétons sont en suppuration. Le 9, perte de l'appétit, cessation de la rumination ; deux jours après l'appétit revint et disparut de nouveau. Le malade buvait peu, ses excrémens étaient tantôt durs

et moulés et alors la panse était météorisée et dure , avec
absence de l'appétit et de la rumination ; tantôt les matières fécales étaient molles , fluides , rares , la panse
s'affaissait et s'assouplissait, l'appétit et la rumination
revenaient. Le sulfate de magnésie fut substitué au sel de
nitre dans les breuvages précités ; on les alternait avec
des breuvages de petit lait. Cette médication fut continuée jusqu'au 15 février sans produire aucun changement favorable ; la paraplégie était arrivée au point que
le bœuf une fois couché ne pouvait plus se relever ;
l'amaigrissement rapide et la paralysie firent présumer à
*M. Bernard qu'il existait un engorgement des gan-
glions du bas-ventre, particulièrement dans ceux du
mésentère, engorgement qui comprimait quelques nerfs
des plexus lombaires ou sacrés.* Ce vétérinaire administra comme fondant incisif le mercure doux et l'ipécacuanha , avec la térébenthine et la poudre de réglisse
étendue dans le miel, pour en confectionner des bols
que l'on administrait le matin à jeun. Régime : foin ,
eau blanche. Cette médication ne produisit aucun effet
jusqu'au 26, mais à cette époque les urines devinrent
plus colorées , les déjections fréquentes , molles , puriformes , fétides ; la météorisation qui était permanente
se dissipa, l'appétit revint ainsi que la rumination ; l'animal se levait seul pour aller à l'abreuvoir ; frictions sur
les lombes ; animation des sétons par les cantharides.
L'ipécacuanha est augmenté dans les bols ; dès le second
jour il survint des déjections plus abondantes accompagnées de coliques. Cependant ce mieux passager se soutint, de sorte que le 4 mars l'espoir et le courage revinrent au vétérinaire et au propriétaire, mais le 8 l'illusion cessa ; plus d'appétit ni de rumination, le rumen
se météorisa , la constipation fut opiniâtre ; cet état continua jusqu'au 15, époque à laquelle survinrent de nouveau
la paraplégie , des éructations et des régurgitations par

la bouche et les narines avec des alternatives de diarrhée, de météorisation, d'exaltation et de faiblesse ; mais vers le 20 l'affaiblissement et la maigreur étaient extrêmes ; enfin le 21 on le fit assommer. Autopsie. *Abdomen :* Les organes qu'il renferme étaient pâles ; une quantité prodigieuse de ganglions lymphatiques étaient engorgés, surtout dans le bassin ; ils étaient gros comme des boules à jouer et contenaient des foyers considérables de suppuration (je transcris mot à mot), quelques-uns moins volumineux n'étaient point en suppuration, enfin d'autres petits et du volume d'une tête d'épingle existaient à la surface et dans le parenchyme des organes. La caillette était dure, squirrheuse et lardacée ; ses parois avaient autour du pylore quatre pouces d'épaisseur, ce qui l'obstruait en partie. Il existait dans l'intérieur de cette masse cancéreuse des foyers de suppuration qui communiquaient par des ouvertures fistuleuses avec l'intérieur de cet estomac. La membrane muqueuse de la caillette offrait, outre ces ouvertures, des ulcérations à bords frangés. *Thorax :* Il existait des ganglions lymphatiques engorgés comme ceux du mésentère à la base des poumons. *Crâne :* Le cerveau était mou, ses ventricules remplis de sérosité. La moëlle épinière était très-molle et infiltrée à la région des lombes.

Le bœuf qui présentait ces lésions organiques, dit M. Bernard, appartenait depuis deux ans au même métayer, qui ne l'avait jamais connu malade avant le 27 janvier. Quelle est l'époque du développement de l'affection que j'ai traitée ? quelle en est la cause ? C'est ce qu'il m'est impossible de prouver, dit ce vétérinaire.

Si nous analysons maintenant les diverses observations que nous venons d'exposer, nous voyons que dans la première il existait, dans les organes digestifs, une inflammation ancienne et chronique, qui prenait un caractère inflammatoire aigu, sous l'influence de la plus légère cause d'irritation ; que les accès devenaient toujours de plus en plus fréquens et inquiétans, mais qu'ils cédaient cependant sans peine à un traitement anti-phlogistique. Toutefois les phénomènes pathologiques n'avaient point encore un caractère grave, puisqu'il n'existait ni éructations, ni vomissement, quoique le pouls fût un peu accéléré, concentré et l'artère légèrement tendue.

Dans la 2ᵉ observation la maladie débuta par une gastro-entérite intense, avec météorisation de la panse, dont la nature sembla triompher malgré les remèdes de l'empirique. Mais la phlegmasie assoupie par l'éloignement des causes et les forces conservatrices de l'économie, se réveilla peu de jours après, soit spontanément, soit par l'effet de quelque agent que je n'ai pu connaître. Le dégoût précéda le vomissement, qui ne parut qu'à des intervalles éloignés, mais devint rapidement plus fréquent, plus considérable et plus inquiétant. Une médication adoucissante, unie à un régime analogue et qui ne fatiguait nullement les organes digestifs, fit cesser tous les accidens. Dans ce passage de l'inflammation aiguë à l'état chronique, véritable état intermédiaire entre l'inflammation et le squirrhe commençant, il est présumable qu'il n'existait encore qu'hypertrophie, par infiltration, du tissu cellulaire sous-muqueux de la caillette, surtout aux environs du pylore, et un épaississement inflammatoire de la muqueuse susceptible de résolution, car le pouls était normal et n'avait rien de l'accélération, de la concentration, et surtout de la tension de l'artère qui caractérisent le squirrhe, ou tout au moins le travail de transformation qui précède cet état. La 3ᵉ observation vient confirmer la 2ᵉ et n'exige aucun commentaire.

La 4ᵉ observation caractérise le passage de la phlegmasie aiguë de la caillette à l'état chronique dans un bœuf jeune et en bon état. Cependant le pouls accéléré, concentré comme dans l'inflammation franche, est compliqué de la tension de l'artère, type de la tendance à la dégénérescence squirrheuse. La saignée, les mucilagineux opiacés semblent faire disparaître tous les symptômes maladifs; ce mieux persiste quelques jours, quand une erreur de régime reproduit tous les accidens antérieurs et de plus le vomissement. La même médication n'arrête pas les progrès de la maladie ; l'irritation est telle qu'elle réagit sur le centre nerveux cérébro-spinal présidant à la sensibilité générale et détermine des accès de fureur, faciles à développer dans un animal jeune, vigoureux et d'une excitabilité nerveuse très-active, dont nous avons cité des exemples dans la gastro-entérite aiguë. Mais les météorisations instantanées, le vomissement sont pour moi la preuve d'une origine déjà ancienne de la transformation squirrheuse du tissu cellulaire sous-muqueux de la caillette, et me font croire que l'arrêt de transpiration, qui a causé la gastro-entérite aiguë, n'a déterminé qu'un épi-phénomène qui accélère les effets du squirrhe commençant, c'est-à-dire le vomissement, l'affaiblissement général, la diarrhée colliquative et la mort. L'autopsie prouva la justesse de mon diagnostic, puisqu'aux lésions qui caractérisent l'inflammation chronique de la muqueuse gastrique, s'ajoutaient le squirrhe du pylore et des tubercules en parties ramollis, lésions qui ne peuvent se former dans l'espace d'un mois.

La 5ᵉ observation retrace l'histoire du squirrhe de la caillette compliqué de l'affection tuberculeuse, parvenus l'un et l'autre au plus haut degré de leur développement et cela sans symptômes qui puissent les faire même soupçonner, puisque le bœuf depuis long-temps entre les mains du propriétaire n'avait paru malade que lorsque la dégénérescence squirrheuse et l'affection tuberbuleuse étaient mortelles.

La 6ᵉ observation a beaucoup d'analogie avec la précédente : le bœuf qui en fait le sujet n'avait pas été un

seul instant indisposé pendant 6 ans; cependant dès le
début mon expérience ne fut point en défaut, et mon
diagnostic fut confirmé par les événemens. Dans cet
animal le squirrhe était compliqué de l'affection tuberculeuse et de la paralysie lombaire.

Dans la 7e observation il existait des traces d'une inflammation de la caillette, passée depuis long-temps à
l'état chronique et compliquée d'une ancienne hépatite
développée spontanément, ou dans laquelle la phlegmasie
s'était étendue de la caillette et du duodenum au foie.
Ces vastes foyers ulcérés et remplis de matière encéphaloïde ramollie, se communiquaient et étaient compliqués de tubercules. Je n'ai pu me procurer aucuns renseignemens sur les antécédens.

La 8e observation constate encore l'existence du
squirrhe de la caillette compliqué de l'affection tuberculeuse. Deux maladies graves et anciennes avaient précédé celle qui a fait périr la vache; or nous savons que,
dans les ruminans surtout, toute réaction pathologique
un peu intense retentit constamment sur l'estomac. Il
est donc présumable que dans ce cas le squirrhe de la
caillette n'était qu'une dégénérescence d'une ancienne
inflammation de ce viscère.

La 9e observation qui nous a fourni l'occasion de faire
connaître le squirrhe du rumen, dont les annales de la
science n'ont point encore fourni d'exemples, fait présumer que cette dégénérescence est la suite d'une inflammation de cet organe, et prouverait, s'il était nécessaire,
qu'il n'est pas dépourvu de sensibilité comme on l'a cru
long-temps. La position du squirrhe autour de la gouttière œsophagienne qui est, de cet organe, la portion
la plus douée de contractilité, de vie et de sensibilité,
semble confirmer cette opinion. La maladie grave qu'avait
éprouvé la bête, après sa dernière parturition, était
sans doute une inflammation des organes digestifs qui

avait encore envahi le foie. A l'affection tuberculeuse près, compagne fidèle du squirrhe, tous les autres organes étaient sains, voire même la caillette. Les organes de la génération, que la maladie qui avait suivi la mise bas devait faire soupçonner malades, étaient dans l'état normal. Les organes lésés ont été long-temps conservés au cabinet d'anatomie de l'école.

La 10e observation, recueillie par M. Bernard, présente le tableau d'une affection cancéreuse du quatrième estomac, qui a fait périr, après deux mois de souffrances, un bœuf âgé de six ans, qu'on n'avait pas connu malade depuis deux ans. Elle confirme la 4e observation. Le ramollissement de la moelle épinière vers la région lombaire, explique la paraplégie qui vint compliquer la maladie.

Enfin, pour compléter la description de la gastro-entérite chronique j'ajouterai le fait suivant :

M. Barbaste, vétérinaire à Saint-Michel-Lanés (Aude), a eu l'occasion d'observer l'inflammation aiguë et ulcérative de la muqueuse gastro-intestinale, entée sur une maladie chronique de cet organe.

9 Octobre 1854. Jeune bœuf de labour acheté à une foire. En le ramenant il se couche sur la route durant que son compagnon urinait, on le fait relever ; arrivé à l'étable il se couche de suite, refuse les alimens et les boissons ; le vétérinaire est appelé : le bœuf est triste, le pouls vite, petit et concentré ; la bouche est sèche et pâteuse, la langue blanche à son centre est rouge à sa circonférence ; il n'existe ni n'a existé auparavant aucun ballonnement des estomacs ; les excrémens sont rares, noirs et glutineux. Cet état de matières alvines avait été remarqué par le propriétaire au moment de l'achat ; l'abattement du malade est extrême. Breuvages de décoction de racines de guimauve miellée, lavemens ; même état et même traitement jusqu'au 15 ; on ajoute la

manne et la gomme à la tisane pour combattre la constipation qui est devenue opiniâtre. Le 14, la paresse du ventre continue, le pouls est fort, dur et fréquent : saignée, tisane mucilagineuse miellée ; le 15, même état, seconde saignée et même prescription. Mort le 16.

Autopsie faite quelques heures après la mort. *Crâne :* rien d'anormal ; *thorax :* épanchement de sérosités dans le péricarde ; *abdomen :* légère phlogose aux intestins grêles ; la caillette présentait les principales lésions ; sa muqueuse était généralement épaissie, ramollie, diffluente même ; elle reflétait une teinte gris de plomb mêlée d'injections sanguines. Il existait, vers son origine, dans le sens de sa grande courbure, une solution de continuité longue de 12 à 14 centimètres, à bords irréguliers, diffluens suppurés, paraissant produite par le ramollissement inflammatoire et ulcératif de l'organe. Cette lésion occupait à-peu-près le plan médian de cet estomac ; elle répondait supérieurement au diaphragme et avoisinait le cartilage xiphoïde. Plus postérieurement et sur la paroi droite et supérieure de cet estomac existaient les traces de la cicatrisation d'une ancienne perforation de ses membranes ; elle était ronde, à bords irréguliers avec épaississement et transformation fibro-lardacée de la muqueuse et de la charnue. Sous cette cicatrisation existait une masse blanchâtre albumino-fibreuse, assez considérable, déjà ancienne, se portant en avant, en bas et à gauche, placée par conséquent entre le diaphragme, la caillette et en bas de la solution de continuité. Cette production pathologique avait contracté, au moyen d'un tissu cellulaire lâche, des adhérences avec le diaphragme, la caillette et le foie ; ouverte, son centre contenait quelques graviers qu'on a soupçonnés être venus de la caillette lors de l'ulcération ancienne maintenant cicatrisée.

Cette observation est fort intéressante en ce sens qu'elle prouve, ainsi que je l'ai précédemment dit, que l'inflammation ulcérative des muqueuses est une conséquence du passage rapide de l'inflammation aiguë à l'état de chronicité, et que le ramollissement est aussi très-prompt dans les inflammations aiguës qui surgissent sur des organes envahis par des lésions anciennes.

Ne devons-nous pas conclure de toutes ces observations, que j'ai crues suffisantes pour caractériser la gastro-entérite chronique ;

1° Qu'elle succède quelquefois à l'inflammation aiguë de la muqueuse digestive, surtout dans les animaux âgés, dans ceux épuisés par le travail ou une mauvaise nourriture. Cette dégénérescence de l'inflammation aiguë est à craindre quand, après un mieux sensible, les symptômes essentiels persistent et demeurent stationnaires, ou que l'animal reste dans un état valétudinaire, mangeant, ruminant peu et par boutades, que les excrémens ne sont pas à l'état normal ; enfin si la maladie se prolonge au-delà de 20, 25 ou 30 jours ; alors l'amaigrissement est rapide, les yeux s'enfoncent dans les orbites, la peau est sèche, adhérente, le poil piqué, le pouls plus ou moins accéléré, concentré ; l'artère, d'abord rigide, devient de plus en plus tendue. Avec les progrès du squirrhe, on observe une exaspération des symptômes, une espèce de fièvre vers le soir ; la panse se ballonne d'abord d'une manière fugace et peu considérable ; l'animal perd en ruminant beaucoup de salive mêlée de parcelles d'alimens. Mais plus tard la rumination est interrompue par la météorisation, qui est elle-même suivie d'éructations, de régurgitations et de vomissemens qui la font disparaître pour revenir, ainsi que les vomissemens. Les substances alimentaires rejetées viennent de la caillette ; leur mélange avec les sucs gastriques, leur mastication as ez parfaite, et leur odeur acide en sont les preuves. Dans le même temps les excrémens sont d'abord rares et coiffés, puis liquides et mêlés de mucosités ; enfin survient

la diarrhée muqueuse et sanguinolente, ensuite colliquative qui présage une mort prompte ; car la gastro-entérite chronique, qui succède à l'aiguë, a une terminaison rapide et funeste, surtout dans les bestiaux maigres
ou vieux, ou usés par des travaux excessifs. Outre que
les forces baissent graduellement, on voit encore la paraplégie compliquer la maladie. Le pouls indique ces progrès, les pulsations plus ou moins accélérées, s'affaiblissent graduellement, mais l'artère est toujours tendue,
l'état fébrile plus prononcé le soir. Vers la fin de la maladie les pulsations sont moins appréciables, puis intermittentes, vermiculaires, et enfin inexplorables. A cette
époque les membranes muqueuses sont pâles, la chaleur
animale diminuée, l'air expiré froid, quelquefois fétide,
l'animal tombe, s'éteint, meurt ; quelquefois cependant,
comme dans la 5ᵉ Observation, une météorisation excessive peut causer l'asphyxie. La gastro-entérite chronique
a parfois trois mois de durée, à dater de l'invasion de la
phlegmasie jusqu'à la mort ;

2° Ou elle se manifeste sans prodrômes sur des animaux
qu'on était loin de soupçonner malades, comme dans les
5ᵉ, 6ᵉ et 10ᵉ Observations. C'est souvent, comme nous
le dirons tout-à-l'heure, un *état pathologique spécifique*, sans précédens inflammatoires appréciables et qui
semble être le propre des bestiaux éminemment lymphatiques, que ce tempérament soit inné ou acquis par l'effet des
travaux excessifs, ou par une alimentation insuffisante
ou peu substantielle, et dans la vache par de fréquentes
parturitions. Aussi ferai-je remarquer que la gastro-entérite chronique ne s'observe communément que dans les
animaux adultes, parce qu'à cette époque de l'apogée de
la vie, le tempérament est déterminé et influe par conséquent puissamment sur les maladies de cet âge. Dans
ce second cas, lorsque la phlegmasie chronique de la
caillette en est au point de produire les météorisations

intermittentes et les vomissemens , les symptômes sont ensuite les mêmes que dans le cas précédent , comme le prouvent les trois observations que je viens de citer.

Pour revenir à ce second état de la gastro-entérite chronique , je dirai que les observations qui la caractérisent , appuyées des recherches si nombreuses de MM. Dubois et Boyer , prouvent qu'il existe dans certains individus , hommes comme animaux , une tendance à la dégénerescence cancéreuse , de telle sorte qu'une cause qui déterminerait dans le plus grand nombre des individus une maladie toute différente , produira , quelque faible qu'elle soit , le squirrhe ou le cancer. Les causes extérieures ne sont rien dans ces circonstances , qu'on a désignées sous le nom de *diathèse* , puisque l'on voit la maladie se développer sous l'influence de causes cachées , de puissances occultes mais réelles , que j'ai qualifiées de *forces internes* dans mes notions préliminaires : forces internes dont on ne peut nier l'existence dans les *maladies spécifiques* telles que le cancer , les ulcères phagédéniques , les dartres , etc. etc , forces qui poussent spontanément , incessamment l'économie dans une direction et une fin constante , dont le résultat est sans doute préparé d'avance dans l'intimité des tissus. Nous avons des exemples de ces vérités pratiques dans les trois observations précitées , dans lesquelles le squirrhe ou cancer ne s'est manifesté que lorsqu'il a été assez grave pour intervertir et suspendre les fonctions des estomacs , sans que les animaux eussent auparavant donné le moindre signe d'indisposition ou de maladie ; cependant tous étaient éminemment lymphatiques , vieux , ou épuisés par le travail ; nous verrons les mêmes causes et les mêmes effets dans le squirrhe de l'utérus si fréquent dans les vaches débiles et cachectiques. Il est présumable que dans ces circonstances , les causes réagissent toujours sur l'organe qui devient le siége du squirrhe sans y produire jamais une inflammation franche.

Dans les deux cas que nous venons de caractériser,
nous voyons que le tempérament et l'âge influent puissamment sur la production du squirrhe, et que la gastro-entérite aiguë a une tendance à passer à l'état chronique dans les animaux faibles, soit constitutionnelle-
ment, soit accidentellement, soit peut-être par une prédisposition héréditaire, dont on ne tient pas assez de
compte, ou que l'on ignore souvent en médecine vétérinaire. Il en est ainsi quand la phlegmasie a peu d'inten-
tensité, comme on l'observe dans les bestiaux dépourvus
d'énergie, dans les mâles qui ont subi la castration, chez
qui la réaction vitale est faible, ou encore lorsque l'inflammation a été timidement ou faiblement combattue,
ou quand, prête à se résoudre, elle a été de nouveau sol-
licitée par des médicamens irritans, échauffans, etc. etc.

Ainsi le squirrhe et l'encéphaloïde ont souvent pour
cause première une irritatation locale prolongée, ou surviennent sans causes appréciables par l'effet des forces
internes et par suite d'une disposition générale de l'organisme qui dépend peut-être d'une altération de la lymphe ou du sang, ce qui expliquerait leur facilité à se
reproduire.

La diathèse cancéreuse, que nous venons de signaler,
peut surtout s'établir sous l'influence continue de causes
débilitantes, comme l'habitation dans des étables mal
saines, des travaux excessifs, une alimentation insuffisante ou réfractaire qui ne répare qu'imparfaitement les
pertes de l'économie. Nous avons cité l'exemple d'un
ulcère phagédénique observé par M. Rhodes, vétérinaire,
qu'il supposait être survenu sous l'influence de causes semblables. Les accidens que produit le squirrhe ainsi que
l'encéphaloïde s'aggravent et restent inaperçus jusqu'à ce
que ces productions morbides soient parvenues au point
d'entraver l'accomplissement des fonctions; car le silence
des animaux ou plutôt leur manque de moyens d'expri-

mer les douleurs lentes et internes qu'ils éprouvent, donne à ces maladies un caractère insidieux qui en rend le diagnostic difficile. Toutefois la maigreur presque constante et croissante indique que la nutrition est altérée dans sa source; et si les organes respiratoires n'accusent aucun trouble, c'est au vétérinaire à examiner attentivement l'appareil digestif, il y trouvera le siége du mal; là il y a imperfection des digestions et de l'absorption intestinale; car l'affaiblissement successif, sans doute aussi la paralysie, ainsi que la mort, ne sont que l'effet de l'inanition par défaut d'assimilation; mort plus prompte dans les animaux que dans l'homme qui peut résister plus longtemps à ces agens de destruction, parce qu'il use d'alimens réparateurs et de facile absorption, que l'organisation des animaux ainsi que leur valeur bornée ne permettent pas de mettre en usage.

Le squirrhe, à l'état de crudité, est une matière tantôt blanche, tantôt bleuâtre ou grisâtre, presque transparente, consistante et criant sous le scalpel, d'une densité égalant la couenne de lard et parfois celle du cartilage, communément homogène et paraissant être divisée en masses, subdivisées elles-même en lobules réunis par un tissu cellulaire serré, variable dans ses formes, ressemblant ordinairement aux alvéoles des rayons de miel. J'en ai vu dont la texture avait de l'analogie avec celle du navet, du marron d'inde, etc. etc.

La matière encéphaloïde ou cérébriforme peut être enkystée, rassemblée en masses irrégulières ou infiltrée dans le tissu des organes. Elle est homogène, d'un blanc laiteux, semblable à la substance médullaire du cerveau, d'une teinte rosée, transparente si on la coupe par tranches minces; si on la presse entre les doigts on en exprime une matière qui ressemble au suif fondu; réunie en masse, elle présente plusieurs vaisseaux sanguins qui pénètrent son tissu. Si ces vaisseaux se rupturent, comme il arrive quelquefois, on y trouve des caillots sanguins qui donnent au lobule encéphaloïde l'aspect du cerveau d'un animal mort d'apoplexie. Mais, parvenu à l'état de ramollissement, l'encéphaloïde ressemble à un pus épais blanchâtre ou blanc rosé, comme dans la 7ᵉ Observation ; et s'il y a du sang extravasé, comme dans la 9ᵉ Observation, il prend une couleur rouge lie de vin. C'est surtout les masses cérébriformes enkystées qui offrent des lobes dont les divisions ressemblent aux circonvolutions du cerveau.

C'est la fibrine du sang décolorée qui joue un rôle principal dans la formation de ces productions morbides ; leur siége est dans le tissu cellulaire et le tissu fibro-celluleux ; elles prennent toujours naissance dans cet organe générateur. Nous avons vu en effet que les squirrhes et les encéphaloïdes de la caillette, que nous avons décrits, existaient dans le tissu lamineux qui unit les membranes muqueuse et charnue de ce viscère ; et qu'ils n'intéressent l'une ou l'autre de ces membranes que lorsqu'ils sont parvenus à l'état d'ulcération fistuleuse. Telle est aussi l'opinion de M. Cruveillier.

J'ai dit que le développement du squirrhe et de l'encéphaloïde était lent et gradué, sans se traduire à l'extérieur par aucun symptôme. Voici les diverses phases de formation que j'ai observées : 1º infiltration du tissu cellulaire sous-muqueux, avec rougeur et hypertrophie de ce tissu ; si l'inflammation chronique de la muqueuse a succédé à la gastro-entérite aiguë, il existe quelquefois un peu de coloration et d'injection dans cette membrane ; 2º augmentation de l'infiltration et passage à l'état lardacé ; 3º le squirrhe et l'encéphaloïde se dessinent en masses lobulées ; 4º enfin surviennent l'induration et le ramollissement.

Comme la nature et le siége de ces tissus sont partout les mêmes, nous ne reviendrons plus sur les considérations d'anatomie pathologique dans les autres cas de squirrhe.

Les lésions que présentent les animaux morts de la gastro-entérite chronique ayant été suffisamment décrites dans les diverses autopsies dont nous avons tracé l'histoire, nous nous dispenserons d'en parler de nouveau.

Mais dans ces diverses relations du squirrhe et de l'encéphaloïde des organes digestifs, nous avons constamment remarqué que deux affections pathologiques compliquaient ces maladies ; 1° l'affection tuberculeuse ; en effet les ganglions lymphatiques des mésentères, des épiploons, des bronches, etc., etc., sont en grande partie tuméfiés, indurés et remplis de tubercules, non seulement dans la gastro-entérite chronique, mais encore dans le squirrhe de l'utérus et autres maladies analogues. Sans doute que ces deux productions morbides naissent et se développent sous l'empire de causes semblables ; mais comme nous parlerons plus amplement des tubercules en traitant de la phthisie pulmonaire ou pommelière, nous bornerons là nos réflexions à ce sujet ; 2° la paralysie lombaire et le ramollissement de la moelle épinière étant un épiphénomène qui complique parfois la gastro-entérite aiguë, nous avons pensé que dans ce cas grave la cause avait agi à la fois sur deux organes en exercice au moment de son action ; mais il n'en peut être ainsi dans cette maladie à l'état chronique, et j'avoue que l'explication de ce fait me paraît très-difficile. Cependant si j'osais hasarder une conjecture, je dirais que par suite de l'imperfection de la digestion et de l'absorption, la nutrition étant incomplète, le sang ne fournit plus aux organes et particulièrement au système nerveux locomoteur les principes de réparation et de stimulation nécessaires à l'accomplissement de leurs fonctions ; tous les phénomènes organiques et vitaux doivent nécessairement s'affaiblir en raison de cette altération de nutrition

et de stimulation vitale. Aussi ne voyons-nous la paraplégie se manifester que lorsque l'amaigrissement est
extrême , le squirrhe et l'encéphaloïde parvenus au *summum* de leur développement et même quelquefois ramollis. Souvent alors l'insensibilité des parties paralysées annonce que toute innervation y est éteinte. Dans la paraplégie qui complique la gastrite aiguë , la sensibilité
existe malgré la perte de la faculté locomotrice. L'effet
de ces causes débilitantes se manifestera de préférence à
la région lombaire , centre des grands mouvemens généraux, et à la portion de la moelle épinière qui fournit de
gros rameaux nerveux aux muscles essentiellement destinés à ces mouvemens : muscles toujours plus ou moins
malades et infiltrés dans des bestiaux usés par le travail ;
car le dos et les lombes du bœuf sont d'une structure si
faible que la moindre affection pathologique y détermine
une sensibilité insolite.

J'arrive au *diagnostic* de cette maladie : Les météorisations instantanées , intermittentes du rumen après le
repas et durant la rumination , une perte considérable de
salive à l'instant de cette seconde mastication , les éructations , les régurgitations , le vomissement de matières
liquides contenant des parcelles d'alimens semblables à
ceux que l'on trouve dans la caillette ; mais surtout le
pouls plus ou moins accéléré , concentré , avec tension de
l'artère et exaspération fébrile vers le soir ; tels sont , je
le répète , les signes pathognomoniques de la gastro-
entérite passée à l'état chronique, du squirrhe et de l'encéphaloïde des organes digestifs , soit secondaires ou primitifs , c'est-à-dire dus à la diathèse cancéreuse. J'ajouterai à ces signes les symptômes suivans : l'enfoncement
des yeux dans les orbites, le regard sombre et sinistre ,
l'amaigrissement rapide ; la peau sèche , adhérente , terreuse , le poil terne , piqué , l'affaiblissement augmentant successivement ; les déjections rares , sèches , coif-

fées ; puis ramollies, muqueuses, fétides et la diarrhée colliquative ; le pouls intermittent, vermiculaire, misérable ; la paraplégie.

Cette maladie ne peut être confondue avec la phthisie pulmonaire : les bœufs atteints de la phthisie font entendre une toux traînée, sonore, spéciale et assez fréquente ; on observe chez eux une anhélation du respire, même après le plus léger exercice, qui excite une toux fréquente quinteuse. On a remarqué que dans quelques bœufs phthisiques, si on appuie fortement le poing sur le cartilage xiphoïde, en poussant de bas en haut, l'animal éprouve une vive douleur qui le fait soulever et vousser le dos ; ce signe n'est pas constant, il s'observe d'ailleurs dans quelques cas de maladies aiguës de la poitrine. Les bœufs phthisiques ne se couchent que rarement ; ils ont en général les épaules plattes et serrées, la poitrine étroite, l'encolure longue. Dans le squirrhe de l'estomac, le bœuf malade ne tousse que peu ou point ; il est souvent couché, sa conformation n'a rien de particulier et la respiration n'offre rien d'anormal.

Il existe encore une certaine identité entre les symptômes de la gastro-entérite chronique et ceux de l'entérite chronique ; cependant dans ce dernier cas on n'observe pas les météorisations intermittentes du rumen, ni les éructations et les vomissemens ; mais l'amaigrissement est plus rapide ; on entend des borborygmes ; l'animal éprouve des coliques fréquentes ; la diarrhée se déclare presque de suite, elle est muqueuse dans le principe et devient bientôt noire, fétide et colliquative. L'état du pouls est le même, mais l'anéantissement est plus prompt. Sous l'influence de cette irritation lente les ganglions mésentériques passent promptement à l'état tuberculeux et ceux des aînes sont presque constamment tuméfiés, engorgés, durs et insensibles.

M. Cruzel, vétérinaire à Grenade, a vu un bœuf dans

lequel les météorisations périodiques de la panse existaient et qui fut vendu pour la boucherie. A l'autopsie,
au lieu de trouver la caillette squirrheuse, on rencontra
beaucoup de tubercules ou plutôt de ganglions lymphatiques tuméfiés et tuberculeux qui entouraient et com-
primaient l'œsophage dans son trajet entre les plèvres
médiastines. Ce même vétérinaire a vu périr un autre
bœuf avec tous les symptômes de la gastro-entérite chronique, c'est-à-dire les météorisations instantanées et les
vomissemens; il fut long-temps souffrant. A l'autopsie,
il trouva une pelotte de laine et de linge volumineuse
dans le réseau, qui gênait, s'opposait même en partie au
retour des alimens de la panse dans l'œsophage pour la
rumination. La membrane muqueuse du réseau présentait
des traces d'une inflammation lente et chronique, inflammation qui prouve encore sa sensibilité.

Ces deux observations prouvent, au surplus, l'importance des signes diagnostiques et spéciaux fournis par le
pouls, pouls spécial que j'ai toujours rencontré dans le
cas de dégénérescence squirrheuse et encéphaloïde.

Traitement : Il est toujours infructueux quand le
squirrhe ou l'encéphaloïde existe. On ne peut espérer de
succès que lorsqu'il n'y a qu'infiltration du tissu cellulaire
sous-muqueux et épaississement inflammatoire de la muqueuse de la caillette, comme dans les trois premières
observations (seuls cas dans lesquels, à ma connaissance,
on ait obtenu la guérison) : de même que lorsqu'on voit
que la gastro-entérite aiguë a une tendance à passer à
l'état chronique ; il existe alors un peu de chaleur anormale dans la bouche et de rougeur dans les muqueuses
apparentes ; le pouls accuse un certain degré de force
et moins de souplesse ; enfin les excrémens sont durs,
secs et la maladie a de 12 à 20 jours de durée. On peut,
s'il existe de l'érétisme, de la tension, un reste d'inflammation, tenter les moyens qui m'ont réussi dans les

premières observations'; et, après avoir relâché les tissus, faire une saignée locale au moyen d'un sinapisme que l'on scarifiera; ou encore essayer de la méthode perturbatrice, comme l'émétique donné à haute dose, une once, par exemple, étendue dans 5 à 6 litres de tisane mucilagineuse miellée, donnée dans l'espace de 24 à 30 heures. Ce moyen est surtout avantageux dans le cas de paresse du ventre; on en seconde les effets par les bains de vapeurs et les lavemens émolliens; mais j'ai vu l'émétique enter une inflammation aiguë sur le squirrhe confirmé de la caillette et accélérer la terminaison funeste de la maladie.

Quelques vétérinaires ont proposé les chlorures étendus dans les mucilagineux comme pouvant changer, selon eux, le mode d'irritation. J'ai été témoin d'un essai de ce genre fait avec le chlorure d'oxide de sodium qui n'eut aucun succès; il est vrai qu'à l'autopsie on trouva le squirrhe à l'état lardacé; était-il ainsi quand on commença le traitement, ou parvint-il à cet état malgré cette médication, ou bien celle-ci a-t-elle accéléré ses progrès, ce qui est probable? Je n'ai point rapporté ce fait sur lequel j'ai tous les détails nécessaires pour ne blesser l'amour-propre de personne. Malgré tout ce que je viens de dire, le traitement le plus rationnel consiste 1° dans un régime léger, substantiel, comme l'eau blanchie avec la farine d'orge un peu épaisse; les panades, les carottes et les navets cuits; point d'herbe ni d'alimens verts; les bains de vapeurs, les frictions sèches et l'usage de couvertures de laine; 2° les tisanes mucilagineuses miellées et opiacées avec les têtes de pavots blancs; à leur défaut les feuilles et les tiges de grande laitue blanche près de fleurir; les lavemens émolliens; 3° enfin l'opium dissous et ajouté à ces breuvages à une dose d'un demi gros par jour, puis un gros et enfin deux gros. Cette médication est surtout indispensable quand il existe une vive excitation.

§ IV. *De l'appétit dépravé* ou Picca. -- *Vaches rongeantes.*

Cette névrose de la caillette, véritable estomac des
ruminans, est assez fréquente dans l'espèce bovine et
particulièrement dans les vaches. En général les animaux atteints de cette espèce de *tic*, c'est ainsi que le qualifie Chabert, sont toujours maigres et souffrans ; c'est plutôt un
symptôme d'un état pathologique de l'estomac qu'une maladie essentielle. Ces animaux dévorent le bois sec, pourri et
surtout le linge qui se trouve à leur portée ; ils ont le
même goût pour les plâtras, le cuir, ils lèchent les murs ;
ils appètent tout ce qui est absorbant, salé. Les animaux dans cet état ont la peau adhérente, dure,
épaisse, le poil hérissé ; ils toussent assez fréquemment ;
ils font quelquefois froisser leurs dents et sont fatigués
par des éructations fréquentes d'une odeur acide. Le lait
diminue dans les vaches et devient séreux. Souvent le
marasme précède la mort ; aussi a-t-on l'habitude de vendre ces animaux pour la basse boucherie.

Chabert dit qu'on trouve les ravages de la phthisie
pulmonaire dans les vaches mortes de l'appétit dépravé ;
mais il ne décrit pas ces lésions. Je n'ai jamais fait d'ouvertures de ces cadavres ; mais dans le Poitou, où d'ailleurs
cette affection est rare, on vend ces animaux pour la
basse boucherie. Quelques débitans m'ont rapporté avoir
trouvé la caillette et les poumons malades ; le premier
organe était squirrheux et le second rempli de tubercules
en partie ramollis.

M. *Sorillon* fils, vétérinaire, a vu dans les environs
de Libourne, une génisse, âgée de 5 ans, qui recher-
chait avec avidité les excrémens humains et avait contracté cette habitude depuis l'âge de 6 mois. Cette bête
était dans un état satisfaisant d'embonpoint, jouissait
d'une parfaite santé, cependant elle toussait depuis un

an, ce que ce vétérinaire considérait comme un prodrome de la pommelière. Une sœur de cette génisse rongeait tous les os qu'elle trouvait. Toutes ces circonstances m'ont toujours fait considérer cette affection, dans le plus grand nombre des cas, comme symptômatique, car nous venons de voir que l'appétit capricieux, les éructations, les régurgitations, la toux, l'altération du lait et le marasme sont des signes communs au cancer de la caillette et à la phthisie pulmonaire; aussi conseillais-je de vendre pour la basse boucherie les bestiaux qui étaient dans cet état.

J'ai cependant rencontré des bœufs, mais surtout des vaches, ayant l'appétit ainsi dépravé, sans toux, ni régurgitations, ni marasme, et attribuant cet état à une surabondance d'acides dans la caillette, je donnais avec succès la magnésie blanche (carbonate de magnésie), dans une infusion d'absynthe miellée. Sous l'empire de cette médication je voyais disparaître cette anomalie du goût et les animaux reprendre leur embonpoint ; les ayant depuis perdus de vue j'ignore si cette anomalie a reparu.

§ V. *Du vomissement.*

Regardé naguère comme un préjugé et comme une chose impossible dans les ruminans, il n'a pu être nié que par des personnes qui ont écrit avant d'avoir observé la nature, ou par des hommes inexpérimentés qui croient devoir nier l'existence de ce qu'ils n'ont pas vu, ou voulu voir ; manière de faire plus facile que toute autre et qui convient à bien des gens; c'est une espèce de force d'inertie. Pour nous qui prenons toujours l'expérience pour guide, nous croyons avoir démontré, 1° que le vomissement est un moyen que la nature emploie quelquefois spontanément pour débarrasser le rumen dans le cas de météorisation, ainsi qu'on l'observe dans le cas de

l'ingestion de fourrages verts et humides, pris en trop
grande quantité et déglutis goulument. Le vomissement dans ce cas n'est que l'effet de la force de contraction de la membrane charnue de la panse, contre
une distension insolite qui sollicite ce phénomène vital
en agissant sur son élément nerveux; la météorisation
et le vomissement causés par la suspension de la rumination après le repas sont dans le même cas; 2° que le
vomissement peut exister dans la gastro-entérite suraiguë
quand il y a météorisation extrême de la panse ; 3° que
les diverses observations citées en traitant de la gastro-
entérite chronique ont démontré qu'un des symptômes
constans mais graves du squirrhe et de l'encéphaloïde de
la caillette et surtout de son pylore, était le vomissement par suite de l'irritation organique qui y existe
et de la suspension des fonctions digestives. Toutefois la 2e
observation, page 337, fait supposer qu'il suffit de la
simple hypertrophie ou de l'épaississement inflammatoire
des membranes qui composent la caillette pour produire
un semblable phénomène. Prouvons maintenant qu'un
état spasmodique des organes de la digestion, né sous
l'influence de quelques causes irritantes, peut produire
la météorisation du rumen et un vomissement qu'il ne
faut pas confondre avec les effets du squirrhe du 4e estomac, puisqu'il est guérissable.

Je tiens de M. Saintin, vétérinaire déjà cité, les
faits suivans :

1re *Observation.* Le 21 juin 1812, je fus appelé pour
donner mes soins à un bœuf affecté d'un vomissement
continuel. Depuis une quinzaine de jours un empirique
lui avait donné inutilement et à fortes doses de l'huile
d'olive, de noix et de lin. Symptômes : yeux enfoncés
dans les orbites, pouls faible, marche incertaine ; *bou-
limie* ou faim vorace ; l'animal mâchait bien les alimens ;
quand il en avait dégluti une certaine quantité il s'ar-

rêtait brusquement et témoignait beaucoup de malaise. L'on voyait tout-à-coup les muscles abdominaux entrer en contraction, le bœuf allonger le cou et l'ascension des alimens avoir lieu. Chaque fois que ces matières étaient vomies, elles remplissaient la bouche; cependant quelques régurgitations ne se composaient que de glaires. Lorsque les vomissemens avaient rejeté à peu près autant d'alimens que le bœuf en avait pris, il se remettait à manger de nouveau comme s'il eût joui de la santé la plus parfaite. Les boissons produisaient le même effet, seulement le vomissement était plus prompt et plus fort car l'animal les rejetait fort loin, les liquides n'éprouvant pas autant de résistance que les solides.

J'observai ce bœuf pendant six heures tant ces phénomènes me paraissaient extraordinaires; je remarquai surtout qu'il ne ruminait presque pas.

Il me fut impossible d'obtenir des renseignemens sur les causes de cette affection pathologique.

Pronostic : L'état de maigreur de l'animal me faisait craindre une mort prochaine.

Traitement : Dès le soir je fis administrer un breuvage de deux litres d'infusion de menthe coq, à laquelle j'ajoutai une once de camphre dissoute dans une suffisante quantité de vinaigre. Trois heures après l'administration de ce breuvage, je fis donner au malade un peu de foin; il le mangea bien et ne le vomit pas, comme il le faisait ordinairement; on lui présenta de l'eau blanche avec de la farine de seigle, il en but et ne la vomit pas; enfin il rumina les alimens qu'il avait pris. Le 29 au matin je fis donner un breuvage semblable à celui de la veille, deux heures après on lui donna du foin, on le fit boire de l'eau blanche; il rumina deux fois avant midi. Le métayer enchanté de ce mieux, crut pouvoir augmenter la ration de fourrages au dîner, mais une partie fut vomie. Il vint m'avertir de cet accident, je fis donner, dans la soirée et le 30 au matin deux breuvages semblables aux précédens. Dans le courant de la journée du 30 je permis quelques alimens solides et liquides, que le bœuf rumina bien et ne vomit pas encore ; dès-lors la convalescence fut établie, le malade fut promptement guéri.

2ᵉ *Observation* appartenant à M. Cruzel, vétérinaire à Grenade, extraite du journal-pratique de médecine vétérinaire, cahier d'août 1830. « Dans le mois d'août 1821, je suis appelé pour voir un bœuf qui présentait les symptômes suivans : poil piqué, peau sèche, rugueuse, adhérente, mufle sec, légère tension du flanc gauche, appétit diminué ; rumination rare, mais ayant lieu comme dans l'état ordinaire. Quand cette fonction s'exécutait, le bœuf était plus gai, et j'ai pu me convaincre qu'il n'y avait, entre cet acte et le vomissement, aucune espèce de rapport. »

« J'étais prévenu que cet animal vomissait de temps en temps, et je me résignai à rester dans l'étable jusqu'à ce qu'il me fût possible de m'en assurer. Une heure après mon arrivée, la rumination s'exécute après avoir été précédée d'éructations profondes et sonores ayant une odeur pénétrante. »

« Cet acte dure 10 minutes, après quoi l'animal se relève, se recule, tire sur la chaîne, éprouve des tremblemens dans ses membres thoraciques, rapproche les extrémités postérieures du centre, tend la tête, et après une inspiration très-forte, il vomit environ 10 litres de matières mi-liquides et parfaitement triturées. Le vomissement terminé, le bœuf reste un moment debout, sans faire aucun mouvement ; bientôt il se couche de nouveau et rumine. A peine avait-il exécuté cette fonction pendant 35 minutes, qu'un nouvel accès de vomissement se manifeste parfaitement semblable à celui que j'avais observé précédemment. »

» La température atmosphérique était alors très-élevée; une longue sécheresse affligeait nos campagnes. La métairie où était ce bœuf, située dans la Gascogne, sur un coteau presque aride, n'avait d'autre réservoir d'eau qu'une citerne fangeuse qui, depuis quelques jours, était à sec. Il fallait que les animaux fussent conduits à près d'une lieue de cette métairie pour être abreuvés d'eau potable. On ne les menait boire que deux fois par jour dans un temps où la chaleur était si forte, et où ils étaient attelés dès trois heures du matin. Un seul, il est vrai, éprouvait des vomissemens, mais les autres trois maigrissaient à vue d'œil; ils étaient constipés, avaient la peau sèche, le poil hérissé; l'un portait depuis quelques jours un œdème sanguin au fanon. »

« Le rapprochement des circonstances particulières que je viens d'énumérer, les symptômes que j'observais sur l'animal malade, tout me prouvait l'existence d'une irritation dans le tube digestif, occasionée par l'insuffisance de la boisson. L'indication thérapeutique consistait donc à faire disparaître cette cause, et ensuite à combattre l'irritation. Tous les animaux furent abreuvés plus souvent; celui qui vomissait fut saigné; on lui administra à grandes doses des breuvages de décoctions adoucissantes; bientôt le vomissement céda avec l'affection dont il était un symptôme. »

Dans l'observation de M. Saintin, le siége de l'irritation et du spasme qui produisaient le vomissement paraissait exister dans la gouttière œsophagienne; car ces régurgitations avaient lieu dès que la seconde déglutition, suite de la rumination, sollicitait l'action de cette gouttière. Dans le bœuf confié aux soins de M. Cruzel, le siége de l'affection morbide semblait exister dans la caillette, parce que le vomissement n'avait lieu qu'après la rumination, lorsque la portion d'alimens chimifiés devait franchir le pylore. Cette différence de siége explique le succès des deux médications opposées dans deux cas où il existait plutôt un état nerveux et spasmodique qu'une inflammation franche. En effet, M. Saintin arrête le vomissement par les anti-spasmodiques , mais il devait agir sur une membrane muqueuse , peu excitable et recouverte par un épithélium. M. Cruzel fait disparaître l'irritation et les vomissemens au moyen des mucilagineux , des adoucissans et l'éloignement des causes; mais il avait affaire à une muqueuse douée de beaucoup de sensibilité.

. Nous avons remarqué que dans tous les autres cas de vomissement, le ballonnement de la panse précédait toujours ce phénomène , et semblait être une des conditions nécessaires de son accomplissement ; en effet on conçoit que par la météorisation , le diaphragme poussé en avant par le rumen prenait à sa face pectorale une forme convexe qui agrandissait son ouverture œsophagienne en écartant ses piliers et facilitait l'ascension des alimens dans l'œsophage. Mais , comme dans ces deux dernières observations le ballonnement a été nul dans la première et peu considérable dans la seconde , nous devons présumer que les estomacs , siége de l'affection morbide , ne sont point inertes dans l'exécution du vomissement , puisqu'ils sont au contraire le point d'irradiation sympathique qui détermine l'action des muscles abdominaux et du diaphragme , dont la contraction seconde celle de leur membrane charnue. Enfin , vu que dans ces cas les causes agissent directement sur l'élément nerveux de la muqueuse des estomacs malades, le vomissement , n'étant que la conséquence de cet état morbide , doit toujours être considéré comme symptômatique.

Quant au *diagnostic* , ces deux cas de vomissement ne pouvaient être confondus avec le *squirrhe de la caillette* , qui a ses symptômes propres , symptômes qui manquaient dans cette circonstance et qui sont le plus communément : exaspération fébrile le soir, météorisations intermittentes précédant le vomissement , expression douloureuse de la face, amaigrissement et affaissement rapides, etc., etc.

Je pense que tout homme de bonne foi conviendra que pour faire connaître pour la première fois les nombreuses variétés , les complications diverses des affections des voies digestives, j'étais dans l'obligation de citer des faits qui non seulemenf deviennent des preuves irrécusables, mais encore amènent naturellement mes déductions. J'écris pour fonder une pathologie bovine ; d'autres viendront après moi qui s'étayeront de mes observations sans devoir les rapporter tout au long. Jamais les fondemens d'une colonne n'ont l'élégance de son chapiteau.

CHAPITRE IV.

DES MALADIES DE L'INTESTIN.

De l'inflammation des Intestins.

Cette phlegmasie des membranes du tube intestinal , quoique beaucoup moins fréquente dans le bœuf que la gastro-entérite , s'observe cependant assez souvent dans la pratique. On a désigné plus spécialement sous le nom d'*entérite* l'inflammation de la muqueuse des intestins grêles , et sous celui de *colite* celle du gros intestin. Cette distinction n'est pas toujours exacte pour l'entérite dans laquelle l'inflammation s'étend quelquefois jusqu'aux gros intestins.

Je ferai remarquer ici, comme je l'ai fait en traitant de la gastro-entérite, que plusieurs élémens anatomiques entrent dans la composition de la muqueuse intestinale ; ils peuvent être enflammés tous ensemble ou chacun en particulier et indépendamment les uns des autres ; ou

bien ils peuvent participer à l'inflammation dans des combinaisons différentes. Il est évident que la maladie ne
peut plus être la même suivant chacune de ces différences de siége ou de combinaisons. Ainsi telle inflammation
des exhalans produira la diarrhée, tandis que celle des
cryptes muqueux occasionera la dysenterie, ou une
autre variété nommée en médecine humaine *dothinen-
térite*, *fièvre putride*, *fièvre typhoïde*, etc., etc., et
dont quelques vétérinaires ont cru avoir observé quelques-uns des caractères dans le typhus charbonneux. Celle
des capillaires sanguins ou du tissu même de la muqueuse
constituera l'entérite proprement dite; c'est la plus fréquente dans le bœuf; enfin il peut y avoir inflammation
franche dans la dysenterie et par conséquent une complication de l'entérite et de la dysenterie dans laquelle
il faut d'abord combattre l'inflammation, ensuite le flux
dysentérique. Je signale en passant cette distinction qui
est de la plus haute importance.

§ I. *Inflammation de la muqueuse des intestins
grêles*. Entérite.

Je viens de définir cette maladie ; j'ai fait pressentir
qu'il peut exister une *entérite villeuse*, une *folliculeuse*
et même une *pseudo-membraneuse*, et qu'en raison de
la gravité ou de l'intensité des symptômes qu'elle présente, l'entérite peut être *aiguë simple*, *aiguë grave*,
suraiguë ou entérorrhagique et se compliquer de l'inflammation concomitante ou sympathique de quelque autre
viscère ; qu'enfin cette maladie peut encore exister à
l'état chronique. L'observation prouve aussi que le tempérament, l'âge, le genre de nourriture, de travaux,
etc., etc., lui impriment des modifications que je tâcherai
de faire ressortir.

L'entérite se manifeste plus fréquemment sous l'influence d'une température élevée ; elle se développe aussi sous celle des excitans ; elle peut, comme la gastro-entérite, être déterminée par l'ingestion d'alimens âcres, vénéneux, de fourrages avariés, poudreux, moisis ; par l'eau froide, surtout quand elle est glacée à sa surface et bue par un animal qui est en sueur, par l'herbe couverte de gelée blanche, etc., etc.

Les causes qui peuvent la produire agissent donc, comme dans l'inflammation de l'estomac, directement sur la muqueuse intestinale, comme l'eau, les alimens ; ou indirectement comme la repercussion de la transpiration cutanée produite par un courant d'air froid, une pluie battante l'animal ayant chaud, les variations subites de l'atmosphère, etc. ; l'entérite peut aussi être la suite d'une violente irritation de la peau, comme une brûlure. (*)

Symptômes considérés d'une manière générale : Refus des alimens, des boissons et cessation de la rumination ; cependant quelques bœufs mangent de temps en temps quelques brins de fourrages ; tous se plaignent et font froisser leurs dents ; la langue est blanche ou jaune et rouge à ses bords ; il y a communément constipation, ou il ne sort par l'anus que des mucosités spumeuses, mêlées d'un peu de sang ; d'autres fois il s'effectue des défécations de matières liquides, muqueuses, fétides ; on entend de fréquens borborygmes. Le malade est tourmenté de coliques plus ou moins vives ; il se couche, se relève souvent, gratte le sol avec les pieds de devant, lance des ruades ou se frappe l'abdomen avec les pieds postérieurs ; il se plie, se tord en tout sens et regarde son flanc ; la queue est agitée de mouvemens très-vifs ; l'anxiété persiste, elle est même extrême dans certains cas.

(*) J'ai vu une jument très-nerveuse, être atteinte d'une violente colique immédiatement après l'application du feu aux deux membres postérieurs.

Cependant j'ai vu des bœufs atteints d'entérite grave dans lesquels il n'existait aucun symptôme de coliques ; Volpi cite un bœuf malade d'une entérite depuis huit jours , durant lesquels il fut toujours étendu sur la litière sans accuser aucune douleur du ventre. Les urines sont rares et colorées dans cette maladie ; le lait diminue dans les vaches ; le pouls est variable : ainsi il est accéléré et même un peu plein s'il y a constipation ; petit , accéléré et concentré dans le cas de diarrhée, en général concentré , accéléré et dur ; la respiration est quelquefois fréquente, les flancs agités et tremblotans. Vers le 2ᵉ ou 5ᵉ jour , si la maladie fait des progrès , on observe un brisement extrême des forces musculaires; les flancs sont tendus , le ventre retracté, d'autres fois un peu ballonné et souvent douloureux à la pression. La constipation est opiniâtre ou elle est interrompue par des diarrhées passagères , des défécations de matières spumeuses, muqueuses, sanguinolentes , mêlées d'excrémens durs, coiffés et dont la sortie est précédée de violens tenesmes ; les urines deviennent plus rares et plus colorées ; la sécrétion du lait cesse ; la bouche devient sèche , fuligineuse , la langue rouge et chargée ; les muqueuses nasale et conjonctive rouges ; la soif est intense ; l'oppression augmente ; on remarque des soubresauts dans les tendons ; tout annonce une terminaison funeste.

Quelquefois cependant à cette époque (2ᵉ ou 5ᵉ jour), j'ai vu survenir tout-à-coup une diarrhée critique qui donnait issue à beaucoup de matières liquides , noires , trèsfétides , mêlées d'excrémens à divers degrés de consistance et de mucosités sanguinolentes , qui produisait un changement salutaire et amenait la convalescence.

Dans d'autres cas , pour lesquels le vétérinaire est tardivement appelé , la maladie est plus avancée , le bœuf est abattu , la peau est collée aux os , le poil hérissé , le ventre tendu et même légèrement ballonné , d'une sensibilité assez vive lors de la pression ; des borborygmes, des coliques sourdes attestent l'intensité de la phlegmasie et font craindre une péritonite secondaire et grave.

J'ai vu la maladie être moins rapide, quoique aussi funeste ; le malade est presque toujours couché, le cou allongé et la tête appuyée sur la litière ; ou bien il est debout, ses membres rapprochés du centre de gravité et le dos voussé. Il semble frappé d'un état de taciturnité comateux avec prostration des forces. Qu'il soit couché ou debout, la bouche est chaude, sèche, la langue chargée et jaunâtre ; toutes les muqueuses reflètent aussi cette couleur ; des épreintes douloureuses donnent issue à quelques excrémens noirs, muqueux et fétides ; alors le foie est consécutivement enflammé ; le pouls se concentre de plus en plus, les yeux s'enfoncent, le regard est sombre, l'aspect sinistre ; l'amaigrissement progressif et rapide, l'adynamie imminente ; cependant, comme je viens de le dire, la maladie marche lentement et se prolonge jusqu'au 15e 20e et 30e jour. Dans ce cas on soutient l'animal par l'eau blanche farineuse qu'il boit avec avidité et par les panades. Mais la maladie mine l'existence du bœuf, le pouls devient intermittent, misérable ; un flux diarrhéique colliquatif, de couleur gris-ardoisé, infect et mêlé de bulles d'air augmente chaque jour l'appauvrissement et l'adynamie ; on observe des frissons partiels, des soubresauts dans les tendons ; l'animal meurt enfin hideux, anéanti et sans convulsions.

Un bœuf à qui l'on avait prodigué le vin, la muscade, la thériaque, quoiqu'il fût atteint d'une entérite aiguë, et pour lequel je ne fus consulté que le 10e jour de la maladie, se météorisa tout-à-coup et éprouva des régurgitations qui durèrent trois à quatre jours. A ces symptômes succédèrent des coliques, des frissons, des tremblemens de tout le corps, qui reparurent régulièrement à midi pendant 12 à 15 jours. Cette espèce de fièvre, continue mais rémittente, se termina, après un mois de maladie, par une diarrhée gangreneuse et mortelle.

Dans des cas, assez rares à la vérité, l'entérite est foudroyante et se montre avec tous les caractères d'une véritable apoplexie intestinale. Le bœuf est tout-à-coup atteint de coliques atroces; il se couche, se relève, se tient sur le dos, les membres retractés, et reste ainsi quelques instans. Il est des animaux qui se plaignent, mugissent, font froisser leurs dents, se plient le corps, agitent la queue et tombent comme une masse; le pouls est concentré, vite, dur; la respiration accélérée, les flancs tumultueusement agités; quelques bœufs sont constipés, d'autres rendent des mucosités mêlées de sang soit en stries, soit en caillot, ou bien rouge, rutilant et coulant le long des cuisses; les épreintes sont continues, l'anus s'entr'ouvre, se renverse; la vulve des vaches est noire et tuméfiée, les mamelles sont flétries; l'épine dorsale est d'une sensibilité extrême, la prostration marquée, le malade anéanti; le pouls s'efface, toutes les muqueuses deviennent pâles et la mort survient en 24, 48 ou 72 heures. Mais, quelquefois à l'état d'exaspération que je viens de décrire succède un calme trompeur; la prostration persiste, le malade reste couché, refusant alimens et boissons; le pouls est concentré, parfois effacé et les extrêmités froides. Des coliques, des épreintes interrompent cet état d'anéantissement; le bœuf se relève et rend quelques matières muqueuses mêlées de caillots sanguins ou des excrémens noirs et fétides. Ces déjections sont précédées de borborygmes et de ballonnement des intestins; les urines sont toujours foncées en couleur et rares; le cœur bat avec violence quoique le pouls soit presque effacé et peu appréciable. L'amaigrissement est subit, le regard est sombre et sinistre, les muqueuses pâlissent, le ventre se ballonne et la mort survient du 3e au 5e jour.

Diagnostic : L'entérite se distingue de la gastro-entérite par les coliques qui, dans le plus grand nombre de cas, sont le symptôme dominant. On n'observe point en outre ni la plénitude, ni la météorisation du rumen, qui dénotent l'inflammation des estomacs. La constipation et les épreintes sont aussi des signes diagnostiques de l'entérite.

Il est rare que l'inflammation développée primitivement sur les intestins envahisse le duodénum et la caillette.

Pronostic : La violence des coliques, la prostration des forces, la concentration du pouls, le froid des extrêmités sont des symptômes funestes, ainsi que l'abattement taciturne et l'insensibilité de l'animal à l'action des objets extérieurs ; enfin l'amaigrissement rapide, l'enfoncement des yeux dans les orbites, l'existence d'une diarrhée muqueuse, colliquative et infecte sont aussi des présages funestes.

Mais si le pouls se développe à la suite des évacuations sanguines et des moyens indiqués ; si les coliques diminuent d'intensité et de fréquence, si la peau devient moite, si l'on voit le mufle se couvrir de rosée et les défécations se rapprocher de plus en plus de l'état normal, on pourra espérer une prompte guérison.

Pour rendre maintenant la description de l'entérite plus lucide, je vais citer des faits pratiques sur diverses variétés de cette maladie et indiquer le traitement qui m'a semblé le plus rationnel.

Entérite simple.

1re *Observation.* 17 mars 1806. Veau de l'année, malade depuis deux jours : l'indisposition d'abord légère s'est accrue graduellement. *Symptômes :* pouls petit et concentré, oreilles et cornes froides, peau sèche, poil piqué, perte de l'appétit, cessation de la rumination, bouche chaude et sèche, ventre dur sans météorisation , constipation opiniâtre depuis 48 heures, urines rares, légères coliques, sensibilité de l'épine dorsale.

Causes : Répercussion de la transpiration : ce veau a soutenu un combat assez prolongé avec un autre taureau d'une ferme voisine; après la lutte il s'est couché dans un lieu frais et humide.

Diagnostic : Inflammation peu intense de la muqueuse des intestins grêles.

Pronostic : Favorable.

Traitement : Saignée de quatre livres , tisane d'orge et graine de lin miellée rendue laxative par la crème de tartre , lavemens émolliens; l'animal est enveloppé d'une couverture de laine; eau blanche pour boisson.

Le 18, mieux. Le malade a rendu quelques excrémens durs , coiffés et mêlés de mucosités ; il a témoigné le désir de manger et a ruminé pendant quelques instans; tisane sans crème de tartre , lavemens émolliens ; eau blanche , un peu de foin. Guérison complète le 20.

2e *Observation.* — *Entérite aiguë.* 16 août 1809. Vache adulte connue malade depuis quelques jours. *Symptômes :* Oreilles et cornes froides , mufle sec ; perte de l'appétit , cessation de la rumination , bouche chaude , sèche , langue un peu rouge ; le rumen est plein, sans ballonnement, constipation depuis trois jours, diminution du lait, légères coliques précédées de borborygmes ; le pouls est petit, concentré ; la peau adhérente , le poil piqué; le rachis sensible lorsqu'on le pince ; le malade se plaint et fait froisser ses dents.

Causes : Inappréciables. *Diagnostic :* Entérite aiguë peu grave. *Pronostic :* Favorable. *Prescription :* L'inflammation ayant peu d'intensité , je pensai qu'il suffirait de délayer les alimens contenus dans les premières voies et de stimuler légèrement les membranes intestinales pour déterminer une évacuation. Tisane d'orge et graine de lin miellée, rendue laxative par le sel d'Epsom et l'émétique en grand lavage. On donnait toutes les deux heures environ deux litres de ces breuvages et on ajouta dans les premiers quelques cuillerées d'huile d'olive ; ils étaient suivis de l'administration de lavemens émolliens ; on employa quelques bains de vapeurs, on tint la malade enveloppée d'une couverture de laine ; eau blanche pour boisson.

Le surlendemain 18, la vache rendit une quantité considérable d'excrémens fétides, durs, mêlés de mucosités. Dès le soir le mieux fut sensible ; elle rumina quelques instans et témoigna le désir de manger. Je permis quelques poignées de foin ; la bête buvait l'eau blanche avec avidité. Quelques lavemens et un régime bien suivi suffirent pour obtenir une prompte guérison.

3ᵉ *Observation*. 9 décembre 1825. Bœuf de labour, âgé de cinq ans, malade depuis deux à trois jours ; on l'avait confié aux soins d'un empirique qui l'avait saigné à la queue, incisé sur le dos et médicamenté. *Symptômes :* Refus des alimens, cessation de la rumination, bouche chaude, borborygmes et coliques assez fréquentes, constipation ; urines rares et colorées ; pouls petit, concentré et accéléré ; plaintes et froissement des dents ; sensibilité extrême de l'épine dorsale ; les muqueuses apparentes sont rouges et injectées ; yeux tristes et larmoyans ; mufle sec, oreilles et cornes froides ; poil hérissé, peau adhérente. *Causes :* La maladie était survenue à la suite de travaux inaccoutumés et durant lesquels on avait prodigué les feuilles de choux verts comme alimens. *Diagnostic :* Entérite aiguë peu grave. *Pronostic :* Favorable. *Traitement :* Saignée de 7 à 8 livres à une jugulaire ; le malade était jeune et en bon état ; tisane de décoction d'orge, graine de lin, miel et gomme du Sénégal animée par le sel de Glauber, fréquemment administrée ; lavemens émolliens, cataplasmes de même nature autour du corps, frictions sèches, eau blanche.

Ce traitement eut un plein succès ; dès le lendemain

au soir le bœuf rendit beaucoup d'excrémens noirs, fétides, mêlés de mucosités. Le 11 il rumina et mangea, mais je recommandai de ne lui donner qu'un peu de foin, beaucoup d'eau blanchie, qu'il prenait facilement ; je lui fis donner encore quelques lavemens. Il fut remis avec précaution à son régime habituel et radicalement guéri le 15.

4e *Observation*. 23 avril 1824. Vache de 4 à 5 ans, de forte taille et très-grasse, malade de la veille. *Symptômes :* La bête refuse les alimens et ne rumine pas ; elle est tourmentée par des coliques manifestées par le trépignement des pieds, une vive anxiété, froissement des dents. Elle est souvent couchée, la tête repliée sur les flancs, se relève et rend quelques excrémens mous, fétides, mêlés de mucosités. Les urines sont rares et les mamelles flétries ; le pouls est accéléré, concentré ; la bouche est brûlante, sèche, la langue rouge à ses bords et en-dessous, la respiration accélérée et sonore, l'affaissement général assez marqué, l'expression de la face est triste ; le mufle est sec, les cornes et les oreilles froides, les poils sont hérissés, l'épine du dos très-sensible.

Diagnostic : Entérite aiguë, dont je ne pus démêler la cause ; quatre autres vaches belles et bien portantes sont dans les mêmes conditions que la malade.

Pronostic : Douteux, en raison de la gravité des symptômes.

Traitement : Saignée de six livres à la jugulaire ; tisane de décoction d'orge miellé avec addition de gomme et de crème de tartre, donnée à la dose de deux litres toutes les deux heures ; lavemens mucilagineux souvent répétés, à petites doses et injectés doucement ; la bête est frictionnée et enveloppée d'une couverture de laine ; eau blanche dont elle boit peu.

Le 24, la malade est moins souffrante, mais l'anorexie, la constipation persistent ; continuation des mêmes moyens. Le 25, défécation abondante d'excrémens presque à l'état normal; l'appétit se manifeste sur le soir et la bête rumine pendant quelques instans; le pouls est développé. Convalescence. Six litres de tisane, sans crême de tartre, sont donnés en trois doses dans le courant de la journée, lavemens émolliens, frictions sèches; la malade est tenue enveloppée, elle boit bien l'eau blanche, le soir elle mange un peu de bon foin. Le 26, elle est presque guérie, la sécrétion du lait est revenue; deux jours de soins suffisent pour compléter la guérison.

Telle est l'entérite à l'état le moins grave; on voit qu'elle ne diffère, pour ainsi dire, de la gastrite que par le siége, comme je l'ai déjà fait pressentir. Aussi une erreur de diagnostic qui confondrait ces deux maladies est-elle peu grave, les moyens thérapeutiques étant les mêmes.

Dans les quatre observations que je me suis borné à citer pour la caractériser, la première, résultat d'une répercussion de la transpiration cutanée sur le tube intestinal, céda promptement à un traitement simple. Dans la deuxième, l'inflammation était moins vive, plus prolongée; mais l'on remarquera que la malade était une vache adulte, d'un tempérament plus lymphatique que le veau et dans laquelle la réaction vitale était moins énergique; aussi une tisane laxative délayante a-t-elle suffi pour rétablir le cours péristaltique des excrémens et ramener la santé. Dans la troisième, la maladie avait déjà quelques jours d'existence; un meige avait médicamenté le bœuf. Une alimentation peu convenable, des travaux forcés et sans doute quelque arrêt de transpiration avaient déterminé l'entérite; l'inflammation avait une certaine intensité. La saignée rétablit l'équilibre de la circulation, calma l'exaspération, fit développer le pouls; des laxatifs débarassèrent l'intestin et tout rentra dans l'ordre. Une vache très-grasse bien tenue fait le sujet de la quatrième observation. Je pensai que sa maladie était due à une alimentation trop abondante. Les symptômes avaient une certaine gravité, la malade appartenait à un ancien médecin ; je venais de débuter à Bourbon-Vendée, je devais être fort prudent. La saignée surtout effrayait le propriétaire, je parvins pourtant à lui persuader que l'intensité des coliques, la concentration du pouls, l'affaissement produit par l'oppression des forces l'exigeaient. Elle eut un effet salutaire, ainsi que les laxatifs et les soins dont j'entourai la malade.

Ayant observé que dans des entérites peu graves, la nature se débarraissait quelquefois, par une abondante évacuation critique d'excrémens fétides mêlés de mucosités, je pensai que le vétérinaire devait l'imiter ; aussi est-ce aux laxatifs que j'avais recours et je m'en trouvais bien, même dès le début, ou après avoir calmé la réaction vitale et l'exaspération par la saignée, quand le pouls paraissait l'indiquer. Sous l'influence de ces moyens simples la peau reprend ses fonctions ; les estomacs et les intestins débarrassés de matières stercorales devenues nuisibles par leur séjour insolite, appettent de nouveaux alimens qu'ils digèrent avec facilité, si on ne les donne que graduellement et avec soin.

Mais souvent cette entérite simple et peu dangereuse a été aggravée par un traitement intempestif, échauffant, ou elle a fait des progrès par l'incurie et la négligence des propriétaires. Dans certains cas même la phlegmasie de l'intestin se complique, comme je l'ai dit, d'une péritonite secondaire dont je parlerai plus loin.

Entérite aiguë grave.

Cette variété ne diffère de la précédente que par l'intensité plus grande de l'inflammation, et les suites funestes qu'elle peut avoir si le traitement n'est dirigé activement et avec connaissance de cause. C'est dans ce cas, comme dans beaucoup d'autres, qu'un vétérinaire qui tâtonne et change sa méthode et ses remèdes à chaque instant ne doit pas réussir ; car un expérimentateur est souvent un dangereux philosophe en médecine.

1re *Observation*. 24 mars 1824. Génisse de six mois, malade de la veille ; le fermier qui vint réclamer mes soins la croyait perdue parce qu'il assurait que c'était une *peste* qui l'avait frappée.

Symptômes observés : Abattement et brisement des forces musculaires ; la malade est souvent couchée et semble ne pouvoir se tenir debout ; lorsqu'elle est sur la litière, le corps est replié sur lui-même, la tête qui cotoie le flanc est appuyée sur le sol ; elle est dans un état de taciturnité frappant ; j'eus quelque peine à la faire relever. Le pouls était vite, concentré, l'artère tendue ; la respiration était un peu accélérée, plaintive, avec froissement des dents. La malade n'avait ni bu, ni mangé, ni ruminé depuis la veille ; sa bouche était brûlante, la langue rouge à ses bords et à sa pointe ; une constipation opiniâtre existait depuis 24 heures ; des coliques la tourmentaient, la forçaient alors à se lever et se coucher à chaque instant ; les oreilles et les cornes étaient froides, le mufle sec, la peau était sèche et adhérente, les poils hérissés et l'épine dorsale d'une grande sensibilité.

Causes : Inappréciables. *Diagnostic :* Entérite aiguë et grave. *Pronostic :* Douteux. Cependant les symptômes nerveux, indiquant plutôt une exaltation très-concevable dans un animal jeune et en bon état, que l'approche du coma typhoïde, et l'animal ne présentant nul signe d'adynamie, je cherchai à rassurer le propriétaire sur les suites de cette maladie.

Traitement : Saignée d'environ un litre à la jugulaire, qui effraya les assistans (c'était le premier animal d'espèce bovine que je voyais à Bourbon-Vendée où j'étais depuis ɔm mois) ; la génisse est frictionnée par tout le corps et enveloppée d'une couverture en laine : tisane de décoction d'orge mondé , à laquelle j'ajoutai le miel , la gomme du Sénégal et un peu de sel de nitre ; lavemens émolliens, bains de vapeurs ; eau blanche dont la malade ne but que quelques gorgées.

Le 25 , la bête rendit beaucoup d'excrémens fétides ; le soir elle est mieux ; même prescription. Le 26 , convalescence ; guérison le 28. La malade fut nourrie avec de bon foin et de l'eau très-farineuse, du 26 au 28 , et remise ensuite avec précaution à son régime ordinaire.

2e *Observation.* 9 novembre 1815. Bœuf malade , depuis 3 ou 4 jours , à la suite d'un charroi éloigné et pénible , durant lequel l'animal avait éprouvé un arrêt de transpiration.

Symptômes observés : Coliques sourdes manifestées par le trépignement des pieds , les mouvemens de la queue , l'anxiété , un malaise qui force le malade à se lever , se coucher souvent et le fait se plaindre et froisser ses dents. La bouche est très-chaude, sèche , la langue rouge et chargée ; l'anorexie existe depuis quelques jours ; la rumination est suspendue , le ventre est dur sans ballonnement, la constipation opiniâtre et datant de l'origine de l'entérite. L'urine est rare et colorée ; le pouls est vite et concentré , l'abattement extrême ; les cornes et les oreilles sont froides , les yeux tristes , le mufle sec ; la peau est adhérente et fait entendre un craquement remarquable quand on veut la détacher , les poils sont hérissés.

Diagnostic : Entérite aiguë grave. *Pronostic :* Douteux. *Traitement :* Je crus la maladie trop avancée pour recourir à la saignée , que l'état de prostration contr'indiquait. Je provoquai une défécation afin de débarrasser l'intestin : tisane laxative composée d'une décoction d'orge, graine de lin , crème de tartre et miel , donnée fréquemment et à grande dose ; lavemens émolliens , bains de vapeurs sous le ventre, usage de la couverture de laine.

Cette médication fut continuée jusqu'au 15 sans changement bien marqué ; l'animal était plus tranquille, mais il ne mangeait ni ne buvait ; quelques excrémens noirs et fétides sortaient avec les lavemens. Même prescription ; cependant je substituai le sel de Glauber à la crême de tartre et le portai à une forte dose. J'insistai sur les bains de vapeurs et les frictions.

Le 19 la maladie était encore stationnaire. Je fis dissoudre quatre gros de tartre stibié et huit onces de sel de Glauber dans six litres de tisane , qui fut donnée en trois doses dans le courant de la journée ; on continua les lavemens, on fit un bain de vapeurs après lequel le bœuf fut frictionné et bien couvert.

Enfin le 20 , il y eut une crise ; l'animal rendit une grande quantité d'excrémens noirs et fétides , ce qui le soulagea subitement, car il chercha à manger; il rumina pendant quelques instans et but un peu d'eau blanche. Dès lors je permis quelques alimens ; je fis abreuver avec l'eau farineuse ; mais on continua l'usage de la tisane adoucissante , des lavemens émolliens pendant 3 ou 4 jours ; ces soins amenèrent la guérison après 15 jours de maladie.

3e *Observation.* Le 3 juin 1822, un fermier vint me prier d'aller avec lui voir un bœuf malade depuis cinq jours, à une de ses métairies.

Symptômes : Refus des alimens, cessation de la rumination et constipation depuis l'invasion de la maladie ; quelquefois cependant les lavemens entraînaient quelques excrémens mêlés de mucosités sanguinolentes; la bouche était chaude , sèche , la langue recouverte d'une couche de matières de couleur jaune-noir ; le ventre était rétracté et les flancs durs ; les urines étaient rares et colorées ; le pouls était petit, concentré, accéléré; la respiration un peu accélérée, l'expiration plaintive avec froissement des dents. L'aspect de la tête exprimait la souffrance ; le malade était abattu, anéanti , tout annonçait une lésion profonde et grave ; les oreilles et les cornes étaient froides, le mufle sec, les yeux enfoncés dans les orbites ; le poil était hérissé , la peau collée aux os et couverte de mouches , aux piqûres desquelles le bœuf paraissait insensible.

Nous ne pûmes obtenir du métayer aucuns renseignemens sur les *causes* de cette maladie , mais nous soupçonnâmes qu'elle était la suite d'un charrois fait sans le consentement du maître , et au retour duquel on avait mis sans précautions le bœuf dans le pâturage.

Diagnostic : Entérite aiguë grave. *Pronostic* : Je ne dissimulai pas les risques que courait le malade. *Traitement* : Il eût été dangereux de pratiquer la saignée en raison de la débilité et de l'imminence de l'adynamie ; l'indication était de calmer l'inflammation , de délayer les excrémens durcis et accumulés dans l'intestin , enfin de solliciter doucement une évacuation alvine : tisane mucilagineuse de décoction de racines de guimauve et d'un peu de graines de lin , avec addition de miel et de sel de Glauber. Il fut donné dans les intervalles des breuvages laxatifs , quelques litres de lait tiède mêlé avec un peu d'huile d'olive ; ces moyens furent secondés par les lavemens émolliens et les bains de vapeurs sous le ventre, suivis de frictions sèches : l'eau blanche fut le seul aliment que l'on donna au malade, il en buvait quelques gorgées.

Le 4 , il sortit quelques excrémens avec les lavemens , le pouls me sembla moins concentré. Le 6 , le mieux était sensible ; les breuvages laxatifs avaient déterminé une défécation copieuse composée d'excrémens durs , noirs , infects et mêlés d'abondantes mucosités sanguinolentes. Ce bœuf mangea quelques feuilles vertes qu'on lui présenta, il rumina pendant quelques instans ; le pouls était plus développé , les cornes et les oreilles étaient revenues à leur température normale ; l'aspect de l'animal était meilleur , son regard plus animé. On continua cependant la tisane jusqu'au 7 , ainsi que les lavemens. Je fis nourrir avec des panades (*) , un peu de bon foin mêlé avec de l'herbe fraîche ; on l'abreuvait d'eau blanche farineuse. Tous ces soins employés avec précaution terminèrent la maladie vers le 11.

4ᵉ *Observation*. Elle appartient à M. Bernard , vétérinaire déjà cité : Le 10 juillet 1815, sur les onze heures du matin, un bœuf, âgé de 6 ans, ayant été imprudemment conduit à l'abreuvoir, au retour du labourage, fut atteint de coliques violentes : il s'agitait, grattait et frappait le sol avec ses pieds , ruait à droite et à gauche, se couchait, se relevait, regardait son ventre ; il se contournait et se ployait le corps en se penchant de côté comme s'il eût voulu se laisser tomber. Des défécations fréquentes donnaient issue à de petites quantités de matières fécales presque fluides. Malgré cette indisposition l'animal fut envoyé dans le pacage ; mais les symptômes ayant augmenté d'intensité on rentra le malade à l'étable et on lui donna une bouteille de vin chaud. A une heure après midi il se manifesta une diarrhée assez abondante qui ne parut pas fatiguer ce bœuf. Cependant le lendemain il était triste, abattu, efflanqué ; des déjections peu considérables donnaient issue à une petite quantité d'excrémens ramollis, sanguinolens, recouverts de mucosités , avec ténesmes douloureux et froissement aigu des

---

(*) J'ai parlé souvent de ces *panades ;* voici en quoi elles consistent : on coupe une certaine quantité de pain , on le fait bouillir long-temps dans l'eau et lorsqu'il est cuit on coule dans une passoire. Cet aliment auquel on ajoute du sel et quelquefois de la poudre de gentiane , donnée suivant l'indication, doit être assez liquide pour être dégluti comme un breuvage ; on doit le verser doucement pour qu'il enfile la gouttière œsophagienne et pénètre directement dans la caillette.

dents. Les poils s'étaient hérissés , les yeux s'étaient retirés dans les orbites ; inutile de dire que le malade refusait alimens et boissons. Le 12 , même état , cependant il mangea quelques brins d'herbe.

Le 13 , M. Bernard fut appelé , il trouva l'animal dans l'état suivant :

Bouche pâteuse , langue chargée et jaunâtre , salive visqueuse ; déjections peu abondantes , mollasses , fétides jaunâtres et sanguinolentes avec ténesme ; la soif est grande ; le pouls est petit , vif et concentré ; la démarche est nonchalante , il existe une grande sensibilité à la région du garrot ; les cornes et les oreilles sont brûlantes et le mufle est cependant couvert de rosée. Administration d'une demi-once d'ipécacuanha délayé dans un litre de décoction de graines de lin ; lavemens émolliens.

Le 14 , vers midi , 24 heures après avoir pris le breuvage précité , le malade éprouva des coliques fréquentes , sa langue est épaisse et enduite d'une couche jaunâtre ; il est dans un état d'anxiété extrême , se plaint , se couche , allonge l'encolure en s'appuyant la tête sur la litière ou sur le bord de la mangeoire. A une heure il survient une déjection abondante d'excrémens très-fétides qui sortent sans ténesmes; à 5 heures du soir ces excrémens sont moins abondans et plus consistans ; à 8 heures ils sont à-peu-près comme dans l'état normal. Les yeux semblent ressortir des orbites, l'animal paraît plus gai , il n'éprouve plus d'anxiété , mais la soif est extrême ; eau blanche coupée avec une décoction de graines de lin pour boisson ; l'animal mange ensuite un peu de foin et rumine.

Le 15 , urines rares , matières fécales plutôt dures que molles ; éruption critique de boutons sur toute la surface de la peau ; yeux vifs , pouls développé , démarche plus libre et mieux assurée ; l'animal est moins efflanqué que la veille , la rumination s'opère facilement et régulièrement ; tout annonce le retour à la santé , cependant la soif est toujours grande (même boisson que la veille) ; on donna au malade du foin mêlé avec de l'herbe qu'il mangeait de préférence.

A la suite d'un régime bien suivi, ce bœuf reprit son travail ordinaire le 25.

5e *Observation.* L'entérite aiguë est fréquente chez les bêtes à cornes, dit M. Benard, vétérinaire à Boulogne-sur-Mer, dans un mémoire couronné en 1827, par la société royale et centrale d'agriculture de Paris : cette maladie est presque toujours confondue avec la gastrite quoique ses symptômes soient différens. Elle est assez souvent mortelle ; les vaches dans ce cas se couchent à chaque instant, mais restent peu de temps dans cette attitude, elles agitent presque continuellement la queue ; les yeux sont rouges ; elles se livrent quelquefois à des mouvemens désordonnés , se jettent sur les murailles contre lesquelles elles poussent quelquefois avec leur tête. Ces symptômes n'existent pas toujours ensemble et leur intensité est plus ou moins grande.

L'usage des sarclures des jardins, les herbes que les pauvres gens vont arracher dans les avoines, les drèches de genièvre et quelquefois l'avortement, sont les causes ordinaires de cette maladie.

La saignée répétée selon l'indication , les boissons mucilagineuses tièdes, les lavemens émolliens, les vapeurs de même nature dirigées sous l'abdomen et une diète sévère, en procurent quelquefois la guérison, surtout lorsque ces moyens sont employés avant que la maladie soit parvenue à son plus haut degré d'intensité.

A l'ouverture des cadavres des animaux qui meurent de cette maladie on trouve l'intestin grêle rouge , très-épaissi, quelquefois il est noir ; souvent aussi on rencontre les lésions d'une péritonite jointes à celles que l'on vient de décrire ; ainsi il y a épanchement dans l'ab-

domen d'un liquide sanguinolent ; le péritoine est plus
ou moins rouge et ses vaisseaux sont injectés ; la vessie
dans l'un et l'autre cas participe à l'inflammation , elle
est remplie d'urine roussâtre , quelquefois sanguinolente,
noire , toujours claire. Lorsque la maladie est la suite de
l'avortement , la matrice offre des lésions qui attestent
de son inflammation.

Une génisse fait le sujet de la première observation :
les symptômes d'abattement et de prostration que présenta l'entérite dont elle était atteinte , viennent à l'appui
de ce que j'ai dit page 41 , que la susceptibilité nerveuse
s'associait fréquemment et de préférence à la prédominance lymphatique , et que ce tempérament mixte était
le propre des jeunes animaux de l'espèce bovine et surtout
des femelles. Malgré l'accablement de la malade , l'état
de vitesse , de concentration du pouls ainsi que la tension
de l'artère , indiquaient la saignée : je la pratiquai peu
copieuse en raison de la jeunesse de la malade ; j'en
secondai les effets par une tisane mucilagineuse , et ces
moyens simples et calmans suffirent pour opérer promptement un changement salutaire.

Dans la 2ᵉ observation ce furent les laxatifs en lavages
qui firent tous les frais du traitement ; je dus m'abstenir
de saigner , mais aussi je dois faire remarquer que la résolution de l'inflammation fut plus difficile et la maladie
plus longue, et qu'il fallut même recourir à l'émétique pour
produire l'évacuation stercorale qui termina la maladie.

La troisième observation a quelque analogie avec la
précédente , l'état adynamique y était cependant plus
imminent ; je dus encore ne pas saigner et la curation
fut plus lente.

La 4ᵉ observation me suggère les réflexions suivantes :
l'emploi de l'ipécacuanha ne réussit pas toujours ; il faut
avant de l'administrer être assuré que l'irritation inflammatoire est de beaucoup diminuée , autrement on doit

craindre des accidens graves ; l'émétique n'a pas ces inconvéniens ; il y a long-temps que l'expérience m'a prouvé qu'il était préférable à l'écorce de la racine brésilienne. Une éruption critique de boutons survenue sur toute la surface de la peau , dans le bœuf qui fait le sujet de cette observation , prouve toute la sympathie qui unit , en santé comme en maladie , les tégumens interne et externe.

La note de M. Benard , que j'ai cotée 5e observation , est en harmonie avec mes opinions médicales sur l'entérite : la saignée est selon lui le remède héroïque et il a raison ; elle doit être préférée à tout autre moyen quand elle est praticable ; elle seule rétablit promptement l'équilibre dans la circulation et favorise efficacement la résolution de la phlegmasie intestinale. L'autopsie a de plus démontré à M. Benard que l'inflammation n'est pas, comme je l'ai insinué, toujours bornée à l'intestin grêle. Enfin ce vétérinaire a aussi observé la complication de l'entérite par la péritonite , ce que je signalerai bientôt.

Tels sont les faits auxquels j'ai cru devoir me borner pour caractériser cette variété de l'entérite aiguë : je l'ai vue passer deux fois à l'état chronique et faire périr les animaux du 25e au 50e jour. J'avais été appelé tardivement (du 9e au 11e jour de la maladie) ; on avait prodigué des remèdes incendiaires et notamment les purgatifs. Aux symptômes décrits dans la 5e observation j'ajouterai que les malades étaient excessivement affaissés, qu'ils avaient maigri rapidement , que la réaction vitale était faible , sans énergie et l'adynamie imminente. Il y avait soif ardente ; le pouls s'effaçait graduellement , devenait intermittent , misérable ; la diarrhée augmentant devenait colliquative , infecte , d'une couleur gris-ardoisé ; l'air expiré était fétide ; on observait des frissons partiels , des soubresauts dans les tendons; enfin le malade , semblable à un cadavre dévoré par la consomption , expirait sans convulsions.

Les lésions les plus essentielles que je trouvais à l'autopsie consistaient dans l'état spécial de la muqueuse intestinale, qui était couverte de plaques gris-ardoisé, sous lesquelles elle était épaissie, ramollie et diffluente. Le tissu cellulaire sous-muqueux était épais de plus de deux à trois lignes, infiltré, hypertrophié, partout où il existait des traces d'infiltration de la villeuse. Dans un bœuf ces lésions s'étendaient au cœcum et au colon. Le canal intestinal contenait aussi des matières muqueuses infectes, sanguinolentes ; plusieurs ganglions lymphatiques du mésentère étaient engorgés, infiltrés et de couleur blanc-mât.

De ce qui précède il résulte que le traitement de ce cas pathologique doit être actif : calmer l'inflammation, vider les premières voies par les laxatifs et surtout l'émétique, sont les indications principales ; je me suis expliqué sur l'emploi de l'ipécacuanha ; j'ai en ma possession des faits qui prouvent qu'il a été funeste quand on l'a administré sans précautions.

Les sinapismes et les révulsifs à la peau, quoique indiqués dans ce cas, exigent une certaine attention : employés trop tôt ils augmentent la réaction fébrile et les accidens inflammatoires ; appliqués trop tard, lorsqu'il y a faiblesse et tendance à l'adynamie, les engorgemens, les infiltrations qu'ils produisent se gangrènent rapidement ; ils causent des accidens horribles et funestes, soit par l'extension de la mortification, soit par les suites de l'absorption de l'ichor gangreneux.

Entérite sur-aiguë avec hémorrhagie (entérorrhagie).

J'ai dit que l'entérite se montrait dans certains cas avec un caractère sur-aigu souvent très-funeste, et qu'elle pouvait même être accompagnée d'une violente congestion sanguine, d'une véritable apoplexie du tube digestif.

1re *Observation*. 18 mars 1825. Je fus demandé pour un bœuf âgé de cinq ans, en bon état et d'une belle race, atteint de coliques très-graves depuis le matin. Le malade a refusé subitement de manger et cessé de ruminer dès le point du jour; il a paru tout-à-coup très-abattu. *Symptômes :* La bouche est brûlante, la langue rouge; des coliques fréquentes manifestées par l'agitation de la queue, le trépignement, des mouvemens de torsion du corps, accusent une anxiété, un mésaise extrême; des borborygmes très-bruyans précèdent les efforts que fait l'animal pour expulser des mucosités mêlées de caillots de sang sans excrémens. Le bœuf reste couché pendant quelques instans dans un état d'abattement taciturne, la tête repliée sur le corps ou posant sur le sol; il se relève tout-à-coup, se plaint, fait froisser ses dents; on observe des épreintes, des efforts, l'anus s'entr'ouvre avec bruit ; le rectum se renverse, sa muqueuse est rouge et enflammée; le malade expulse quelques mucosités spumeuses et sanguinolentes; les urines sont rares et foncées en couleur ; la respiration est accélérée et plaintive ; le pouls est vite, concentré, l'artère tendue ; le poil est hérissé, l'épine du dos très-sensible ; les yeux larmoyans et rouges, le mufle sec, les cornes et les oreilles froides.

Diagnostic : Entérite sur-aiguë, avec congestion sur le tube intestinal. *Pronostic :* Grave, tout faisant craindre une mort prompte. *Causes :* inappréciables. *Prescription :* Saignée de 8 livres à une jugulaire; administration d'une potion calmante composée de deux gros d'opium et quatre gros de nitre dans une infusion miellée de guimauve ; tisane d'orge, graines de lin, gomme du Sénégal et miel, donnée à la dose de deux litres toutes les deux heures ; lavemens émolliens à peine tièdes, eau blanche, fumigations émollientes sous le ventre, frictions sèches, l'animal est enveloppé avec une couverture en laine. Ces moyens , continués pendant trois jours calmèrent un peu les coliques et amenèrent un mieux rassurant. Il n'existait plus qu'une constipation opiniâtre, la chaleur de la bouche avec concentration du pouls et tension de l'artère, Saignée aux thoraciques d'où je tirai quatre livres de sang ; tisane de décoction d'orge et guimauve avec addition de gomme et crème de tartre ; lavemens émolliens qui procurèrent devant moi la sortie de quelques excrémens noirs , fétides , mêlés de mucosités et de caillots de sang. Le 25 je revis le malade pour la troisième fois : désir fugace de manger, rumination instantanée , toutes les muqueuses apparentes sont pâles , l'animal est débile ; tisane mucilagineuse miellée et crème de tartre ; lavemens , frictions sèches , panades , eau blanche et un peu de foin. Le 26 , le bœuf était en convalescence, il avait peu d'appétit et ruminait ; il existait une diarrhée assez abondante composée d'excrémens voisins de l'état normal ; le malade était devenu maigre et faible ; je fis donner de bon foin, de l'eau farineuse; soir et matin on lui faisait prendre une panade à laquelle je faisais ajouter l'extrait de genièvre. En sept à huit jours l'appétit était revenu , la rumination et la digestion parfaites , mais le bœuf ne reprit son embonpoint qu'au mois de mai dans les pâturages.

2ᵉ *Observation* appartenant à M. Lafore , chef de service :

Un taureau de 2 ans, arrivé à l'école vétérinaire depuis deux jours, fut connu malade le 16 juin 1856. *Symptômes* : Abattement, diminution sensible de l'appétit , diarrhée, excrémens très-liquides et fétides. Le 17 au matin même état que la veille; pouls petit , dur, accéléré, mufle sec, conjonctive rouge , bouche chaude , refus des alimens et des boissons; à 5 heures le pouls est petit ; les excrémens plus fétides que la veille sortent en jets rapides; toute l'habitude du corps et surtout les extrémités, les cornes et les oreilles sont froides. A 7 heures du soir, l'animal baisse tout-à-coup la tête, se laisse tomber et se relève de suite; le pouls est, dans ce moment, presque effacé, l'artère tendue et la peau froide.

Diagnostic : Entérite sur-aiguë.

Traitement : Saignée de cinq livres à une jugulaire, tisane de décoction de racines de guimauves, lavemens émolliens.

Au moment où l'on pratiqua la saignée, le veau rendit par l'anus des fausses membranes, ayant la forme de l'intestin, composées de substances fibrineuses, parsemées de taches rouges, contenant dans l'intérieur du canal qu'elles formaient des parcelles d'excrémens.

Deux heures après la saignée, le malade était mieux, il cherchait à manger, le pouls s'était développé ; il rendit dans la nuit du 17 au 18 de nouvelles fractions de fausses membranes. Le 18, convalescence et le 20 guérison parfaite.

Ces fausses membranes mises dans l'eau la colorèrent en rouge, comme l'eût fait un caillot de sang ; elles n'étaient que le résultat de l'exhalation sanguine ou d'une hémorrhagie par transsudation, qui accompagne les inflammations sur-aiguës de la muqueuse intestinale avec vive excitation et congestion des capillaires artériels qui concourent à former les villosités de cette membrane.

Dans ce cas et dans ceux analogues, outre le sang exhalé, il existe une quantité prédominante de lymphe-plastique exsudée sur la surface libre des muqueuses, lors de leur inflammation aiguë; la présence de ces concrétions cylindriques constitue *l'entérite pseudo-membraneuse.*

Cet animal faisait partie d'un convoi de taureaux, achetés dans les départements du Gers et de Lot-et-Garonne, pour le compte de celui de la Haute-Garonne. Ils étaient arrivés à l'école vétérinaire fatigués, *aggravés*, échauffés par la marche et une température élevée. De semblables voyages, des déplacemens aussi subits, fatiguent toujours beaucoup de jeunes animaux élevés à l'étable.

Je vais rapporter trois observations que je dois à l'obligeance et aux talens de M. Pressecq, médecin-vétérinaire à Montauban.

5ᵉ *Observation.* Je fus demandé pour donner des soins à un bœuf âgé de 4 ans, de race gasconne. Cet animal après avoir pris son repas s'était couché pour ruminer à l'aise, ne présentant aucuns signes maladifs. « Tout-à-coup et environ deux heures avant mon départ pour venir vous chercher, me dit le propriétaire, il a cessé de ruminer et paru éprouver de vives douleurs ; il s'est couché, relevé, roulé dans l'étable et fait entendre des mugissemens plaintifs. Il se *malmène* beaucoup (expression patoise et locale), et je crains qu'il ne périsse. » En effet, je me hâte d'accourir, mais à mon arrivée je trouve le bœuf raide-mort ; et quand je dis *raide* je le fais à dessein, dit M. Pressecq, car dans une autre maladie la rigidité cadavérique n'est ni aussi prompte, ni aussi prononcée que dans le cas qui nous occupe. Je fus forcé de renvoyer l'autopsie au lendemain, elle présenta les lésions suivantes : à part les altérations morbides que l'on observe sur tous les cadavres, telles que le ballonnement, l'infiltration cellulaire et surtout l'hypérémie hypostatique, tous les organes paraissaient sains, excepté les intestins grêles qui étaient parsemés extérieurement de pétéchies ; les ayant ouverts je trouvai la membrane muqueuse qui les revêt intérieurement d'une couleur rouge-violet ; cette teinte était entrecoupée en zigzag par des nuances d'une couleur beaucoup plus foncée. Ces lésions perdaient de leur intensité à mesure que l'on approchait du gros intestin. Les matières fécales étaient remplacées par des caillots de sang noir et violet, qui nageaient dans du sang encore liquide et ressemblant parfaitement à de la lie de vin. Les autres viscères des cavités splanchniques n'offrirent rien d'anormal, tout semblait prouver que la congestion avait eu son siége principal dans l'intestin grêle et s'était terminée par une hémorrhagie prompte et mortelle, dont les effets seuls sont connus et la cause inappréciable. Ce bœuf était dans les mêmes conditions que cinq autres compagnons de ses travaux, et celui qui s'attelait avec lui était de même âge, de même race, de même tempérament, c'est dit-on la prédisposition.... A d'autres l'explication, je me contente d'être fidèle narrateur.

4ᵉ *Observation.* 29 novembre 1858. Bœuf de labour âgé de 4 ans, de forte taille, race agénaise : Cet animal mis la veille dans le pâturage à trois heures du soir, mange bien, rumine et bondit même dans la prairie avec les autres bestiaux; mais le 29, à trois heures du matin, il a refusé les alimens, s'éloigne de la crèche et une demi heure après il est atteint de tremblemens partiels; il se plaint, s'agite comme le font les bœufs affectés de calculs urinaires, et ce n'est pas la première fois, dit M. Pressecq, que j'ai remarqué cette analogie des symptômes de la colique entérorrhagique, avec ceux de la colique néphrétique calculeuse. Arrivé près du malade je le trouvai dans une anxiété extrême, tourmenté de coliques très-vives et intenses, avec douleur de l'abdomen lors de la pression ; le pouls était plein et élevé, la respiration fréquente et courte; une sueur tantôt froide, tantôt chaude, humectait la peau ; les oreilles, le nez et surtout les extrêmités étaient froids; la face était grippée. Ce dernier symptôme est remarquable, diagnostique ainsi que des mouvemens convulsifs dans toute l'habitude du corps et particulièrement de la queue. Dans cette maladie encore, si l'on introduit la main dans le rectum pour vider et fouiller l'animal, on trouve cet intestin brûlant, les excrémens qu'on en retire sont imprégnés d'une couche de sang ; enfin le malade se débat , se roule sur la litière et meurt en éprouvant des douleurs atroces. Dans cette variété de l'entérite du bœuf les urines sont toujours claires.

Causes : Inappréciables ; les alimens dont usent les bestiaux de la ferme sont de bonne qualité, le travail presque nul, la température de la saison régulière et le malade était dans un état d'embonpoint satisfaisant. *Diagnostic :* Entérite sur-aiguë. *Pronostic :* Funeste.

Le *traitement* devenait très-difficile ; calmer l'inflammation, remédier à l'entérorrhagie , telle était l'indication ; à ces fins je fis deux saignées répétées à deux heures de distance et de quatre à cinq livres chaque ; émulsion de son tenant en suspension du laudanum liquide, administrée toutes les deux heures , lavemens émolliens ; bouchonnemens fréquens sur toute la surface du corps , frictions avec le vinaigre très-chaud sur les extrêmités. Mort quatre heures après l'invasion de la maladie.

Autopsie faite une heure après la mort : rigidité cadavérique extrême et subite, quoique la température atmosphérique fût encore assez élevée. Cette rigidité que l'on n'observe ordinairement que 4 à 5 heures après la mort, mais qui survient constamment et aussitôt que les bestiaux ont succombé à cette variété de l'entérite dont elle est une lésion spéciale, m'a frappé d'étonnement ; car le bœuf qui fait le sujet de cette observation était jeune ; il était mort d'une maladie aiguë dans une étable close et dont la température était pour ainsi dire chaude , pourtant la raideur était telle , qu'une heure après la mort , il fallut fracturer les canons pour le sortir de l'écurie ; je ne puis me rendre compte de ce phénomène. (*)

(*) J'ai déjà fait pressentir que dans certaines maladies, dans lesquelles l'exaltation vitale est considérable, je pensais que le sang pouvait être saturé de fluide nerveux, de chaleur animale, de force de

Les trois cavités splanchniques explorées avec soin, ne m'offrirent de lésions remarquables que sur l'intestin grêle. La surface extérieure de ces viscères était rouge-noir; l'hémorrhagie intérieure avait non-seulement détruit toute la membrane muqueuse, mais dans certains points de leur étendue les trois membranes étaient perforées, et leur solution présentait des bords frangés; le sang épanché en assez grande quantité était de couleur noire-viollette; environ trois litres de liquide séro-sanguinolent existait dans la cavité abdominale.

5ᵉ *Observation.* 5 janvier 1859. Je fus requis, conjointement avec un autre commissaire-expert, pour visiter le cadavre d'un bœuf qui venait, disait-on, de s'étrangler, et que l'on avait dépouillé pour le vendre à la boucherie. C'était un animal de 4 ans de race agénaise, en bon état de chair; n'ayant trouvé aucunes traces de strangulation et soupçonnant à la couleur des organes que ce bœuf avait été malade, nous déclarâmes la viande impropre à la consommation et nous conclûmes à ce qu'elle fût enfouie.

Désireux d'éclaircir mes doutes sur les causes de la mort de ce bœuf, je me rendis à la voirie pour en faire l'autopsie; mais avant je tirai à part le bordier et le questionnai : « Je suis parti ce matin à cinq heures, me dit-il, pour transporter à la ville un charroi de sarmens. J'avais

vie qui, dans le cas d'hémorrhagie, s'exhalaient avec lui, ce qui explique, autant que possible, la mort qui suit une perte de sang, même peu considérable; tandis que dans d'autres circonstances où l'hémorrhagie est plus passive, où le sang s'écoule plus lentement et dans lesquelles il a peu ou point d'excitation vitale, le malade peut perdre une quantité considérable de ce liquide, pour ainsi dire, sans danger imminent pour son existence. Or, il me semble que le refroidissement si prompt et la raideur cadavérique si prématurée, survenus après la mort des deux bœufs qui font l'objet des observations de M. Pressecq, peuvent être attribués à l'influx nerveux ou vital rapidement dépensé durant la lutte pathologique, l'hémorrhagie active et mortelle qui a terminé la maladie. De semblables phénomènes, des résultats pareils s'observent dans l'asphyxie par submersion.   G****.

pansé mes bœufs comme de coutume, ils ont bien fait la route et ruminé même dans les instans de repos. A deux heures, lorsque je me préparais à les mettre sous le joug, pour m'en retourner chez moi, j'ai remarqué que celui qui est mort tremblait, se couchait, se relevait, et paraissait avoir le mal de ventre. J'ai couru vous chercher pour réclamer vos soins, vous étiez absent; je suis revenu à l'auberge où j'ai trouvé mon bœuf mort. » Cet homme soignait et nourrissait bien ses bestiaux; durant tout l'hiver il les avait toujours abreuvés avec l'eau blanchie par le son. Je passerai sous silence l'autopsie qui m'offrit les mêmes lésions que la précédente.

M. Pressecq a recueilli douze cas semblables, qu'il se dispense de rapporter à cause de leur analogie.

La 1re observation trace l'histoire d'une entérite suraiguë, dont la cause ne put m'être connue; la rapidité de sa marche, la gravité de ses symptômes rendirent mon pronostic très-douteux; la saignée, l'opium calmèrent les premiers symptômes; les mucilagineux, les laxatifs terminèrent la cure après huit jours de soins et de médications. La 2e observation, appartenant à M. Lafore, intéresse plutôt par les phénomènes morbides que par la gravité de ses symptômes; la sortie des pseudo-membranes est le propre de cette variété de l'entérite, que j'avais autrefois imparfaitement observée. Les trois observations de M. Pressecq sont du plus haut intérêt; elles caractérisent l'entérorrhagie et sont décrites avec talent et exactitude.

Dans l'intention de diminuer le volume et l'étendue de cette pathologie, je n'ai cité qu'un seul fait tiré de ma pratique, quoique j'aie eu plusieurs occasions d'observer cette maladie, de la traiter avec un succès varié et j'avouerai peu constant. J'ajouterai d'abord que j'ai rencontré parfois la gangrène d'une portion plus ou moins étendue de l'intestin grêle ; et , outre les lésions déjà citées et communes à l'entérite sur-aiguë avec entérorrhagie , j'ai vu l'inflammation du cœcum et du colon dans deux cas différens : les membranes de ces viscères étaient épaissies par le sang qui les infiltrait ; elles avaient absolument l'aspect d'un caillot sanguin , reflétaient une couleur rouge-noir et présentaient une épaisseur de 3 à 4 lignes. Le sang transudé dans l'intérieur de ces intestins entourait , baignait et recouvrait les excrémens , ou s'y trouvait en caillots. Le tissu cellulaire qui unit la muqueuse à la charnue était envahi par une infiltration gélatiniforme , mêlée de linéamens sanguins ; cette infiltration détachait et séparait pour ainsi dire ces deux membranes.

On le voit : les causes déterminantes de l'entérorrhagie sont communément difficiles à apprécier ; il faut se contenter de la constater.

Quant au traitement , voici ce que j'ai fait : si j'arrivais dans le principe , je me hâtais de pratiquer une saignée assez ample et proportionnée à l'âge , la taille et au tempérament de l'animal ; je l'ai poussée une fois presque jusqu'à la syncope , dans un jeune bœuf, et m'en suis bien trouvé. Je prescrivais des breuvages mucilagineux miellés , à peine tièdes , à petites doses souvent répétées , ainsi que des lavemens d'eau acidulée , froide. L'abdomen et les membres étaient frictionnés d'abord avec le vinaigre très-chaud , puis avec du vinaigre chargé de poudre de moutarde , dans le but d'opérer sur la peau une révulsion salutaire. Il m'est arrivé de réitérer la saignée aux thoraciques , aux saphènes quand le pouls ne se développait pas. Mais si la maladie datait de quelques heures et était déjà avancée , quand les coliques étaient intenses , le pouls concentré , le corps froid , je me hâtais de pratiquer une saignée copieuse à une ou deux veines thoraciques ou aux saphènes ou encore aux mammaires dans les vaches ; je la réiterais 4 à 5 heures après , suivant l'état du pouls. J'employais d'abord et de suite les frictions de vinaigre très-chaud , puis j'appliquais sur l'abdomen un large sinapisme , que je scarifiais dès qu'il avait produit une infiltration sous-cutanée assez épaisse ; le sang écoulé , je mettais, quelquefois , sur les scarifications de la poudre de moutarde étendue sur des étoupes , dans le but d'entretenir une forte révulsion. Je faisais administrer en même temps les breuvages mucilagineux gommés , les lavemens froids acidulés , comme je viens de le dire, et si j'étais assez heureux pour voir les symptômes maladifs diminuer d'intensité , j'employais ensuite un traitement semblable à celui que j'ai indiqué pour la gastro-entérite aiguë.

M. Rigot , professeur à l'école d'Alfort m'a remis , en 1828 , la note suivante :

Inflammation pustuleuse de l'intestin du bœuf. Variété de l'entérite.

« *Ouverture* d'un bœuf faite le 10 mai 1824. *Duodenum :* rougeur uniforme de la muqueuse avec épaississement , ramollissement et taches pétéchiales. Dans la portion cœcale de l'intestin grêle , ainsi que dans la portion moyenne , il existait sur les glandes de *Peyer* de petites pustules arrondies , blanchâtres à leur sommet et circonscrites par une auréole rougeâtre. Dans quelques endroits et à côté de ces pustules , il existait des ulcérations assez étendues qui paraissaient être les résultats d'une dégénérescence des pustules qui les avaient précédées ; une matière noirâtre s'échappait de ces ulcères. L'inflammation qui les accompagnait était dans quelques points diffuse et dans d'autres circonscrite. »

» Dans quelques parties la muqueuse intestinale était entièrement détruite. Les ganglions mésentériques étaient gros , rouges et ramollis. »

J'enregistre cet intéressant narré, il pourra un jour éclairer un point de doctrine; car, je le répète, je crée l'édifice avec des matériaux plus ou moins parfaits; plus tard, avec de nouvelles observations, moi ou un autre, perfectionnera ce travail. Je m'estime heureux d'en rassembler laborieusement les moyens de construction et en cela je crois mériter l'indulgence, pour ne pas dire la reconnaissance des vétérinaires.

L'entérite se montre aussi quelquefois avec des complications que je dois faire connaître.

A. *Entéro-péritonite aiguë.*

J'ai observé quelquefois cette maladie dans diverses contrées du bocage des deux-Sèvres à la fin de l'été ou au commencement de l'automne, surtout lorsque la température estivale avait été chaude et sèche, et quand les eaux des petites rivières et des abreuvoirs étaient rares et corrompues. Elle se déclare ordinairement quelques jours après que les bestiaux ont été mis dans les prés de regain, surtout dans les vallées humides. Elle a même dans quelques cas, suivant certains écrivains, une apparence épizootique.

Symptômes : Tristesse, lenteur de la marche ; le bœuf malade quitte le troupeau, se réfugie auprès des haies, reste debout et enfonce souvent sa tête dans le feuillage ; l'appétit diminue, la rumination cesse, la bouche est chaude, la langue rouge et tuméfiée ; le ventre est douloureux au toucher et légèrement ballonné, les excrémens sont durs, muqueux, coiffés et mêlés quelquefois de tries sanguinolentes ; l'urine est rare, odorante, épaisse, huileuse. On observe de légères coliques manifestées par le trépignement des membres abdominaux ; la respiration est accélérée et courte, les flancs agités et tremblotans ; le pouls est plein, accéléré, d'une vitesse

double de celle de l'état normal (70 à 80 pulsations par minutes). Toute la surface du corps est chaude, le mufle est sec,
les muqueuses apparentes rouges ; l'épine dorsale et lombaire est d'une grande sensibilité, le train postérieur
est chancelant ; l'animal tombe tout-à-coup, périt très-
promptement, avec de légères convulsions, d'autres
semblent être frappés de la foudre et meurent au sortir
des travaux ; quelques-uns sont trouvés morts dans le
pâturage ou dans l'étable ; le corps se tympanise promptement après la mort, le rectum devient saillant, sa
muqueuse est rouge-noir. Dans tous les cas la maladie
affecte une marche très-rapide et dure de 2 à 4 jours,
rarement 6 et 7.

Autopsie : L'abdomen contient un épanchement de
sérosité sanguinolente ; le péritoine enflammé est parsemé
de pétéchies et d'ecchymoses noires ou grisâtres, de pareilles lésions existent à l'epiploon ; divers points du péritoine sont recouverts d'une couche gélatiniforme particulièrement sur le diaphragme et dans le bassin. La
vessie, dont la péritonéale est rouge, contient une urine
épaisse ; la rate est diffluente et noire, le foie volumineux
et sans consistance ; la muqueuse intestinale présente les
traces d'une violente inflammation ; des plaques entéror-
rhagiques, des caillots de sang purs ou mêlés de mucosités la recouvrent, et la membrane externe ou séreuse est parsemée d'ecchymoses violettes. La muqueuse
des trois premiers estomacs, mise à découvert par la
chute de l'épithélium, est rouge et celle de la caillette
est enflammée, épaissie et injectée. Il existe aussi un
épanchement séro-sanguinolent dans le thorax ; des taches
pétéchiales existent sur les plèvres et le péricarde ; les
poumons sont emphysémateux. L'encéphale et le rachis
ne m'ont offert rien de remarquable.

Causes : La dépaissance des plantes couvertes de poussière, torréfiées par la chaleur atmosphérique durant

l'été, et l'usage des eaux stagnantes sont les causes pré-disposantes de cette maladie ; elle est déterminée en automne par le séjour des bestiaux dans les vallées et les prés de regain généralement humides, et dans lesquels les animaux restent nuit et jour, depuis la fin d'août jusqu'à celle d'octobre, vivant de l'herbe aqueuse de ces pâturages et exposés à toutes les intempéries atmos-phériques. Ce qui confirme cette opinion c'est que l'en-téro-péritonite est plus fréquente quand l'automne est humide.

MM. Taiche et Boizot, vétérinaires, ont observé cette maladie en 1826 et 1827 ; ils en ont donné une bonne description dans le cahier de mai 1828 du recueil. Cependant je ne l'ai pas vue aussi fréquente dans le Poitou, que ces messieurs dans leur pays. Lorsque l'au-tomne était pluvieux, j'avais çà et là quelques bestiaux atteints, mais l'entéro-péritonite atteignait rarement assez d'animaux pour que je considérasse cette affection com-me épizootique et surtout comme contagieuse ; je ne voyais là qu'une phlegmasie des séreuses et des muqueuses de l'abdomen.

Diagnostic : La rougeur, la chaleur de la bouche, la cessation de la rumination, la constipation et les coliques, jointes au léger ballonnement de l'abdomen ainsi que sa sensibité lors de la pression et l'embarras de la marche, sont les signes pathognomoniques de cette maladie.

Pronostic : L'intensité des symptômes, le plus ou moins de développement du pouls, la rapidité de la maladie, l'affaissement général, le gonflement de l'abdomen, sa sensibilité et l'opiniâtreté de la constipation guident le vétérinaire pour l'appréciation du pronostic.

Traitement : Saignée à la jugulaire (de 5 à 7 livres) que je réitérais rarement et seulement quand le pouls était encore plein et accéléré ; cette seconde évacuation sanguine se pratiquait de préférence alors aux veines thoraciques ou aux abdominales et aux saphènes ; breuvages mucilagineux de décoction d'orge mondé , de racines de guimauve , nitrate de potasse et miel donnés trois et quatre fois par jour ; lavemens émolliens acidulés par le vinaigre , bains de vapeurs , frictions sèches. Les animaux étaient avant tout rentrés à l'étable et tenus dans une température douce.

Ce traitement produisait de bons effets dès les 2e et 3e jours ; j'ai été rarement obligé de le continner plus de 6 à 7 jours ; après cette époque , les animaux étaient ordinairement hors de danger.

Durant la convalescence , je faisais nourrir de panades et d'eau farineuse ; des alimens plus substantiels n'étaient permis que lorsque la rumination était rétablie.

Si la maladie présente un caractère épizootique , comme quelques vétérinaires l'ont observé , un *traitement préservatif* devient indispensable pour les animaux encore sains. Il consiste dans une saignée générale , quelques lavemens , l'eau blanche , une bonne nourriture et le soin de soustraire les bestiaux aux influences du froid et de l'humidité.

Les sétons , remède banal , conseillé par quelques vétérinaires , sont au moins inutiles ; ils n'accélèrent nullement la cure , produisent des tumeurs qui exigent un traitement particulier et déplaisent aux propriétaires.

Entéro-péritonite dans un Veau naissant.

Le 20 octobre 1828 , Une vache près de mettre bas , appartenant à un nourrisseur du faubourg Saint-Michel de Toulouse , fut imprudemment mise dans un pâturage voisin de la Garonne , par un temps un peu frais et humide ; elle y fit son veau et fut trouvée le soir couchée , blottie près de lui , cherchant à le réchauffer et le ranimer. Après avoir rentré ses bestiaux à l'étable , le propriétaire remarqua que le petit veau qui fait le sujet de cette observation , restait toujours couché ; qu'il avait l'air triste , la tête allongée sur le sol ; il le fit relever , lui présenta plusieurs fois le pis , mais il refusa constamment de le prendre. Le lendemain , même essai pour faire téter ce veau , même refus ; le malade est presque toujours couché , abattu , il éprouve de légères épreintes. Je fus appelé et me rendis chez ce nourrisseur avec quelques élèves.

Symptômes : Toute la surface du corps est froide , la bouche est sèche , chaude et la langue rouge ; le ventre est dur , un peu gonflé et douloureux à la pression ; l'animal éprouve quelques coliques , fait des efforts pénibles pour fienter qui donnent issue à quelques portions de méconium aggloméré en boules , recouvertes de mucosités assez abondantes , jaunâtres et sanguinolentes. Le pouls est concentré , presque inappréciable , mais le cœur bat avec une vîtesse extrême ; la conjonctive est très-injectée.

Diagnostic : Entéro-péritonite , causée par l'impression d'un air froid et humide au moment de la naissance. *Pronostic :* Très-douteux. *Traitement :* Décoction d'orge mondé , avec la gomme , que l'on mêle avec le lait de la mère , administrée tiède par demi-verres , toutes les heures. Lavemens émolliens d'environ un tiers de litre , donnés doucement. Je fis envelopper l'abdomen d'un morceau d'étoffe trempée dans une décoction émolliente chaude et bien recouvrir d'une autre étoffe sèche. Deux heures après , on frictionne le petit malade , on l'enveloppe de linges chauds; ce pansement est renouvelé tous les jours. Ces soins, qui furent continués avec persévérance , guérirent ce veau en trois jours.

Ayant déjà indiqué cette complication de l'inflammation de la muqueuse intestinale , en parlant de l'entérite aiguë simple , je crois inutile de citer d'autres faits. Toujours elle m'a paru être la suite de l'action du froid humide agissant seul ou avec d'autres causes capables de produire l'inflammation de l'intestin et le refoulement de la transpiration cutanée sur la séreuse abdominale. Je l'ai vue grave et mortelle, j'ai décrit les lésions qui en sont la suite : j'ai dit que les évacuations sanguines étaient le premier remède ; saignée à la jugulaire , que je réitérais au besoin quatre ou six heures après aux veines thoraciques ou aux abdominales , ou encore aux saphènes ; mais cette seconde phlébotomie doit être moins copieuse. Je persistais dans l'emploi des breuvages mucilagineux et laxatifs ; les cataplasmes, les bains de vapeurs émolliens, les frictions , les lavemens , etc. , etc. Lorsque ces moyens étaient sans effets avantageux , j'appliquais sur l'abdomen un sinapisme assez étendu , que je scarifiais dès qu'il avait produit un engorgement. Ce révulsif est un moyen puissant qu'il ne faut pas trop tarder à employer et dont j'ai reconnu les bons effets.

B. *Entérite compliquée de l'inflammation des organes de la sécrétion urinaire.*

Je n'ai point eu l'occasion d'observer cette variété de l'entérite dans le bœuf, à part le *mal de brou* ou *de bois* que je n'ai pas cru devoir placer dans cette catégorie , malgré les opinions de quelques vétérinaires : Les uns ont cru y voir un empoisonnement , d'autres une entéro-néphrite ; César, veut que ce soit une indigestion avec symptômes de fureur ; Chabert limitait son siége aux organes de la digestion , et l'opinion de cet observateur en valait bien une autre. J'ai dit la mienne sur le mal de Brou , je vais donc me borner à rapporter ici le fait suivant, sur l'entéro-néphrite , ainsi que le narré d'un vétérinaire du Cantal sur l'entéro-cystite, pour en tirer ensuite les conséquences que je croirai propres à formuler une indication rationnelle.

Le 7 août 1850 , un bœuf de labour , âgé de 8 ans , de petite taille et en bon état, fut connu malade dans la soirée , à son retour des travaux ; il refusait de manger , ne ruminait pas et paraissait abattu. Le 8 au matin, un forgeron le saigna à la jugulaire ; le soir , on consulta un vétérinaire de la ville de Toulouse. *Symptômes* : l'animal est très-abattu , il porte la tête basse , il a peine à se tenir debout , sa démarche est chancelante , il se couche et se relève fréquemment , éprouve des coliques manifestées par l'anxiété , le trépignement des membres abdominaux , l'agitation de la queue , les plaintes et le froissement des dents ; le malade n'a pas mangé ni ruminé depuis deux jours ; il existe une constipation opiniâtre , on ne l'a pas vu uriner. L'épine dorsale est d'une sensibilité extrême , surtout à la région lombaire. Le pouls est petit et concentré ; la respiration est sifflante , sans agitation des flancs , qui sont creux ; le corps est applati , le ventre tombant. Les yeux sont tuméfiés et presque fermés , la conjonctive est rouge , injectée ; les cornes et les oreilles chaudes. Le mufle est enflé , la muqueuse nasale rouge-cramoisi et épaissie ; il découle des narines un mucus épais et abondant.

Causes : Inappréciables. Cependant, on soupçonne un arrêt de transpiration. *Diagnostic :* Le dégoût , la suppression de la rumination, la constipation , les coliques, la sensibilité et la chaleur de la région lombaire , la rareté des urines, etc., etc., accusent une *entéro-néphrite*. *Pronostic :* Funeste. *Traitement :* Saignée à la jugulaire, breuvages de décoction de gentiane , lavemens émolliens. Le 9 au matin , on s'aperçut que l'animal rendait des urines très-sanguinolentes, dont l'émission était fréquente et précédée de coliques , de trépignemens des membres abdominaux ainsi que d'agitation et de mouvement de la queue. Le pouls est toujours petit, concentré , l'abattement extrême , de même que le chancellement du train postérieur; tous les autres symptômes ont augmenté d'intensité ; on observe de fréquens frissons, la peau devient froide, sèche, le poil se hérisse. Même prescription. Le soir, les symptômes sont encore plus alarmans. Le 10, le pouls est inappréciable, l'abattement et la faiblesse extrêmes, l'hématurie abondante ; enfin le bœuf meurt à 7 heures du soir.

Autopsie : Durant laquelle je pris les notes suivantes. Elle fut faite 18 heures après la mort, par une température chaude et humide. *Abdomen :* Le péritoine est injecté, les intestins grêles reflètent extérieurement une couleur violette. La muqueuse de la caillette et celle des intestins grêles est rouge-cramoisi et épaissie ; les vaisseaux sous-muqueux injectés et rouges ; le foie est décoloré et ramolli ; la rate gorgée de sang noir et diffluente. Les reins sont rouge-noir ; après les avoir ouverts, on voit que leur parenchyme est rouge vif, il en découle du sang, on en distingue difficilement les deux substances ; les bassinets contiennent une urine sanguinolente, la muqueuse qui les tapisse est très-injectée. La vessie contient environ un litre d'urine sanguinolente mêlée de caillots de sang. Sa muqueuse est ridée, rouge et injectée. *Thorax :* Le péricarde contient un liquide rougeâtre ; le cœur est décoloré, ramolli, le ventricule droit contient du sang noir et en partie liquide, sa membrane interne est rouge-noir; les cavités gauches sont moins colorées ; les poumons sont gorgés de sang, la muqueuse des bronches et celle de la trachée très-injectées et celle des cavités nasales rouge et épaissie.

On lit dans le compte-rendu des travaux de l'Ecole de Lyon (1815), que M. Prut fils, vétérinaire à Murat (Cantal), a observé une inflammation gangreneuse des intestins et de la vessie, dont furent atteintes beaucoup de vaches pendant les mois de juillet et août 1814.

En traitant des maladies des organes de la sécrétion

urinaire , nous verrons que l'hématurie , la néphrite , la cystite inflammatoires ou calculeuses sont assez fréquentes dans les bœufs. Certains vétérinaires physiologistes les ont confondues avec les entéro-néphrites , que j'avoue n'avoir pas eu occasion d'observer. Toutefois , cette variété de l'inflammation de la muqueuse intestinale peut exister , comme le prouve évidemment l'observation précitée et que j'ai recueillie avec soin. Des arrêts de transpiration , des plantes âcres mêlées avec l'herbe des prés marécageux peuvent en être la cause , ainsi que l'usage continuel de fourrages secs très-substantiels , etc., etc. Si j'avais à combattre l'entéro-néphrite , je chercherais à faire avorter ou résoudre promptement l'inflammation par la saignée plus ou moins copieuse , suivant l'âge , le tempérament et la force des animaux , par des tisanes mucilagineuses gommées , des lavemens émolliens , des cataplasmes de même nature sur les lombes ; je prescrirais un repos absolu et ferais mettre le malade dans une étable fermée et à une température douce.

Le sinapisme est indiqué dans ce cas : on l'applique sous le ventre pour le scarifier ensuite, dans le double but de faire une saignée locale et d'opérer une révulsion salutaire.

Je bannirais les stimulans , les toniques ainsi que le sel de nitre , tous ces médicamens étant contr'indiqués.

§ II. *Inflammation de la muqueuse des gros intestins.*

La colite : Inflammation de l'intestin colon , mais à laquelle je donne une signification plus étendue , puisqu'elle comprend , selon moi , toutes les formes et les divers degrés de cette phlegmasie , depuis la *diarrhée* la plus bénigne , jusqu'à la *dysenterie* la plus grave ; quant au siége , j'ai vu la colique s'étendre depuis le cœcum jusqu'au rectum inclusivement.

De la Dysenterie.

Cette maladie est beaucoup plus fréquente dans l'espèce bœuf que dans les autres animaux domestiques ; elle consiste dans une inflammation souvent violente , mais presque toujours ulcérative des intestins colon et rectum , que caractérise un besoin pressant, irrésistible et fréquent d'évacuer des excrémens très-fétides , plus ou moins liquides , muqueux , accompagné d'épreintes , de vives douleurs , d'excrétions sanguinolentes et de fièvre. Communément sporadique , elle attaque pourtant quelquefois une assez grande quantité de bœufs et vaches , surtout dans les localités humides , marécageuses , et constitue alors une épizootie assez grave que l'on voit régner surtout lors d'une grande irrégularité des saisons et quand les fourrages ont été avariés.

La dysenterie est quelquefois un symptôme , une complication du typhus du gros bétail. Il arrive encore que l'entérite aiguë prend, dans quelque bœufs débiles, une marche lente et se termine par la dysenterie ; dans ce cas l'inflammation s'étend de l'intestin grêle au cœcum et au colon , on voit alors l'animal s'affaiblir lentement et périr dans le marasme. Cette chronicité de la dysenterie primitive ou secondaire est le propre des bestiaux lymphatiques, de ceux épuisés par le travail , une mauvaise nourriture , ou encore des vaches qui se trouvent dans les mêmes conditions.

Causes : Elles sont nombreuses et se distinguent en prédisposantes et occasionnelles.

Parmi les premières nous rangerons le séjour dans les lieux bas et humides , ceux où règnent fréquemment des brouillards épais et fétides; les constitutions atmosphériques chaudes et humides , ou froides et humides ; les automnes pluvieux qui succèdent à des étés brûlans et toutes les vicissitudes atmosphériques ; c'est ainsi que si l'hiver a été froid et sec, et si le printemps est pluvieux et surtout chaud et humide, on voit la dysenterie se manifester par l'action de la moindre cause occasionelle, les bergeries insalubres, malpropres, mal aérées, celles où les animaux sont entassés, un tempérament lymphatique, une constitution affaiblie, détériorée par des travaux excessifs ; enfin l'usage d'alimens peu alibiles qui fatiguent et affaiblissent les organes digestifs, etc...

Cette maladie est encore fréquente dans les années disetteuses, dans celles où les fourrages ont été altérés par les inondations, ou par les pluies à l'époque de la récolte. Les foins et pailles ainsi altérés agissent sur la muqueuse digestive en y produisant une irritation locale, spéciale qui détermine diverses maladies et notamment la dysenterie. Ces alimens ne pouvant fournir qu'un chyle peu réparateur et mal sain compliquent les maladies d'un caractère adynamique très-frappant dans cette affection. La dépaissance des plantes torréfiées par la chaleur et chargées de poussière ne cause la dysenterie que lorsque des pluies d'orages et une chaleur humide succèdent à une longue sécheresse. Est-ce à l'action de l'humidité sur la peau qui refoule la transpiration cutanée, ou aux exhalaisons fétides qui rayonnent du sol dans ces circonstances et se mêlent à l'air respiré qu'est due l'apparition de la dysenterie, ou à ces deux causes à la fois? J'ai remarqué dans ce cas que cette maladie prenait promptement un caractère adynamique ; j'ai observé encore que les plantes torréfiées n'incommodaient pas les bestiaux s'ils buvaient abondamment de l'eau salubre; d'où j'ai tiré la conséquence que c'étaient les effluves du sol, abondamment et subitement imprégné d'eau d'orage, ainsi que l'ingestion de l'eau stagnante corrompue par la chaleur, qui causaient la dysenterie et les maladies putrides et typhoïdes.

Cette maladie est souvent déterminée par l'eau froide, que l'animal ayant chaud, par un refroidissement subit de la peau, ce qui arrive quand les bestiaux, durant ou après des travaux qui activent la transpiration, se trouvent exposés aux effets d'une pluie abondante et froide, d'un air froid et humide qui refoulent la transpiration cutanée sur la muqueuse intestinale, d'où résulte l'inflammation des follicules et des villosités de cette membrane et la présence d'ulcères, que nous signalerons plus loin, qui sont le propre de cette maladie. Je l'ai vue survenir à la suite de l'emploi des purgatifs résineux intempestivement administrés pour combattre l'entérite ; et de celui de l'opium, du vin dans la diarrhée ; cette maladie alors est souvent mortelle.

La dysenterie a quelquefois un caractère épizootique : j'ai remarqué qu'elle se manifeste sous cette forme lorsque les causes générales plus haut signalées agissent sur les animaux ; mais comme cet effet n'est pas constant, il existe alors peut-être dans les animaux atteints une prédisposition individuelle qui les rend plus susceptibles de ressentir les mauvais effets des fourrages altérés, ou de l'état insolite et variable de l'atmosphère.

Quand la dysenterie doit être mortelle elle prend ordinairement, dès son apparition, un caractère adynamique qui peut dépendre soit de la nature de la cause qui l'a produite, soit de l'absorption des produits altérés de la muqueuse intestinale. Elle a toujours dans le bœuf une marche lente toute spéciale.

Paulet, Habert, Barrier, Romenot, ont publié des observations sur la dysenterie ; Clichy l'a décrite avec des détails et des considérations auxquelles nous renvoyons le lecteur.

Symptômes : Cette maladie s'annonce par un mésaise général, des frissons vagues plus ou moins fréquens ; l'appétit diminue, l'animal cesse même de manger et de ruminer ;

la bouche , la langue d'abord humectées et blanchâtres
deviennent sèches , rouges , brûlantes ; la soif est vive
dans quelques sujets , d'autres refusent de boire ; la peau
est sèche et chaude , les cornes et les oreilles froides ;
dès-lors la fièvre se manifeste et devient continue ; le pouls
est fréquent et serré , ou petit , faible , concentré , mais
accéléré. J'ai vu alors exister une constipation opiniâtre ,
et d'autres fois une diarrhée assez abondante. Toujours on
observe des tranchées , de fréquentes envies d'évacuer
des excrémens , précédées de vains et douloureux efforts
expulsifs. L'anus est brûlant ; il y existe , dans quelques
animaux , une démangeaison fatigante qui les porte à
se frotter contre les corps qui les environnent ; dans certains cas cet orifice naturel est très-contracté au point de
ne pouvoir admettre la canule de la séringue ; dans
d'autres il s'entr'ouvre largement , se renverse même à
la suite des épreintes , et l'irritation est telle que tous
les remèdes sont rejetés à l'instant , quelques précautions
que l'on prenne pour les y introduire. Le bœuf se plaint ,
mugit , fait froisser ses dents ; son *facies* exprime la souffrance et l'abattement ; l'épine dorsale est d'une sensibilité extrême , le ventre est douloureux , rétracté ; cependant à la suite d'efforts pénibles , le malade expulse de
petites quantités d'excrémens liquides , jaunâtres , ou formant de petites pelottes marronnées et coiffées , mêlés,
de mucosités et de sang sous la forme de stries étendues
ou de caillots , ou bien liquide et rouge. D'autrefois
les matières rejetées ressemblent à des lavures de chairs ;
d'autres contiennent des fragmens de fausses membranes
composées de fibrine et de mucus épaissis. Ces déjections
sont accompagnées d'épreintes très-douloureuses avec dégagement de gaz infects , et de la présence de bulles
d'air mêlées aux liquides expulsés. Toujours les organes
urinaires participent à l'inflammation de l'intestin : l'urine
est crue dans le principe , elle devient ensuite odorante ,

colorée, épaisse et sa sortie est plus ou moins douloureuse. La maladie est alors à sa période d'état.

Si la phlegmasie doit se résoudre, on voit les symptômes diminuer d'intensité, les coliques être moins fréquentes, les épreintes, les ténesmes de moins en moins douloureux; les déjections deviennent plus abondantes, les excrémens reprennent peu-à-peu leur aspect normal; la peau s'assouplit, devient de moins en moins aride, reprend insensiblement sa chaleur normale, la bouche s'humecte, le pouls se développe. Mais la moindre cause, la plus faible irritation peuvent renouveler les accidens, la muqueuse intestinale étant alors dans un état d'excitabilité qui doit faire redouter la moindre erreur de régime.

Si la dysenterie tend à une terminaison funeste, l'air expiré est froid, l'haleine fétide ; une bave écumeuse découle de la bouche, l'inflammation fait des progrès rapides; l'animal s'affaiblit et chancelle du train de derrière ; le pouls devient filiforme, la prostration marquée; les matières stercorales sont muqueuses, grisâtres, mêlées de bulles d'air, de sang et ont une fétidité insupportable. Les muqueuses pâlissent, s'infiltrent; l'expression de la face est sinistre, les yeux se creusent, s'enfoncent ; un marasme horrible, des défaillances et l'effacement du pouls annoncent une mort prochaine.

Quoique cette maladie présente, dans le bœuf, un caractère de lenteur qui lui est particulière, on voit dans certains animaux l'inflammation faire des progrès rapides et la dysenterie atteindre promptement le plus haut degré d'intensité, surtout dans les bestiaux jeunes et pléthoriques; alors, et sans signes précurseurs, des tranchées fréquentes atterrent presque tout-à-coup le malade, les matières stercorales prennent, dès le second jour, un aspect muqueux et sanguinolent; on observe des ténesmes, des épreintes fréquens, douloureux, communément sans évacuations ; dans ce cas, la phlegmasie du gros intestin envahit l'intestin grèle ; une réaction fébrile vive , intense , détermine la gangrène par excès d'inflammation ; le pouls serré , petit et très-accéléré dans le principe , s'efface et devient intermittent ; la chaleur animale diminue rapidement ; un froid glacial , une insensibilité totale et la fétidité de l'air expiré sont les présages de la mort.

Dans d'autres bestiaux la maladie , quoique aussi funeste , affecte une marche plus lente ; mais soit faiblesse constitutionnelle , soit état d'altération ou de viciation des liquides , une adynamie lente mais profonde se manifeste par la pâleur des muqueuses , l'extrême fétidité des excrémens , la puanteur, de l'air expiré , l'éruption d'aphthes et d'ulcérations tégumentaires concomitantes à celles de la muqueuse intestinale ; on voit des tumeurs charbonneuses surgir sous l'abdomen et la poitrine ; elles se gangrènent rapidement , le pouls s'efface , l'animal tombe et meurt.

J'ai vu les déjections jaunâtres, grises-verdâtres, excessivement fétides , mêlées de pus sanguinolent, de parcelles de pseudo-membranes , avec faiblesse du pouls, caractériser la terminaison par suppuration : à l'autopsie je trouvais des ulcérations nombreuses sur la villeuse du colon.

Toute dysenterie qui se prolonge au-delà de 12 à 15 jours , passe à l'état chronique et se termine presque constamment par la mort ; elle est le propre des bœufs et vaches lymphatiques , vieux , maigres , épuisés. Les symptômes ont moins d'intensité , mais les signes essentiels persistent ; la soif est intense, la peau conserve une chaleur âcre , le pouls est fréquent sans être vite , mou , mais concentré. L'animal maigrit rapidement , les flancs se rétractent, les yeux s'enfoncent, le marasme , l'œdematie des membres et des régions sous-sternales et abdominales accompagnent les autres symptômes de la maladie ; des aphthes nombreux dénotant , comme je l'ai dit et dans tous les cas , l'ulcération de la muqueuse intestinale , se manifestent non-seulement dans la bouche , mais quelquefois encore autour de l'orifice des narines. Enfin un état de marasme dégoûtant, hideux , l'effacement graduel du pouls , des défaillances, annoncent une prochaine extinction de la vie.

On ne peut méconnaître dans la dysenterie un caractère adynamique qui existe dans sa période d'état ; il est sans doute le résultat de l'absorption des produits altérés de la sécrétion et de l'ulcération de la muqueuse intestinale , que les anciens nommaient *saburres* , absorption qui détermine un état d'altération du sang que dénotent les œdèmes , les tumeurs charbonneuses et la gangrène , qui compliquent les symptômes de cette maladie. Ces accidens sont bien plus fréquens et pour ainsi dire particuliers à l'espèce bœuf.

Quelques vétérinaires ont considéré la dysenterie des bêtes à cornes comme une maladie contagieuse ; c'est une opinion que je ne puis admettre : je l'ai observée plusieurs fois à l'état sporadique et l'ai constamment vue n'atteindre qu'un ou deux animaux placés souvent loin l'un de l'autre dans des étables nombreuses , dont tous les bestiaux se trouvaient dans des conditions semblables et pour lesquels on ne prenait aucunes précautions sanitaires ; alors même des bœufs ou vaches placés près des malades n'en étaient points atteints. J'ai eu aussi l'occasion de la combattre lorsqu'elle était épizootique : elle affectait dans ces circonstances 2 , 5 , 4 bœufs ou vaches par métairie , en épargnait 20 , 50 et plus , et franchissait une ou plusieurs fermes pour aller atteindre les bestiaux d'un domaine éloigné. La dysenterie épizootique n'a jamais d'ailleurs cette fréquence si désolante, cette propriété de s'étendre , qu'ont les maladies typhoïdes. Si quelques bestiaux sains venus d'ailleurs , mêlés avec des bœufs de métairies où régnait la dysenterie, en ont été attaqués, c'est qu'ils ont été exposés à l'influence des causes de cette maladie, causes qu'on avait négligé d'éloigner ou de détruire. Ce cas est d'ailleurs rare et doit faire présumer que l'animal introduit est dans un état de prédisposition que j'ai déjà signalé.

L'autopsie démontre que le siége de la dysenterie est dans le gros intestin : en effet, laissant de côté l'atrophie générale et toutes les lésions secondaires, on trouve la muqueuse du gros intestin et particulièrement celle du colon épaissie, injectée, rouge, couverte de larges ecchymoses noires, dans l'étendue desquelles la muqueuse offre un ramollissement marqué et exhale une odeur de gangrène. Des érosions, des ulcères que je vais décrire, des exsudations puriformes existent sur cette villeuse des intestins; ces viscères sont presque vides d'excrémens, mais gonflés par des gaz fétides, ils contiennent en outre des mucosités sanguinolentes, du sang liquide ou en caillots exhalant une odeur repoussante; quelquefois encore une infiltration gélatineuse existe dans le tissu cellulaire sous-muqueux; la villeuse intestinale est alors noire, épaissie, ramollie, elle s'écrase sous les doigts comme un putrilage. La panse et surtout le feuillet contiennent des alimens desséchés et durcis; leur muqueuse dépouillée de son épithélium est couverte d'ecchymoses et de taches noires; la membrane péritonéale des intestins est parsemée de pétéchies; la rate est gonflée, ramollie par un sang noir et liquide; le foie semble cuit; le cœur et les gros troncs veineux contiennent du sang noir liquide ou imparfaitement coagulé.

C'est surtout dans les dysenteries épizootiques qu'existe l'inflammation ulcérative de la membrane muqueuse intestinale : j'ai rencontré dans ces cas des ulcérations plus ou moins arrondies qui formaient souvent par leur réunion des surfaces assez larges et irrégulières, dont les bords étaient taillés à pic. Il m'a semblé ou plutôt j'ai pu me convaincre que, dans le plus grand nombre de cas , ces ulcères avaient leur point de départ dans les follicules de *Brunner*. La muqueuse était détruite dans le fond de ces ulcères et la couche celluleuse mise à nu , quelquefois même l'ulcération pénétrait jusqu'à la membrane charnue ; enfin des vétérinaires m'ont assuré avoir trouvé l'intestin perforé. Ces ulcérations avaient sécrété un pus grisâtre qui recouvrait le fond de l'ulcère , s'était même répandu sur la surface libre de l'intestin et avait la plus grande analogie avec celui mêlé aux mucosités expulsées. L'odeur exhalée du cadavre et des intestins est encore plus fétide que dans les dysenteries sporadiques , la décomposition cadavérique plus prompte, l'état d'altération du sang et sa fluidité frappans. Dans ce cas encore j'ai trouvé les viscères abdominaux gorgés de sang noir et liquide, tandis que ceux contenus dans le thorax et le crâne étaient décolorés, excepté le cœur et les gros troncs veineux qui présentaient des lésions semblables à celles déjà citées.

La médecine vétérinaire devant être, ainsi que nous ne cesserons de le dire , une science qui se démontre par des faits que l'expérience doit confirmer , je vais compléter le tableau symptomatologique de la dysenterie par le narré de quelques observations tirées de ma pratique.

1re *Observation*. 23 avril 1806. Bœuf de labour , âgé de 5 ans , atteint d'une dysenterie commençante ; cet animal avait été imprudemment délié, mené à l'abreuvoir et conduit dans les pâturages pour y passer la nuit, au retour d'un travail fatigant et par un temps humide. Du reste le métayer était pauvre en fourrages et ses bestiaux étaient mal nourris.

Sympômes : Perte de l'appétit, cessation de la rumination , bouche brûlante, ventre serré et dur, excrémens rares , fétides , liquides ; mêlés de mucosités de stries et de caillots sanguins, dont la sortie est précédée d'efforts pénibles et d'épreintes douloureuses ; les urines sont crues , le bœuf est un peu abattu , l'expression du regard triste , les cornes et les oreilles sont froides, le mufle sec , la peau collée , aride , chaude ; les muqueuses apparentes sont rouges et un peu infiltrées ; le pouls petit , concentré , accéléré.

Diagnostic : Dysenterie commençante. Le bœuf était malade depuis trois jours. *Pronostic :* Favorable , en raison du peu d'intensité des symptômes. *Traitement :* Breuvages de décoction d'orge miellée , rendue laxative par la crême de tartre ; lavemens mucilagineux , frictions sèches , usage de la couverture en laine , diète , eau blanche. Guérison après trois jours de ces soins.

2ᵉ *Observation.* 20 janvier 1815. Bœuf de labour , âgé de 4 à 5 ans , malade depuis trois jours. Aspect triste , yeux un peu caves , chassieux , conjonctive rouge et infiltrée ; les membres sont rassemblés sous le centre de gravité. Depuis deux jours il a obstinément refusé toute espèce d'alimens et n'a pas ruminé ; sa bouche est sèche et brûlante , son ventre est rétracté et douloureux ; il est tourmenté d'épreintes, de coliques vives , douloureuses , avec dilatation et sortie de l'anus , et froissement des dents. Quelques efforts donnent issue à des excrémens jaunes-verdâtres mêlés de mucosités spumeuses et sanguinolentes d'une extrême fétidité ; la sécrétion urinaire est à l'état naturel ; mais la peau est adhérente, chaude , les poils hérissés ; l'amaigrissement est sensible ; l'épine dorsale fléchit douloureusement lorsqu'on la pince ; les cornes , les oreilles sont froides , le mufle sec ; le pouls petit , concentré et accéléré.

Diagnostic : Dysenterie simple dont je ne pus connaître la cause ; les bestiaux ne travaillaient pas depuis plus d'un mois ; seulement ce bœuf et son compagnon étaient abondamment nourris pour être mis en vente. *Pronostic :* Favorable. Un *traitement* semblable à celui décrit dans l'observation précédente , auquel on ajouta seulement quelques breuvages de lait tiède mêlé avec l'huile d'olive , procura une entière guérison.

5e *Observation.* 15 juin 1818. Génisse de 6 mois , malade depuis 4 jours. Elle éprouvait de fréquentes coliques , était tourmentée d'épreintes douloureuses et rendait après quelques efforts des matières fécales verdâtres , mêlées de mucosités jaunes, abondantes, et contenant beaucoup de sang en stries et en petits caillots ; ces liquides étaient d'une fétidité repoussante. La malade refusait alimens et boissons , n'avait pas ruminé depuis le 11 ; sa bouche était sèche et brûlante , la muqueuse recouverte d'une couche jaunâtre ; le ventre était aplati , les flancs tendus , le pouls était petit et fébrile. Enfin la petite malade se plaignait , faisait froisser ses dents , était dans un état de souffrance et d'abattement assez marqué.

Causes : Inappréciables ; elle était sevrée depuis quelques semaines et n'en avait pas paru incommodée. *Diagnostic :* Dysenterie peu grave. *Pronostic :* Favorable.

Traitement : Tisane d'orge mondé , miellée , rendue laxative par l'addition de trois onces de manne grasse et une once et demie de sel de Glauber , pour trois litres de liquide , donnés en trois doses , deux dans la journée , une le lendemain matin ; lavemens mucilagineux à petites doses et doucement injectées. Le 16 au soir je revis cette génisse , elle avait évacué plus aisément : les épreintes étaient plus rares , mais les mucosités étaient toujours abondantes, sanguinolentes , fétides : breuvages de décoction d'orge mondé avec le miel et le sel de Glauber ; je fis ajouter dans le premier un demi gros d'ipécacuanha en poudre. Le lendemain 17 au soir, mieux sensible ; les excrémens sont presque à l'état normal et les épreintes ont cessé ; je fis nourrir avec des panades , abreuver d'eau farineuse , et vers le 19 la guérison était complète. Ces moyens thérapeutiques furent secondés par des bains de vapeurs sous le ventre, des frictions sèches et l'attention d'envelopper la malade dans une couverture chaude.

4e Observation. 5 juin 1807. Je fus appelé dans un domaine des environs de Bressuire, pour voir deux bœufs de labour, âgés de 4 à 5 ans, malades depuis quatre jours.

Des charrois longs et pénibles durant une chaleur assez intense, continués depuis quelques jours, et surtout la funeste habitude de conduire chaque soir les bœufs, au retour des travaux et sans précautions, dans des pâturages abondans mais humides, pour s'y repaître et y passer la nuit, me parurent être la cause de cette maladie qui n'avait atteint que deux animaux d'attelages différens, sur huit grands bœufs existant dans la métairie et soumis aux mêmes influences. Ces animaux avaient déjà été traités par un *médecin de bœufs.*

Symptômes : Ces bestiaux ont rapidement maigri : je remarquai un brisement des forces musculaires ou plutôt un abattement porté jusqu'à la prostration, et un état de taciturnité inquiétans ; la bouche est brûlante, sèche ainsi que la langue qui est recouverte d'un enduit muqueux jaunàtre et dont les papilles sont âpres et hérissées ; inutile de dire que l'appétit était nul, la rumination interrompue. Un mésaise, un état d'anxiété accusent des douleurs d'entrailles profondes ; de fréquentes et pénibles épreintes, des efforts durant lesquels l'anus s'entr'ouvre et se renverse, sont quelquefois suivis de la sortie de petites quantités d'excrémens ramollis très-fétides, de couleur jaune-noirâtre, mêlés de mucosités, de stries et de gouttelettes de sang ; le ventre est rétracté ; les urines rares et jaunâtres. Du reste la peau est adhérente, sèche et chaude ; elle fait entendre un craquement lorsqu'on veut la détacher ; l'épine du dos est douloureuse au toucher ; les cornes et les oreilles sont d'un froid glacial; les yeux sont enfoncés dans les orbites, la conjonctive est injectée et jaunâtre ainsi que la muqueuse nasale ; le mufle est sec et le pouls petit, concentré, presque faible.

Diagnostic : Dysenterie grave. Un traitement incendiaire (la thériaque, le vin) avait augmenté l'inflammation, et l'adynamie était imminente. *Pronostic :* Je doutais du succès et fis part de mes craintes au régisseur du domaine qui m'avait accompagné.

Traitement : Je crus devoir commencer par une tisane composée de décoction d'orge mondé, d'un petit nouet de graines de lin, miellée, avec addition de crême de tartre (6 onces pour 8 litres de liquides) ; ces breuvages donnés trois fois par jour étaient suivis de lavemens mucilagineux doucement injectés. On devait donner en outre deux breuvages de lait tiède, mêlé avec l'huile d'olive, alternés avec la tisane. Des bains de vapeurs émollientes, des frictions sèches et le soin d'envelopper les malades avec une couverture de laine avaient pour but de rétablir la transpiration et d'opérer une révulsion sur la peau. Le 5, ce traitement avait produit l'effet que je désirais ; les souffrances étaient moins vives, la peau plus souple, le pouls moins concentré et les excrémens plus abondans ; mais les mucosités étaient toujours fétides et sanguinolentes ; je crus devoir provoquer les évacuations alvines en ajoutant au premier breuvage de la tisane précitée donnée devant moi, et à celui du 6 au matin, quatre gros d'ipécacuanha en poudre ; les breuvages subséquens étaient semblables à ceux prescrits le 5. Continuation des lavemens mucilagineux, frictions sèches, eau blanche. Le 7, convalescence : tisane d'orge miellée ajoutée à l'eau blanche, que l'on est obligé de donner avec la bouteille à l'un des bœufs ; panades dans lesquelles on casse et mêle quelques œufs, lavemens. Le 9, on peut donner quelques feuilles de choux, de l'orge cuite, et dès le 12 les animaux sont remis à leur régime ordinaire.

5e *Observation*. Dans l'hiver de **1817-1818**, la *dysen-terie* se manifesta, sous la forme *épizootique*, dans le nord des Deux-Sèvres. Le printemps et l'été précédens avaient été pluvieux, froids, la récolte des fourrages difficile ; ceux des prairies basses furent inondés, vasés et une grande partie du foin des prés élevés fut recolté par un temps pluvieux ; aussi était-il rouillé, ainsi que beaucoup de paille, les blés ayant versé et la moisson faite par un mauvais temps. La maladie se manifesta sur un assez grand nombre de bêtes à cornes ; j'eus par conséquent l'occasion de voir beaucoup de malades.

Je citerai un seul exemple, observé dans une métairie située sur les bords du Thoué, dont les foins et les pailles furent difficilement récoltés et par conséquent altérés. La dysenterie s'y manifesta en décembre **1817**, par une température froide et humide. Les bestiaux nourris de ces fourrages avariés étaient, comme dans toute la contrée, logés dans des étables basses, mal aérées et remplies de fumier. Je ne fus appelé dans cette ferme qu'après la mort d'un bœuf et les soins inutiles d'un traiteur de bestiaux ; deux autres bœufs et une vache épuisée par de nombreuses gestations étaient malades.

Symptômes : Maigreur extrême, rapidement venue, affaiblissement et prostration des forces, flux dysentérique existant depuis quelques jours, avec de fréquentes épreintes, et des ténesmes douloureux ; les matières expulsées sont composées de mucosités sanguinolentes, mêlées d'excrémens d'un jaune-grisâtre d'une fétidité insupportable, de bulles d'air et de caillots sanguins ; le ventre est rétracté, dur ; l'anus est saillant, il se renverse durant les efforts expulsifs ; l'urine est épaisse, colorée et d'une odeur forte. Le *facies* de ces animaux exprime une atteinte profonde ; les yeux sont caves et enfoncés ; les oreilles et les cornes froides, le mufle sec, la bouche brûlante ; la peau collée, aride et chaude. Le pouls concentré, petit, accéléré; la fièvre continue avec léger redoublement vers le soir. Un œdème existe sous le ventre de la vache, ses membres abdominaux sont engorgés, ses mamelles flétries; la bouche est couverte d'aphthes; il découle de ses narines un flux muqueux, fétide; elle a le pouls faible, très-concentré, l'air qu'elle expire est froid; tout annonce chez elle un état d'adynamie profonde. Elle mourut en effet le surlendemain de ma visite.

L'étable fut nettoyée à fond et désinfectée par des fumigations guytonniennes; les bestiaux malades furent mis sous un toit séparé; les sains, au nombre de 31, furent nourris avec le foin que je fis d'abord battre, secouer et asperger d'eau salée; on leur donna des pommes de terre coupées, mêlées avec du son et saupoudrées de sel marin; on les abreuva avec l'eau blanche acidulée, que l'on fut forcé de faire prendre à quelques-uns avec une bouteille. Le pansement de la main fut fait avec soin, l'étable aérée et la maladie s'arrêta.

Les deux bœufs malades prirent chaque jour trois breuvages de décoction d'orge mondé, miellée, à laquelle on ajoutait la crême de tartre jusqu'à saturation; dans le breuvage du matin on supprimait la crême de tartre, mais on ajoutait, pour chaque bœuf, deux gros de camphre dissous dans un jaune d'œuf et quatre cuillerées à bouche d'acétate d'ammoniaque. On administrait chaque jour 5 à 6 demi-lavemens de décoction de graines de lin à peine tièdes et injectés doucement; des lavemens de lait, dans lesquels on faisait bouillir du suif de mouton frais et en gousses, calmèrent l'irritation du gros intestin et parurent soulager les bestiaux. On soutenait les forces des malades avec des panades auxquelles on ajoutait le lait. On recourut aux fumigations, aux frictions sèches et à l'usage de la couverture de laine pour assouplir la peau et solliciter la transpiration; enfin on abreuva avec l'eau farineuse. Sous l'empire de cette médication, l'état général des bestiaux s'améliora et la convalescence survint après 4 à 5 jours. Alors on se borna à l'emploi d'une simple tisane d'orge miellée, et de quelques lavemens. On alimenta avec l'orge, les pommes de terre cuites. Tel fut, à quelques modifications près, le traitement que j'employai sur environ 50 malades, dont 4 seulement succombèrent.

De tout ce qui précède il résulte que la durée et la marche de la dysenterie sont assez variables et difficiles à déterminer : lorsque cette maladie est bénigne elle se résout ordinairement du 4e au 7e jour (1re et 2e observations); est-elle plus grave, elle exige quelquefois 8 à 10 jours de soins assidus (4e observation); mais si elle se prolonge au-delà du 12e jour, elle passe à un état chronique presque toujours mortel et dont j'ai tracé le hideux tableau.

Diagnostic : Cette maladie ne peut être confondue avec aucune autre phlegmasie des organes abdominaux; les ténesmes, les épreintes et surtout la présence des mucosités sanguinolentes dans les déjections alvines la distinguent de la diarrhée.

Pronostic : A ce que j'ai déjà dit sur le diagnostic et le pronostic de la dysenterie, j'ajouterai que cette maladie à l'état aigu et sans complication est guérissable, comme le prouvent les 1re, 2e et 5e observations; que la difficulté de la déglutition due souvent à la présence d'aphthes dans l'arrière-bouche et le pharynx est seulement grave, mais que lorsque la surface du corps est très-froide, la peau adhérente, quand l'animal exhale une odeur infecte, que les yeux sont enfoncés dans les orbites, le regard fixe et la rétine insensible, la mort est prochaine; qu'il en est ainsi quand le flux dysentérique devient colliquatif, qu'il est mêlé de beaucoup de sang, ou que les matières expulsées sont purulentes, très-fétides ou semblables à des lavures de chair; ou encore quand la prostration est extrême, l'adynamie caractérisée par la coloration en noir ou rouge-violet des membranes muqueuses, et que celle de la bouche est couverte d'un enduit fuligineux. La tympanite de l'abdomen, effet constant de l'inflammation sur-aiguë de l'intestin compliquée d'une péritonite secondaire, est souvent un signe mortel.

Traitement : Comme dans toutes les phlegmasies, la résolution est le mode de terminaison le plus favorable dans cette maladie, et que le vétérinaire doit tâcher d'obtenir, soit en faisant avorter l'inflammation dans son début, soit en la calmant quand elle existe.

La première indication est le repos des organes digestifs et par conséquent une diète rigoureuse ; car l'aliment de la plus facile assimilation, la substance la plus alibile laisse toujours un résidu qui agit comme un corps étranger sur l'intestin, l'irrite et provoque des évacuations alvines douloureuses.

On devra ensuite calmer l'inflammation de la muqueuse intestinale par les tisanes, les boissons adoucissantes mucilagineuses, telles que les décoctions d'orge mondé, de laitues édulcorées par le miel et la gomme du Sénégal, dont on seconde les effets par les bains de vapeurs, les applications émollientes sous le ventre, les lavemens émolliens, mucilagineux doucement injectés ; ou des demi-lavemens, si l'irritation du rectum est extrême.

La saignée ne doit être mise en usage que dans le début de la maladie, sur des animaux jeunes et pléthoriques, lorsque le pouls a une certaine force et de l'accélération. On devra la pratiquer de préférence aux veines abdominales, mammaires, saphènes : son action est alors plus prochaine et plus locale. L'évacuation sanguine sera modérée, sauf à la répéter si le cas l'exige. Cette opération est rarement favorable le troisième ou quatrième jour ; elle est nuisible, dangereuse dans les animaux âgés, faibles, lymphatiques et dans les vaches affaiblies. Les sangsues, les ventouses sont des moyens inutiles et sans effets dans le bœuf.

Les laxatifs à doses minimes sont d'un emploi favorable après que l'irritation a été calmée ; aussi, ai-je toujours associé avantageusement la crême de tartre, le sel de Glauber et la manne aux tisanes adoucissantes précitées, pour faciliter l'évacuation des matières contenues dans l'intestin. Lorsque, malgré ces moyens, la dysenterie se prolongeait quoique l'inflammation fût diminuée, et si des mucosités, des saburres, que l'on me passe ce mot, engouaient les villosités de la muqueuse (ce qui est indiqué par l'infiltration de la membrane buccale qui est blafarde, par un pouls lent ou ralenti, une faiblesse générale sans adynamie, et la diminution des épreintes), j'unissais avec succès l'ipécacuanha en poudre, à la dose de quatre gros à une once, à un litre de tisane d'orge et de crême de tartre ; je renouvelais encore l'administration de ce médicament le lendemain, et j'obtenais toujours une évacuation salutaire par suite de la légère stimulation opérée sur la muqueuse gastro-intestinale (5e et 4e observations) : Ce breuvage avec l'ipécacuanha donné le soir et répété le lendemain matin ne m'empêchait pas d'employer, avant et après, la tisane d'orge avec la crême de tartre, les lave-mens mucilagineux, etc., etc. Cependant j'ajouterai que je n'ai jamais employé l'ipécacuanha que lorsque je croyais n'avoir rien à redouter de ses propriétés astringentes et lorsque je me voyais dans l'obligation d'évacuer les produits altérés de la sécrétion ou de l'exsudation pathologique de la muqueuse digestive, dont l'absorption eût pu être funeste.

L'opium à la dose d'un demi-gros est un calmant utile, quand les douleurs sont extrêmes et intolérables, mais il ne doit être mis en usage qu'avec discrétion ; les feuilles de laitues le remplacent incomplètement ; il n'en est pas ainsi des têtes de pavots qui ont l'avantage d'être

moins chères que ce suc thébaïque. L'opium est contr'indiqué en breuvages lorsqu'il existe beaucoup de sang dans
les excrémens; il est alors plus prudent de le donner
en lavemens et de lui substituer d'abord les têtes de
pavots, sauf à l'employer si celles-ci sont insuffisantes.
Cependant l'opium et les sédatifs ont dans ce cas la
double propriété de calmer la douleur et de ralentir les
mouvemens péristaltiques des intestins, en agissant tout à
la fois sur les nerfs fournis par les trisplanchniques et par
les pneumogastriques, c'est-à-dire sur les nerfs fonction-
naires sensitifs et sur ceux de mouvement.

Si je soupçonnais une tendance à l'adynamie, manifestée par l'abattement et la prostration des forces,
j'unissais à un breuvage de décoction d'orge miellée,
deux gros de camphre dissous dans un jaune d'œuf et
deux onces d'acétate d'ammoniaque. Ces médicamens produisaient une stimulation tonifiante; ce breuvage stimulant diffusible, que je répétais avec succès le lendemain,
n'excluait point l'emploi de la tisane d'orge et de crême
de tartre.

Le régime consistait dans l'eau farineuse miellée; et
comme aucun aliment solide n'est tolérable, je soutenais
les forces du malade, quand la dysenterie se prolongeait,
par des panades auxquelles je faisais quelquefois ajouter
des œufs bien délayés. Le bouchonnement, les frictions
sèches, l'usage de la couverture de laine, la promenade
sont des moyens secondaires qui portent à la peau et favorisent la résolution de la maladie. La propreté des
étables est indispensable, ainsi que l'attention d'en dé-
tourner tout ce qui pourrait les rendre humides ou
froides.

Des racines cuites, l'orge bouillie, le bon foin en très-
petite quantité ne peuvent être donnés que dans la convalescence.

Dans le cas de dysenteries épizootiques il faut surtout

chercher à connaître, éloigner, ou modifier les causes supposées, et soustraire autant que possible les animaux à leur influence.

De la Diarrhée,

(Du grec *diarreo* je coule de toutes parts, *diarrhœa alvi, profulvium*). La *colite chronique*, vulgairement nommée *flux de ventre, dévoiement, diarrhée*, est une maladie qui est caractérisée par des évacuations alvines, liquides et fréquentes.

Cette modification de l'inflammation du gros intestin, nommée *entérite diarrhéique* par quelques auteurs, est toujours la conséquence d'une inflammation plus ou moins intense de la muqueuse de l'intestin colon, qui s'étend quelquefois au cœcum et presque toujours au rectum : phlegmasie à laquelle les villosités exhalantes et les cryptes ou follicules muqueux de cette membrane participent toujours. On confond généralement sous le nom de *diarrhée* des affections de nature diverses qui n'ont qu'un symptôme commun, la fréquence des déjections alvines et la liquidité des matières excrétées. Ainsi la diarrhée qui peut être la conséquence d'une légère inflammation du colon est presque toujours due à un arrêt de transpiration ; alors on peut la considérer comme une espèce de crise, de réaction vitale dans laquelle on n'observe ni accélération du pouls, ni chaleur et rougeur insolite des muqueuses, ni sécheresse et augmentation de la température de la peau. Cette indisposition très-fréquente dans les bêtes à cornes guérit d'elle-même dans le plus grand nombre de cas. Le dévoiement peut aussi être produit par une indigestion, comme il peut être plus grave, concomitant ou symptômatique dans certaines maladies organiques.

Les *symptômes généraux* de la diarrhée sont le dégoût,

la diminution de la rumination , la sensibilité de l'abdomen , le trouble des déjections , de légères coliques , des borborygmes , un sentiment de chaleur et de prurit à l'anus.

Les *symptômes spéciaux* consistent dans la fréquence des selles et la liquidité des déjections : la diarrhée peut être légère et se borner à des évacuations alvines plus rapprochées et abondantes , ou composées de matières verdâtres , jaunâtres dont la sortie est précédée de borborygmes , de vents avec mésaise et faiblesse , diminution de l'appétit et exécution incomplète de la rumination ; mais alors elle est sans fièvre ; les douleurs abdominales et les coliques précèdent ou n'existent que durant la sortie des excrémens.

D'autres fois elle est plus intense : dans ce cas les évacuations alvines sont plus fréquentes , plus liquides ; leur sortie est précédée et accompagnée de borborygmes , de coliques assez vives et douloureuses ; il existe une irritation à l'anus qui est gonflé , irritation qui contraint l'animal à se frotter contre les corps voisins. Les excrémens sont jaunâtres , séreux , mêlés de mucosités , quelquefois de bulles d'air et toujours d'une fétidité particulière. L'appétit est presque nul , la rumination rare ou suspendue ; la bouche chaude et sèche, la langue rouge et resserrée ; quelques animaux sont tourmentés d'une soif intense ; le pouls est concentré, fébrile , plus accéléré le soir ; le mufle est sec ; les oreilles, les cornes froides , la peau sèche , l'amaigrissement rapide , l'expression du regard a quelque chose de sinistre et l'affaissement général est assez marqué.

L'abondance des mucosités qui entrent dans la composition du flux diarrhéique est en raison de l'inflammation de la muqueuse ; mais jamais elles ne sont mêlées de sang , et leur sortie s'effectue presque toujours sans épreintes.

Ainsi la diarrhée peu intense peut être la suite d'un arrêt de transpiration , comme je viens de le signaler, c'est-à-dire de toute cause susceptible de produire un refroidissement de la peau ; aussi est-elle assez fréquente dans les saisons humides , pluvieuses , durant lesquelles les bestiaux restent nuit et jour dans les pâturages exposés à toutes les intempéries atmosphériques. L'usage subit du vert après les hivers rigoureux et disetteux , l'excès d'alimentation , la mauvaise qualité des alimens peuvent encore les produire ; et l'on voit cette maladie cesser dès que l'on soustrait les animaux à l'influence de ces causes. D'autres fois elle survient sans causes appréciables et doit être considérée comme un bénéfice de nature, qu'il ne faut chercher à arrêter que lorsque le malade paraît affaibli par des évacuations alvines trop abondantes.

J'ai vu quelquefois la *diarrhée* être fréquente , avoir presque un caractère *épizootique*, quand l'automne était excessivement pluvieux, brumeux', que l'herbe des pâturages était par conséquent trop aqueuse , et quand surtout des brouillards fétides et épais s'élevaient dans les vallées où paissaient les bestiaux. Ces causes produisaient même alors la dysenterie dans quelques bêtes à cornes plus débiles ou différemment prédisposées. Le soin de rentrer les bœufs et vaches dans les étables , de les y nourrir de bons fourrages secs et de les abreuver avec l'eau blanchie, de les bouchonner et les tenir sainement , suffisaient pour faire cesser tous ces accidens.

La diarrhée la plus fréquente dans l'espèce bœuf est celle qui attaque les veaux à la mamelle : lorsque cette maladie se manifeste dès les premiers jours de la naissance elle est salutaire , et due à la propriété purgative du premier lait (*colostrum*) , lait que beaucoup de cultivateurs considèrent à tort comme nuisible , en raison de son aspect séreux , jaunâtre et qui est destiné à provoquer l'évacuation du *meconium*, matière poisseuse et noi-

râtre , résultant du produit de la sécrétion intestinale
durant la vie fœtale. Aussi ne doit-on chercher à l'arrêter
que lorsquelle dure plus de trois à quatre jours et qu'elle
affaiblit le malade. Mais la diarrhée des veaux est quelquefois plus grave , elle se manifeste peu de temps après
la naissance : le veau est dégoûté , ne tête que par intervalles éloignés et refuse souvent de prendre le tétin ; il
est faible , maigrit promptement , se tient souvent couché; la bouche est sèche , chaude , pâle ou jaune ; les
excrémens qu'il rend sortent abondamment, mêlés de mucosités jaunâtres , poisseuses , fétides, qui s'attachent autour de l'anus , sur les fesses et salissent la queue ; la
défécation est quelquefois accompagnée d'efforts douloureux , le pouls est fébrile , les muqueuses pâles , jaunâtres , infiltrées ; les yeux enfoncés dans les orbites et tristes ;
la peau sèche , adhérente, les extrémités froides et le
petit malade de plus en plus anéanti. Cette maladie guérit
cependant par les moyens que nous allons indiquer , mais
dans certains animaux la maigreur augmente ainsi que la
débilité , et le veau périt dans le marasme. Cette variété de
la diarrhée reconnaît donc pour cause , ou la privation du
premier lait, comme je viens de le dire , ou les qualités
âcres et spéciales du lait des mères soumises à des travaux excessifs , nourries de fourrages secs , altérés , ou
paissant dans des lieux où abondent des plantes aquatiques âcres qui influent sur le goût et la qualité du lait,
telles que les renoncules , l'ail sauvage , la ciguë, etc., etc.
Cette altération du lait peut encore être produite par une
course, une fuite rapide , la mère étant effrayée par
le bruit du tonnerre ou la vue d'un animal carnassier et
ennemi , la piqûre des mouches , des taons, etc, , etc.
La diarrhée du veau peut aussi être causée par le travail
de la dentition , un sevrage précoce , le séjour dans des
étables humides et mal tenues ; humidité et malpropreté
qui est presque générale et agit d'une manière funeste

sur la santé des bestiaux. Aussi puis-je assurer que la diarrhée, la dysenterie et beaucoup d'autres maladies sont moins fréquentes dans les fermes où les étables sont bien tenues. La diarrhée des veaux attaque aussi plus fréquemment ceux qui naissent durant les saisons froides, pluvieuses et brumeuses. La sortie des dents molaires (vers 10 mois, 1 an, 2 ans, 5 ans, 4 ans) influe plus que celle des caduques (du 1er au 5e mois) sur le développement de la diarrhée ; dans ce cas le flux est séreux, les excrémens liquides, verdâtres, avec soif ardente, et presque toujours sans fièvre.

Cette maladie n'est quelquefois qu'un symptôme d'une maladie plus grave, telle que le squirrhe de la caillettte, la phthisie, l'affection tuberculeuse ou carreau, la cachexie aqueuse ; alors la diarrhée est colliquative, séreuse, mêlée de bulles d'air, excessivement fétide et présage une mort prochaine.

Cependant j'ai vu la diarrhée se manifester sous une forme lente et presque chronique, être essentielle, naître sous l'influence de *causes* ordinaires, indépendante de maladies antérieures ou concomitantes, affecter surtout les bœufs et vaches lymphatiques, ou ceux dont la santé avait été altérée par des travaux excessifs, une alimentation insuffisante ou de mauvaise qualité, et consistant en fourrages altérés ou peu alibiles, secondée par l'action d'une atmosphère humide, propre au climat, accidentelle ou appartenant aux étables ; dans ce cas, la maladie est lente, elle fait maigrir insensiblement l'animal, dure jusqu'à deux mois et fait périr le malade de phthisie et de marasme ; durant son cours il survient des engorgemens œdémateux au fanon, sous le sternum, le ventre et aux membres.

Ainsi les *causes* les plus ordinaires de la diarrhée dans l'espèce bœuf, chez lequel cette maladie est d'ailleurs plus fréquente que dans le cheval, sans doute à cause de la prédominance lymphatique qui modifie le tempérament des bêtes à cornes , proviennent en général de l'humidité et surtout du froid humide qui répercute la transpiration cutanée sur l'intestin. Le vert , aqueux et prématuré, peut aussi en être la cause , surtout s'il est mêlé de plantes âcres et vénéneuses (anémones des bois, renoncules aquatiques, ciguë , ail sauvage, etc., etc.), que les bestiaux dévorent au printemps , ou de plantes d'une digestion difficile et peu alibiles (joncs, carex, iris, etc. etc.). C'est surtout sur les vaches vieilles , affaiblies par la gestation, l'allaitement, le travail , une nourriture insuffisante , que cette maladie se manifeste quand on les met paître , soit au printemps , soit en automne , dans les pâturages qui contiennent les plantes que je viens de citer. Les effets ne s'en manifestent pas subitement , mais bien après quelques jours. La diarrhée alors peut devenir grave en raison de la débilité constitutionnelle ou acquise des animaux atteints ; on doit donc y remédier dès qu'on la reconnaît.

Autopsie. J'ai fait quelquefois , plus ou moins parfaitement , l'autopsie de bœufs et vaches morts de la diarrhée : il existe un amaigrissement , un marasme de toute l'habitude générale du corps. La muqueuse des gros intestins est épaissie , ramollie , parfois rouge-vineux, souvent gris-ardoisé ; on observe çà et là sur la muqueuse des plaques plus colorées existant sur un fond blanchâtre. Cette muqueuse est dans presque tous les animaux et dans certaines régions d'une couleur gris-de-plomb , là elle est érodée , ulcérée même ; le pourtour de ces érosions, de ces ulcères est induré et le fond rouge-brunâtre. La villeuse intestinale est couverte de mucosités analogues à celles que rendent les malades. Le tissu cellulaire sousmuqueux est presque toujours infiltré à l'endroit des plaques ecchymotiques , des ulcérations. J'ai rencontré , dans un bœuf et dans une vieille vache , les valvules qui existent à la terminaison de l'intestin grêle dans le cœcum et à l'origine du colon, présenter un état d'épaississement lardacé qui envahissait la muqueuse et le tissu cellulaire qui l'unit à la charnue.

Diagnostic. — La diarrhée ne peut être confondue avec la dysenterie ; l'intensité moindre de la maladie, l'absence du sang dans les matières alvines et celle des ténesmes, des épreintes ou tout au moins leur peu de gravité ; l'acuité moindre des symptômes fébriles, enfin, la marche moins aiguë et moins prompte de la diarrhée comparée à la dysenterie rendent son diagnostic facile et sûr.

Pronostic. --- Toute diarrhée de courte durée, qui n'affaiblit que peu ou point le malade est peu grave. Celle qui a une marche rapide, qui est accompagnée de fièvre, d'un amaigrissement prompt et d'un abattement marqué exige un traitement actif et devient plus inquiétante. La diarrhée qui se manifeste sur des bœufs et vaches vieux, affaiblis, est grave ; elle est mortelle si elle se complique d'engorgemens œdémateux-considérables. Elle est un symptôme de mort quand elle complique les maladies organiques anciennes, et qu'elle est colliquative.

Traitement. — En règle générale, on doit diminuer l'alimentation : si l'appétit se conserve, on ne donnera que des alimens de facile digestion, des racines cuites, le fourrage de première qualité ; on abreuvera avec l'eau blanchie par la farine d'orge. Des frictions sèches, le soin de tenir les animaux couverts raniment les fonctions de la peau et opèrent une révulsion salutaire. L'attention d'entretenir les étables propres, aérées, en faisant chaque jour enlever le fumier et changer la litière, les rendent plus saines et moins humides.

On ne doit jamais arrêter brusquement la diarrhée, mais il est rationnel de remédier à cette maladie quand elle dure plus de trois à quatre jours et qu'elle affaiblit le malade.

La saignée est rarement efficace : j'ai traité beaucoup de bestiaux atteints de cette maladie et n'ai jamais vu cetté opération indiquée dans les bœufs (comme elle l'est ordinairement dans le cheval, mis au vert). Les breuvages mucilagineux, de décoction de racines de mauves, de guimauve, d'orge mondé et de riz, édulcorés par le miel ; les lavemens mucilagineux de décoction de graines de lin ; les bains de vapeurs émollientes dirigés sous le ventre sont les remèdes à mettre en usage quand la phlegmasie de la muqueuse intestinale a une certaine intensité. Lorsque l'emploi de ces moyens a diminué l'inflammation et que la diarrhée persiste, on emploiera avantageusement les laxatifs pour évacuer les mucosités intestinales dont la présence entretient la maladie ; on y ajoutera la rhubarbe dans le cas où la faiblesse sera imminente ; tandis que ce seront les préparations d'opium que l'on mettra en usage si l'irritation de la muqueuse persiste. L'eau vineuse miellée, conseillée par quelques auteurs, dans le cas pour lequel j'indique la rhubarbe, ne doit être employée qu'avec la plus grande circonspection et lorsqu'il y a débilité réelle. Les purgatifs sont toujours funestes : outre qu'ils ne produisent pas d'évacuations dans le bœuf, ils peuvent ranimer l'inflammation, produire l'entérite ou la dysenterie. Ce sont les laxatifs doux qui seuls doivent être employés pour débarrasser l'intestin.

La diarrhée qui attaque au printemps les animaux mis à l'herbe, sans qu'on ait eu l'intention d'éviter une transition subite de régime, et qui se montre de préférence sur les bœufs et vaches débiles, ne devra être combattue que lorsqu'elle affaiblit les animaux. Dans ce cas les malades seront retirés des pâturages, mis à l'eau blanche farineuse, nourris avec un peu de bon foin mêlé avec l'herbe ; mais si la diarrhée persiste après ce changement de régime, on emploiera la tisane de décoction d'orge et de riz édulcorée avec le miel ; on administrera quelques lavemens mucilagineux ; on stimulera les fonctions de la peau par les frictions et l'emploi de la couverture ; si après deux ou trois jours de ces moyens les déjections continuent , si les animaux sont affaiblis, on ajoutera la poudre de gentiane et de rhapontic , aux breuvages précités ; j'indique le rhapontic parce que la rhubarbe est trop chère. Il est rare que ces moyens ne suffisent pas.

Quand cette maladie survient en tout autre circonstance , on doit débuter par des breuvages de décoction de guimauve ou d'orge édulcorée avec le miel , les lavemens mucilagineux ; mais si la diarrhée continue , si les mucosités sont abondantes dans les excrémens , la bouche pâteuse et les muqueuses apparentes infiltrées, on aura recours aux laxatifs comme les sels de Glauber, d'Epsom activés par le rhapontic et adulcorés par le miel ; cette médication procure une évacuation salutaire qui fait ordinairement cesser les accidens ; cependant j'ai quelquefois été obligé , à cause de la persistance de l'irritation, même sous le type chronique , de recourir à l'emploi de laudanum liquide à la dose de deux cueillerées pour les grands animaux , étendu dans une décoction de riz ou d'orge , ce qui produisait une sédation favorable.

La diarrhée symptômatique exige le même traitement que la maladie principale : mais j'ai déjà dit qu'étant un symptôme funeste , elle était très-rarement curable.

Celle qui attaque les veaux étant la plus fréquente exige des développemens plus circonstanciés : si l'on croit que les alimens dont use la mère donnent à son lait une propriété funeste pour le veau , il faut avant tout changer, s'il est possible, le régime de la vache. Mais si l'altération du lait tient à un vice constitutionnel , à une maladie chronique, on devra donner une autre nourrice au veau malade; ce qui est assez facile et praticable dans les pays *d'élève*, où chaque métairie possède plusieurs vaches ; mais quand on n'en a qu'une, il faut la soumettre à un régime plus salubre qui puisse modifier avantageusement la sécrétion du lait, ce qu'on n'obtient pas toujours ; alors on devra sevrer le veau, l'alimenter avec du lait de chèvre , ou avec des panades, des purées de pois , quelques œufs , de la mie du pain et graduellement avec un peu d'herbe et de bon foin.

La médication à employer pour le veau malade consiste dans l'administration d'une tisane de décoction d'orge mondé ou de riz, adoucie par la gomme du Sénégal et le miel ; des demi lavemens de décoction de graine de lin ; dès le second jour on rendra cette tisane laxative en y ajoutant le sel de Glauber et la manne grasse. J'ai vu cette maladie durer neuf à dix jours et ne céder qu'à l'emploi de laudanum liquide , à la dose d'une cuillerée à café, étendue dans un demi litre de décoction d'orge grillée ; d'autre fois, au contraire , j'unissais la rhubarbe en poudre (*un demi-gros*) aux laxatifs , si le veau était faible, les muqueuses pâles et infiltrées. Je soutenais les forces de ces petits animaux par un peu de fécule de pommes de terre en bouillie , ou par des panades très-claires et des œufs frais cassés dans la bouche.

Le 9 juin 1822, on confia à mes soins un veau de trois mois atteint d'une diarrhée assez intense avec affaiblissement. La maladie existait depuis cinq a six jours : je débutai par des breuvages laxatifs dans lesquels entrait la manne et le sel de Glauber , je fis donner des lavemens mucilagineux , et le neuvième jour le malade était guéri. Dans les jeunes veaux, on donne par jour environ trois litres de tisane en trois doses.

Le 6 mai 1821 , un autre veau de cinq mois présenta des symptômes de diarrhée, je fus consulté de suite : tisane mucilagineuse miellée ; le lendemain 7 , au soir , breuvages laxatifs semblables à ceux indiqués dans le cas précédent , auxquels j'ajoutai la rhubarbe pulvérisée , à cause de l'infiltration des muqueuses et de l'état de laxité du malade ; le 10 guérison.

Enfin , le 12 mai 1825 , un veau de deux mois est connu malade ; je suis appelé , je reconnais les symptômes d'une diarrhée qui , malgré mes soins , résista aux tisanes d'orge et de riz miellées , aux lavemens. Vers le 18, le malade étant très-affaibli , le flux diarrhéïque , séreux , jaunâtre et fétide , j'ordonnai quatre verres par jour d'une tisane faite avec l'orge grillée et le riz ; dans la verrée du matin et dans celle du soir j'ajoutai les deux tiers d'une cueillerée à café de laudanum liquide ; chaque breuvage était suivi d'un demi-lavement mucilagineux , de frictions sèches ; on avait l'attention de tenir le malade couvert et chaudement ; les forces du petit animal furent soutenues par des panades très-claires et quelques œufs. Trois doses de laudanum suffirent pour calmer l'irritation intestinale et arrêter le flux. Il guérit radicalement au moyen des soins ultérieurs.

Huzard a dit , 4ᵉ lieu du Théâtre d'Agriculture, note 63 , page 609 , tome 1 , en parlant des veaux , » ils sont fort sujets à un dévoiement ou flux dysenterique , qui les jette dans une maigreur extrême , qui les conduit fréquemment à la mort. On arrête les mauvais effets de cet accident en leur donnant plusieurs fois par jour , jusqu'à guérison , des jaunes d'œufs délayés dans du vin rouge , en leur faisant prendre quelques lavemens d'eau dans laquelle on a fait bouillir du son. Environ une once de diascordium donné le matin pendant quelques jours , suffit souvent aussi pour remédier à cette diarrhée ; mais si les matières étaient extrèmement fétides , il faudrait délayer le diascordium dans un verre d'infusion de fleur de sureau et y faire fondre un demi-gros de sel ammoniac. »

Quel que soit le respect que j'aie pour la mémoire et les talens de feu le célèbre Huzard , je suis forcé de dire qu'ayant été dans le cas d'observer un nombre infini de fois la diarrhée dans des bœufs et vaches adultes ainsi que dans les veaux et génisses , il m'est rarement arrivé de les trouver dans un état de laxité tel que je fusse dans l'obligation de leur donner le vin et les jaunes d'œufs délayés dans ce liquide et encore moins le diascordium. Ce dernier médicament est une véritable macédoine pharmaceutique où se trouvent entassées une foule de substances disparates qui , malgré le laudanum qui s'y trouve , ne peuvent qu'augmenter les accidens inflammatoires.

Je le répète , il y a dans la diarrhée qui consiste dans une inflammation chronique de la muqueuse du gros intestin , et suivant les cas , trois indications à remplir : 1º calmer l'inflammation par les mucilagineux et rétablir les fonctions de la peau. 2º Débarrasser l'intestin au moyen des laxatifs doux , des mucosités , des matières provenant des sécrétions anormales , ainsi que des erosions de la membrane , qui entretiennent l'irritation. 3º Enfin produire, avec l'opium , une sédation qui fasse disparaître la stimulation , l'irritation insolite et chronique qui existe sur l'élément nerveux de la muqueuse , entretient l'abondance des sécrétions anormales et la contraction péristaltique de l'intestin.

§ III. — *Maladies chroniques des Intestins.*

Outre les divers modes d'inflammation des membranes du tube alimentaire , dont nous avons cité des exemples, ces organes, et particulièrement la muqueuse , peuvent présenter différens autres états de phlegmasie chronique , dont le diagnostic est toujours plus ou moins obscur et le pronostic sujet à erreur. Parmi les affections organiques de ces viscères , le squirrhe de la caillette a été décrit avec assez d'exactitude ; nous avons fait connaître diverses autres altérations pathologiques analogues à cette affection , existant sur divers points du canal intestinal et notamment en traitant de la colite.

Fidèle à notre système de prendre toujours l'observation pour point de départ , et bien convaincu de l'exactitude de cette heureuse idée de M. Renault , directeur à Alfort , « que toutes les vérités médicales ont leur source dans l'observation et l'expérience » , nous ne parlerons encore , dans cette circonstance , que de faits connus et décrits , pour ne pas faire de la pathologie bovine par analogie.

Anus anormal observé par nous lorsque nous exercions la médecine vétérinaire à Bourbon-Vendée. (*)

En septembre 1824 , je fus consulté pour un bœuf de labour , âgé de cinq ans, qui avait un anus anormal situé à-peu-près au tiers supérieur du côté droit du thorax , entre les deux dernières côtes asternales. Cette maladie était la suite d'un coup de corne donné par un autre bœuf; il n'y avait point eu de plaies extérieures; il survint un engorgement considérable , puis un abcès qui s'ouvrit de lui-même et se termina par la fistule qui donnait issue aux excrémens.

L'ouverture était calleuse , la peau adhérente , désorganisée et ses bords squirrheux ; son diamètre double de celui d'une plume à écrire ; la sonde y pénétrait un peu obliquement d'avant en arrière à dix pouces de profondeur , sans que l'animal témoignât la moindre douleur ; les excrémens à qui elle donnait issue étaient semblables à ceux que l'on rencontre dans le colon et avaient la même odeur.

Je jugeai que le coup de corne , qui d'abord n'avait pas entamé la peau , avait déchiré les muscles intercostaux , le bord charnu du diaphragme et contondu la surface de l'intestin qui le touche en cet endroit et dont

* Journal pratique de Médecine Vétérinaire , tome 2, année 1827 , page 76.

la résistance avait été en raison de son état de plénitude ;
que la contusion et l'irritation qui en avaient été la suite,
y avaient déterminé un abcès, qui s'était ouvert de lui-
même et tout à la fois à la surface de la peau et de l'intestin ; qu'enfin la suppuration et l'inflammation avaient
déterminé une adhérence entre l'intestin, le diaphragme,
les muscles intercostaux et la peau dans tous les environs
de la fistule.

L'indication était d'obtenir la cicatrisation de cette
fistule, en enlevant la pseudo-membrane qui la tapissait,
la réduisant à l'état de plaie simple et mettant les surfaces en contact au moyen d'une suture.

Je proposai ce moyen au propriétaire qui y consentit ;
mais le métayer en était très-éloigné, il craignait que
son bœuf n'en mourût ; je parvins à le rassurer et l'opération fut décidée pour le 17 septembre.

Mon honorable ami, le savant docteur B**** qui se trouva
présent à ma consultation voulut être de la partie.

Je fis fabriquer une aiguille à suture, forte, courbée,
longue de cinq pouces et large d'une ligne et demie,
tranchante et à arête en dessus.

Arrivé à la métairie au jour indiqué, le bœuf étant à
jeun, abattu et fixé convenablement, je dilatai la fistule
de deux coups de bistouri, suivant la direction des côtes,
un en bas, l'autre en haut, le dos de l'instrument au centre de la fistule ; ensuite partant du haut de chaque incision, je renouvelai les bords de ses deux lèvres et j'en
enlevai, de chaque côté, une couche d'environ deux
lignes, ou plutôt tout ce qui me parut squirrheux et
désorganisé.

Je me décidai pour la suture à anse : j'armai donc mon
aiguille d'une soie doublée en six, cirée et aplatie, longue de huit à neuf pouces ; j'en avais préparé trois brins
semblables, voulant faire un point double au milieu et
deux autres aussi en anse, l'un en haut, l'autre en bas

de la plaie ; ces sutures furent faites en traversant les lèvres de la plaie, d'abord de dehors en dedans , puis de dedans en dehors ; les bouts de fils furent liés en anse sur des bourdonnets. Cela fait , un plumasseau fut fixé en long sur la plaie, à l'aide des bouts de soie des sutures. Le tout fut bien serré pour éviter la sortie de l'air , qui se manifestait par un sifflement. Deux pelotes d'étoupes trempées dans du vin maintenaient les lèvres ; un drap de lit doublé en quatre entourait le corps et soutenait l'appareil.

Saignée copieuse, ablutions d'eau froide , diète continuée pendant quelques jours : l'appareil ne fut levé que quatre jours après l'opération , et remis après le pansement ; il y avait une légère phlogose , un peu de suppuration ; mais au bout d'une quinzaine de jours, les points de suture tombèrent , les excrémens sortaient encore par un très-petit filet , car le calibre de la fistule s'était de beaucoup rétréci. J'eus l'intention de pratiquer une seconde suture , ce qui parut faire une grande peine au paysan ; je me bornai donc à recommander de tenir la plaie très-propre et couverte d'un plumasseau chargé de térébenthine , persuadé que la réunion de ses lèvres aurait lieu ; ce qui s'effectua en quarante à cinquante jours. La cicatrisation fut complète et la cure radicale ; il resta seulement une petite tumeur allongée , qui réunissait la peau et les muscles ; elle était insensible et avait la forme et le volume d'un œuf de poule. L'animal reprit depuis ses travaux , sans qu'aucune de ses fonctions parût troublée.

La connaissance que j'avais de la facilité avec laquelle les membranes séreuses contractent des adhérences quand leurs surfaces libres sont rapprochées , et que l'irritation y développe une inflammation adhésive , me fit tenter cette opération , que personne n'avait encore décrite ; le succès couronna un essai qui prouve toutes les ressources de l'art et de la nature.

Le Rectum, en contact avec les matières fécales, susceptible, en outre, d'être blessé par l'introduction de corps étrangers, peut présenter des phénomènes pathologiques divers, mais plus faciles à diagnostiquer que ceux qui se développent sur le colon et le cœcum.

Toutes les causes qui détermineront l'inflammation du colon occasioneront simultanément, et dans nombre de cas, celle de l'origine et même de toute l'étendue du rectum. J'ai vu quelquefois des épreintes, des ténesmes douloureux et fréquens, n'avoir d'autres causes que la phlegmasie de cette dernière région du tube intestinal, céder à l'emploi des lavemens émolliens, à un régime rafraîchissant et adoucissant ; dans un seul cas, je dus recourir à une saignée faite sous la queue et près de l'anus.

Le renversement du rectum s'observe bien plus rarement dans l'espèce bœuf que dans le cheval : il accompagne quelquefois la métrite aiguë, souvent il n'est qu'un symptôme d'une violente entérite, de la dysenterie, de la diarrhée. J'ai vu cet accident être la suite de l'infiltration qui accompagne certaines inflammations lentes du gros intestin, surtout dans les bestiaux jeunes, faibles et cachectiques. Ce cas, assez difficile et long à guérir, exige un régime alibile, graduellement tonique ; puis, la réduction de la portion renversée de l'intestin, précédée et suivie de l'emploi des astringens locaux, comme la gentiane en poudre, et des demi-lavemens froids et astringens.

M. Roche-Lubin, vétérinaire à Sainte-Afrique, a publié la relation suivante d'une *fistule complète à l'anus* (*) :

« Le 23 octobre 1834, un bœuf appartenant au sieur Carrière, cultivateur près de Sainte-Afrique, descendant de la montagne un chariot lourdement chargé de tiges de

(*) Journal de Médecine vétérinaire pratique. Toulouse, 1re année, mai 1836, page 51.

bois, s'implanta, dans l'intestin rectum, une de ces tiges émoussée et garnie d'aspérités ; elle avait pénétré quatre pouces environ, et donné lieu, par son extraction, à une hémorrhagie peu abondante, et à un léger engorgement de la muqueuse rectale.

« Après m'être assuré, par l'exploration du rectum, qu'il n'existait dans cette cavité aucun fragment de la tige, je fis sur cette partie quelques fomentations huileuses, et le trosième jour l'animal fut remis à son travail ordinaire.

« Le 17 novembre, je suis appelé de nouveau pour voir ce même bœuf qui était devenu beaucoup plus malade ; il avait perdu insensiblement l'appétit, la rumination avait été interrompue, la défécation était pénible et douloureuse ; l'on voyait sortir par une ouverture oblongue à bords renversés, située sur le côté droit, à un pouce environ et au-dessus de l'anus, une matière visqueuse, purulente, laquelle se trouvait quelquefois mêlée aux excrémens.

« Le bœuf convenablement fixé, j'introduisis ma main gauche dans le rectum, et exerçai sur le trajet fistuleux une légère pression de haut en bas, et d'avant en arrière, afin d'en faire sortir la matière purulente. Le diamètre de la fistule étant assez considérable, j'introduisis, par l'extrémité non tranchante de mon aiguille à séton, une mèche de filasse imbibée de vin tiède, afin de déterger l'intérieur de ce foyer de suppuration ; après ce, j'en appliquai une à anse, imbibée d'eau de Rabel, à sa partie moyenne ; je prescrivis un régime diététique, et j'ordonnai de pratiquer dans le rectum des fomentations huileuses pour faciliter la défécation.

« Le 18, le bœuf paraît plus gai, il cherche à manger ; cependant il éprouve encore beaucoup de douleur en fientant. En retirant la mèche de la veille, il s'écoula, par l'ouverture externe de la fistule, une quantité assez considérable de liquide puriforme ; introduction d'une nouvelle mèche imbibée d'eau de Rabel ; même régime , mêmes fomentations.

« 19. La suppuration a beaucoup diminué, suppression
de la mèche, mêmes fomentations ; on donna à l'animal
un peu de paille.

» 20. Le bœuf a ruminé pendant la nuit ; la défécation
n'est pas aussi douloureuse. Il s'écoule, par l'ouverture
interne de la fistule, une sérosité noirâtre chargée de
quelques parcelles de tissu cautérisé. Mêmes fomentations,
ayant toujours le soin d'exercer une compression assez
forte pour déterminer la sortie du liquide qui peut exister
dans le trajet fistuleux ; mêmes soins jusqu'au 25.

» 26. L'écoulement puriforme est à peine sensible ; les
bords de la fistule sont resserrés et tendent à se cicatriser.

» 30. Les deux ouvertures sont parfaitement cicatrisées ; l'animal, complétement guéri, est livré à ses travaux ordinaires.

» Cette observation est d'autant plus intéressante ,
qu'elle est la seule publiée jusqu'à ce jour, et peut-être
observée sur l'espèce bovine.

» Elle prouve que l'emploi des caustiques et la compression exercée sur le trajet fistuleux , ont produit la
cicatrisation et la guérison radicale , quoi qu'en dise
Hurtrel d'Arboval , dans son Dictionnaire, page 86 du
2.ᵉ volume. »

L'inflammation du rectum se termine quelquefois par
un état d'épaississement de sa muqueuse et du tissu cellulaire sous-jacent qu'on appelle *cancéreuse*, comme le
prouve le fait suivant, qui m'a été communiqué par M.
Deshoms, vétérinaire à Etauliers près Blaye.

Tumeur squirrheuse de l'intestin rectum.

Au mois d'août 1838 , je fus appelé par M. Belet , du
port de Braud, pour donner des soins à une jeune vache

31.

que ce propriétaire croyait être malade des suites de l'avortement : nul symptôme de cet accident n'existait, selon moi ; mais la bête était tourmentée de coliques, de la difficulté d'opérer la défécation, et d'efforts fréquens et douloureux qui donnaient issue à des matières glaireuses, noires et fétides, qui me firent croire à l'existence d'une dysenterie commençante.

Je pratiquai une saignée de quatre livres à la jugulaire ; j'ordonnai des breuvages de décoction d'orge légèrement acidulée, des lavemens émolliens, des fumigations, des cataplasmes de même nature sous l'abdomen et sur les lombes. Ce traitement, continué pendant trois jours, n'ayant produit aucune amélioration, je me décidai à explorer le rectum : ma main introduite n'y reconnut aucune chaleur anormale ; je dus penser que cette difficulté de fienter était due à tout autre cause qu'à l'inflammation que j'avais supposé exister dans le gros intestin. J'avais remarqué, dès ma première visite, que la bête recevait bien les lavemens, mais qu'elle n'en rendait aucun, et que nécessairement il devait exister dans la portion flottante du colon un obstacle, une pelotte d'excrémens, par exemple, qui s'opposait à la défécation ; partant de cette idée, je me décidai à employer les laxatifs. J'ajoutai le sel de Glauber à la tisane d'orge, et fis continuer les lavemens, les cataplasmes et les bains de vapeurs émolliens. Ce traitement fut continué pendant 15 jours sans aucun succès, et se termina par la mort de la vache, qui, durant toute sa maladie, ne but, ne mangea, ni ne rendit aucuns lavemens.

Autopsie, faite 12 heures après la mort. *Abdomen.* Les estomacs ne présentèrent rien d'anormal ; seulement, ils contenaient une petite quantité d'alimens ; une grande partie des breuvages administrés se trouvait dans la panse et la caillette, tandis que les liquides injectés et les lavemens baignaient le colon. A la terminaison de la portion flotlante du colon, près de l'origine du rectum, existait une tumeur squirrheuse, à parois lardacées, qui envahissait toute la largeur de l'intestin, et s'étendait dans le mésentère; elle avait environ 17 centimètres (5 pouces) de circonférence; elle contenait une matière noire fétide: une valvule formée par un repli de la muqueuse intestinale, qui était indurée, épaissie et semblable à du cuir blanc qu'on aurait aplati à coups de marteau, occupait la partie antérieure et supérieure de cette tumeur, ayant sa partie fixe du côté du rectum, et le bord libre du côté du colon; par cette disposition, elle faisait l'effet d'une véritable soupape qui, en se portant en avant, s'appliquait sur la paroi de l'intestin, et permettait l'injection et le passage des lavemens, en s'opposant au rejet du liquide par l'anus. Le colon était d'ailleurs rétréci à sa terminaison et dans une longueur de plus de 50 centimètres (15 a 16 pouces); dans toute cette longueur et autour de la tumeur, les membranes intestinales étaient indurées et épaisses de deux centimètres (1[2 pouce); ce qui avait tellement rétréci le canal intestinal, qu'il n'avait là que deux centimètres de diamètre. La muqueuse épaissie, ramollie, avait une couleur rouge-vineux dans toute l'étendue de cette transformation. Tous les autres organes contenus dans le ventre, le thorax et le crâne, étaient sains.

Quelques jours après j'ai été appelé pour une autre vache qui m'a présenté les mêmes symptômes que la précédente; elle est morte le huitième jour. Je regrette beaucoup de n'avoir pu en faire l'autopsie.

D······

J'ai vu l'atonie du rectum et le relâchement de son sphyncter, ainsi que son renversement partiel, compliquer ou plutôt être un symptôme funeste de la paraplégie, et devenir incurable comme la maladie primitive.

CHAPITRE V.

MALADIES DU PÉRITOINE.

On sait que la séreuse qui revêt les parois abdominales, n'est qu'un tissu cellulaire modifié en membrane qui, sous le nom de *péritoine*, enveloppe tous les organes qu'elle renferme, concourt à leur formation et fournit des prolongemens qui les fixent et soutiennent les vaisseaux et les nerfs propres à ces parties. Dans ce sac séreux s'effectue une sécrétion perspiratoire, vaporeuse dans l'état de santé, et susceptible de se condenser en un liquide dont la quantité et les propriétés physiques varient, sous l'influence de causes pathologiques.

Soustrait au contact de l'air, mais néanmoins en rapport sympathique de fonctions avec la peau et les muqueuses, le péritoine, sans pouvoir être directement affecté par les agens extérieurs, sauf le cas de plaies pénétrantes ou de rupture des organes environnans, n'en est pas moins modifié dans ses fonctions par les causes morbifiques qui frappent vivement les tégumens externe et interne, ou encore les divers viscères qu'il revêt.

Si le diagnostic des maladies de cette vaste membrane est très-obscur dans l'homme, combien ne doit-il pas l'être dans la brute qui ne traduit ses souffrances que par des symptômes souvent équivoques ou communs à plusieurs affections. Aussi, à part les plaies, les contusions... etc., qui peuvent donner une raison suffisante de l'inflammation de cette membrane, toutes les maladies de cet organe exigent des investigations très-exactes pour en déterminer la nature et le siége : l'une d'elles surtout, la péritonite aiguë, est très-importante à reconnaître dès son début, parce qu'elle est très-promptement mortelle et que souvent elle passe, dans l'espèce bœuf, à un état chronique toujours incurable. Pour parvenir à ce but, étudions cette maladie avec soin et envisageons successivement chacune des formes qu'elle est susceptible de revêtir : péritonite aiguë, chronique et péritonite tuberculeuse (carreau).

§ Ier — *Péritonite aiguë.*

De tous les animaux domestiques, le bœuf est celui dans lequel on observe le moins fréquemment cette maladie, sur laquelle on a d'ailleurs recueilli bien peu d'observations. Elle consiste dans l'inflammation générale ou partielle du péritoine et peut être primitive ou secondaire, c'est-à-dire naître sous l'influence d'une cause qui a agi plus ou moins directement sur cette séreuse, ou accompagner les phlegmasies de quelques-uns des viscères qui composent les appareils digestif, urinaire et génital. La péritonite peut encore être la suite de la ponction ou de l'incision du rumen dans le cas d'indigestion ; de la rupture de la vessie, dans le cas de rétention d'urine ou de calculs : circonstances qui occasionnent l'épanchement des alimens, des boissons, de l'urine dans la cavité abdominale, et occasionent des accidens que nous signalerons plus loin.

Causes prédisposantes. — L'âge adulte, l'état pléthorique, les étables froides, humides, mal aérées, malpropres, les saisons froides et humides, tout ce qui peut diminuer lentement et d'une manière constante les fonctions de la peau, en refoulant la transpiration sur la séreuse abdominale.

Causes occasionnelles. — Une répercussion subite de la chaleur ; produite par une pluie froide et battante, l'animal ayant chaud ; les plaies de l'abdomen qui produisent la section ou le déchiremeut d'une partie assez étendue du péritoine ; les opérations chirurgicales longues et douloureuses ; l'entrée de l'air ou de quelques matières liquides ou solides dans le sac péritonéal ; la rupture de quelque viscère ; les hernies étranglées, etc. La péritonite accompagne presque toujours la métrite, dans les vaches, et les traces de cette inflammation de l'utérus sont alors plus apparentes sur sa séreuse que sur les autres membranes. Nous traiterons de celle-ci, nommée encore *fièvre puer-pérale*, avec les maladies des organes génitaux de la femelle.

Symptômes. — *Invasion :* La phlegmasie du péritoine s'annonce d'une manière brusque quand elle est essentielle et la suite d'un arrêt de transpiration, comme je l'ai vu sur un bœuf mis inconsidérément dans les pâturages par un temps humide et froid, l'animal étant en sueur et revenant d'un charroi fatigant. Son apparition est encore subite à la suite d'une plaie par laquelle une grande quantité d'air peut s'introduire dans la cavité abdominale. Je l'ai vue succéder à un accouchement laborieux dans une vache primipare. On observe des frissons partiels, des coliques légères et fréquentes, le trépignement des membres postérieurs ; le ballonnement plus ou moins marqué de l'abdomen, avec sensibilité de ses parois. La marche est lente pénible ; le bœuf s'y refuse et, hors les accès de coliques, il reste debout immobile, les membres rapprochés du centre de gravité. L'animal mugit, regarde son flanc, dont le gonflement augmente graduellement ; dès-lors la constipation est opiniâtre, la bouche est sèche et chaude, la langue rouge, resserrée et parfois enflée (ce symptôme est propre au bœuf) ; l'appétit cesse, la rumination est interrompue, la soif souvent intense. La respiration est gênée, courte, costale et plaintive ; les flancs sont tremblotans ; on entend parfois une toux rare et sèche. Le pouls est d'abord dur, petit, serré, concentré, puis il s'accélère (j'ai compté dans un bœuf 75 pulsations par minute) ; mais il reste toujours dur ; s'il devient irrégulier et intermittent, la maladie est grave. La peau est sèche, aride ; la pituitaire rouge-foncé sans sécrétion de mucus ; le mufle est sec et gercé. La constipation persiste ; les excrémens qui sortent avec les lavemens sont durs et recouverts de mucosités mêlées de stries sanguinolentes. Les urines sont rares, huileuses et odorantes. Les mamelles se flétrissent, et la sécrétion du lait se tarit dès le principe. La face est grippée ; les lèvres et les narines sèches, froncées ; les yeux enfoncés dans les orbites, ce qui donne au malade un air de tristesse sombre. Le bœuf s'isole du troupeau, la tête tournée du côté de la haie et cachée dans le feuillage.

Quoique la péritonite ait une marche plus lente dans le bœuf que dans le cheval, elle peut cependant tuer le malade en quatre ou cinq jours. Celle qui se déclare après la rupture ou la perforation de quelque viscère avec épanchement est la plus aiguë et la plus funeste ; si elle est essentielle et due à un arrêt de transpiration, elle est un peu moins rapide ; enfin, celle qui complique la phlegmasie de quelque viscère est la plus lente.

La résolution s'annonce par le développement du pouls, la disparition des symptômes sympathiques, puis celle des signes essentiels tels que le ballonnement, les coliques et la constipation ; le retour de la sécrétion du lait est d'un bon augure.

Si la maladie persiste, si le pouls devient accéléré et intermittent, il y a épanchement : alors le gargouillement du liquide s'entend par l'auscultation et se perçoit par la pression du ventre. Dans ce cas funeste, on observe des frissons irréguliers ; le froid des extrémités d'abord peu sensible devient extrême ; enfin l'effacement du pouls précède la mort.

Diagnostic : Il est important mais difficile ; le ballonnement du ventre, sa sensibilité, la difficulté de la locomotion, la respiration gênée, costale, incomplète, le pouls petit, serré, la constipation, la rareté des urines, les coliques , la sécheresse de la peau , la rapidité de la marche sont les signes essentiels de la péritonite aiguë.

Le *pronostic* est souvent fâcheux : parvenue au plus haut degré d'intensité elle laisse peu d'espoir. Plus sa marche est rapide , plus elle est funeste. Une diarrhée abondante succédant à la constipation , le pouls vîte et irrégulier , les soubresauts des tendons , les sueurs froides et l'affaissement sont des signes de mort prochaine. Mais si la douleur du ventre est légère , si le pouls se ralentit et se développe , si la constipation cesse ainsi que la tympanite , l'expression de la face étant meilleure, on devra pronostiquer une terminaison favorable.

Autopsie : La maladie ayant , dans les ruminans , une marche moins rapide que dans le cheval , ses lésions sont plus marquées : le péritoine est injecté , parsemé de pétéchies et d'ecchymoses plus ou moins nombreuses et rapprochées ; la congestion donne à cette membrane une teinte rouge violacée ou rosée , sur laquelle se dessinent les ecchymoses , les pétéchies et les arborisations vasculaires. On rencontre des épanchemens considérables de liquides exhalés; une couche albumino-fibrineuse recouvre quelquefois le péritoine et devient l'origine des fausses membranes qui apparaissent complètes dans la péritonite chronique. Les viscères contenues dans l'abdomen participent plus ou moins à l'inflammation générale : la muqueuse intestinale surtout est plus ou moins épaissie , injectée et enflammée ; le foie semble cuit , la rate est gorgée de sang , etc. Les plèvres et le péricarde sont aussi dans un état de rougeur et d'injection qui atteste que la phlegmasie s'est étendue sur toutes les séreuses. J'ai trouvé dans le sac péricardien un épanchement liquide coloré en rose.

M. Escorne , vétérinaire à Rouffignac (Dordogne) m'écrit qu'en faisant l'autopsie d'un veau mort d'une péritonite aiguë il trouva plus de trois seaux d'un liquide

roussâtre exhalant une mauvaise odeur , remplissant toute
la cavité abdominale , et dans lequel nageaient des flocons albumino-fibrineux. Tous les viscères de cette cavité
étaient blafards.

Traitement : il doit être actif et rationnel : éloigner
les causes supposées, se conduire suivant l'état du malade , l'époque de la maladie , et se garder surtout de ne
pas troubler les efforts conservateurs de la nature si l'on
est appelé à l'instant que quelque crise se prépare ou que
la résolution commence à s'opérer.

Si la maladie est à son début , que l'inflammation soit
intense , aiguë , le pouls dur , concentré , accéléré , on
pratiquera une saignée générale qui sera d'autant plus
copieuse que le bœuf ou la vache sera jeune et pléthorique ; car les évacuations sanguines sont indiquées
dans ce cas même chez les sujets peu sanguins en apparence , dans le but de rétablir l'équilibre de la circulation
et diminuer l'afflux du sang vers une partie dont l'inflammation est ordinairement mortelle , si on ne l'arrête
pas subitement dans ses progrès. On emploiera de suite
les bains de vapeurs et les cataplasmes émolliens sous le
ventre ; des breuvages de décoction de racines de guimauve, de mauve, d'orge mondé , édulcorée avec le miel
et même la gomme du Sénégal , dans laquelle on mettra
infuser une poignée de fleurs de sureau pour activer légèrement la transpiration cutanée et opérer une révulsion
sur la peau. On administrera des lavemens mucilagineux ,
peu copieux , souvent répétés et doucement injectés.

L'animal sera tenu couvert, mis dans une étable
seul , s'il est possible , pour éviter que rien ne le tra-
casse. On tiendra constamment devant lui de l'eau blanche
et on lui fera une bonne litière.

Si , quatre à cinq heures après la première saignée, le
pouls est encore serré , concentré et dur , on en pratiquera une seconde , soit aux veines thoraciques , soit aux

abdominales ou encore aux mammaires ; mais cette éva-- cuation sera moins considérable que la première ; on continuera l'emploi de la tisane , des bains de vapeurs , des lavemens ; l'animal sera fréquemment bouchonné , frictionné et chaudement couvert. La saignée pourra être répétée une troisième fois , si la fièvre continue ; mais dans aucun cas la phlébotomie ne doit être tellement copieuse qu'elle puisse produire l'affaissement ; ce point est d'autant plus important qu'il est indispensable de laisser à la nature assez de force de réaction pour opérer la résolution. On insistera surtout sur les bains de vapeurs , les frictions , la diète , l'eau blanche , sans trop prodi- guer les breuvages et les lavemens , qui doivent être donnés à doses minimes pour ne pas trop distendre les organes digestifs. J'ai uni avec avantage les feuilles de laitues à la tisane ; la thridace qu'elles contiennent cal- me l'excitation et la phlegmasie.

On doit éviter surtout de tourmenter le malade , car tout mouvement violent et forcé est une cause de dou- leur qui augmente les accidens. Dans les sujets faibles , âgés , épuisés , la saignée générale sera moins copieuse ; il faudra recourir de préférence aux saignées locales , ayant une petite ouverture et étant baveuses pour éviter une déplétion trop subite.

Les sinapismes sur l'abdomen ne peuvent être employés qu'après l'inflammation diminuée , et surtout lorsque la maladie tend à passer à l'état chronique : ils produisent une révulsion salutaire.

Si la nature tend à opérer une crise par la peau ou par les urines , il faut la favoriser , la seconder par des breuvages sudorifiques tels que l'infusion de fleurs de su- reau , ou diurétiques comme les tisanes mucilagineuses nitrées et animées par l'oximel scillitique.

Dans le cas où nulle crise ne serait imminente , et où la constipation persisterait sans augmentation notable

de l'inflammation , les laxatifs doux en lavage pourront
opérer une révulsion salutaire sur la muqueuse intestinale ; ainsi les sels neutres comme le sel d'Epsom , de
Glauber, unis à l'émétique , étendus dans une décoction
d'orge mondé miellée , administrés à doses fractionnées et
souvent répétées, produiront un effet salutaire contrairement à l'opinion des physiologistes. Je n'ai pas craint
d'employer de semblables moyens dans l'entéro-péritonite
et m'en suis bien trouvé.

Un régime assez sévère , mais substantiel , l'eau farineuse , le bouchonnement et la promenade sont indiqués
dans la convalescence.

Je citerai deux faits tirés de ma pratique , qui , du
reste , ne m'a pas fourni de nombreux exemples de péritonite simple et essentielle.

26 septembre 1820. Bœuf de quatre à cinq ans , en
bon état et d'un tempérament sanguin. Cet animal avait
été employé avec un autre bœuf un peu plus fort que
lui , à un charroi pénible ; le soir au retour, le bouvier
le détela , le fit boire et le conduisit tout haletant de sueur
et de fatigue, ainsi que son pareil , dans le pré où ils
devaient se repaître et passer la nuit avec les autres bestiaux de la ferme , par un temps brumeux et humide. Le
lendemain matin le malade est trouvé debout la tête basse ,
enfoncée dans la haie , il est agité par des frissons vagues,
et son ventre est un peu tendu. Rentré à l'étable on lui
présente du fourrage qu'il refuse, de l'eau qu'il dédaigne.
Le fermier remarque que ce bœuf n'a pas fienté en revenant du pré , ni depuis qu'il est établé ; la peau est aride,
le mufle sec ; l'animal trépigne et surtout ne rumine
pas. Je fus mandé vers midi ; j'étais absent et ne pus voir
le malade que sur les trois heures. Ce qui précède m'est
raconté. J'observe les symptômes suivans : La respiration
est accélérée, gênée, costale ; le ventre est légèrement
tendu et douloureux à la pression dans toute son étendue ;

le trépignement des membres postérieurs persiste , la queue est de temps en temps agitée ; dans les instans de calme le bœuf reste debout , les membres un peu rassemblés , le dos voussé , la tête basse ; le pouls est concentré , accéléré et dur (65 pulsations par minute) , le mufle est sec, la bouche chaude , la langue rouge , la constipation persiste ; l'urine est , à ce qu'on me dit , rare et colorée ; le malade refuse obstinément alimens et boissons, et n'a pas ruminé; la peau est aride , le poil hérissé , l'épine dorso-lombaire très-sensible , les extrémités froides ; le regard est fixe, la face grippée , tout exprime la souffrance.

Diagnostic. Péritonite aiguë, sans complication.

Pronostic. Douteux ; cas grave.

Traitement. Saignée de six livres à une jugulaire. Le malade est mis seul dans une petite écurie ; on lui fait une bonne litière, il est bouchonné avec des linges chauds , il est enveloppé d'une couverture de laine et on lui présente de l'eau blanche. Tisane de décoction de racines de mauves , feuilles de laitues et miel, dans laquelle on fait infuser une jointée de fleurs de sureau. Ce médicament est administré par litres toutes les deux heures ; on donne ensuite un lavement de décoction de feuilles de mauves. Fumigations émollientes sous le ventre , répétées trois fois par jour , après lesquelles le malade est enveloppé dans une couverture de laine bien chauffée.

Le lendemain matin , 27 , le pouls est encore concentré, accéléré, dur , mais moins que la veille (56 pulsations par minute). La peau est toujours aride ; le malade n'a presque rien pris que les breuvages. Seconde saignée de quatre livres à une thoracique ; mêmes prescriptions.

Le 28, la peau est noire, le pouls plus développé (47 pulsations); le malade a rendu quelques excrémens moulés , coiffés; l'urine est jaune, odorante et huileuse. La bouche est humectée ; il a bu quelques gorgées d'eau blanche. Infusion de fleurs de sureau , avec la gomme du Sénégal et le miel ; lavemens ; deux bains de vapeurs , avant et après lesquels on frotte le malade avec des briques chaudes enveloppées de linge , et on le couvre bien chaudement. Dans la journée , il boit à diverses fois un seau et demi d'eau blanche ; il rend des excrémens liquides mêlés de mucosités jaunâtres ; l'urine est plus abondante et plus claire.

Le 29, convalescence ; deux breuvages sudorifiques , lavemens , frictions ; le malade témoigne le désir de manger : deux panades , une poignée de bon foin , de l'eau farineuse. Des soins bien entendus firent le reste.

Le 6 juin 1822 , je vis un veau atteint d'une péritonite aiguë survenue après un arrêt de transpiration : le malade s'était échappé du pâturage la veille , et était allé attaquer des bœufs d'une métairie voisine , qui le battirent et le culbutèrent, tout couvert de sueur et d'écume, dans une mare peu profonde. On accourut, on le retira de l'eau et on le rentra à l'étable, tout tremblant et pouvant à peine se soutenir. Il fut nettoyé, bouchonné , et on lui donna une bouteille de vin. Je fus appelé dans la soirée : ce taureau , âgé de 18 mois, fort, vigoureux et gras , me présenta tous les symptômes de péritonite , décrits dans l'observation précédente , mais à un plus haut degré d'intensité : le pouls était dur , accéléré, et donnait 72 pulsations par minute ; le ventre était tendu et douloureux , autant par le fait des contusions que par la péritonite. Saignée de quatre livres , tisane , lavemens et fumigations, comme dans le cas précédent.

Le 7 , la maladie s'était aggravée ; le pouls , qui était dur et accéléré , battait 80 fois par minute ; le ventre était extrêmement ballonné ; la respiration tellement courte , gênée , accélérée, que le malade était sur le point de s'asphyxier. Seconde saignée de trois livres ; même prescription. Mort dans la nuit du 8.

Autopsie faite à la hâte, environ 6 heures après la mort et au milieu des champs. Le péritoine présentait les traces d'une violente inflammation. Des contusions existaient sur diverses parties du corps; celles de la région abdominale avaient intéressé la panse et l'intestin; un épanchement séro-sanguinolent existait dans l'abdomen, ainsi que dans le péricarde; les vaisseaux veineux et les cavités droites du cœur étaient gorgés de sang; le poumon en était engoué; le foie était ramolli; la rate énorme et dans un état de congestion, etc., etc.

L'observation intitulée : *Remarques sur une hémorrhagie du péritoine dans le bœuf,* par MM. Dupuy et Prince (Journal pratique de médecine vétérinaire, mai 1851, page 161), nous offre aussi l'histoire d'une péritonite sur-aiguë.

« Le 21 mars 1851, un propriétaire de Launaguet, village peu éloigné de Toulouse, apporta à l'école un bœuf mort depuis 18 à 20 heures.

» Les renseignemens sont précis, mais peu détaillés. Depuis plusieurs mois ce bœuf toussait; la maladie qui l'a fait périr s'est montrée tout-à-coup : sa marche a été rapide; elle n'a duré que quelques heures. On n'a remarqué aucun accident; il n'y a eu aucun excès de travail qui ait pu en être la cause : la mort a été suivie d'un ballonnement considérable et rapide.

» L'autopsie cadavérique de cet animal nous a fait voir les altérations suivantes : l'abdomen contient de 12 à 15 litres de sang; le canal intestinal est sain; les gros vaisseaux du ventre, l'aorte, les veines cave et porte, explorés dans toute leur étendue, n'offrent aucune solution par laquelle ait pu se répandre le sang contenu dans le péritoine. Cette membrane n'est pas colorée : l'épiploom qui s'étend sur la face inférieure du rumen contient, entre ses lames, un caillot de sang épais de six lignes environ; son bord inférieur est déchiré en lanières; ce caillot offre

un commencement d'organisation lamelleuse , et son adhérence aux feuillets épiploïques est telle qu'on ne l'en sépare que difficilement ; le foie est augmenté du double au
moins de son volume ; sa substance très-molle, friable
et peu granuleuse, est d'un gris ardoisé ; la rate est trois
fois aussi grosse que dans l'animal sain ; toute son enveloppe séreuse est soulevée par un caillot sanguin de 3 à 4
lignes. Au-dessous de ce caillot on voit intacte , dans
toute son étendue, la capsule fibreuse propre à la rate ;
l'enveloppe péritonéale , au-dessous de laquelle se trouve
le coagulum , est déchirée vers le milieu du bord inférieur
du viscère, dans une étendue de 4 à 5 pouces ; le tissu
de la rate est presque diffluent, sa couleur est d'un rouge
livide.

» La poitrine n'offre de remarquable qu'un peu de
rougeur de l'oreillette et du ventricule droits du cœur.
Le péricarde contient un demi-litre environ de sérosité
sanguinolente ; le système musculaire extérieur est aussi
peu coloré que si l'animal était mort par effusion de
sang. »

J'assistai à cette autopsie : j'y reconnus une violente
péritonite , une véritable apoplexie de cette séreuse , avec
transudation et rupture des vaisseaux. « Cette membrane,
disent ces messieurs, n'est pas colorée. » Il y a plus ou
moins d'exactitude dans ce fait ; j'y ai vu, moi, un peu
de coloration. Tous les observateurs ne conviennent-ils pas
que dans les violentes péritonites , comme dans toutes les
inflammations sur-aiguës des membranes , ces organes sont
souvent faiblement injectés et colorés ? Broussais lui-même
convient de ce fait. Dans ces cas, l'absorption moléculaire
et capillaire persiste encore après la mort, surtout dans
les maladies qui tuent rapidement ; alors cette absorption
post mortem fait disparaître en grande partie la congestion sanguine. Je citerai des exemples semblables dans la
métrite.

J'ai dit, page 227, que la péritonite pouvait compliquer l'indigestion méphitique avec surcharge d'alimens, lorsqu'après avoir incisé la panse pour en extraire les matières accumulées, on versait abondamment dans ce viscère des liquides qui, par l'effet de sa contraction, pouvaient ensuite tomber dans l'abdomen. Citons des faits à l'appui :

Le 5 décembre 1827, je fus consulté pour une vache malade depuis huit jours. *Commémoratif :* La bête avait cessé tout-à-coup de manger et de ruminer ; elle se plaignait ; la panse était un peu météorisée ; le propriétaire la saigna à une jugulaire. Un empirique consulté ordonna des breuvages de décoction de racines de bryone miellée, qui augmentèrent les accidens : le rumen se ballonna excessivement ; l'anxiété devint extrême, la respiration suspirieuse et plaintive ; l'empirique administra un second breuvage composé d'une infusion de sommités d'hyssope, avec la thériaque et l'ellébore pulvérisé...! La pauvre vache fut dans un état désespéré ; elle vomit deux fois des liquides muqueux, acéteux, mêlés de parcelles d'alimens. Le misérable médecin en fut tellement effrayé qu'il s'enfuit et laissa le métayer livré à lui-même. Celui-ci saigna sa vache sous la queue, fit diverses incisions à la peau de la région du dos, et donna vers la moitié inférieure du flanc gauche un coup de canif qui ouvrit le rumen ; beaucoup de gaz se dégagèrent et soulagèrent le malade. Mais cette incision s'étant bouchée, les accidens reparurent ; nouveau coup de canif, nouveau dégagement de gaz ; les lèvres de la plaie se colorent encore, et la tympanite reparut. C'est alors que je fus consulté : ne pouvant aller voir cette vache que le lendemain, j'indiquai une tisane mucilagineuse miellée et des lavemens émolliens. A mon arrivée, le 6 décembre, j'observai les symptômes suivans : respiration plaintive, fièvre, pouls concentré, accéléré, artère tendue, cornes et oreilles chaudes, poils hérissés, yeux enfoncés, mufle sec.

La bouche est sèche et pâteuse, la langue rouge à ses bords, la panse est très-ballonnée, l'abdomen tendu et douloureux au toucher, dans toute son étendue ; il existe un flux diarrhéique composé d'excrémens liquides, muqueux et fétides, qui existait depuis le commencement de la maladie ; les urines sont jaunes, les mamelles flétries et la sécrétion du lait interrompue. La bête est debout, se refusant à tout mouvement ; tout exprime une souffrance profonde et de l'abattement. La malade n'a ni mangé ni ruminé depuis huit jours, mais elle boit abondamment l'eau blanche.

Je me hâtai de décoller les bords de l'incision faite à la peau et au rumen, et d'y introduire un tube de sureau que je maintins au moyen d'une ficelle qui entourait le corps ; il se dégagea beaucoup de gaz ; la vache en parut soulagée ; mais je remarquai que quelques liquides sortaient avec l'air dégagé de la panse, et que l'incision faite trop bas et au milieu du flanc devait faciliter la chute de quelques fractions d'alimens et surtout de liquides dans la cavité abdominale. En effet, je fis donner devant moi, par le métayer, un breuvage de tisane mucilagineuse à la vache ; on versait rapidement le liquide et la tête était tenue haute : je voyais alors sortir par la plaie une grande partie de la tisane. Je fis suspendre l'administration du remède qui, au dire du propriétaire, produisait toujours un semblable effet. Un instant après, je fis élever la tête de la vache, que l'on tint dans une position presque horizontale, et versai moi-même doucement et par gorgées le reste du breuvage, dont il ne sortit pas un atome par la plaie de la panse.

De tous ces faits, je conclus que cette gastro-entérite qu'on avait aggravée par un traitement incendiaire, était compliquée d'une péritonite très-intense, causée par les liquides et les parcelles d'alimens tombés dans l'abdomen par l'ouverture de la panse. Je déclarai la maladie incurable. Cependant, cédant aux prières du fermier, je fis une saignée aux deux veines mammaires, d'où je tirai environ 4 à 5 livres de sang ; j'ordonnai une tisane mucilagineuse gommée et miellée, des lavemens émolliens, des bains de vapeurs sous le ventre, l'usage de la couverture de laine, la diète et l'eau blanche. Mais, malgré tous ces soins et l'attention de maintenir un tube dans l'ouverture du rumen, la météorisation et la tympanite devinrent considérables; la vache mourut deux jours après : je ne la revis pas et ne pus faire l'autopsie.

Ce fait est doublement intéressant : il offre l'histoire d'une péritonite secondaire, et il constate que la déglutition est différente dans les ruminans, suivant que l'on administre le breuvage, comme je l'ai dit page 69.

M. Jouet fils, vétérinaire à Rambouillet, m'a communiqué quelques faits pratiques que je ferai connaître ultérieurement. Je citerai seulement ici le suivant, qui vient à l'appui de la proposition déjà démontrée par l'observation précédente.

Dans le courant de janvier 1852, je fus appelé par M. Houdouin, cultivateur aux Charmes, pour traiter une vache qui s'était tout-à-coup météorisée et que je trouvai dans l'état suivant : les quatre membres sont rapprochés du centre de gravité ; la colonne dorsale est voûtée ; l'encolure allongée et la tête portée en avant ; les yeux sont fixes ; la peau est sèche, collée, les poils piqués ; la surface du corps froide ; la respiration est laborieuse et plaintive ; la langue est violacée et sort de temps en temps de la bouche, dont la muqueuse est d'un rouge foncé : les conjonctives sont injectées et rouges; le mufle est sec et froid ; le pouls petit, mais accéléré : le flanc est soulevé, tendu, et la panse extrêmement météorisée; la pression y fait reconnaître l'existence d'une masse insolite d'alimens très-dure, qui touche la partie inférieure du flanc gauche. *Diagnostic :* indigestion méphitique, produite par une surcharge d'alimens. *Pronostic :* mort prochaine. Cependant, je proposai au propriétaire de faire la ponction et l'incision du rumen, qu'il me laissa pratiquer de suite. Cette opération soulagea beaucoup la malade ; je pus extraire du rumen deux seaux et demi de débris de paille tout à fait desséchée. Craignant qu'un vide aussi prompt et aussi considérable aggravât la maladie, et encore dans l'intention de délayer les alimens restant dans le rumen, j'injectai dans cet estomac environ six à sept litres d'eau tiède légèrement acidulée. Des breuvages excitans, où entraient la racine de guimauve et l'absinthe, furent prescrits ainsi que des lavemens de décoction de son et d'oseille. J'ordonnai qu'on fît pénétrer dans le rumen, toutes les quatre heures, deux à trois litres d'eau blanchie par la farine d'orge. Du reste, diète, usage de la couverture de laine, frictions sèches.

La bête vécut ainsi pendant deux ou trois jours, donnant quelques signes de mieux ; mais elle mourut subitement le troisième.

Autopsie. — Abdomen : le péritoine était très-épaissi et reflétait une teinte jaunâtre livide, parsemée de quelques taches verdâtres. Toute la masse de l'intestin grêle semblait desséchée, et sa muqueuse avait une couleur gris-plombé. Le gros intestin était affaissé, ratatiné, et contenait peu d'alimens. La muqueuse de la caillette présentait quelques légères ecchymoses. Le feuillet était dur et renfermait des alimens secs et pulvérulens, qui entraînaient avec eux son épithélium. Dans le réseau, d'ailleurs volumineux, se trouvait un liquide mêlé de parcelles de paille ; l'ouverture par laquelle il communique avec la panse était presque oblitérée par une pelotte d'alimens de la grosseur du poing, composée de brins de paille, de balles de graminées et de poils intimément serrés ; les balles et les poils occupaient le centre de cette pelote, qui était étranglée à sa partie moyenne. Ayant examiné avec attention le rumen, en le débarrassant de tous les alimens qu'il contenait, je trouvai une autre pelote isolée de la masse des alimens, et oblitérant complétement l'ouverture qui s'ouvre dans le *bonnet*. Formée de brins de paille et de balles d'avoine, sans aucun poil, elle avait le volume d'une tête d'enfant et une densité considérable.

La péritonite aiguë peut encore être consécutive à la rupture de la vessie : le contact de l'urine épanchée dans la cavité abdominale détermine sur la séreuse péritonéale une inflammation grave et funeste. Quelquefois même l'absorption de l'urine, et son passage dans le torrent circulatoire, ne se borne pas à une simple déviation de la sécrétion urinaire vers tel ou tel émonctoire ; elle est dans quelque cas compliquée d'un état adynamique, qui est la conséquence d'un empoisonnement par absorption, dont les résultats funestes dépendent sans doute d'une prédisposition, d'une faiblesse constitutionnelle ou acquise, et toute individuelle.

Je me bornerai à citer l'observation suivante : en traitant des maladies des organes de la sécrétion urinaire, je rapporterai d'autres faits qui viendront à l'appui de ce que j'avance. Un bœuf de labour, âgé de douze ans, n'urinait pas depuis plusieurs jours et présentait tous les symptômes qui annoncent la présence des calculs urinaires dans la vessie ; il fut pratiqué, par je ne sais qui, une incision sur le trajet de l'urètre, mais cette opération n'eut aucun succès et ne procurera ni la sortie de l'urine, ni l'extraction des calculs. Le 5 octobre 1829, on vint proposer ce bœuf à l'Ecole, il fut acheté pour les travaux anatomiques, et amené à l'amphithéâtre sur une charrette ; il mourut en chemin. L'*autopsie* en fut faite de suite : l'abdomen contenait environ cinq seaux d'un liquide trouble, blanchâtre ; les épiploons étaient recouverts d'un commencement de fausses membranes ; plusieurs adhérences pseudo-membraneuses récentes existaient entre les portions antérieures des estomacs et le diaphragme. Le péritoine présentait des traces d'inflammation peu intenses, il reflétait une couleur rose-pâle, parsemée de pointillations rouges et de quelques arborisations vasculo-capillaires et n'était nullement épaissi. La muqueuse de la caillette était de couleur rouge lie-de-vin. La vessie était rupturée depuis environ trois pouces de son col jusqu'auprès de sa partie inférieure et antérieure, dans une étendue d'environ quatre pouces; les bords de la solution avaient suppuré; ils étaient de couleur rouge-noir, arrondis et calleux; la membrane interne de ce réservoir urinaire était rouge, injectée en quelques endroits, pointillée dans d'autres; ailleurs recouverte de fausses membranes diversement colorées s'étendant sur les bords ulcérés de la rupture; il contenait en outre dix à douze calculs pisiformes. Les uretères logeaient aussi quelques fragmens calculeux, enfin le canal de l'urètre était oblitéré par un amas de pus concret, situé au-dessous de l'épine ischiale. On trouva dans le foie quelques amas de matières tuberculeuses enkystées. Les poumons contenaient quelques hydatides.

La présence de fausses membranes, la nature ulcérative et calleuse des bords de la rupture annonçaient que la vessie s'était déchirée depuis plusieurs jours et que la péritonite consécutive avait eu une marche peu rapide.

Des vétérinaires distingués et en lesquels je dois avoir confiance, m'ont assuré avoir observé la péritonite consécutive à l'émasculation par bistournage, dans le bœuf. Je n'ai point d'observation sur ce fait, mais je pense que dans ce cas assez grave, le vétérinaire doit agir comme dans la péritonite aiguë.

Enfin, j'ai décrit, page 436, l'*entéro-péritonite* dans l'espèce bœuf.

§ II. — *Péritonite chronique.*

Ce mode de terminaison de la péritonite est quelquefois la suite d'une phlegmasie aiguë de la séreuse abdominale, durant laquelle est survenu un épanchement trop considérable de sérosité dans l'abdomen, pour pouvoir être absorbé par les vaisseaux lymphatiques de cette cavité. Tel est sans doute le cas cité dans le compte-rendu de l'école d'Alfort, année 1820. « Dans une vache, morte d'une péritonite chronique trois semaines après avoir fait son veau, on trouva dans l'abdomen une collection considérable d'humeurs puriformes et floconneuses. Le rumen adhérait au foie, au diaphragme et au péritoine. » Je suppose, malgré la concision de ce récit, que cet épanchement était consécutif à une phlegmasie aiguë, l'observation m'ayant prouvé un grand nombre de fois que la métrite des vaches est toujours aiguë, et que, d'ailleurs, lorsqu'elle est chronique, elle a une durée plus longue que dans le cas cité. Enfin, les adhérences du rumen, que l'on signale établies dans si peu de temps, militent en faveur de cette opinion.

La péritonite chronique secondaire ou primitive est le propre des bœufs d'un tempérament lymphatique, vieux, épuisés par des travaux excessifs ou par un régime peu réparateur, des vaches âgées affaiblies par de fréquentes parturitions, et enfin des bestiaux jeunes habitant des contrées basses, humides, ou qui ont été sevrés trop tôt, ou nourris d'alimens réfractaires peu substantiels, abandonnés dans les vallons marécageux, et logeant dans des étables froides et humides. Toutes ces causes prédisposantes peuvent, par leur persistance, déterminer des péritonites essentiellement chroniques.

Quand la péritonite chronique succède à l'état aigu, on observe d'abord un mieux peu sensible et lent ; les symptômes essentiels persistent, mais diminuent d'intensité, de telle sorte que la maladie continue sans s'aggraver. On observe de temps à autre de légères coliques ; l'appétit se perd, la digestion est imparfaite, le ventre reste ballonné, douloureux et un peu tendu ; le pouls est faible, légèrement accéléré, concentré ; dans certains cas, les battemens artériels conservent toujours un peu de dureté. L'épanchement des liquides dans l'abdomen marche graduellement ; il se diagnostique par la fluctuation et le gargouillement ; la peau est sèche ; les yeux sont enfoncés, chassieux ; enfin surviennent une diarrhée colliquative et la mort. La maladie ne dure guère que de 40 à 50 jours.

La péritonite secondaire présente, dans quelques cas, des symptômes plus obscurs que ceux que je viens de signaler, et qui rendent son diagnostic plus difficile : ils sont bornés dans certains malades à la simple tuméfaction du ventre, à la douleur exprimée lors d'une pression exercée sur cette région, et à l'accumulation des liquides dans l'abdomen qui, dans ce cas, est tombant et augmente successivement de volume. Si cet épanchement est considérable, il repousse le diaphragme et cause dans la respiration une gêne toujours croissante ; la soif est extrême, les urines rares, et, comme je l'ai dit, le marasme précède une mort toujours lente.

En avril 1822, un métayer des environs de Partheney me consulta pour un bœuf âgé de 8 ans, qu'il avait acheté maigre pour le faire remettre en chair.

Cet animal fut employé, avec son pareil et deux autres bœufs, à un charrois de bois de marine ; les chemins étaient mauvais, le temps pluvieux et froid ; arrivés à la destination, les bœufs furent détélés et mis sous un hangar exposé au vent du nord-ouest ; là, ils se repurent et se reposèrent. Le bouvier remarqua, en partant, que le bœuf dont il s'agit n'avait pas mangé comme les autres, et que son aspect annonçait un mésaise et un état insolite auquel il ne fit qu'une légère attention, puisque le soir, au retour, il le mit dans un pâtis avec tous les bestiaux de la métairie.

Le lendemain, 20 avril, il fut trouvé malade ; rentré à l'étable, il refusa tout espèce d'alimens et de boissons, ne rumina pas ; son ventre était un peu ballonné ; on ne le vit pas fienter, mais seulement uriner pendant un instant. Ce bœuf se tenait debout, blotti et les membres rassemblés ; sa peau était aride ; le mufle était sec. Un traiteur de bestiaux le saigna à la queue, incisa la peau du dos et des lombes, et donna des breuvages avec le vin blanc et la thériaque. Il fut ainsi médicamenté de diverses manières pendant 7 jours. Le 28, je vis ce bœuf par hasard, et dans une tournée : maigreur générale, pouls très-concentré, petit, avec un peu d'accélération et de dureté ; respiration courte, gênée, et toux sèche ; ventre gros, tombant ; flancs creux, que son état de maigreur rendait plus apparens. Je crus reconnaître un peu de fluctuation en touchant les parties inférieures de cette région, et remarquai que la pression que j'y exerçai en sens divers causait assez de douleur pour que le malade se défendît. La peau était sèche, terreuse, les extrémités froides, les muqueuses apparentes pâles et infiltrées, les yeux chassieux ; un mucus jaunâtre, mais liquide et de mauvaise odeur, s'écoulait des narines ; le mufle était sec et gercé. Le malade n'avait pas mangé ni ruminé depuis le 19, et n'avait bu que les tisanes et les médicamens liquides qu'on lui avait administrés ; la bouche était pâle ; la panse ne paraissait contenir que peu d'alimens ; une diarrhée aqueuse et puante salissait la queue, la cuisse et les jarrets ; depuis deux jours, l'animal rendait un peu plus abondamment une urine jaune et odorante.

Diagnostic : Péritonite aiguë, passée à l'état chronique par suite d'un traitement intempestif et de la débilité du malade.

Pronostic, funeste : l'affaiblissement général, la maigreur de ce bœuf ne faisaient espérer aucune réaction salutaire.

Traitement. N'augurant aucun succès, je me bornai à indiquer une tisane mucilagineuse diurétique, composée de décoction de pariétaire et de racines de mauves, avec addition de sel de nitre et de miel ; quelques lavemens mucilagineux. Je fis nourrir avec des panades, de l'eau blanche farineuse, administrées avec la corne ; on dut couvrir le malade, le tenir proprement, ce qu'on avait négligé ; mais, comme je m'y attendais, il succomba le 5 mai.

Autopsie. Le crâne, le thorax, ne m'offrirent rien de remarquable, si ce n'est une pâleur générale et un peu de sérosité épanchée dans les plèvres et le péricarde ; l'abdomen contenait environ 12 litres d'un liquide blanc trouble, baignant les viscères ; le péritoine était moins diaphane qu'à l'état normal ; il présentait çà et là quelques pétéchies agglomérées, des ecchymoses de couleur de lie de vin pâle. Je trouvai sur la panse, le foie et en bas du diaphragme des couches isolées et plus ou moins étendues de substances albumino-fibrineuses molles, pulpeuses, épaisses d'environ une ligne, que je considérai comme autant d'origines d'une fausse membrane assez constante dans ce cas. Du reste, tout était pâle et blafard ; le foie était décoloré, ramolli ; la muqueuse de la caillette était à l'état naturel ; il existait cependant sur quelques points de celles du cœcum et du colon des surfaces épaissies, ramollies, de couleur violacée pâle et gris-de-plomb. La vessie était distendue par une urine jaune et fétide.

J'ai eu plus d'occasions d'observer la péritonite chronique essentielle : celle-ci se développe avec lenteur ; souvent son origine est très-obscure ; et si un faible état inflammatoire l'a quelquefois précédée, les symptômes en ont été presque insensibles. Des alimens peu alibiles, aqueux, réfractaires, insuffisans, l'action prolongée d'une atmostphère froide , humide , et surtout une prédominance lymphatique individuelle sont les causes prédisposantes de cette maladie , qui se déclare ensuite sous l'empire de celles qui en sont les moins directes , comme les étables humides dans lesquelles les bestiaux sont souvent mis dans un état de transpiration cutanée exaltée par des travaux fatigans. Toutefois , je dois faire remarquer que toutes ces causes ne doivent leur efficacité qu'à la continuité de leur action sur des animaux faibles et lymphatiques.

Certains prétendent qu'elles s'annoncent par des coliques vagues et légères , que je déclare n'avoir jamais observées ; il n'en est pas ainsi d'une diarrhée irrégulière dans ses apparitions, d'un amaigrissement lent et progressif, de la pâleur, l'infiltration des muqueuses, puis d'une grande perversion dans la fonction de la digestion : l'appétit devient capricieux , rare même ; la rumination incomplète et parfois interrompue par des météorisations vagues et légères ; une constipation de peu de durée suspend la diarrhée. Les mamelles des vaches se flétrissent peu à peu , et la sécrétion du lait diminue insensiblement. Dèslors , le ventre augmente de volume , et les signes qui caractérisent cette maladie étant les mêmes que ceux précédemment décrits , je me dispenserai de les répéter.

Le *pronostic* de la péritonite essentiellement chronique ne peut qu'être funeste , à raison de l'appauvrissement du malade , de la gravité et de l'ancienneté de la maladie.

Une vache de 4 ans , sous poil alezan-clair et d'un tempérament lymphatique , me fut présentée le 15 septembre 1826 à Bourbon-Vendée ; elle avait mis bas son premier veau au commencement de mai ; la parturition avait été naturelle ; le veau fut vendu trois mois après. La sécrétion du lait continua ensuite à être abondante ; rien dans cette vache n'annonçait le moindre dérangement de la santé. Ce ne fut qu'au mois d'août que le métayer reconnut que cette bête maigrissait de jour en jour ; que son appétit diminuait quoiqu'il le sollicitât par des alimens choisis, et que le ventre devenait de plus en plus tombant et volumineux. Le lait, d'abord moins abondant, avait cessé promptement, et une diarrhée aqueuse verdâtre se manifestait de temps à autre, sans qu'il pût assigner aucune cause à cette maladie. Je savais cependant que la métairie était située dans un vallon et l'étable adossée au coteau, et que depuis le mois d'août la malade paissait, ainsi que les autres bêtes aumailles, dans une prairie un peu marécageuse, et y couchait la nuit.

Etat actuel. Le ventre est volumineux, tombant; les flancs sont creux; cette région ne témoigne qu'une sensibilité très-obtuse à la pression; on distingue cependant un peu de fluctuation vers la partie inférieure; la bouche est pâle, sans chaleur, le frein de la langue infiltré, l'air expiré froid; l'appétit est peu considérable; la rumination rare et lente; une diarrhée aqueuse donne issue à des excrémens verts, liquides, mêlés de quelques mucosités glaireuses; les urines sont assez abondantes et colorées. La peau est sèche, le poil piqué, la maigreur assez prononcée; les muqueuses apparentes pâles et infiltrées; des mucosités découlent des narines; la vache est dans un état de débilité cachectique; son pouls est concentré et accéléré.

Diagnostic : Péritonite chronique essentielle, avec épan chement dans le sac péritonéal.

Pronostic : Peu rassurant.

Traitement : Le propriétaire n'étant pas décidé à se mettre en frais de traitement pour une vache de faible valeur, j'indiquai seulement une tisane de décoction de pariétaire et sommités de digitale pourprée, nitrée, des lavemens de décoction de mauves, des frictions sèches, une étable saine, l'usage de la couverture. On devait nourrir avec de bon foin aspergé d'eau salée, quelques panades et de l'eau blanche farineuse. Ce traitement, suivi pendant

12 à 15 jours, n'empêcha pas la maladie de s'aggraver ; le métayer me prévint qu'il allait faire assommer la malade.

Autopsie faite de suite. Toute l'habitude générale du corps est dans le marasme ; une infiltration de sérosités envahit tout le tissu cellulaire sous-cutané des régions sous-sternale et abdominale, et les membres postérieurs. L'abdomen contient environ 15 litres d'un liquide trouble et sans odeur ; tous les viscères sont blafards ; le foie est ramolli, rapetissé ; la rate décolorée ; la muqueuse gastro-intestinale pâle ; celle de la vessie offre seule un peu de rougeur. L'utérus, que j'examinai attentivement, n'offre rien d'anormal ; les ganglions du mésentère sont un peu tuméfiés et infiltrés ; des rudimens d'une fausse membrane pulpeuse, épaisse d'une ligne, existent sur le foie et l'estomac ; j'y rencontre quelques granulations jaunâtres et molles. Le thorax n'offre rien de remarquable ; les poumons sont de couleur rose pâle ; je trouve environ un demi-verre de sérosités dans le péricarde. Le sang, que je recueillis encore chaud dans les principaux troncs veineux et les cavités droites du cœur, me parut à l'état naturel.

Dans trois autres autopsies que j'ai faites sur des bêtes à cornes, mortes de la péritonite chronique essentielle, j'ai rencontré dans l'abdomen des épanchemens assez considérables ; le péritoine était épaissi et recouvert de fausses membranes plus ou moins organisées, contenant de petites granulations blanches ou jaunâtres ; ces fausses membranes étaient dans un commencement d'organisation. Dans une vieille vache, dont je ne fis que l'autopsie, les fausses membranes n'existaient qu'au diaphragme, à la panse et au foie : régions où s'étaient formées des adhérences anciennes, puisqu'elles avaient un aspect celluleux ; elles contenaient des tubercules miliaires, qui existaient avec des granulations molles et jaunâtres, situées sur la péritonéale de la caillette , et que je considérai comme un état intermédiaire entre cette maladie et la péritonite tuberculeuse que je vais décrire : elles ont , à n'en pas douter , une étiologie commune.

M. Escorne , vétérinaire déjà cité , m'a rapporté que le 17 février 1828 il assista , par ordre , à l'autopsie d'un bœuf destiné à la boucherie, dans l'abdomen duquel exis·tait un épanchement séreux, puant et trouble, qu'il évalua à près d'un seau. Le foie , entièrement désorganisé , exhalait en l'incisant une odeur insupportable et pesait 45 kilogr. Le suif de ce bœuf était coloré en jaune. Le propriétaire, qui l'avait gardé trois ans, assura ne l'avoir jamais connu malade ; seulement , ajoutat-il , le ventre lui devenait de plus en plus volumineux.

M. Canu fils, vétérinaire (*) , fut consulté pour une génisse de 15 mois qu'on avait d'abord nourrie au lait , et qui , sous l'influence de ce régime , jouissait d'une santé parfaite et d'un embonpoint satisfaisant , mais qui avait beaucoup maigri depuis qu'elle avait été mise dans les herbages. L'appétit avait d'abord diminué peu à peu , puis entièrement disparu ; de sorte que la bête était dans un état de maigreur extrême. Le poil était piqué , la peau sèche et aride , le pouls petit et fréquent , les muqueuses pâles , le mufle sec. L'abdomen avait acquis depuis deux mois un volume considérable ; les flancs étaient agités , et si l'on hâtait la marche de cette génisse , elle paraissait près de s'asphyxier. Il s'était formé à l'ombilic une tumeur égalant la grosseur de la tête d'un enfant. M. Canu crut avoir affaire à une hernie ; mais, l'ayant explorée , il la trouva fluctueuse dans toute son étendue , et constata la présence d'un liquide. Il prévint le propriétaire de l'existence d'une hydropisie , et ne lui dissimula rien de ce qu'il

____

(*) Mémoires de la société vétérinaire du Calvados, tome 2, page 92.

y avait à craindre de cette maladie; il lui proposa de faire la ponction de cette tumeur, ce qui fut accepté. L'animal, convenablement fixé, l'instrument fut introduit latéralement dans la crainte qu'une hernie ne vînt à se déclarer. La ponction donna issue à un pus blanc, caillebotté; le doigt, introduit dans l'incision, pénétra dans l'abdomen par une ouverture d'environ un pouce de diamètre; l'ayant agrandie, ce vétérinaire obtint environ 20 litres d'une matière blanchâtre inodore, ressemblant à du lait caillé mêlé de pus. L'opérateur était obligé d'y introduire le doigt pour extraire des flocons qui arrêtaient l'écoulement du liquide. La panse descendait à mesure que le liquide s'écoulait; de sorte que les flancs, d'abord pleins et relevés, devinrent creux; un vide aussi subit refoula le diaphragme en arrière, et la respiration, d'abord gênée, devint tout-à-coup grande et telle que la malade, d'ailleurs affaiblie, tomba dans une espèce de syncôpe. L'écoulement fut de suite suspendu; on donna à la génisse une rôtie au cidre qui la ranima. Quelques heures après on rouvrit l'incision, et le reste du liquide contenu dans l'abdomen s'écoula. La plaie fut pansée avec des plumasseaux imbibés d'eau alcoolisée; ils remplissaient la poche formée par la tumeur. Quelques jours après, on pansa avec le digestif animé; la malade fut nourrie avec un peu de bon foin et de la farine d'orge mêlée au son.

Je revis, dit M. Canu, la malade 15 jours après; elle avait toujours été de mieux en mieux; la plaie était presque fermée; elle put être remise dans l'herbage et fut vendue un bon prix au bout de six mois.

M. Canu paraît indécis sur la nature et le caractère de cette maladie, qu'il attribue à une ancienne perforation de la caillette, ce qui n'est pas probable; elle présente plutôt tous les caractères d'une véritable péritonite primitivement et essentiellement chronique, dans laquelle le sevrage et l'humidité des vallées plantureuses de la Normandie ont joué un grand rôle.

M. Caillau, maréchal-vétérinaire à Montaut (Gers), rapporte dans le compte-rendu de l'école de Lyon pour 1825, page 69, qu'il a eu l'occasion d'observer une péritonite chronique, terminée par la mort, à la suite d'épanchement de sérosité et formation de couches membraniformes sur la portion du péritoine qui concourt à la formation du réseau, dans un veau de deux ans. Une forte aiguille à coudre qu'il trouva implantée dans les deux membranes internes de cet estomac, et dont la pointe irritait la tunique séreuse, est considérée par lui comme la cause de la péritonite et de la mort.

Traitement : Dans une circonstance où il me sembla qu'il y avait tendance à une crise par les sueurs, parce que la peau était moite, j'employai vainement les infusions sudorifiques de lavande et de fleurs de sureau, animées par l'acétate d'ammoniaque, les bains de vapeurs, les fumigations de baies de genièvre, les frictions sèches et l'usage de la couverture de laine.

Une autre fois et sur un veau d'un an et demi, malade depuis deux mois, la sécrétion de l'urine s'étant tout-à-coup sensiblement accrue, j'essayai sans succès les tisanes de racines de guimauve nitrées, animées par la digitale pourprée et la scille, ainsi que tous les autres moyens accessoires déjà cités.

Que conclure de ce qui précède? Ce que nous avons déjà dit : que la péritonite chronique pouvait être secondaire ou primitive et qu'elle était le propre des bestiaux parvenus à un état de débilité constitutionnelle ou acquise qui la rendait rarement curable. Pour mon compte, je l'ai observée quatre à cinq fois et n'ai pu la guérir; l'observation de M. Canu est le seul cas de succès que je connaisse : il lui fait honneur; mais, on le voit, sa malade n'était pas dans un état d'affaiblissement comparable à celui des bestiaux pour lesquels j'ai été consulté.

§ III. — *Péritonite tuberculeuse, Carreau ou Atrophie mésentérique.*

Cette maladie qui, suivant l'opinion commune, consiste dans une affection tuberculeuse des ganglions lymphatiques du mésentère, attaque tous les animaux domestiques et plus particulièrement l'espèce bœuf, dans laquelle elle se montre avec autant de fréquence chez les bestiaux adultes que chez les veaux et génisses.

J'ai eu maintes occasions d'observer cette variété de la péritonite, qui m'a paru avoir beaucoup d'analogie avec la phthisie pulmonaire, le cancer et l'encéphaloïde. Le peu d'observations qu'on a écrites, quoique incomplètes sous certains rapports, viennent à l'appui de mon opinion. Néanmoins je la place parmi les maladies de l'appareil digestif, me réservant d'en parler plus amplement en traitant de l'affection tuberculeuse.

Pour donner à cette description, pour ainsi dire isolée, tout l'intérêt qu'elle mérite, je me vois dans l'obligation de citer parmi les faits que je possède ceux qui me paraissent indispensables à l'intelligence d'un narré autant exact que possible, et duquel on puisse tirer des inductions propres à éclairer son diagnostic, son pronostic et les indications qu'elle peut présenter.

1re *Observation*. En septembre 1836, M. Lafore, chef de service à l'école de Toulouse, étant alors à Leyrac (Lot-et-Garonne), fut consulté pour le cas suivant : un bœuf de 4 ans maigrissait à vue d'œil depuis trois mois ; sa marche était lente, mais son appétit bon ; cependant les fonctions digestives étaient alternativement troublées par une diarrhée et une constipation qui dénotaient une altération assez grave de la muqueuse intestinale. Toutes les muqueuses apparentes étaient pâles, les ganglions lymphatiques des aînes légèrement tuméfiés et douloureux ; le *facies* de l'animal exprimait l'abattement et la faiblesse.

Trois mois avant, ce bœuf avait été soumis à un travail pénible (des charrois de pierres), qui l'avait d'autant plus affaibli qu'il était alors nourri avec des fourrages de mauvaise qualité. Les fâcheux effets de ces causes n'avaient point échappé au propriétaire, qui, pour y remédier, le nourrissait bien et n'avait exigé de lui aucun travail depuis un mois et demi ; mais ces soins tardifs ne purent empêcher l'animal de maigrir et la maladie de s'aggraver.

Diagnostic. Phlegmasie chronique des ganglions lymphatiques du mésentère. L'animal ruminait bien, et rien n'indiquait un état de souffrance des estomacs.

Prescription : Breuvage, composé de deux onces de poudre de gentiane, délayées dans deux litres d'eau, administré tous les matins et dans lequel on ajoutait, tous les deux jours, douze grains d'iode dissous dans l'eau-de-vie ; pansement de la main ; étable assainie ; alimentation bonne et substantielle, dans laquelle se trouve comprise une forte ration de betteraves ; chaque jour le bœuf est mis dans un pâturage, lorsque le temps est beau.

Dès la première quinzaine de ce traitement, l'animal parut plus gai ; les ganglions cruraux n'étaient plus aussi engorgés, ni si douloureux, et après un mois la guérison fut complète.

2e *Observation.* Parmi plusieurs mémoires adressés à la Société royale et centrale d'Agriculture, par M. Rhodes, vétérinaire à Plaisance (Gers), on trouve le fait suivant : Une vache dépérissait à vue d'œil depuis quelque temps et était fréquemment constipée. On avait remarqué en outre que le lait, qui avait d'abord diminué de quantité, avait cessé de couler. Un jour, elle fut subitement prise d'une violente tympanite ; on courut chercher M. Rhodes qui, croyant avoir à combattre une indigestion avec météorisation, administra l'ammoniaque liquide à la dose d'une once dans une bouteille d'eau. La panse s'affaissa, et il put reconnaître qu'elle contenait peu d'alimens ; le pouls était régulier, mais le regard était morne. Une demi-heure après cette vache se météorisa de nouveau ; on entendait un bruit de glou-glou dans l'abdomen ; un second breuvage fit encore disparaître le ballonnement. M. Rhodes fit donner des lavemens et partit, avec la précaution de laisser de l'ammoniaque au propriétaire. La malade fut mise à la diète et à l'eau blanche, et prit le soir, suivant la prescription du vétérinaire, une bouteille de vin et une demi-once d'extrait de genièvre.

Le lendemain, la météorisation reparut et disparut d'heure en heure ; le bruit de glou-glou se manifestait de nouveau avec plus de force, cependant la bête était alors tranquille et mangea même de l'avoine. Un second breuvage de vin avec l'extrait de gentiane fut administré ; une heure après, la météorisation reparut plus forte et telle que ce vétérinaire crut que l'un des estomacs était rupturé. Vingt-quatre heures après la vache était morte.

Autopsie. Il existait dans l'abdomen une quantité innombrable de tumeurs blanches placées entre les lames du mésentère ou sous le péritoine qui recouvre et enveloppe les estomacs et les intestins ; ces tumeurs, qui étaient de la grosseur d'une noix à celle d'un œuf d'oie, se trouvaient sur le trajet des vaisseaux lymphatiques. Les plus grosses s'étaient, dit toujours M. Rhodes, développées dans le parenchyme des ganglions lymphatiques ; il en était qui étaient placées sur l'intestin.

Ces tumeurs étaient d'un blanc jaunâtre à l'extérieur, plus blanches à l'intérieur, homogènes, de la consistance du lard et donnant par l'expression un suc laiteux. Deux énormes tumeurs, semblables à celles de l'abdomen, existaient dans le thorax, auprès de la terminaison du canal lymphatique trachéal dans le tronc brachial.

3ᵉ *Observation.* M. Dufour, vétérinaire, fait, dans le 1ᵉʳ volume des mémoires de la société vétérinaire du

Calvados, page 74, le narré de la maladie d'une vache , sur laquelle s'étaient développés , depuis plusieurs jours , des engorgemens au pourtour de la base de l'encolure, dont le développement avait été rapide ; ils étaient durs , indolens et peu chauds. Un occupait la pointe de l'épaule droite : son volume égalait celui d'un pain d'une livre ; l'autre , situé à gauche, était plus volumineux : il s'étendait depuis l'épaule jusqu'au fanon. L'animal mangeait peu , la déglutition était difficile, la respiration laborieuse ; les jugulaires avaient acquis le double de leur volume normal. Tous ces phénomènes, dit M. Dufour , étaient occasionés par la compression qu'exerçaient ces tumeurs sur les organes environnans. Lotions émollientes sans résultat , onctions maturatives répétées qui n'eurent pas plus de succès.

M. Dufour eut occasion de montrer cette vache à M. Lecocq, vétérinaire à Bayeux, qui avoua n'avoir rien observé de semblable , et indiqua l'emploi des onguens vésicans ; mais sous l'empire de cette médication , les engorgemens augmentèrent en volume et en dureté , avec affaiblissement progressif de la vache.

La tumeur du côté droit , qui était la moins grosse, fut incisée longitudinalement ; on en enleva , de chaque côté , des portions assez considérables ; mais une hémorragie abondante et la faiblesse de la malade forcèrent l'opérateur à arrêter l'écoulement du sang , au moyen du tamponnement et de la suture à points continus ; 15 à 18 heures après , il survint un engorgement considérable qui empêchait les mouvemens de l'épaule , et dont la gravité faisait craindre la gangrène. M. Dufour dut enlever les points de suture, pratiquer plusieurs scarifications , et faire des frictions avec le liniment volatil camphré, alternées par des fomentations émollientes. Une suppuration abondante s'établit le troisième jour, les étoupes tombèrent ; l'engorgement disparut et se cicatrisa au bout de 15 jours. Appuyé de ce hasardeux succès, l'opérateur tenta les mêmes moyens sur l'autre tumeur du côté gauche : l'hémorragie fut moins considérable et plus rationnellement arrêtée avec le cautère incandescent ; une suppuration semblable à la première fit fondre l'engorgement.

D'après ce double succès, je devais, dit M. Dufour, espérer le rétablissement de la vache ; mais mon attente fut trompée : la vache ne se nourrissait pas mieux, la respiration et la déglutition étaient aussi gênées ; je dus présumer que de semblables tumeurs existaient dans la poitrine. La malade tomba dans le marasme et succomba au bout de deux mois.

Autopsie. Abdomen : les ganglions mésentériques étaient un peu plus volumineux que dans l'état normal. *Thorax :* les ganglions bronchiques étaient énormes : un pesait 2 kilog. ; ces organes étaient durs, squirrheux, criant sous le scalpel ; ils présentaient plusieurs foyers de ramollissement.

4e *Observation.* M. Flammens, vétérinaire à Castelsarrasin, a publié le fait suivant dans le journal de médecine vétérinaire pratique de Toulouse, cahier de septembre 1836, page 178, sous le titre de *Scrophules observées dans le bœuf.* Deux bœufs de haute taille, hors d'âge, doués d'une forte complexion, l'un vu en novembre 1834, l'autre en septembre 1836, présentèrent les phénomènes suivans : *Symptômes locaux;* cette maladie s'est manifestée par des tumeurs indolentes, dures, mobiles et irrégulières, se développant lentement, variant de grosseur depuis celle d'un œuf de pigeon jusqu'à celle de la tête d'un enfant, occupant les régions de la gorge, de l'épaule, des ars antérieurs et postérieurs, s'enflammant avec formation d'un liquide séro-purulent. L'abcès ouvert donnait issue à une matière grisâtre ; l'ulcère était hideux et se cicatrisait difficilement. *Symptômes généraux :* tristesse, abattement, yeux larmoyans, conjonctives d'abord enflammées, puis pâles; inappétence, rumination incomplète, froideur générale du corps, horripilation, flancs retroussés; maigreur conduisant plus ou moins lentement au marasme et à la mort.

Traitement. L'incision des tumeurs et l'introduction des mèches ne donna qu'une suppuration peu louable; les plaies eurent un mauvais aspect et se cicatrisèrent difficilement. L'emploi des toniques, des soins hygiéniques bien dirigés, n'apportèrent aucune amélioration et n'arrêtèrent pas les progrès de la dégénérescence des ganglions lymphatiques.

Autopsie. Outre les tumeurs extérieures déjà indiquées, il existait dans l'abdomen une quantité considérable de ganglions lymphatiques engorgés, arrondis, ovoïdes, disposés en chapelet, du volume d'une pomme de terre à celui d'un melon, ou formant des masses irrégulières, occupant le mésentère, ou placés le long de la colonne vertébrale jusque dans le bassin. Il en existait aussi dans le thorax, au médiastin, autour du cœur, près des bronches, etc., etc. Ces ganglions ainsi hypertrophiés étaient la plupart ramollis et remplis d'une suppuration blanche, homogène, infecte; les poumons, rapetissés, étaient couverts de tubercules à l'état de crudité. L'encéphale était ramolli, et les ventricules remplis de sérosité roussâtre. M. Flammens fait remarquer que les ganglions dégénérés étaient plus nombreux, plus ramollis vers la citerne lombaire et au mésentère.

5e *Observation*, faite à l'école vétérinaire de Toulouse, le 27 juin 1829 : un bœuf âgé de 6 ans, de petite taille, n'ayant jamais eu une constitution robuste, maigrissait depuis long-temps; dès un mois surtout il s'affaiblissait de plus en plus, lorsque vers le 20 juin on s'aperçut qu'il chancelait; deux jours après il tomba totalement paralysé du train de derrière, qui avait perdu tout à la fois le mouvement et le sentiment; car en le piquant profondément avec un instrument aigu , il n'en était nullement affecté. Les ganglions lymphatiques des ars et des aînes étaient depuis long-temps engorgés. Il fut acheté comme sujet d'étude pour l'établissement.

Tué par exsanguification , on n'obtint qu'une bien faible quantité de sang.

Autopsie. Maigreur générale. *Abdomen*. Trois tubercules enkystés , ramollis existaient vers l'orifice pylorique de la caillette , entre la muqueuse et la charnue ; un était du volume d'une noix ; les autres d'un œuf de pigeon ; la muqueuse de l'intestin grêle un peu épaissie, était de couleur gris-ardoisé. Les cryptes de Peyer et de Brunner étaient en partie transformés , les uns en tubercules milliaires à l'état cru , d'autres s'étaient ramollis et formaient des ulcères de diverses largeurs ; ces ulcérations étaient plus nombreuses vers le cœcum : semblables à ceux de la pituitaire des chevaux morveux , ils avaient leurs bords épaissis , le fond rouge et grenu ; l'ulcération avait détruit la muqueuse et intéressé la membrane charnue. Généralement isolés , ils étaient cependant dans quelques points réunis et formaient des traînées assez étendues. A leur pourtour , ces plaques ulcérées étaient plus injectées et plus vasculeuses qu'ailleurs. Dans le cœcum et le colon ces ulcères étaient plus larges mais moins fréquens , la membrane muqueuse y était plus épaissie. Tous les ganglions lymphatiques du mésentère étaient infiltrés par la matière tuberculeuse à l'état cru ; ils variaient de grosseur depuis une noix , jusqu'au volume du poing ; arrondis , ovoïdes , réniformes , tous étaient enkystés et d'une texture fibreuse , celluleuse ; les vacuoles de leur parenchyme contenaient la matière tuberculeuse tophacée ; ouverts , ils reflétaient une couleur jaunâtre , ils avaient un aspect grenu , sabloneux et criaient sous le scalpel. De pareils ganglions tuberculeux se rencontraient dans l'épiploon , il en existait aussi dans le bassin. Le foie pré-

sentait beaucoup de tubercules pisiformes répandus à sa
surface et dans son parenchyme ; un enkysté et clos existait
dans le lobe droit ; il était ramolli et contenait au moins
un tiers de litre d'une matière homogène, jaunâtre et
inodore. — *Thorax.* Il existait dans le médiastin une
masse de tubercules grosse comme un pain de deux livres
accolée contre le diaphragme ; quelques tubercules à l'état
cru se trouvaient sur les plévres et dans le parenchyme
des poumons. Les ganglions bronchiques étaient engorgés,
lardacés et contenaient quelques petits tubercules milliaires ; le péricarde parsemé extérieurement de ces petits
tubercnles tophacés était épaissi ; son enveloppe ainsi que
les deux lames de la séreuse étaient confondues et adhérentes au cœur ; une infiltration gélatiniforme avait envahi le tissu cellulaire qui unit ces membranes ; la cavité
ou poche pericardienne avait disparu ; elle était remplie
par cette infiltration qui, ayant formé une fausse membrane à la surface libre de cette séreuse, s'était accolée
à la séreuse péricardienne ainsi qu'au cœur, qui se trouvait comprimé au milieu de toutes ces membranes, était
atrophié et avait à peine la moitié de son volume normal ;
de sorte que ses deux ventricules étaient très-rapetissés,
ses parois moins épaisses, mais sa substance musculaire
était aussi consistante qu'à l'ordinaire.

Le canal vertébral contenait une substance graisseuse,
jaunâtre et diffluente. La méninge, l'arachnoïde et la
pie-mère étaient réunies et adhérentes entr'elles, par
une infiltration gélatiniforme formant, comme au péricarde, une fausse membrane qui comprimait la moëlle
épinière dans une grande partie de son étendue et particulièrement à l'origine des nerfs dorsaux, lombaires et
sacrés, où cette fausse membrane était très-épaisse.

Le prolongement rachidien isolé de ses membranes était
peu volumineux et décoloré au point que sa substance
grise était plutôt reconnaissable par sa diffluence que par
sa coloration.

L'habitude et le volume général du corps étaient très-diminués ; le squelette de cet animal ressemblait à celui d'une femelle du même âge.

Un homme dont l'opinion a du poids en médecine vétérinaire avait dit, publié et même écrit, que dans l'affection tuberculeuse , le phosphate calcaire des os était en quantité moindre qu'à l'état normal et se retrouvait dans les tubercules. Cette déviation de la sécrétion nutritive de la substance osseuse me paraissait peu probable , puisque ces organes ne présentaient aucuns caractères physiques qui justifiassent cette opinion. Je résolus donc de vérifier le fait. Je pris en conséquence deux fragmens d'os provenant de la colonne vertébrale du bœuf faisant l'objet de cette cinquième observation , ainsi qu'un de ses ganglions mésentériques à l'état tuberculeux , et priai M. Dispan d'en faire l'analyse avec soin. En voici le résultat, narré par ce savant , enlevé à la science et à ses amis :

» M. Gellé, professeur à l'Ecole royale Vétérinaire de cette Ville , me remit , il y a quelque temps , pour être analysés , des fragmens d'os d'un bœuf ayant une affection tuberculeuse générale des ganglions lymphatiques , et un échantillon de ces ganglions tuberculeux.

Art. Ier. — *Fragmens d'os.* — « 25 grammes d'os desséchés à une douce chaleur ont perdu 1 gramme 5 , ce qui doit être attribué à de l'eau.

» Les 23 grammes 5 restans ont été calcinés avec soin en deux reprises. Ils sont devenus très-blancs , ont perdu par cette opération 10 grammes 5 , et se sont réduits par conséquent à 13 grammes.

» On a pris 10 grammes sur ces 13 qu'on a traités par l'acide nitrique. Tout s'est dissous , et l'ammoniaque a précipité de cette dissolution 8 gr. de phosphate de chaux ; après quoi le sous-carbonate de potasse a fait tomber 2 gr. 1 de carbonate de chaux , ce qui re-

présente les dix grammes mis en expérience. Il est
vraisemblable qu'un peu de phosphate de magnésie devait se trouver parmi le phosphate de chaux ; mais l'objet
de ce travail n'exigeant pas cette distinction , on a laissé
ensemble les deux phosphates,

» Ainsi 10 grammes de fragmens d'os ont donné :

Phosphates de chaux ou de magnésie. 8 gr.
Carbonate de chaux. , . . .   2   1
                                      ____
                                      10 gr.   1

Déduisant 0 gram. 1 pour une lé-
   gère différence dans la dessication.   00   1
                                      ____
                            Reste à 10 gr.

Cela revient pour les 15 grammes obtenus dont on
n'avait analysé que 10 , à

Phosphates   10   4
Carbonate de chaux.   2   6
                                      ____
                                      15 gr.

Et en résultat 25 grammes des os, dont il s'agit ,
contiennent :

Phosphates terreux   10   4
Carbonate de chaux.   2   6
Matière animale.   10   5
Eau.   1   5
                                      ____
                         Total 25 gr.   0

ART. II. — *Ganglions.* — » 25 grammes 55 de
ganglions tuberculeux ont perdu 1 gram. par la dessication , à très-peu de chose près.

» Les 22 grammes 55 calcinés deux fois se sont réduits
à 7 grammes 2.

» Ces 7 grammes 2 traités à l'eau bouillante ont donné
8 décigr. de sels solubles , formés en très-grande partie
d'hydrochlorates et de phosphates de potasse ou de soude,
avec excès d'acide phosphorique sensible au tournesol,

provenant sans doute de la décomposition d'un peu de phosphate ammoniacal.

» Le résidu, dissous dans l'acide nitrique, a donné par l'ammoniaque 5 grammes 9 de phosphate de chaux, et 0 gramme 6 de carbonate de chaux.

» Les tubercules étant une concrétion morbide, on a cru devoir s'assurer s'ils contenaient du phosphate ammoniaco-magnésien, comme on en trouve dans les calculs intestinaux des chevaux, et on s'est assuré qu'il n'y avait point de magnésie parmi le phosphate de chaux.

» A cette première différence d'avec les os, les tubercules des ganglions joignent celle de contenir beaucoup moins de carbonate de chaux, puisque, d'après les proportions de ceux-ci, ils auraient dû en fournir environ 1 gramme 5 et qu'ils n'ent ont donné que 0 gramme 6 ; le système de leur composition est donc très-différent de celui des os, à quoi il faut ajouter les sels solubles qui s'y trouvent, et qu'on ne trouve pas dans les os ; et enfin la proportion beaucoup plus grande de matière animale, d'ailleurs très-différente aussi de celle des os, au moins en très-grande partie ; les ganglions paraissaient tenir assez de sang. »

» Les 22 gr. 55 étaient composés de

Phosphate de chaux pur. . . .	5 gr.	9
Carbonate de chaux.	0	6
Sels solubles avec excès d'acide phosphorique.	0	8
Matière animale.	15	55
Eau.	1	
	21 gr.	58
Légère différence dans la dessication.	0	97
	22 gr.	55

A Toulouse, le 10 décembre 1829.

DISPAN,
Professeur de Chimie à la Faculté des Sciences.

Jetons maintenant un coup-d'œil rapide sur ces cinq observations : la 1re renferme l'histoire d'une maladie chronique des organes digestifs , dans laquelle on a dû soupçonner l'existence d'un engorgement des ganglions lymphatiques du mésentère , à raison de l'état de ceux des aînes , qui est un symptôme diagnostique de la péritonite tuberculeuse ; dans ce bœuf elle n'était qu'au premier degré , on avait pu la combattre à temps par l'éloignement des causes et un bon régime plutôt que par la médication , qui du reste, à cela près que les doses de gentiane et d'iode étaient trop minimes, était parfaitement rationnelle. Ici, je le répète , la maladie était à son début , car la diarrhée , quand elle est à son *summum* , est colliquative et devient un signe mortel. Cependant pour tirer de cette observation des inductions plus positives , il eût fallu ne pas perdre de vue le bœuf , savoir si la maladie n'a pas reparu , et avoir pu s'assurer si , après sa mort venue naturellement ou après son abattage pour la boucherie , les viscères de l'abdomen n'ont présenté aucunes lésions. Car j'ai vu souvent cette maladie suspendre son cours, pour reparaître ensuite sous l'influence de la plus légère cause.

On reconnaît dans la 2e observation l'engorgement squirrho-lardacé des ganglions lymphatiques du mésentère , présentant , comme dans l'observation précédente , un certain état d'acuité. Mais nous devons le dire , le vétérinaire Rhodes n'a pas , comme M. Lafore , diagnostiqué juste ce cas pathologique. Nous allons voir la même erreur dans l'observation suivante.

La 5e observation , toute imparfaite qu'elle est , présente aussi l'engorgement squirrho-lardacé des ganglions lymphatiques du mésentère ; ici cependant on voit l'affection tuberculeuse se développer , puisque les ganglions bronchiques criaient sous le scalpel. Nous tirerons de ce fait , comme du précédent , cette conséquence que cette maladie est extrémement insidieuse et ne se traduit que lorsque, par la gravité de ses lésions, elle enraie les fonctions vitales et nutritives.

La 4e observation présente aussi les caractères anatomiques de l'engorgement squirrheux des ganglions du mésentère ; elle vient en preuve de ce fait d'observation pratique que cette affection pathologique ne se manifeste souvent dans la brute, qui ne peut exprimer ses souffrances intérieures, que lorsqu'elle a fait des ravages graves et funestes.

La 5e observation, que j'ai faite avec soin et que quelques personnes ont voulu s'attribuer en partie, présente un tableau assez complet : elle prouve que l'affection tuberculeuse ne se borne pas au mésentère, et constate l'existence des ulcères atoniques de la muqueuse intestinale dont aucun vétérinaire n'a parlé, si ce n'est un écrivain qui a voulu y voir la fonte tuberculeuse. Rien ne prouve mieux la longue durée de cette maladie, ses effets lents et gradués et son caractère insidieux que cette altération, cette ruine lente et graduée de la constitution, produite par l'enraiement graduel et consécutif du développement de l'affection tuberculeuse ; le poumon envahi, flétri par les tubercules, admet moins de sang et d'air : l'hématose est moins complète ; le cœur est resserré, atrophié par l'épaississement et la diminution d'étendue du péricarde, la circulation devient moins active, moins grande. La moelle épinière comprimée par l'adhérence lardacée de ses méninges enraie l'innervation, d'où le manque d'énergie des mouvemens, la vitalité moindre, puis la paralysie. Enfin, et avant tout peut-être, l'absorption chylifère très-incomplète par suite de l'état tuberculeux des ganglions mésentériqnes, devient la cause première de l'altération générale de la nutrition, du marasme, etc. Tout s'explique ; le tableau se déroule ; mais on voit combien le mutisme des animaux nuit à la facilité du diagnostic en médecine vétérinaire. L'analyse de Dispan a démontré que rien n'était changé dans la composition chimique des os des animaux atteints de l'affection tuberculeuse ; elle prouve à quelles aberrations de jugement l'esprit de système peut conduire les hommes les plus recommandables.

Des faits que nous venons d'exposer, il résule que la péritonite tuberculeuse est une maladie chronique, qui présente des altérations organiques à des degrés divers et des caractères qui coïncident avec l'époque à laquelle elles sont soumises à l'investigation du vétérinaire, à commencer par la plus simple infiltration jusqu'à l'état tuberculeux devenu pour ainsi dire général et constitutionnel.

Quelques praticiens prétendent qu'elle se manifeste, dans le principe, avec un caractère inflammatoire, peu intense à la vérité, mais que je n'ai jamais observé. On rencontre, disent-ils, une légère phlogose ; les vaisseaux qui se portent aux ganglions sont un peu injectés ; le parenchyme ganglionnaire malade est infiltré, il est de couleur blanc, rose, et parcouru par quelques vaisseaux capillaires rouges et grossis ; il découle des incisions faites aux ganglions un liquide assez abondant, épais laiteux ; l'organe lui-même est diffluent. Dès l'instant où la péritonite tuberculeuse devient mortelle, elle est ancienne, et on aura pris l'état d'acuité, les traces de la réaction qui précèdent la mort, pour les résultats d'une inflammation primitive et récente. Mais lorsque la péritonite est plus ancienne, circonstance qui est la plus ordinaire, on trouve rarement des traces de phlegmasie : ces organes ont acquis un volume plus ou moins considérable ; leur tissu est lardacé, squirrheux ; quelques-uns sont ramollis et présentent des foyers de fonte suppurative ; alors quelques tubercules se rencontrent çà et là, et de préférence sans doute dans les régions où la maladie s'est d'abord manifestée. Dans le plus grand nombre de cas cependant, la diathèse tuberculeuse est générale (5ᵉ observation) ; elle envahit l'abdomen, le thorax et même la moelle épinière ; enfin, nous avons vu que cet état pathologique des ganglions lymphatiques n'est pas borné à ceux des cavités splanchniques ; mais que l'état squirrheux et le tuberculeux envahissent en même temps, et quelquefois dès le principe, ceux cantonnés aux ars, aux aînes, à la base de l'encolure, à la région parotidienne. Dans un bœuf, pour lequel je fus consulté lors de mon séjour à Bourbon-Vendée (dans lequel cette maladie était tellement avancée, que je dus le faire vendre de suite pour la basse boucherie), outre toutes les lésions squirrheuses, les infiltrations membraneuses et l'état tuberculeux décrits dans la 5ᵉ observation, les cavités orbitaires contenaient plusieurs ganglions lymphatiques à l'état d'infiltration lardacée assez volumineux pour en avoir chassé les yeux, qui étaient saillans, gros comme le poing durant la vie, et entourés de tuméfactions irrégulièrement arrondies produites par ces ganglions pathologiquement développés.

J'ai eu occasion de faire, durant ma pratique, 7 à 8 autopsies d'animaux morts ou que je faisais abattre par les bouchers ; je dois même avouer qu'à l'époque où je faisais la nécropsie des premiers, je ne connaissais pas l'affection tuberculeuse ; ce que j'ai vu n'ajouterait rien à ce que j'ai décrit. J'ai seulement remarqué que dans les cas anciens la plupart des ganglions devenus tuberculeux sont enkystés, et que la matière tuberculeuse infiltre leur parenchyme. J'en ai rencontré qui étaient à l'état squirrho-lardacé, enveloppés d'une membrane de nature fibreuse ; leur parenchyme contenait seulement quelques granulations tuberculeuses, dont quelques-unes s'étaient ramollies lors de la fonte de la matière squirrheuse. Dans le plus grand nombre de cas, le péritoine ainsi que les séreuses splanchniques semblent sains, excepté les cas d'adhérences produites par les transsudations devenues membraneuses, comme dans la 5ᵉ observation, pour le péricarde et la moelle épinière.

Les ganglions lymphatiques sont, dans cette maladie, les organes les plus profondément affectés. Les ulcérations de la membrane muqueuse intestinale sont aussi un des caractères anatomiques de l'atrophie mésentérique ancienne ; cés ulcères se rencontrent de préférence à l'endroit des cryptes muqueux, mais leur siége n'est pas constamment dans ces petits organes ; ils ne sont pas toujours non plus une conséquence de l'affection tuberculeuse; car, outre que j'ai ouvert quelques animaux dans lesquels cette diathèse était générale, sans trouver un seul ulcère dans l'intestin, j'en ai rencontré dans des bœufs phthisiques où l'affection tuberculeuse était exactement limitée aux poumons, mais qui, avant de mourir, avaient été long-temps atteints d'une diarrhée colliquative. Il est donc présumable qu'ils sont le résultat d'une phlegmasie lente, chronique et de nature ulcérative de la villeuse intestinale, et que j'ai vu accompagner souvent les maladies organiques.

La péritonite tuberculeuse présente une série de caractères divers et distincts, et s'annonce rarement dans l'espèce bœuf par des symptômes inflammatoires. Un amaigrissement, auquel il est souvent impossible d'assigner une cause, se manifeste lentement et d'une manière toujours croissante ; la peau est sèche et semble collée aux parties sous-jacentes, les poils sont hérissés et secs ; il existe un dérangement des fonctions de l'intestin qui se manifeste par une diarrhée intermittente, qui affaiblit momentanément le malade et donne issue à des excrémens verdâtres et liquides. On remarque une intumescence d'abord peu marquée, mais qui s'accroît insensiblement dans les ganglions lymphatiques cantonnés aux aînes, c'est-à-dire en bas du flanc ; cependant ces organes dépassent rarement le volume du poing ; ce signe est diagnostique. L'animal reste dans cet état un temps quelquefois assez long , mangeant de bon appétit , ruminant bien , mais maigrissant à vue-d'œil ; l'absence de la toux est le seul symptôme qui distingue alors la péritonité tuberculeuse de la phthisie pulmonaire commençante. Chez les vaches le lait diminue et devient d'abord plus aqueux , peu butyreux , et offre souvent une teinte bleuâtre , comme on l'observe aussi dans la pommelière. Enfin , après un temps variable dans chaque animal , l'amaigrissement devient plus rapide ; on voit les ganglions situés aux ars , à la base de l'encolure , aux parotides , autour et dans les cavités orbitaires grossir , se tuméfier assez rapidement ; la respiration est gênée , et le ventre augmente de volume par l'intumescence graduelle des ganglions lymphatiques , pulmonaires et abdominaux. Le lait tarit dans les vaches ; la diarrhée reparaît , devient continue ; la maigreur , l'affaiblissement du malade augmentent et se terminent par le marasme. Les reins sont faibles , les membres postérieurs se traînent ; la diarrhée devient muqueuse , les liquides rejetés sont fétides , mélés de bulles d'air et le flux est colliquatif. Le malade tombe anéanti , paralysé et meurt. Dès l'augmentation de la maladie , toutes les muqueuses deviennent pâles , infiltrées ; le yeux se creusent et se retirent au fond des orbites , hors le cas de la présence de ganglions tuméfiés dans ces cavités. La température du corps baisse , et sur la fin de la maladie les extrémités sont froides et l'air expiré glacial. J'ai vu , dans quelques animaux la maigreur , la débilité , la diarrhée , etc. , suspendre leurs progrès funestes , la tuméfaction des ganglions lymphatiques persister seule , et le malade reprendre pour ainsi dire sa vigueur ; mais cette apparence de santé ne durait que quelques mois et la maladie reprenait son cours funeste par le fait d'un travail même léger , ou de tout autre cause déterminante peu intense.

• Un tempérament éminemment lymphatique, l'habitation dans des lieux humides , des alimens peu nourrissans, aqueux ou réfractaires , des travaux un peu forcés mais continus , sont des causes prédisposantes dont la persévérance hâte les progrès de la péritonite tuberculeuse, maladie que je considère , ainsi que je l'ai dit , comme une *diathèse*, dont je tâcherai de déterminer la nature dans le livre prochain. Une maladie inflammatoire des organes digestifs, respiratoires , urinaires , entée sur cette affection chronique est éminemment mortelle , en déterminant le ramollissement , la fonte des masses squirrho-lardacées et des ganglions tuberculeux.

J'ai indiqué les signes *diagnostiques*. Le *pronostic* ne peut jamais être favorable : c'est au vétérinaire consulté dans ce cas d'engager le propriétaire à faire une fin prompte du malade , dont la viande peut être consommée sans dangers et débitée à la basse boucherie.

Je ne parlerai point des méthodes curatives que j'ai essayées , car je n'ai jamais voulu employer les moyens médicinaux que je savais inutiles ; je me bornais donc à des moyens hygiéniques.

Sans vouloir faire ici la critique des traitemens que j'ai précédemment rapportés , je ferai remarquer que la médication indiquée par M. Lafore est la seule rationnelle ; seulement la gentiane devra être portée à quatre onces par jour et l'iode de quinze à vingt-quatre grains , en commençant par quinze grains et augmentant de trois tous les cinq à six jours. Après avoir administré ce remède pendant une semaine , on en suspend l'usage pendant quatre à cinq jours pour le reprendre de nouveau , et ainsi de suite. Cette médication altérante doit être continuée pendant au moins quarante jours , et n'être tentée que sur des malades jeunes , d'une constitution assez saine , forte , et surtout au début de la maladie , avant qu'elle soit devenue constitutionnelle. Des soins hygiéniques bien

entendus , une nourriture substantielle , de facile assimilation et surtout un peu stimulante , la promenade , une
habitation saine , enfin l'éloignement des causes , sont des
conditions de rigueur.

L'expérience a démontré que l'emploi de l'iode long-
temps continué a une action toute spéciale sur le système
glandulaire ; ainsi , par le traitement précité la sécrétion
du lait sera sinon anéantie , du moins très-diminuée ; la
faculté reproductive du taureau éprouvera les mêmes modifications , si l'on est dans l'obligation d'user long-temps et
à de fortes doses des préparations de ce puissant fondant.
C'est au vétérinaire à tirer parti de ce fait d'observation
médicale.

Mais on est rarement consulté à une époque de la maladie qui fasse espérer quelques succès. M. Lafore s'est
trouvé dans une circonstance heureuse ; MM. Rhodés et
Dufour ne connaissaient pas la maladie qu'ils avaient à
combattre ; M. Flammens a parfaitement jugé de l'inu-
tilité de tout traitement : il se plaint avec raison de l'incurie des propriétaires ; appelé à temps , le vétérinaire
agirait ou tout au moins donnerait d'utiles conseils.

Je le répète , il est plus rationnel , plus prudent même
de faire vendre le bœuf pour la boucherie que de tenter un
traitement douteux ; aussi me bornais-je , dans ma pratique , à indiquer un régime , des soins hygiéniques qui
pussent diminuer ou arrêter les progrès de la maladie , surtout quand les fonctions digestives s'executaient bien ; dès
que le malade était un peu refait je le faisais vendre pour
la boucherie.

CHAPITRE VI.

MALADIES DU FOIE.

§ Ier. — *De l'Hépatite aiguë ou Inflammation du Foie.*

J'ai signalé, pages 53 et 54, combien le bœuf était prédisposé aux maladies du foie ; en effet, considérée sous le rapport anatomique et physiologique, cette énorme glande présente, dans cet animal, plusieurs conditions qui la prédisposent à diverses maladies : une quantité considérable de sang veineux y arrive de ses vastes organes digestifs, et la *veine-porte*, unique dans son genre de ramifications terminales, devient l'origine des *veines* dites *sus-hépathiques*, qui, malgré leur nombre, représentent dans leur ensemble un calibre bien moindre que celui de la veine-porte dont elles émanent. Cette disposition atteste la quantité énorme de sang que dépense la sécrétion biliaire et nous explique, ou tout au moins fait pressentir la prédisposition de cet organe aux stases sanguines, ainsi qu'à l'inflammation, à raison du mode de circulation sanguine qui y existe spécialement. Ajoutons à ces faits matériels la quantité et l'importance de la sécrétion biliaire dans le bœuf, ainsi que les rapports sympathiques et fonctionnels établis entre le foie et les organes digestifs, et surtout avec la portion gastrique de l'intestin grêle (duodenum), et l'on saisira de suite la vérité de ma proposition.

Cependant si nous considérons qu'à part les coups, les contusions, les blessures qui intéressent la région hypogastrique droite, le foie se trouve peu exposé aux effets directs des causes extérieures, nous ne serons plus étonnés que, dans la pratique, on rencontre si rarement l'inflammation de cet organe (*Hépatite*), comme effection pathologique essentielle, mais seulement et assez fréquemment comme une maladie secondaire, concomitante ou sympathique.

Quoi qu'il en soit, l'hépatite aiguë étant une maladie des pays chauds, ne s'observe guère dans nos climats que vers la fin de l'été et surtout lorsqu'ne chaleur atmosphérique insolite a torréfié l'herbe des pâturages, desséché les abreuvoirs et corrompu les eaux des marais destinés à la nourriture et à l'*élève* de nombreux troupeaux de bêtes à grosses cornes. C'est dans ces conditions fâcheuses que nous la voyons se manifester sous la forme épizootique, accompagnant ou compliquant souvent la gastro-entérite ainsi que la pneumonite, et présentant quelquefois des symptômes adynamiques qui augmentent sa gravité; très-rarement elle est essentielle. J'ai cru qu'il suffirait de citer un exemple du premier cas (page 317). En 1797 des vétérinaires constatèrent qu'une épizootie qui régnait alors était une inflammation générale et violente, qui se terminait dans quelques bestiaux par la péripneumonie et dans certains bœufs par l'hépatite (*): aux symptômes de l'inflammation des poumons ou des organes digestifs se joignaient constamment la couleur jaune des yeux et de l'humeur qui fluait de la conjonctive inflammée, celle de la peau des ars, des aînes et de la face interne des cuisses, ainsi qu'un flux bilieux par l'anus, signes univoques, disent-ils, de l'inflammation du foie. A l'autopsie ils trouvèrent, entre autres lésions, celles que laisse l'hépatite, c'est-à-dire l'engorgement des viscères du bas-ventre, des taches noires répandues sur les intestins dont la membrane interne était très-enflammée et en partie corrodée par l'âcreté du flux bilieux qui avait précédé la mort. Les vaisseaux sanguins, et principalement les veines, étaient

(*) Instructions sur les maladies inflammatoires épizootiques qui affectent les bêtes à cornes, par Huzard et Desplas, An. V.

remplis d'un sang noir, épais et encore liquide ; le foie reflétait une couleur gris-marbré très-remarquable ; il était d'un volume énorme et pesait de 40 à 50 livres ; des obstructions , des concrétions , des hydatides ainsi des douves (fasciola hepatica L) se rencontrèrent non seulement dans le parenchyme du foie , mais encore dans les canaux biliaires et la vésicule qui était distendue par une bile très-fluide , etc. , etc. Ces vétérinaires, rejetant avec raison toutes les causes banales supposées dans ces sortes de cas , rapportent l'étiologie de cette épizootie aux fourrages de mauvaise qualité, vasés, corrompus, à la dé-paissance des pâturages marécageux des bords de la Moselle , du Rhin , de la Nab , etc., etc. , durant les mois d'août et de septembre ; ils apportent en preuves que dans plusieurs villages de l'Allemagne et du département du Bas-Rhin , où les bestiaux ont été nourris abondamment avec de bons fourrages et des racines fraîches , l'épizootie n'a pas attaqué un seul animal. Ils ajoutent avec raison que pour les bestiaux des parcs d'approvisionnement , les causes de cette maladie sont les marches forcées durant les fortes chaleurs , la mauvaise qualité des fourrages et la privation d'eau. Ces commissaires assurent aussi que l'épizootie n'avait pas un caractère charbonneux , et attribuent sa propagation plutôt à la généralité des causes qu'à une contagion que rien ne prouvait à leurs yeux. Le traitement préservatif et curatif qu'ils indiquèrent consistait dans l'éloignement des causes, un meilleur régime , l'emploi de la saignée , des breuvages délayans , mucilagineux acidulés , l'eau blanchie animée par le sel de cuisine , des lavemens émolliens , des billots d'assa-fétida ; et après les principaux symptômes d'inflammation disparus , des breuvages de décoction de racines d'aunée et de gentiane qui remontaient le ton des organes et accéléraient la cure. Inutile de dire que les sétons au fanon furent aussi indiqués ; cependant ils n'étaient , selon moi , opportuns que dans le cas de maladies des organes respiratoires. Ces messieurs s'élevèrent avec énergie contre l'emploi de l'ammonique , du camphre , etc. , etc.

Lessona a publié , en 1827 , l'histoire d'une épizootie , sur l'espèce bovine qu'il qualifie *fièvre gastro-hépatique*, à laquelle nous trouvons beaucoup d'analogie avec la précédente : parmi les symptômes il cite l'accélération , la plénitude du pouls , le battement des flancs , la difficulté de respirer , les mucosités et les matières jaunâtres mêlées aux excrémens, ainsi que l'abattement des animaux et un état adynamique presque constant. On observait en outre un chancellement de la marche , une coloration en jaune de la conjonctive et de la muqueuse buccale qui était, ainsi que la langue , sèche et brûlante. Il assigne comme causes de cette maladie la dépaissance des pâturages marécageux et chauds de l'Italie , où croissent les joncs, les souchets , etc. , etc. , les alternatives d'humidité et de grandes sécheresses , de fortes chaleurs et de froid , auxquelles les animaux se trouvaient exposés dans ces prairies ; l'action irritante et extrêmement pernicieuse des eaux malpropres , corrompues et putrides des mares et des marais. Il indique aussi le traitement anti-phlogistique : saignée , diète , boissons , breuvages délayans acidulés et animés par le sel de nitre et la crême de tartre. Mais il fait judicieusement remarquer que si , après trois ou quatre jours de l'emploi de ces moyens , il se manifeste des symptômes d'abattement et d'adynamie tels que la prostration des forces , l'irrégularité de la circulation , la coloration rouge pâle ou jaunâtre ou bien livide de la bouche , le froid des parties extérieures du corps , un état nerveux et la fétidité des matières fécales , il faut recourir aux excitans toniques , tels que le vin aromatique, l'extrait de genièvre , etc. , etc. , j'ajouterai l'acétate d'ammoniaque et le quinquina.

Gonzalez, dans un article intitulé de l'*Ictère* (de la
hiel), dit que M. Nayer, maréchal et vétérinaire à Villar-
luengo, lui a communiqué sur cette maladie les renseignemens suivans (*). Le fiel ou l'ictère est une maladie qui
attaque fréquemment les bêtes à cornes de ces contrées et
qui les fait périr le plus souvent ; c'est une effervescence de
la bile qui se manifeste avec tous les caractères de l'inflammation, comme soubresauts et convulsions musculaires,
torpeur, chaleur, dégoût et presque toujours une forte
ophthalmie dont les bestiaux restent souvent aveugles ; il
découle en outre de la bouche et des narines une humeur
si âcre qu'elle corrode et ulcère ces parties.

Causes. Elles sont générales ; mais cette maladie se
manifeste surtout à la suite des travaux excessifs exécutés
durant l'été, ou après les combats que les taureaux et
bœufs se livrent entr'eux.

Traitement. La saignée dans le principe, surtout s'il
y a pléthore ; dans le cas contraire les évacuations sanguines ne produisent pas un grand effet ; des breuvages
purgatifs de décoction de racines de brione, d'aristoloche
et de mauve, auxquels on ajoute quatre gros d'aloés et
une once de nitre pour deux litres de liquide : eau blanche
nitrée, diète, douches d'eau acidulée sur la tête et des
frictions sèches sur les membres.

Je ne cite cette observation, dans laquelle les symptômes sans doute mal décrits ressemblent peu à ceux de
l'hépatite, que pour faire remarquer que cette maladie
est plus fréquente dans les pays chauds, et que c'est surtout les vétérinaires italiens qui en ont le plus parlé,
tandis que des auteurs allemands que j'ai sous les yeux
n'en disent pas un mot.

Il règne assez habituellement dans les marais du Bas-
Poitou une gastro-entérite compliquée d'hépatite, qui se

____

(*) Memoria del Ganado Vacuno. Zaragoza 1818.

manifeste à la fin des étés très-chauds et secs. Cette maladie, assez rarement mortelle, a reçu le nom de *fièvre jaune ;* elle attaque non-seulement les bœufs, mais encore les chevaux ; elle offre en général les symptômes de la maladie décrite par le professeur Lessona, mais avec des caractères moins graves. Elle cède facilement aux saignées, aux breuvages délayans acidulés et aux lavemens émolliens. Ici encore le séton au fanon, remède banal, bien inutile dans ce cas, n'est pas oublié. Ce traitement est mieux secondé par l'attention de retirer les bestiaux des pâturages, de leur donner à l'étable de bons fourrages, de l'eau blanche acidulée, de tenir les animaux proprement et dans des habitations saines, et enfin de ne remettre les bestiaux à l'herbe qu'au mois de septembre, quand des pluies rafraîchissantes ont renouvelé l'eau et facilité la croissance de l'herbe d'automne ou regain.

Il n'existe aucune description de l'hépatite aiguë simple dans les écrits des vétérinaires : je ne l'ai observée que deux ou trois fois, et n'ai cru devoir rapporter que le fait suivant : En août 1826, un bœuf âgé de 6 ans, en bon état de chair, fut comme indisposé au retour d'un charrois éloigné ; il paraissait triste, abattu, et portait la tête basse ; cependant, il fut mis le soir dans le pâturage pour s'y repaître et passer la nuit avec tous les grands bœufs de la métairie. Le lendemain 22, de nouveaux travaux exigeant plusieurs bœufs, on fut les chercher dans le pâtis : le malade fut trouvé couché sur le côté droit, la tête allongée et appuyée sur le sol, se plaignant et refusant de se lever ; on le sollicite, on l'aiguillonne et il obéit avec peine. Ramené à l'étable, il dédaigne toute espèce d'alimens ; conduit à l'abreuvoir, il boit avec avidité ; mais à peine remis à sa place, il est attaqué de frissons ; le métayer remarque qu'il n'a pas fienté à l'étable, et vérifie qu'il ne s'est pas non plus vidé dans le pâturage. Je suis mandé et ne pus arriver que le soir. *Commémoratif :* Le métayer a entrepris de conduire des fagots, provenant d'un bois taillis, à Bourbon-Vendée, et depuis cinq jours les bœufs d'attelages font journellement six lieues, traînant pendant la moitié du chemin une forte charge ; la chaleur et la sécheresse sont grandes ; les bœufs employés à ces charrois en souffraient beaucoup au retour de la ville. Le 21, une pluie d'orage était tombée à flots sur ces bestiaux à l'instant où ils arrivaient à Bourbon, tout haletans et couverts de sueurs ; il fallut qu'ils restassent sur le pavé durant que l'on déchargeait les deux voitures et pendant que les bouviers et les bœufs prenaient leur repas. Ces animaux, déjà prédisposés par la chaleur et la fatigue, éprouvèrent un refroidissement subit de la peau, dont les effets furent plus marqués sur le bœuf malade.

Etat actuel de ce dernier animal : perte de l'appétit, cessation de la rumination depuis la veille, respiration gênée, état d'anxiété qui force l'animal à se coucher et se lever souvent ; il existe des frissons vagues ; le pouls est accéléré, plein, engoué, je compte 64 pulsations par minute. L'hypochondre droit est plus gonflé que dans l'état normal ; en le pressant en tout sens, j'y reconnais une sensibilité plus marquée près du cercle cartilagineux des côtes ; le bœuf se défend même si je presse un peu trop fort ; la panse est modérément pleine sans ballonnement ; la conjonctive est injectée, jaunâtre ; la bouche est chaude, sèche, la muqueuse d'un jaune pâle ; la peau est sèche, adhérente et brûlante. Je ne sais que diagnostiquer : de nouveaux frissons se montrent ; je fais encore marcher le malade : il urine devant moi ; le liquide est rare, de couleur jaune et exhale une odeur forte et musquée. Je pince la colonne dorsale, elle fléchit extrêmement ; le bœuf a le regard sombre, il exprime l'abattement, il regarde le flanc droit, se plaint et témoigne un mésaise plus marqué par intervalles, et surtout quand je le fais marcher. Cette nouvelle investigation détermine mon

diagnostic ; je crois reconnaître une *hépatite aiguë simple.* Mon *pronostic*, quoique douteux , fut rassurant.
Traitement : saignée de huit livres à la jugulaire ; le malade est ensuite mis seul dans un coin de la grange, sur
une bonne litière et couvert d'un drap de lit ; tisane de
racines de mauves et de chiendent, miellée , acidulée avec
un demi-verre de vinaigre pour un litre et demi de liquide ;
lavemens de décoction de son de froment acidulé, eau
blanche nitrée ; un bain de vapeurs émollientes le soir ;
diète. Le 25 je revis le malade : même état , sans augmentation de symptômes, si ce n'est que les muqueuses apparentes, tout l'intérieur de la bouche, la peau des ars, des
aînes , le scrotum et le pourtour de l'anus sont de couleur
jaune, et que la douleur de l'hypochondre droit persiste :
le pouls est encore accéléré, plein, et donne 60 pulsations. Ce bœuf n'a pas fienté, mais il a un peu uriné et
bu , outre ses breuvages, trois seaux d'eau blanche ; seconde saignée de six livres ; même prescription. Le 24 ,
mieux ; mais la constipation persiste ; tisane laxative de
décoction d'orge et de pruneaux secs, dans laquelle je mets
une livre de sel de Glauber pour 5 litres de liquides, qui
seront donnés en 5 doses , deux dans la soirée et une le
lendemain matin ; lavemens, bain de vapeurs, diète, eau
blanche simple: Le 25 au matin le malade rendit beaucoup
d'excrémens liquides , un peu fétides, mêlés de mucosités
jaunâtres ; il est plus calme; l'on me rapporte que le corps
est plus plat, le ventre souple, et que la sensibilité de
l'hypochondre droit a disparu ; d'après ce narré, j'indiquai
une tisane d'orge, chiendent, miel et surtartrate de potasse , donnée à grandes doses, des lavemens émolliens, de
l'eau blanche farineuse et une panade pour soutenir les
forces du malade. Le 26 , on vint me dire qu'il avait mangé
quelques feuilles de frêne et d'ormeau , qu'il avait ruminé
un instant et paraissait avoir appétit; je permis un peu
de foin mêlé avec de l'herbe ; cessation de toute médica-

tion excepté quelques lavemens, eau blanche acidulée, promenade matin et soir ; et le malade fut rétabli vers le 30.

Maintenant, si je récapitule le peu que j'ai vu et que j'ai lu sur l'hépatite aiguë, il en résultera que cette affection, assez rare à l'état essentiel, est une maladie plus habituelle dans les pays chauds (Italie, Espagne), que dans ceux tempérés, où on l'observe quelquefois durant des chaleurs fortes, prolongées et insolites. Elle s'annonce subitement par des frissons qui se prolongent quelquefois, mais se répètent fréquemment, par la fièvre, l'accélération et la plénitude du pouls, le dégoût, la cessation de la rumination, la constipation; la rareté, la coloration des urines; la chaleur, la sécheresse de la peau, et surtout la coloration en jaune des muqueuses conjonctive, buccale, nasale, avec gonflement et douleur de l'hypochondre droit.

L'hépatite est une maladie de l'âge adulte, dont les signes diagnostiques ne sont pas toujours appréciables à son début, mais qui consistent principalement dans la coloration subite des muqueuses en jaune, l'abattement, le soulèvement, la sensibilité de l'hypochondre droit *avec fièvre;* car l'ictère ou la coloration en jaune des muqueuses, ainsi que de la peau et des régions précitées, sans fièvre, n'est souvent qu'un symptôme qui peut exister sans inflammation du foie, et qui peut être le fait de la présence d'un calcul biliaire, de concrétious, d'obstructions ou de toute cause qui oblitère plus ou moins parfaitement les canaux cholédoque et cystique, etc., etc.

Metaxa dit que dans l'hépatite ou inflammation du foie la conjonctive se colore en jaune, que le bœuf se couche sur le côté droit, éprouve des contorsions douloureuses, et que l'hypochondre est dans un état de tension douloureuse.

Toggia a observé que dans cette maladie le bœuf cesse

de ruminer, porte la tête basse; qu'il a les yeux larmoyans et rouges, la conjonctive, la pituitaire et la membrane buccale jaunes, et qu'on observe des tremblemens, suivis de gémissemens avec fièvre assez intense.

Un vétérinaire m'a assuré que les bestiaux atteints d'hépatite aiguë éprouvaient à la peau une démangeaison qui était caractéristique.

Les *causes* gisent dans une chaleur insolite et prolongée de l'atmosphère, le manque d'eau et l'usage de celle qui est corrompue par la chaleur et la stagnation ; les fourrages et les herbes des pâturages de mauvaise qualité, vasés, altérés ou recouverts de la gaze (membrane verdâtre) que laisse sur les plantes des lieux aquatiques l'évaporatiou des eaux corrompues. Ces causes prédisposantes deviennent occasionelles par leur persistance. Un refroidissement subit de la peau par le froid des nuits des pays et des saisons chauds, les pluies d'orage, peuvent faire apparaître de suite l'hépatite aiguë, quand les bestiaux sont depuis quelque temps sous l'empire des causes prédisposantes que je viens d'énumérer. Mais il faut souvent la réuuion de la chaleur insolite de l'atmosphère, l'usage de l'eau corrompue et le refroidissement subit de la peau pour déterminer l'inflammation aiguë du foie. Sans doute aussi que c'est aux effluves qui s'élèvent alors des marais que sont dus les symptômes d'adynamie qui la compliquent souvent.

L'hépatite aiguë accompagne ou complique le plus communément la gastro-entérite aiguë : il est en effet reconnu que toutes les glandes dont les canaux excréteurs viennent s'ouvrir sur une membrane enflammée, participent à cette phlegmasie, soit par continuité de tissu, soit par sympathie nerveuse et vasculaire. Il est probable même que dans le cas dont il s'agit, le *pancréas* se trouve plus ou moins malade; mais que profondément placé, et ne traduisant, par aucun symptôme bien appréciable dans les animaux, la phlegmasie dont il est atteint, elle échappe à notre investigation.

L'inflammation du foie complique aussi quelquefois les maladies de poitrine, comme j'en citerai un exemple à l'état chronique. Quand il y a phlegmasie aiguë, le cas est très-grave si les portions de plèvre et de péritoine qui tapissent le diaphragme se trouvent compromises; alors les symptômes fournis par les appareils digestif et respiratoire consistent dans le hoquet, qui est diagnostique, la respiration gênée, une toux rare et pénible, une anxiété extrême, le pouls plein, engoué, et la coloration des muqueuses en jaune.

Je passe sous silence l'*autopsie*, n'ayant pas eu l'occasion d'ouvrir de bœufs morts de l'hépatite, ni trouvé de relations faites par des vétérinaires.

Signes diagnostiques : invasion subite, frissons, couleur jaune des muqueuses, fièvre, soulèvement et douleur de l'épigastre droit, chaleur de la peau, dégoût, soif, constipation. Le diagnostic des abcès du foie est très-obscur : j'en rapporterai un exemple à l'état chronique. L'existence des tubercules peut se présumer quand cette affection est générale. Enfin, l'hépatite aiguë peut être méconnue quand elle n'est pas grave. Le gonflement du foie peut être un effet de la stase du sang produite par un obstacle quelconque à la circulation ; il faut qu'il y ait fièvre, douleur lors de la pression et coloration en jaune des membranes, pour diagnostiquer l'hépatite aiguë. Il n'y aurait pas un grand inconvénient à confondre l'hépatite avec la gastro-entérite, lorsqu'elle est peu intense; mais si elle était aiguë, et que cette erreur pût éloigner le vétérinaire de l'emploi des évacuations sanguines, le cas pourrait devenir grave, car une saignée dans cette occurrence est le principal remède; elle peut seule faire cesser l'engouement, la stase et faire avorter l'inflammation.

Le *pronostic* se base sur l'intensité des symptômes,

la portée et l'intensité des causes soupçonnées ou connues.

Terminaisons. Cette maladie se termine communément par la résolution, ou passe à l'état chronique dans le bœuf; je n'ai point eu d'exemples de la gangrène du foie; cependant on lit dans le compte-rendu de l'école vétérinaire de Lyon, pour 1815 : « M. Balestra, ex-répétiteur, étudiant en médecine à Gênes, a transmis un mémoire sur une maladie des animaux ruminans, nommée *mal de fiel :* c'est une très-forte inflammation de la vésicule biliaire, qui souvent se termine par la gangrène de cette poche. » Dans le cas de suppuration, la respiration est gênée, le pouls est large et mou ; on observe des frissons alternés par des sueurs; mais dans le bœuf l'abcédation est souvent inapparente et marche lentement, sans qu'aucun symptôme aide au diagnostic.

Une crise heureuse peut avoir lieu par la peau ou par les urines; c'est au vétérinaire à la favoriser par les sudorifiques, tels que l'infusion de fleurs de sureau dans le premier cas, et les diurétiques, tel que le sel de nitre, dans le second. Volpi dit qu'un bœuf, qui, depuis un mois, était sujet à un flux bilieux qui l'avait fait extrêmement maigrir, fut guéri par l'emploi du sel de nitre et l'usage de l'herbe pour tout aliment, ce qui détermina une crise salutaire.

Le *traitement* doit être prompt et actif; j'en ai cité un exemple; la saignée répétée jusqu'à souplesse du pouls, mais graduelle et sans être portée jusqu'à produire un affaiblissement qui pourrait devenir funeste; les boissons délayantes acidulées, les breuvages de décoction d'orge, chiendent, racines de guimauve miellée; les lavemens émolliens faits avec la décoction de mauve, de pariétaire; les bains de vapeurs émollientes et anodines, comme la décoction de mauve et de morelle, etc., calment les accidens inflammatoires. On passera à l'emploi des laxatifs, tels que la décoction de pruneaux, la crême de tartre, le sel de Glauber, si la constipation persiste. Si le dégoût, l'affaiblissement sont les seuls symptômes qui restent de la maladie, on y remédiera par l'emploi de la racine de gentiane et d'aunée en poudre, délayée dans une infusion de quelques plantes aromatiques, telle que la petite sauge. La diète, l'eau blanche acidulée ou rendue nourrissante par l'addition d'une farine suivant l'indication, les panades, le bon foin mêlé avec de l'herbe fraîche, la propreté des étables, etc., sont des moyens auxiliaires et diététiques dont le vétérinaire tirera habilement parti.

J'ai dit que l'*ictère* n'était souvent qu'un symptôme d'un embarras dans les organes sécréteurs de la bile; en effet, M. Charlot, vétérinaire, a observé un ictère occasioné par la présence d'un gros calcul dans la vésicule biliaire d'une vache. Cette bête, qui avait cinq ans, était extrèmement maigre, avait la membrane buccale et la pituitaire très-jaunes, et les excrémens secs. Elle regardait fréquemment son flanc droit en beuglant; elle témoignait de la douleur lorsque l'on comprimait cette région; elle se couchait sur le côté gauche et y restait peu de temps. On sacrifia la vache, et l'on trouva, dans la vésicule biliaire, un calcul pesant 15 onces, de consistance molle et ayant une forte odeur de bile. Il perdit 6 onces en se desséchant; il était composé d'acide margarique, d'une matière résineuse verte très-amère, de mucus animal, de chaux et de magnésie.

M. Bouissy, vétérinaire à Ste-Livrade, cite une observation sur l'hypertrophie du foie chez une génisse de 20 mois : son accroissement était très-lent depuis un an, son ventre était devenu très-volumineux; on l'avait soumise à un traitement carminatif et vermifuge qui n'avait produit aucun effet. *Etat actuel :* maigreur, tète basse, marche lente, yeux enfoncés, conjonctive décolorée; peau adhérente et sèche; la colonne vertébrale est insensible, l'appétit déréglé, et les excrémens tantôt durs et tantôt liquides; le ventre est volumineux et tendu ; on perçoit, par la pression , une masse très-lourde oocupant l'hypochondre droit.

La bête fut sacrifiée à la boucherie.

Nécroscopie. Le foie seul présente des lésions remarquables : il est hypertrophié , son volume est énorme , eu égard à l'âge de l'animal ; il pèse 11 kilog. 5 hect. (21 livres). Sa consistance et sa pesanteur spécifique n'étaient point changées ; mais sa couleur avait perdu de son intensité et présentait quelque analogie avec celle de la rate. La vésicule biliaire , triplée de volume , ressemblait à une petite bouteille. Le canal hépato-intestinal était aussi très-dilaté. La bile n'offrait rien d'anormal.

J'ai eu l'occasion d'observer un cas d'hépato-pneumonite chronique, qui est trop intéressant pour que je le passe sous silence.

Hépato-pneumonite. 15 décembre 1827 , un bœuf fut vendu, dans les environs de Bourbon-Vendée, à un marchand du pays, qui s'aperçut que ce bœuf toussait et se plaignait en marchant ; le soupçonnant phthisique , il me l'amena pour le visiter, le croyant dans le cas de la rédhibition. Je le fis laisser dans mon infirmerie pour l'examiner ; l'animal, quoique abondamment nourri chez le vendeur , avait pris peu d'embonpoint ; l'aspect extérieur annonçait la santé ; mais une toux fréquente, spontanée, sèche , quinteuse, se faisait entendre ; l'expiration était entrecoupée comme dans la pousse des chevaux. Ces symptômes étaient plus apparens après un repas copieux, et alors l'expiration était plaintive. Faisait-on marcher l'animal promptement et dans une descente , la toux était violente , l'animal était menacé de suffocation, la langue sortait, la dyspnée était extrême , les plaintes, les gémissemens étaient alors plus fréquens et plus bruyans.

Je mandai le vendeur : il reprit son bœuf que je considérai comme phthisique. Il fut revendu de suite à un boucher qui l'abattit le soir même pour le débiter; j'étais présent à l'ouverture : les chairs étaient belles, l'animal était dans un état médiocre d'embonpoint. A la face anté-rieure externe du réseau, il existait de petits tubercules rougeâtres, semblables à des grains de sable, dans une largeur de la paume de la main; à l'endroit où la vésicule du fiel verse la bile dans le duodenum, une portion du foie adhérait à cet intestin par un kyste ramolli gros comme le poing, à parois épaisses, rugueuses, et contenant une matière épaisse, d'un blanc verdâtre, semblable à la matière encéphaloïde ramollie. Le foie adhérait encore au dia-phragme par trois autres kystes suppurés, semblables au précédent et à poches épaisses; plusieurs petits tubercules ramollis existaient dans la substance du foie; ils étaient enkystés et contenaient une matière albumineuse, caséi-forme, de couleur blanc-verdâtre et d'une odeur désagréable. Le poumon était hépatisé, rouge dans divers points de son étendue; le lobe gauche surtout était presque entièrement envahi par cet état d'hépatisation qui augmentait sa densité et le rendait en divers points impropre à la respiration. En coupant, en divisant les portions hépatisées, on y aperce-vait de petites granulations jaunâtres qui étaient autant de tubercules miliaires. La présence des tumeurs enkystées situées à la portion antérieure du foie, au moyen desquel-les il adhérait avec le diaphragme, m'expliqua pourquoi l'état de l'animal était pire après le repas, et pourquoi la marche dans un terrain en pente lui faisait éprouver une vive douleur, et causait la dyspnée; en effet, dans ces deux cas, le foie, portant sur le diaphragme qu'il repous-sait en avant, devait, en comprimant ces kystes suppu-rés, causer la souffrance qu'exprimait le bœuf et produire la gêne extrême de la respiration, ainsi que les symptômes de suffocation que j'ai cités.

Cette observation curieuse prouve combien dans les ani-maux, et surtout le bœuf, il est difficile de reconnaître

certaines lésions chroniques et profondes des viscères ; de
les distinguer de celles d'autres organes liés ensemble par
d'étroites sympathies. Enfin, elle est une nouvelle preuve
de la coexistence des lésions organiques du foie avec celles
du poumon que j'ai déjà signalées.

Je parlerai des calculs biliaires, en traitant des corps
étrangers de cette espèce d'une manière générale.

CHAPITRE VII.

MALADIES DE LA RATE.

La *splénite*, ou inflammation de la rate, si telle est
l'expression que l'on doive employer pour la désigner, est
une maladie peu connue, malgré les quelques observations
qu'on en a faites sur le bœuf, le mouton et les autres animaux domestiques. Fidèle à mon plan, je ne m'occuperai
ici que de celle qui attaque les bêtes à grosses cornes,
me réservant de publier une dissertation sur la splénite,
ou sang de rate du mouton, dans un prochain feuilleton.

Pour procéder avec méthode aux recherches que je me
propose de faire, je vais décrire d'abord ce que j'ai vu et
ce que les vétérinaires ont publié sur cette maladie ; de
cette réunion de faits, je tirerai les inductions que je
croirai utiles à éclairer son diagnostic et sa thérapeutique.

La splénite ayant été, selon quelques écrivains, observée à l'état aigu, à l'état chronique, et parfois compliquée de symptômes typhoïdes, je vais présenter les faits
connus d'après ce plan, dont je me réserve d'apprécier
plus tard l'exactitude.

§ Ier — *Splénite aiguë.* J'ai conservé seulement 12
observations sur cette maladie, prises à diverses époques
de ma pratique ; la première date de 1802. Je vais tirer
de leur ensemble ce qu'elles m'ont offert de remarquable.

Envisagée d'un point de vue général, la splénite se montre ordinairement à l'état sporadique dans le bœuf : et quoique j'aie vu un certain nombre de bœufs en être attaqués à la fois, elle ne m'a jamais présenté les caractères qui constituent une épizootie, ni même une enzootie. Dans le plus grand nombre de cas, elle se manifeste d'abord par un frisson général qui précède fréquemment le soulèvement du flanc gauche, ainsi que l'état de congestion du parenchyme des organes et celui des muqueuses. Il existe dans certains animaux une faiblesse graduellement croissante ; dans d'autres une agitation, une anxiété frappantes, et même des mouvemens convulsifs, un trouble de la respiration et de la circulation, que je signalerai ; enfin, il m'a semblé que dans ce cas, comme dans les chevaux *pris de chaleur*, c'est la congestion pulmonaire qui amène l'asphyxie et la mort.

Symptômes spéciaux. Refus presque subit des alimens, cessation de la rumination ; la respiration est difficile, gênée ; le bœuf est dans un état de faiblesse et d'abattement interrompu par un malaise, une anxiété, manifestés par le trépignement des membres abdominaux, l'action de se coucher et de se lever fréquemment. Les yeux deviennent saillans, rouges, larmoyans, avec clignotement des paupières. On observe un frisson général plus sensible, plus convulsif aux cuisses ; le flanc gauche se soulève, mais la panse ne résonne point comme dans l'indigestion avec météorisation ; la rate, déplacée par suite de l'état de congestion sanguine qui l'envahit, se porte mécaniquement en arrière, échappant ainsi à la pression du cercle cartilagineux des côtes, et s'étend sur le sac gauche du rumen ; de sorte que c'est autant à son état de gonflement insolite qu'est dû le soulèvement du flanc, qu'à la météorisation du rumen ; aussi en palpant cette région, en la percutant, on sent distinctement qu'il existe entre cet estomac et les parois musculeuses de l'abdomen un corps épais mollasse (la rate), qui empêche la résonnance et devient un signe diagnostique. Il se manifeste alors et spontanément à la bouche, aux lèvres, au nez, aux oreilles, à l'anus, à la vulve, une intumescence ou congestion sanguine. La chaleur animale est augmentée, les oreilles, les cornes sont très-chaudes; le pouls est plein, embarrassé, quelquefois dur et toujours accéléré; la tête est basse, l'abattement est extrême, la démarche chancelante et pénible; il existe dans certains bœufs un mouvement de vacillation du corps d'avant en arrière. On a vu des animaux tomber tout-à-coup et mourir presque subitement étant attelés à la charrue. La respiration est pénible, tumultueuse, les flancs sont agités; les muqueuses nasale, trachéale et bronchique, rouges et congestionnées, distillent des mucosités abondantes, que j'ai vu quelquefois rougies par des stries sanguines; leur présence gêne le passage de l'air, et produit un râle muqueux qu'on entend d'assez loin; le malade cherche à les déglutir, ce qui produit un bruit à peu près semblable à celui du passage rapide d'un breuvage dans le pharynx. La peau devient tout-à-coup sèche, dure et les poils se hérissent. Dans un bœuf pris d'une violente dyspnée, j'ai vu le sang jaillir par les narines; enfin le malade tombe et expire. La météorisation de la panse est parfois accompagnée de sorties fréquentes d'excrémens liquides; il existe d'autres fois une constipation opiniâtre. L'excrétion des urines présente les mêmes anomalies : elles sont tantôt jaunes, odorantes et rares, d'autres fois crues et abondantes.

Cette maladie, très-redoutée des cultivateurs, a donc une marche excessivement rapide, et dure 2 heures au moins et 10 à 12 heures au plus; je l'ai vue, à la vérité, se prolonger 2 et 3 jours; mais c'étaient plutôt des complications, des épiphénomènes résultant d'altérations consécutives des fonctions digestives ou respiratoires, que les suites de la maladie elle-même.

Causes. La splénite aiguë se déclare surtout sous l'influence de la chaleur humide du printemps et de l'automne; lorsque soufflent les vents d'ouest, de sud-ouest et du sud; presque toujours aussi les bestiaux que j'en ai vu atteints, habitaient des étables chaudes et encombrées de fumier. Elle affecte de préférence les animaux sanguins, ceux qui sont un peu gras, que l'on retient à l'étable pour les engraisser, et surtout ceux qui passent subitement d'un régime insuffisant ou peu substantiel à une nourriture plus abondante. J'ai vu la dépaissance trop prolongée de l'herbe tendre et aqueuse qui croît au printemps et en automne dans les prés bas et humides, produire cette maladie dans des bœufs maigres et affamés, que l'on y met paître à la fin des hivers longs et disetteux, ou après des étés brûlans qui ont torrifié l'herbe des pâturages; c'est dans ces circonstances surtout que la maladie se complique du pissement de sang. Des travaux forcés et continus exécutés durant les grandes chaleurs de l'été, ont été suivis de cet accident dans deux animaux pour lesquels je fus consulté.

Autopsie. J'ai eu d'assez nombreuses occasions de voir des bœufs et vaches atteints de la splénite; j'ai été assez heureux pour en guérir beaucoup, de sorte que je n'ai fait qu'une seule ouverture de cadavre, au printemps de 1815 : c'était un bœuf de 9 ans mis à l'engrais; il existait un état de congestion générale de toute l'économie; le sang ruisselait au lever de la peau. *Abdomen.* Tous les viscères contenus dans cette cavité étaient fortement injectés et colorés, surtout le péritoine et les muqueuses digestives, et particulièrement celle de la caillette. La panse, pleine d'alimens (herbes et foin) et distendue par des gaz fétides, avait refoulé fortement le diaphragme en avant; la rate surtout était énorme, triplée de volume, ramollie, diffluente et gorgée d'un sang noir et liquide. Le foie était aussi engoué par un sang noir, mais beaucoup moins que la rate. Les reins étaient de couleur rouge-noir, et grossis par la congestion sanguine; la vessie contenait une urine colorée, mêlée de stries sanguines. Les poumons étaient aussi dans un état de congestion : il découla beaucoup de sang noir et liquide des incisions que j'y pratiquai; les bronches étaient remplis de mucosités spumeuses et rougies de stries sanguines. Le cœur contenait du sang noir en partie coagulé; l'intérieur des cavités droites était coloré. La nuit et l'éloignement m'empêchèrent de pousser plus loin mes recherches.

Traitement. Je débutai constamment avec succès par une copieuse saignée à large ouverture, que j'ai rarement été obligé de réitérer; breuvages d'eau acidulée par le vinaigre; quelques lavemens d'eau presque froide, la diète, l'eau blanche m'ont toujours suffi. Lorsque des symptômes d'inflammation des organes digestifs ou respiratoires persistaient encore lorsque ceux de splénite avaient disparu, je faisais administrer des breuvages délayans, mucilagineux, miellés, que je rendais laxatifs ou bien béchiques, suivant l'indication; des lavemens émolliens terminaient la cure.

Le professeur Pozzi dit, dans ses leçons de pathologie manuscrites, que les symptômes de la splénite ont quelques analogies avec ceux de l'hépatite, si ce n'est que la tension, l'intumescence et la douleur, au lieu d'exister dans l'hypochondre droit, existent dans le gauche; que le bœuf est surtout sujet à une splénite très-aiguë et souvent épizootique qui peut causer la mort de l'animal en 3 où 4 jours et même en quelques heures; il combat l'opinion de ceux qui considèrent cette splénite comme une variété des maladies charbonneuses, parce que, dit-il, il n'est pas probable que le charbon attaque seulement la rate, mais bien tous les autres viscères; qu'elle dépend plutôt selon lui de la constitution atmosphérique, et atteint par conséquent plusieurs animaux en même temps; qu'au surplus même alors la contagion dont on l'accuse n'est pas prouvée : il semblerait pencher vers l'opinion que l'état pathologique de la rate dans les maladies charbonneuses n'est qu'un épiphénomène. La splénite aiguë constitutionnelle attaque fréquemment, selon Pozzi, les bœufs de l'Italie ; elle se traduit par les symptômes suivans : le malade perd tout-à-coup l'appétit, la rumination cesse ; il reste dans un état d'immobilité stupide ; est atteint d'un tremblement général par tout le corps et se soutient à peine, surtout sur les membres postérieurs ; le ventre se météorise du côté gauche. Le pouls est rigide ; la peau adhère aux côtes et fait entendre un craquement quand on veut la détacher ; elle crépite même quelquefois comme un parchemin. Les bœufs morts de cette maladie ont la rate très-volumineuse et pleine de matières sanguines et lymphatiques ; son parenchyme est plus diffluent et ne présente plus sa texture naturelle ; les portions du rumen correspondantes à la rate sont enflammées. Si la splénite est de nature charbonneuse, dit Pozzi, elle est incurable dès l'instant qu'elle a atteint l'animal ; mais il n'en est pas ainsi de celle qu'il appelle constitutionnelle (produite par l'état de l'atmosphère). Dans le premier cas, selon lui, on ne peut arrêter les progrès de la maladie que par des moyens préservatifs et la méthode contre-stimulante, comme la saignée, l'emploi du nitre et quelques purgations. Dans le second cas, c'est la saignée et le nitre qui peuvent guérir le malade. J'ai traité et guéri, dit toujours ce professeur, un bœuf ayant déjà tous les symptômes que j'ai indiqués : le propriétaire avait administré, dès le premier jour de la maladie, 4 onces de crème de tartre qui ne produisirent aucun effet ; le jour suivant, on en donna 5 autres qui ne firent qu'augmenter les symptômes sans produire d'évacuations, excepté quelques crottins très-durs que l'on fut obligé d'extraire du rectum. Je fus alors appelé ; je prescrivis une saignée de 6 à 7 livres (la livre italienne est de 12 onces); je fis prendre deux livres et demie d'huile d'olive et des lavemens émolliens ; l'animal fut guéri en peu de jours : il est vrai que le cas n'était pas grave.

Le professeur Toggia parle aussi, dans ses leçons , de deux variétés de la splénite : une qui peut causer la mort du bœuf en 3 ou 4 jours, et dans laquelle on trouve à l'autopsie la rate ayant un volume extraordinaire, gorgée de sang et quelquefois de lymphe, semblables à de la matière suppurée, et qui, au premier aspect, font penser qu'il existe une affection ou un principe charbonneux ; la contagion semble être son caractère distinctif. Il cite enfin une splénite aiguë dans laquelle les émissions sanguines copieuses et quelquefois répétées sont le remède efficace; il indique intérieurement le nitrate de potasse , ainsi que le sel d'Epsom. Il rapporte que Volpi a eu la satisfaction de voir guérir par ce traitement les divers bestiaux confiés à ses soins.

On trouve dans l'ouvrage du professeur espagnol Gonzalez, déjà cité, un article intitué de l'*obstruction de la rate* (del bazo ò bacera). Par cette dénomination , on distingue en différentes provinces d'Espagne une maladie des bêtes à cornes et à laine qui , quoique contagieuse à toutes espèces d'animaux (sans excepter l'homme, chez qui elle produit la pustule maligne), n'a jamais été observée avec assez d'exactitude pour pouvoir être décrite d'une manière claire; dans cette supposition, nous transcrirons ce qu'on lit dans un article du Séminaire d'agriculture et des arts, sur l'obstruction de la rate, communiqué aux éditeurs par le *Mariscal;* le voici : « L'obstruction de la
» rate est très-funeste aux bêtes à cornes et à laine ; on
» reconnaît cette maladie à ce que le bœuf est fort triste
» et tres-abattu; le flanc gauche est plus élevé; on voit,
» sur la surface externe de la peau qui correspond à la
» rate, se former au lever du soleil une espèce de vapeur

» ou de transpiration qui se condense sur le poil ; en remar-
» quant, comme un signe très-certain, que quand l'ani-
» mal marche, le pied gauche de derrière n'arrive jamais
» où il pose celui de devant, comme dans l'état naturel.
» L'animal ne rumine pas et quelquefois il rejette du sang
» par les narines. Cette maladie est mortelle, et malgré
» son caractère inflammatoire les sangsues sont inutiles, de
» même que l'opération de piquer la rate avec un poin-
» çon détrempé. Cette maladie est très-contagieuse à toute
» espèce de troupeaux. » Il rapporte (le Mariscal) plusieurs observations sur l'extension générale de cette contagion. On rendrait donc, disent les éditeurs du Séminaire
d'agriculture, un grand service à la société en lui présentant un cadre exact de cette maladie ; et l'on invite pour
cela tous les praticiens à communiquer leurs observatious,
que l'on publiera avec le plus grand plaisir.

On lit dans le compte-rendu des travaux de l'école
d'Alfort, pour 1822, page 48, le fait suivaut : *Congestion sanguine sur le tube alimentaire d'un bœuf*. Au mois
d'août 1822, 150 bœufs maigres furent amenés du Berri
et de la Vendée à la garenne de Colombe, près Paris,
pour y être engraissés dans un pâturage abondant en
herbe très-substantielle ; durant la première quinzaine de
leur séjour dans ce pâturage, quelques-uns de ces bœufs
périrent subitement sans avoir paru malades ; bientôt
après, 4 autres bœufs furent trouvés morts le même jour.
Le propriétaire sentit alors la nécessité de réclamer les secours de l'Ecole. M. Barthélemy aîné s'étant transporté
sur les lieux, fit faire l'ouverture d'un autre bœuf qui
venait de périr, interrogea le propriétaire, les bouviers
et l'écarrisseur, concernant l'ouverture des bœufs morts
précédemment, et il demeura convaincu que la maladie consistait dans une phlegmasie générale dont les
effets se manifestaient essentiellement sur le *cœur* et la
rate.

L'examen détaillé qu'il fit ensuite du troupeau eût suffi pour le convaincre s'il eût conservé quelques doutes. Tous les bœufs, en général, avaient la peau chaude et sèche, le poil rude et piqué, le mufle plus ou moins sec, les yeux rouges, le pouls dur, plein, embarrassé, et l'artère tendue ; la constipation était des plus opiniâtres, les fèces étaient noires, dures, desséchées, recouvertes d'une fausse membrane, ce que l'on nomme vulgairement coiffées. On diminua la nourriture, on saigna tous les bœufs, et on répéta même cette opération sur un grand nombre d'entr'eux ; on aiguisa les boissons avec l'acide sulfurique, on donna des lavemens une fois le jour, et tous les soirs on conduisit les bœufs à la rivière pour leur faire prendre un bain d'une demi-heure au moins. Au bout de quelques jours tous les symptômes avaient disparu, et depuis l'arrivée de M. Barthélemy, aucun bœuf n'est mort d'une maladie qui se montrait si redoutable.

M. Cruzel, médecin vétérinaire que j'ai déjà cité, considère la splénite comme une maladie essentielle : « L'in» flammation de la rate s'observe fréquemment sur les » bœufs ; peu intense dans son début, elle disparaît » quelquefois subitement, pour se montrer de nouveau » lorsque l'action de la cause qui l'avait d'abord provoquée » recommence. » Après avoir énuméré ses symptômes essentiels, tels que le soulèvement du flanc gauche, dû principalement à l'engouement de la rate qui est déplacée et posée sur le sac gauche de la panse, il fait remarquer avec raison que ce gonflement du flanc dans la splénite n'est jamais aussi subit ni aussi considérable que dans la météorisation, et qu'il donne par la percussion un son mat et plein, en quoi la splénite diffère de l'indigestion méphitique dans laquelle le flanc résonne comme un tambour, etc. etc. Il traite d'une manière générale des causes, de la marche et des terminaisons de cette maladie, et cite à l'appui de ses opinions trois observations que je vais transcrire littéralement.

1re Observation. — *Splénite aiguë simple*. Dans le mois d'avril 1834, remarquable par un temps constamment pluvieux, un bœuf est attelé pour un transport de gravier. Cet animal, âgé de huit ans, de grand appétit, à vaste capacité abdominale, venait de faire un repas copieux de luzerne sèche, travailla pendant deux heures sans paraître malade, et pourtant il n'avait pas encore ruminé, parce qu'il n'en avait pas eu ni le temps ni les moyens, faisant emploi de toutes ses forces pour traîner un tombereau pesamment chargé. Son pareil, d'une plus forte constitution, et d'ailleurs moins sensible à l'aiguillon, ruminait par intervalles. Tout-à-coup on s'aperçoit que le premier est gêné dans sa marche, qu'il se refuse à traîner, et que son flanc gauche s'est élevé. Je suis appelé immédiatement pour lui donner des soins ; il était tranquille et ne manifestait aucune douleur à la pression des reins : mais il paraissait sensible à celle que l'on exerçait avec force sur les dernières fausses côtes supérieurement. Le flanc gauche était tendu, dur ; il rendait par la percussion un son mat et plein. Le mufle n'était pas humide, mais il n'était pas non plus tout-à-fait sec et rugueux, comme cela arrive dans les phlegmasies abdominales très-intenses.

Diagnostic. Splénite aiguë simple.

Traitement. Saignée de douze livres à la sous-cutanée abdominale ; pendant cette opération, la tension du flanc se dissipe entièrement. La rumination commence. Repos pendant deux jours, demi-ration de fourrage. Guérison.

2e Observation. — *Splénite aiguë très-intense, avec gastro-entérite*. Guérison. Dans le mois de septembre 1815, un bœuf, employé à des transports de vendange, n'avait pas ruminé depuis le matin ; vers une heure de l'après-midi, on lui trouve la marche pesante, son flanc gauche est élevé, la tension s'étend des dernières fausses côtes supérieurement ; par la percussion, le flanc donne un son mat et plein. Le bœuf est sensible à la pression de cette partie ; il fait entendre quelques mugissemens sourds et plaintifs.

Diagnostic. Splénite aiguë avec irritation gastrique ; les mugissemens plaintifs sont un symptôme pathognomonique de cette dernière affection.

Traitement. Saignée de douze livres, repos, diète ; boissons mucilagineuses.

Deuxième jour. Point de rumination ; mufle sec, rugueux, même tension du flanc et de l'hypochondre gauches ; douleur manifeste à cette partie ; comme la veille, mugissemens plaintifs, urine claire et peu abondante, matières fécales rejetées avec effort, en très-petits fragmens, mous et enduits d'une couche muqueuse.

Traitement. Saignée abdominale de dix livres, breuvages de décoction de guimauve, lavemens émolliens ; application sur la région splénique de linges trempés dans de l'eau froide.

Troisième jour. Les symptômes ont perdu de leur intensité, l'engorgement de la rate a diminué des deux tiers, le bœuf ne pousse pas aussi souvent des mugissemens plaintifs ; il a ruminé, et, pendant la rumination, la bave était blanche et épaisse ; il a manifesté l'envie de manger ; les matières fécales sont expulsées sans peine, mais elles n'ont pas encore leur consistance normale.

Traitement. Breuvages mucilagineux, lavemens émolliens, lotions froides sur la région de la rate ; un quart de ration de fourrage, et pour boisson l'eau blanchie avec la farine d'orge.

Quatrième, cinquième et sixième jours. Amélioration de plus en plus sensible. L'animal est remis peu à peu à son régime ordinaire ; le dixième jour il travaille ; guérison complète.

Dans cette observation, on voit la splénite, si elle a débuté la première, se trouver bientôt compliquée de la gastro-entérite, et, sans l'énergie du traitement, celle-ci n'aurait pas manqué d'atteindre, en peu de temps, un très-haut degré d'intensité, parce que, dans cette circonstance, elle paraît s'être déclarée sous l'influence de la même cause qui avait donné lieu à la splénite.

Dans l'observation qui va suivre, nous verrons la splénite presqu'immédiatement terminée par la déchirure de l'organe, parce que sa cause n'a pas cessé d'agir avec une violence inusitée.

3e OBSERVATION. — *Splénite aiguë très-intense*. Mort. Le 25 juillet 1854, un bœuf, très-bien conformé, âgé de six ans, et presque uniquement employé à des transports de bois, mange vers minuit, pour son repas du matin, une grande quantité d'épis de maïs vert. Les animaux de cette espèce sont très-friands de ce fourrage, et celui-ci devant faire un voyage de dix à douze heures, sans faire de halte, on lui en laissa prendre tant qu'il en put avaler. Le repas terminé, il est attelé et mis en route. Comme il faisait la première partie du voyage, n'ayant à traîner, avec son pareil, que la charrette vide, le conducteur les fit marcher aussi vîte que possible, de sorte qu'ils ne ruminèrent point. Arrivés au lieu où ils devaient prendre leur charge, on ne tarda pas à les atteler de nouveau à une charrette chargée au-delà de ce qu'elle devait être. Le matin, avant le jour, l'air était frais et humide ; mais lorsqu'ils furent remis en route, à dix heures avant midi, traînant un poids au-dessus de leurs forces, un soleil sans nuages embrasait l'atmosphère ; dévorés par les insectes, et respirant avec la poussière un vent du sud qui abattait leurs forces et raréfiait leur sang, ces animaux étaient essoufflés. L'un, celui qui fait le sujet de cette observation, tombe ; on le force à se relever, et l'on s'aperçoit que son ventre se ballonne. Le conducteur qui voulait le faire arriver vers moi, afin que je pusse remédier à ce qu'il croyait être une indigestion , le pousse, l'excite de nouveau avec l'aiguillon, et le bœuf arrive effectivement jusque dans mon infirmerie ; mais aussitôt qu'il fut libre du joug il tomba et mourut.

Ouverture deux heures après la mort. La panse contenait une grande quantité d'épis de maïs à peine mâchés ; il y avait plusieurs litres de sang épanché dans l'abdomen. La rate, volumineuse et déchirée en plusieurs endroits de son bord postérieur , était très-brune , sa texture molle, friable et exprimant du sang. On apercevait , sur le péritoine , quelques rougeurs de peu d'étendue ; le foie était aussi très-volumineux , noir et friable. Le poumon , blanc à sa surface , comme celui d'un animal mort par anémie. Les cavités du cœur contenaient peu de sang.

§ II. — *Splénite chronique.* M. Cruzel est le seul vétérinaire qui a donné une description de ce qu'il nomme la *splénite chronique.* Je me bornerai quant à présent à transcrire la description qu'il en fait, me réservant de discuter plus loin l'opinion de ce vétérinaire.

« La splénite devient chronique lorsqu'elle a été d'abord peu intense , et que la cause qui la provoque continue son action , quoique avec peu d'énergie ; elle le devient généralement si la cause agit périodiquement : alors la splénite affecte le type périodique , et la désorganisation de l'organe n'en est pas moins la conséquence inévitable. Au reste cette lésion n'est jamais seule. Si la rate devient squirrheuse ou tuberculeuse, on est assuré de trouver les mêmes désordres sur d'autres viscères.

» Un bœuf, âgé de six ans, habituellement maigre, et ayant le poil hérissé, quoique bien nourri , était employé au labourage. Attelé par la tête, il avait un camarade dont la lenteur contrastait avec la vivacité de son allure ; aussi le premier était sans cesse en action , et supportait presque tout le faix du travail.

» Tous les jours , après avoir travaillé une ou deux heures, il paraissait fatigué, et son flanc gauche s'élevait; souvent la rumination s'opérait pendant cet état ; d'autres fois, si la tuméfaction était plus considérable, elle était suspendue. Cet engorgement de la rate durait ordinairement jusqu'à la fin du travail du matin. Arrivé à l'étable, l'animal se couchait, restait quelques instans dans une espèce de repos somnolent, et bientôt il se relevait, n'avait plus le ventre tendu, et il manifestait l'envie de manger ; s'il était ramené au labour dans l'après-midi, les mêmes phénomènes morbides se représentaient ; dans le cas contraire, ils n'avaient point lieu. Les jours de repos habituel, ce bœuf ne paraissait pas malade. Cet état durait déjà depuis un mois lorsque je fus consulté. Je diagnostiquai un engorgement périodique de la rate, occasioné par la fatigue et la disposition particulière de cet organe. Le bœuf fut tenu en repos; on diminua sa ration de fourrage; je pratiquai, à la jugulaire, une saignée de huit livres. Ce traitement semblait avoir amélioré l'état de cet animal; son poil etait plus uni, la peau était devenue onctueuse, la rumination s'opérait bien, il était gai, manifestait un grand appétit. Huit ou dix jours de ce régime me parurent donc suffisans et avoir détruit la tendance inflammatoire de la rate ; d'autant que pendant cet intervalle, tant que le bœuf n'avait point travaillé, la tuméfaction n'avait pas reparu. Il fut attelé de nouveau.

» Le premier jour, léger engorgement qui dure une demi-heure.

» Les deuxième et troisième, réapparition de la splénite avec autant d'intensité que les jours qui avaient précédé le traitement. Nouvelle prescription du repos. Deux saignées de six livres chacune, à deux jours d'intervalle l'une de l'autre. Application, sur le flanc et l'hypochondre gauches, de compresses mouillées avec de l'eau acidulée, quoiqu'il n'existât point d'engorgement. Le bœuf reprit de l'embonpoint sous l'influence de cette médication. Je conseillai l'engraissement dans la crainte de voir la splénite reparaître avec le travail.

» Des motifs particuliers s'opposèrent à ce que mon conseil fût suivi ; ce bœuf fut encore employé au labourage. Pendant les premiers jours il semblait entièrement guéri de la splénite, mais il haletait presque d'habitude ; et quelquefois, avant de commencer la rumination, il toussait avec beaucoup de force. Il continua de travailler, l'engorgemement de la rate se montra de nouveau, d'abord peu intense et périodique ; mais deux mois après, je revis ce bœuf, il était constamment enflé, éprouvait une douleur vive par la pression de l'hypochondre gauche ; il était affecté d'une diarrhée fétide, sa toux était faible et fréquente. L'habitude du corps approchait du marasme.

» N'ayant plus aucun espoir de s'en s'ervir, ni de pouvoir l'engraisser, ce propriétaire se détermina à le faire abattre. Je procédai à l'autopsie. L'abdomen contenait une petite quantité de sérosité ; la rate étant volumineuse, elle avait contracté des adhérences très-intimes avec la panse et la région de l'hypochondre ; elle était bosselée sur quelques points de son étendue : je l'incisai sur plusieurs sens ; sa texture était changée en partie en une masse tuberculeuse, les bosselures qui se remarquaient extérieurement renfermaient du pus concret ou mi-fluide liquide. C'était avec peine si l'on pouvait retrouver quelques traces des vaisseaux sanguins propres aux viscères ; mais la désorganisation la plus complète existait à la partie supérieure, celle qui touche au diaphragme. Il y avait aussi quelques tubercules peu volumineux dans la substance du foie et du pancréas ; la muqueuse gastro-intestinale était ulcérée sur quelques points de son étendue : le péritoine, l'épiploon étaient pâles et épaissis.

» Dans le thorax, le poumon gauche adhérait à la plèvre costale, mais sain d'ailleurs ; l'aufre portait à sa partie postérieure un grand nombre de tubercules, et le médiastin n'était plus qu'un amas de ces productions morbides variant de volume et d'état ; il formait un corps d'apparence squirrheuse uni à l'œsophage d'une façon très-intime. Cette dernière circonstance explique la toux convulsive que faisait entendre le bœuf avant de ruminer ; c'était, pour ainsi dire, une secousse préparatoire qu'il était obligé d'imprimer à ce canal pour se préparer à l'ascension du bol.

» Je ne citerai que cet exemple de splénite chronique, d'abord intermittente, pour ne pas tomber dans des répétitions ; mais il faut remarquer que cette maladie affecte souvent nos bœufs de travail ; je l'ai observée plusieurs fois, et il est d'autant plus important de la distinguer que l'usage en fait un vice rédhibitoire, et, cette fois, il faut avouer que c'est avec raison ; car il est bien démontré que si la splénite est devenue chronique, qu'elle soit ou non compliquée d'une autre lésion organique, le bœuf n'en est pas moins perdu pour le travail : il est tout au plus susceptible d'engraissement lorsque la maladie n'a pas encore fait de grands ravages, qu'elle n'est pas accompagnée de dévoiement et que l'animal n'est pas dans le marasme. »

§ III. — *Splénite compliquée de symptômes typhoïdes.* Tscheulin, médecin-vétérinaire du grand duc de Bade, a publié une description de ce qu'il appelle l'*inflammation gangréneuse de la rate* dans le cheval, le bœuf et le mouton (*).

S'appuyant sur une pratique de 20 années, il dit que cette maladie se manifeste pendant les chaleurs de juillet, août et septembre, rarement en d'autres temps ; qu'elle est ordinairement épizootique et attaque tous les animaux domestiques.

(*) Correspondance sur les animaux domestiques, recueillie par Fromage de Feugré, tome 2, page 74. Paris 1810.

« *Les bêtes à cornes* tombent d'abord dans une grande faiblesse ; les yeux sont fixes , troubles, larmoyans, à demi-fermés , souvent jaunâtres , rouges , gonflés ; la surface du corps tantôt chaude et froide ; quelques parties souvent très-froides tandis que les autres ont une chaleur intense ; le nez très-sec, quelquefois humide. Elles ne se lèchent plus les naseaux ; la pituitaire est tantôt pâle , tantôt rouge , et l'expiration tantôt plus chaude, tantôt plus froide qu'à l'ordinaire, avec une inspiration gênée ; les pulsations des artères et celles du cœur sont inégales , souvent intermittentes et insensibles pendant quelques minutes ; les poils ne sont plus luisans ; le ventre est gonflé ; il y a peu ou point d'appétit ; la rumination est faible ou supprimée ; le lait est aqueux , sans goût , ou bien il a cessé totalement ; les excrémens sont noirs , durs et en petite quantité.

» La maladie vient quelquefois avec tant de violence que l'animal se trouve totalement surpris par la difficulté de la respiration et de toutes les fonctions , avec enflure, écume à la bouche , convulsions , hémorragie par la bouche, par les naseaux , par l'anus.

» Alors il ne se forme pas de bubons ou enflures, et la bête tombe morte en quelques heures dans des contractions et des convulsions considérables.

» Mais si la maladie vient lentement , alors on voit les mêmes symptômes que dans les chevaux. ».

En parlant des chevaux Tscheulin dit que « la fièvre étant devenue continue , l'animal est extrêmement faible et tombe quelquefois à terre ; qu'ensuite on voit paraître des bubons ou des enflures ordinaires molles et froides. Quelquefois aussi on observe ces bubons avant la fièvre ; très-rarement chauds dans leur commencement ; ils contiennent une sérosité âcre , jaune , mêlée de sang noir ; ils acquièrent une grosseur extrême en quelques heures ; quelquefois ils disparaissent et l'animal est en grand danger; jamais je ne les ai vu suppurer, mais toujours la gangrène s'en empare. Ces engorgemens se montrent indifféremment sur toute la surface du corps, à la tête, au cou, à la poitrine, aux épaules, au ventre, aux parties génitales, aux mamelles, aux pieds; mais ils viennent ordinairent à un seul endroit et rarement à deux.

» *Autopsie.* Tous les *animaux ruminans* ont les excrémens très-desséchés, sans cependant qu'ils le soient au degré où on les voit dans beaucoup de maladies de ces animaux; le quatrième estomac est ordinairement gangréné; il contient une sérosité brune et puante; quelquefois j'ai observé, dans les trois premiers estomacs, à leurs faces externes, des taches rouges-brunes.

» Let intestins grèles sont gangrénés, et contiennent un fluide semblable à celui du dernier estomac des ruminans. Les gros intestins ne sont pas aussi endommagés, cependant ils sont enflammés; les excrémens sont noirs, épais ou très-liquides; souvent on trouve dans ces gros intestins du sang noir et caillé.

» Le foie est jaune, décomposé, la bile dissoute, brune ou noire. Ordinairement c'est la rate qui est le plus affectée : sa substance est molle, sans cohésion, et son volume triplé; ce gonflement est dû à un sang noir, épais et dissous, quelquefois écumeux et rouge.

» Les reins sont peu lésés, mais la vessie est quelquefois enflammée, et alors les urines sont mêlées de sang.

» Le diaphragme est souvent enflammé et tacheté de noir; les poumons desséchés, ou gonflés et tachetés, rarement enflammés; les bronches pleines de glaires et d'écume; le cœur est fort enflammé à l'extérieur, de couleur rouge claire ou foncée, mais il est toujours flasque; le sang qu'il contient, ainsi que les veines, est dissous, et la lymphe coagulée en globules. On trouve souvent une sérosité jaune dans le péricarde, dans la poitrine et le ventre.

» Le cerveau est plus mou et ses ventricules contiennent beaucoup de sérosité transparente et quelquefois brunâtre. »

Causes. Les étés secs, la grande chaleur, les variations subites de l'atmosphère, le défaut de boisson, les marches forcées pour aller à l'eau, les eaux pourries, les mauvais pâturages, le défaut de bonne nourriture, l'air vicié ou très-froid ; les chaleurs de juillet, d'août et de septembre, pendant lesquelles les fonctions digestives souffrent beaucoup ; les étables sombres, humides, etc.

Tscheulin est indécis sur la question de la contagion ; il pense cependant qu'il est utile de séparer les animaux sains des malades, dans la crainte, dit-il, qu'ils ne gagnent la maladie par les écoulemens de la bouche ou des naseaux, ou par la transpiration, etc.

« Cette maladie, qui affecte les organes digestifs et surtout la rate, est une fièvre inflammatoire appelée *synoque, typhus*, et elle est sthénique ou asthénique. Elle dégénère souvent en cachexie, en hydropisie, en phthisie pulmonaire et en fièvre lente.

» Les taureaux y sont sujets quand ils ont eu un trop grand nombre de vaches à servir, et alors ils tombent dans une consomption et un amaigrissement funestes.

» *Moyens curatifs.* Si cette maladie est sthénique, il faut lui opposer des remèdes calmans, comme les saignées copieuses et réitérées, selon la force de l'animal, et cela dans les premières 8 à 10 heures de l'invasion de la maladie ; des boissons d'eau acidulée par le nitre et la crême de tartre ; des lavemens mucilagineux nitrés ; enfin il faut couvrir la région de la rate de linges trempés dans l'eau froide. L'essentiel est d'en avoir bien distingué les différens degrés. Elle est : 1° *avec fièvre putride ;* alors la respiration et la circulation se font très-difficilement, et il sort par les naseaux et par l'anus une matière brune et fétide, souvent avec flux de sang ; 2° *avec fièvre nerveuse;*

et dans ce cas il y a vertige, trouble des sens, et le pouls éprouve peu de changement; 5° *la rate est dans une grande faiblesse*, et même elle perd totalement son action, étant surchargée de sang : alors il faut d'abord ouvrir la veine pour s'opposer à la congestion du sang, et après cette saignée employer les remèdes irritans, sans oublier le traitement spécial des bubons.

» Au commencement, le vin fort suffit souvent seul. Si la maladie est nerveuse, on emploie les remèdes irritans et volatils; la valériane, le camphre, l'opium, sont d'un grand secours. Si la rate souffre le plus, on emploie l'aloès, le calamus, unis à l'alcool camphré, et la teinture d'aloès, dans une décoction d'absinthe, en breuvages souvent répétés. S'il y a fièvre putride, les acides minéraux, et notamment l'acide muriatique, avec l'esprit de vin, étendus dans la décoction d'absinthe. »

Il recommande de brûler les bubons avec le fer rouge, etc.

Jérôme Waldinger, professeur à l'école impériale vétérinaire de Vienne, a traité aussi de la *splénite*, sous le titre de l'*inflammation de la rate*, ou de l'*épizootie de la rate* (*).

Il dit que l'inflammation de la rate est en général une fièvre inflammatoire gangréneuse qui, d'après l'état de tonicité ou de laxité des tissus, prend le caractère inflammatoire ou celui de putridité. Elle attaque non-seulement le bœuf, mais encore le cheval, le cochon, etc. Il dit qu'Adami a remarqué que cette maladie une fois guérie peut encore reparaître dans le même animal.

Les saisons chaudes, une température très-élevée et sèche, prédisposent à cette maladie qui, d'après Adami et Rumpelt, se complique de la peste. Dans l'espèce bovine, elle attaque plus facilement les taureaux, puis les

(*) Traité des maladies les plus communes des bêtes à cornes, Vienne 1810.

bœufs et les vaches. Il range parmi les causes déterminantes le travail excessif durant l'été, le manque d'eau
pendant les chaleurs.

Symptômes. L'abattement est le premier symptôme :
l'appétit se maintient jusqu'à la mort, mais le malade
mange nonchalamment ; les excrémens sont durs et secs,
et quelquefois recouverts de mucosités ; les urines sont
rares, foncées, mais crues dans certains cas. Il fait remarquer que la queue est sans mouvement. Un frisson
général ébranle tout le corps ; le mufle est sec, la pituitaire rouge, les yeux enflammés ; les battemens du cœur
sont souvent imperceptibles ; le pouls, irrégulier, s'élève,
assure-t-il, à 90 pulsations par minute. Il existe, dans
quelques animaux, une expression du regard qui annonce
l'accablement ; les yeux sont chassieux ; le mufle est recouvert d'une croûte muqueuse sur laquelle existent de
petites gouttelettes de sérosités très-rares. Si les battemens du cœur deviennent irréguliers, profonds, si le pouls
est peu perceptible, que la fièvre ait acquis un haut degré
d'intensité, que la respiration soit courte, accélérée,
l'air expiré brûlant, il existe un état d'adynamie grave ;
alors encore les extrémités sont tres-froides, tandis que la
surface du corps est brûlante.

Waldinger prescrit comme premier remède une copieuse
saignée jusqu'au développement du pouls, un séton au
fanon, animé par l'essence de térébenthine et la poudre
de cantharides ; les lavemens d'eau tiède animés par le
sel marin, dans le cas où les excrémens sont secs et rares.
Ces lavemens doivent être composés d'une infusion de
camomille romaine, animée par le sel marin, à laquelle
on ajoute la farine de seigle, si des mucosités abondantes
recouvrent les excrémens. Il indique aussi des breuvages
nitrés et camphrés. Mais si l'épine dorsale est très-sensible et les battemens du cœur appréciables et accélérés, il
faut ajouter aux breuvages nitrés un peu d'huile de téré-

benthíne, jusqu'à ce que le pouls se régularise et que le trouble des urines indique une crise. Des frictions d'essence de térébenthine sur les lombes sont salutaires quand cette région est très-douloureuse. Si l'inflammation de la rate a été méconnue, et que les extrémités soient refroidies, Waldinger indique une copieuse saignée, secondée par des frictions sèches sur le membre. Quand le sang coule lentement, difficilement de la veine, et qu'il reflète une couleur noire, il existe une inflammation gangréneuse de la rate qui exige une abondante saignée. Il ajoute que si les soins et les médications ont été négligés dans le principe de la maladie, on voit survenir spontanément sur toute la surface du corps une ébullition sous formes d'ampoules; Adami dit même qu'il a vu surgir en outre des tumeurs charbonneuses sur les fesses, et Rumpelt affirme que la sortie de ces tumeurs à la région des fesses sauve les animaux, tandis que celles qui apparaissent sur l'abdomen, les testicules, sont dangereuses, et que celles qui existent à la tête, sur l'encolure, sont mortelles. Toutes ces tumeurs volumineuses que l'on voit se développer dans cette maladie ne viennent point à suppuration; aussi doit-on les ouvrir, les emporter autant que possible jusqu'au vif, et panser les plaies avec du vin aromatique et de l'huile de térébentine.

Waldinger pense que cette maladie n'est point contagieuse; il rapporte qu'après la mort la rate est doublée et triplée de volume; qu'elle est gorgée de sang noir, molle et diffluente; d'autres fois ce viscère est mou et noir sans être augmenté de volume. Adami a trouvé des abcès ou tumeurs contenant un liquide brun, dans l'épaisseur des parois abdominales; il existe sous la peau des épanchemens d'un liquide gélatiniforme et jaunâtre; les cavités du cœur sont vides de sang, et le cadavre passe rapidement à la putréfaction. L'inflammation de la rate tue souvent le bœuf subitement, et alors la saignée est un préservatif assuré pour les autres bœufs du troupeau.

Je dois maintenant analyser les divers faits que je viens d'exposer, les apprécier à leur juste valeur, pour arriver à la connaissance de l'étiologie et de la nature de la splénite. Je suivrai dans ce second travail le même ordre que j'ai déjà adopté. La *première série* d'observations, ayant trait à la *splénite aiguë*, ne présente, à l'investigateur dégagé de toute idée préconçue, qu'une turgescence générale, un état pléthorique qui se manifeste presque subitement sous l'influence d'une température atmosphérique élevée, ou bien chaude et humide, agissant depuis quelques temps, et dont les effets seront plus prompts et plus actifs s'ils sont augmentés par le travail; ou encore à la suite d'un régime nutritif, abondant, donné subitement et sans précaution, soit pour engraisser les animaux, soit pour réparer les effets affaiblissans d'une alimentation parcimonieuse ou peu alibile. Il en est ainsi du séjour inaccoutumé et prolongé à l'étable, comme je l'ai observé en février et mars 1803 et 1804, sur quatre bœufs retenus à l'étable et abondamment nourris pour la boucherie. Ce sont surtont les animaux sanguins qui sont atteints de préférence, et sur lesquels celles de ces causes propres à fournir au sang une quantité insolite de fluides réparateurs déterminent une maladie générale dont le siége pourrait être dans l'appareil circulatoire, et qui frappe d'une manière subite tout l'organisme sous l'empire de la plus légère cause déterminante, ou par le seul fait de la continuité des causes prédisposantes. Il se manifeste alors un frisson général qui dénote la concentration sanguine sur les viscères intérieurs, et qui est suivie d'une réaction prompte, violente, d'une turgescence pléthorique qui envahit de préférence les organes les plus riches en vaisseaux capillaires, tels que les poumons, le foie et surtout la rate, qui est un *diverticulum* du sang (page 65), et dont la texture cellulo-vasculaire se prête le plus facilement à l'abord du sang. En effet, quels symptômes pré-

sente la prétendue splénite aiguë? Une congestion générale qui engoue d'abord le parenchyme pulmonaire, puis
les muqueuses respiratoire et digestive, le foie, la rate,
la peau et tous les organes cellulo-vasculaires : pléthore
que traduisent la gêne de la respiration, le râle produit
par l'hypérémie et le gonflement de la muqueuse qui tapisse les cavités nasales, la trachée et les bronches, cette
membrane n'offrant que peu ou point de résistance à l'abord
du sang. On observe aussi à la peau une chaleur insolite qui
n'est que l'effet de l'injection et de la congestion des capillaires de ce tégument. Le ballonnement du flanc gauche,
l'engouement de la rate, le gonflement des paupières, des
narines, des lèvres, de l'anus et de la vulve, ne sont aussi
que des effets secondaires de congestion, survenus dans
des organes et des parenchymes excessivement vasculaires.
Or, tout est général dans ce cas, toute l'économie est en-
vahie ; et si le poumon et le foie étaient, comme la rate,
susceptibles d'un déplacement, nous les verrions produire
des gonflemens insolites, comme cet organe le fait lorsque, chassé en arrière par la pression de la panse et des
côtes, il vient augmenter le soulèvement du flanc gauche, occasioné déjà par le dégagement des gaz dans la
panse.

Les lésions que m'a offertes la seule autopsie que j'ai
rapportée, ne sont que les effets d'un violent coup de
sang, qui a principalement porté sur les organes abdominaux ; la rate était énorme, mais tous les autres viscères
n'étaient-ils pas aussi dans un état de congestion très-
marqué, et les organes de la respiration ne participaient-
ils pas à l'engouement vasculaire général?

Pozzi et *Toggia* ne constatent qu'un fait, l'existence
de la maladie ; mais ils délimitent mal l'état aigu inflammatoire de l'état adynamique et typhoïde, non pas compliquant, mais compliqué de l'engouement apoplectique
de la rate. Au surplus, les notes prises sur les leçons de

ces savans professeurs, qui m'ont été communiquées par des élèves italiens réfugiés, sont toujours susceptibles d'altération, en raison du degré d'intelligence de l'élève.

Gonzalez ne fait que rapporter ce que des auteurs d'une publication scientifique, le *Séminaire d'agriculture*, transcrivent d'un ouvrage intitulé le *Mariscal* (le Maréchal), dans lequel l'auteur avoue toute la gravité de cette maladie et son état apoplectique général, comme le prouvent l'épistaxis qu'il signale et la mort rapide de l'animal.

Les trois observations de M. Cruzel sont concluantes : la 2e n'est qu'une gastro-entérite sur-aiguë compliquée de congestion de la rate : les faits le prouvent; l'épiphénomène disparaît le premier, mais la maladie principale, l'inflammation de la muqueuse digestive, persiste et exige un traitement spécial.

J'ai observé le même cas le 27 vendémiaire, an XIV, sur un bœuf de labour appartenant au sieur Rossard, métayer à la Tousotière, commune de Lapeyrate (Deux-Sèvres), et ne vis d'abord, comme M. Cruzel, que ce que je nommai la splénite ou sang de rate. La 3e observation est fort concluante : un bœuf mange avidement et abondamment un aliment très-nutritif ; il est soumis à un travail au-dessus de ses forces, sous l'influence d'une température brûlante de juillet et sous le ciel du midi ; une apoplexie est le résultat de l'imprudence du bouvier, et le bœuf meurt comme les chevaux *pris de chaleur*. Que montre l'autopsie? un épanchement considérable de sang dans l'abdomen, résultant de la déchirure de la rate ; le péritoine était hypérémié, le foie dans un état de congestion, et la panse surtout était excessivement ballonnée. Qui ne voit que cette météorisation était suffisante pour déterminer l'état apoplectique, l'asphyxie et tous les accidens qui ont causé la mort? Le poumon était dans un

état de pâleur anémique, mais cet état était une conséquence de l'hémorragie abdominale et de la compression
des organes respiratoires, refoulés par le diaphragme,
pendant la météorisation de la panse. Je citerai tout-à-
l'heure un cas analogue sur un mouton.

L'observation rapportée avec tant de lucidité par M.
Renault, directeur de l'école d'Alfort, sur une *irritation
hémorragique* des principaux viscères abdominaux, dans
une vache (*), n'est aussi qu'un veritable coup de sang
sur ces organes. Le 14 juin 1827, une vache laitière,
âgée de 8 à 9 ans, de forte taille, dans un état d'embonpoint très-marqué, nourrie au vert pris à l'étable, refusa
tout-à-coup de boire et de manger, se coucha et parut
beaucoup souffrir, la tête appuyée sur le sol et dans un
abattement très-marqué. La peau était sèche, le poil terne,
l'artère était pleine et molle, le pouls lent et presque effacé, la respiration gênée ; les vaisseaux des muqueuses
étaient gorgés d'un sang noir, et la bête complétement
paralysée du train de dernière. Quel fut le diagnostic? On
pensa qu'il existait une congestion sanguine sur tous les
viscères contenus dans la cavité abdominale. On pratiqua
une saignée à une jugulaire; le sang qui en sortait était
noir et avait la consistance d'un sirop, ne coulant que
lentement et avec difficulté. Une seconde saignée n'eut
pas plus de succès, malgré des frictions sèches faites sur
tout le corps dans le but d'accélérer la circulation. Le
pouls s'effaça, les yeux s'enfoncèrent, s'éteignirent, les
muqueuses pâlirent, le froid devint général, et la bête
mourut trois-quarts d'heure après l'apparition des premiers symptômes. A l'autopsie, on trouva un épanchement sanguin dans la cavité abdominale ; quelques rougeurs existaient sur la villeuse intestinale qui etait un peu
épaissie, couverte de mucosités sanguinolentes et de stries

(*) Journal pratique de médecine vétérinaire, tome 2, page 576.

de sang mêlées aux alimens ; le foie était volumineux et diffluent ; la *rate* avait le double de son volume ordinaire ; de larges ecchymoses de couleur rouge-vineux se dessinaient sur le fond noirâtre de sa surface ; son tissu était sans consistance, le sang qu'elle renfermait était épais, noir et visqueux. Le mésentère avait ses vaisseaux gorgés d'un liquide de même nature, et d'énormes caillots de sang étaient épanchés entre ses duplicatures au niveau du gros intestin, et y formaient des espèces de tumeurs de 5 à 4 pouces d'épaisseur. Une déchirure existait à la capsule de l'un des ovaires ; les organes génitaux étaient aussi congestionnés, etc. M. Renault, en judicieux observateur, n'a vu là qu'une congestion sanguine générale des organes abdominaux ; et quoiqu'il dise que cette maladie avait beaucoup d'analogie avec le sang de rate, il est trop bon juge pour localiser une maladie qui affecte tout l'organisme.

J'ajouterai que dans certains cas de maladies inflammatoires des organes digestifs bien dessinées, j'ai vu la rate gorgée de sang, doublée, triplée même de volume, et cependant aucun des symptômes spéciaux de la prétendue splénite aiguë ne surgissait d'une manière tranchée au milieu de ceux propres à la maladie principale que j'avais à combattre. J'ai fait la même observation dans l'indigestion avec météorisation de la panse. Je vais citer en preuve un fait qui m'est étranger et que je dois à M. Lafore, chef de service. — Un mouton s'échappa et fut paître dans un champ de trèfle ; il n'y resta que peu de temps, et en revint tellement météorisé, que tous les soins qu'on lui prodigua ne purent empêcher le ballonnement d'augmenter et l'asphyxie de devenir si imminente que l'animal tomba tout-à-coup ; avant la mort, le flanc gauche se ruptura (peau, parois abdominales et panse), d'où il s'échappa une grande quantité de gaz. L'animal fut dépouillé immédiatement : on trouva la rate extrêmement gorgée de sang noir et liquide, et ayant au moins six fois son volume ordinaire. — Etait-ce la congestion de la rate qui était ici la maladie essentielle? Non, sans doute, et l'engouement sanguin de ce viscère n'était qu'un épiphénomène résultant non-seulement de la compression des vaisseaux, mais encore de la congestion générale dans laquelle se trouvait l'économie.

Je bornerai là toute citation, toute remarque à l'appui de mon opinion, croyant avoir suffisamment démontré que la splénite aiguë n'est point une maladie inflammatoire et spéciale de la rate, mais bien un épiphénomène résultant d'une maladie générale et apoplectique.

La *deuxième série*, qui renferme l'observation unique de M. Cruzel sur la *splénite chronique*, jugée d'après les symptômes qu'il décrit, nous montre un soulèvement du flanc gauche, que ce vétérinaire semble attribuer à la tuméfaction de la rate, sans dire qu'il s'est assuré par le toucher du déplacement de cet organe. Ce phénomène se montrait de préférence après le travail et n'empêchait pas toujours l'animal de ruminer; le repos à l'étable le faisait disparaître. M. Cruzel diagnostisqua un engorgement périodique de la rate; il paraissait tellement pénétré de cette opinion, qu'il néglige encore d'indiquer les signes sur lesquels il a établi son diagnostic. Le repos, une diminution de la nourriture, une saignée de 8 livres paraissent améliorer l'état général de ce bœuf et détruire la *tendance inflammatoire de la rate*. Peu de jours après, cet animal est remis au travail; dès-lors réapparition de la splénite. Consulté de nouveau, le vétérinaire indique le repos, pratique deux saignées et fait mettre des compresses d'eau acidulée sur le flanc et l'hypochondre gauches; mieux nouveau. Convaincu de la gravité du cas, M. Cruzel conseille le repos et l'engraissement. Mais cette sage indication n'est pas suivie; on soumet l'animal à un travail fatigant, et deux mois après ce vétérinaire revoit le bœuf, qui est alors constamment enflé ; l'hypochondre gauche est douloureux ; mais le vétérinaire néglige toujours de dire si la rate était déplacée comme dans le cas de *splénite aiguë ;* une diarrhée infecte, une toux faible et fréquente, un marasme hideux déterminent M. Cruzel à conseiller l'abattage.

A l'autopsie, on trouve toutes les lésions qui caractérisent une affection tuberculeuse générale ayant envahi tous les viscères des cavités abdominale et thoracique. La rate est transformée en une masse tuberculeuse en partie ramollie ; à peine, dit ce vétérinaire, trouve-t-on quelques traces des vaisseaux sanguins propres à ce viscère. Un amas squirrho-tuberculeux entoure et est uni à la portion thoracique de l'œsophage ; la muqueuse gastro-intestinale est ulcérée sur quelques points de son étendue ; le péritoine, l'épiploon sont pâles et épaissis.

Jugeons maintenant ce narré sans prévention, et avec toute la réserve que mérite l'opinion d'un vétérinaire aussi recommandable que M. Cruzel.

Les symptômes qu'il décrit me paraissent avoir beaucoup d'analogie avec ceux de la gastro-entérite chronique que j'ai énumérés pages 555 et suivantes : l'ulcération de la muqueuse digestive, l'état squirrheux de la portion thoracique de l'œsophage et l'affection tuberculeuse générale, compagne constante du squirrhe de la caillette, me portent à croire que M. Cruzel a mal vu. La désorganisation de la rate ne permettait plus au sang de circuler dans ses cavités cellulo-vasculaires, et cela depuis long-temps, car l'état avancé de l'affection tuberculeuse doit faire supposer qu'il y avait plus de trois mois que la rate était malade. Il n'est pas certainement présumable que dans une partie dont les fonctions sont si obscures et si passives, dans un viscère qui, de tous les organes digestifs, est celui qui reçoit le moins de nerfs, les agglomérations tuberculeuses qu'il contenait provoquassent, comme l'épine de Wanhelmont, une congestion périodique , une inflammation qu'aucun symptôme ne traduit , du moins d'après les descriptions qu'en fait M. Cruzel.

Citons un exemple analogue : à la fin de janvier 1837 , un très-vieux cheval blanc fut acheté pour les travaux anatomiques : il portait des tumeurs mélaniques peu volumineuses autour de l'anus et sous la queue. Nourri de paille et soigné comme le sont tous les chevaux destinés à la dissection, cet animal ne présenta rien d'extraordinaire : toutes les fonctions s'exécutaient comme à l'état normal. Le 13 février, il fut abattu. A l'autopsie , nous trouvâmes presque tous les muscles des membres et particulièrement ceux des régions de la croupe et de la cuisse, infiltrés, enveloppés par des productions mélaniques assez considérables , qui se propageaient entre les apophyses épineuses du sacrum et pénétraient dans le canal rachidien, où la mélanose formait de petites tumeurs allongées existant entre ce canal osseux et la dure-mère , ainsi qu'entre cette membrane, l'arachnoïde et la pie-mère. L'épiploon présentait aussi des infiltrations nombreuses et noires semblables à des grains de sable ; mais la rate offrait les principales lésions : presque triplée de volume , elle pesait 2 kil. 86 gram. (4 liv. 6 onces), sa longueur était de 45 centim. (18 pouces), sa largeur de 25 centim. (10 pouces) à sa base, et sa plus grande épaisseur était de 6 centim. (3 pouces); elle avait conservé sa forme générale, modifiée cependant par des tumeurs mélaniques au nombre de 17 principales ; six de ces bosselures avaient au moins le volume du poing ; les autres variaient entre la grosseur d'un œuf d'oie et celui de pigeon. Quelques-unes résultaient de l'agglomération de plusieurs autres tumeurs de moindre volume. Toutes étaient enkystées et, partant , d'origine très-ancienne. Environ 9 autres petites tumeurs de forme ovoïde accom-

pagnaient l'artère splénique, et la matière qu'elles contenaient était ramollie.

Le parenchyme cellulo-vasculaire de la rate était peu
distinct ; les vaisseaux de cet organe semblaient intacts,
et la circulation ne paraissait pas en avoir été troublée.
Cependant, malgré cette altération organique très-grave
et ancienne, cet animal, à ce qu'on nous a assuré, n'a
offert aucun symptôme maladif dans les fonctions digestives, et a travaillé jusqu'au moment où il a été vendu
à l'École.

Si nous jugeons par analogie, les tumeurs tuberculeuses envahissant la rate du bœuf cité par M. Cruzel ne
devaient pas être plus offensives que les tumeurs mélaniques du cheval.

Que conclure de ce que nous venons d'exposer? qu'une
observation isolée et aussi peu concluante que celle de
M. Cruzel ne peut suffire pour prouver l'existence d'une
splénite chronique, et qu'il faut attendre du temps et de
l'expérience de nouveaux exemples de ce cas pathologique,
qui, pour nous, est fort douteux.

La *troisième série*, l'*inflammation gangréneuse de la
rate*, la splénite avec symptômes typhoïdes, me paraît
aussi peu démontrée que les précédentes. Tscheulin, en
parlant de cette maladie, n'a pas établi la différence qui
existe entre l'état adynamique et celui de congestion subite ou *coup de sang* sur l'abdomen. Ainsi, en croyant
tracer le tableau d'une splénite, il a décrit une fièvre
typhoïde qui se manifeste par l'abattement, les frissons,
la gêne de la respiration, le trouble de la circulation,
le gonflement du corps, etc., sans spécifier celui de l'hypochondre gauche. Il signale une éruption de bubons
carbonculaires ou d'enflures molles et froides, mais de
mauvaise nature. Il dit avoir observé une autre variété
fort grave de cette maladie, qui se manifeste tout-à-coup
par une grande difficulté de la respiration, l'enraiement de

toutes les fonctions, l'enflure du corps, des convulsions ;
la bouche est écumeuse, des hémorragies ont lieu par
la bouche, les naseaux et l'anus, sans éruption des bubons carbonculaires signalés plus haut ; l'animal meurt au
bout de quelques heures. Cette description ferait ressem-
bler cette maladie au sang de rate.

L'autopsie, au dire de Tscheulin, montre ou bien les
lésions d'une fièvre typhoïde, ou les désordres du coup
de sang ou apoplexie, tels que le volume disproportionné
de la rate, qui est gorgée d'un sang tantôt noir et dissous,
tantôt rouge et spumeux.

Les causes qu'il assigne à cette maladie sont aussi diverses et peu distinctes quant à leurs effets ; les unes
produisent les affections gangréneuses : eaux corrompues,
fourrages altérés, air vicié, etc. ; les autres occasionent
l'état apoplectique : chaleurs estivales, travaux forcés, etc.

Une preuve de la confusion des idées de ce vétérinaire,
c'est son incertitude sur la contagion de la maladie qu'il
décrit ; certes, ce qu'on nomme splénite aiguë ne possède point cette propriété ; tandis que les fièvres typhoïdes
se transmettent, comme chacun sait, par un virus fixe
ou par contact.

Waldinger n'est pas plus fixé quand il dit que l'inflammation de la rate est, en général, une fièvre inflammatoire gangréneuse qui, d'après l'état de tonicité ou de laxité des tissus, prend le caractère inflammatoire ou bien celui de la
putridité. Même incertitude, même défaut de précision
dans la description des symptômes que dans le narré de
Tscheulin : une foule de signes de la congestion sont confondus avec ceux de l'adynamie ; pas un mot du soulèvement du flanc gauche par la météorisation de la panse, ni
de son gonflement par le déplacement de la rate. Il doute
de la contagion de cette maladie ; ce qui ferait présumer
qu'il a observé plus fréquemment le sang de rate que la

splénite adynamique. La seule lésion remarquable qu'il signale, est l'engouement insolite de la rate, qui est, dit-il, doublée et triplée de volume, gorgée de sang noir, molle et diffluente. A côté de cette preuve d'un coup de sang sur l'abdomen, il rapporte des lésions citées par Adami, qui dénotent l'état typhoïde : abcès dans l'épaisseur des parois abdominales, épanchement gangréneux sous la peau, putréfaction rapide du cadavre, etc.

Au milieu de ces incertitudes et de cette confusion des symptômes, je ne m'étonne pas que M. Delafond se plaigne de la difficulté de distinguer, soit pendant la vie, soit après la mort, le sang de rate ou les maladies dites de sang de la redoutable fièvre charbonneuse (*).

J'ai décrit le coup de sang sur les viscères abdominaux, que l'on désigne sous le nom de *splénite aiguë* ou *sang de rate* ; ses symptômes sont rapides, et tout dénote l'état apoplectique auquel succombe le bœuf malade.

Dans la variété que l'on a voulu créer sous le nom d'*inflammation gangréneuse de la rate*, je ne vois, je le répète, qu'une affection charbonneuse protéiforme, comme toutes les maladies typhoïdes, mais ayant des caractères assez marqués et très-différens de ceux du sang de rate. Un état comateux ou d'une excitation cérébrale, des espèces de vertiges que l'on prendrait pour de la gaîté, précèdent l'abattement adynamique, le trouble de la respiration, de la circulation et le tumulte général; il existe réellement un gonflement du ventre, mais ce soulèvement de l'hypochondre gauche n'est pas spécial ni caractéristique comme dans le sang de rate. Il surgit des bubons, des engorgemens charbonneux vagues, des em-

---

(*) Traité de police sanitaire, page 464. — 1 vol. in-8°, Paris, chez Béchet jeune.

physèmes crépitans et irréguliers, qui s'étendent dans le tissu cellulaire et passent rapidement à la gangrène. Quelques animaux sont foudroyés par une espèce d'apoplexie nerveuse et typhoïde, après laquelle la putréfaction du cadavre est très-prompte. Dans tous les sujets, les intumescences que l'on observe autour de la bouche, des yeux, de l'anus, sont froides, gangréneuses et, partant, bien différentes de celles qu'on observe dans le sang de rate.

L'autopsie nous offre aussi des lésions distinctes ; dans le sang de rate, la congestion apoplectique est remarquable : la rate est énorme et gorgée de sang, le cadavre est quelquefois ballonné, l'intestin rectum sort par l'anus, le sang ruissèle des ouvertures naturelles ; tout dénote un excès de vie. Dans la splénite typhoïde ou inflammation gangréneuse de la rate, ce viscère a encore acquis un volume excessif, par suite de l'engouement sanguin qui, étant presque constant dans les fièvres typhoïdes ou charbonneuses de l'homme et des animaux, a induit en erreur ; mais loin d'être dans ce cas un effet de l'apoplexie, il résulte plutôt de la stase typhoïde. Du reste, toutes les autres lésions que l'on observe alors dénotent suffisamment l'adynamie et la gangrène. Je me réserve de parler de ces maladies dans le deuxième volume.

Cependant, je crois que l'état pléthorique général qui existe dans le sang de rate peut, si la maladie se prolonge un ou deux jours, prendre dans quelques animaux un caractère adynamique, par l'action de certaines causes prédisposantes et individuelles, dues à une constitution débile ou altérée précédemment par un régime insalubre, débilitant, ou par tout autre agent délétère. C'est sans doute cette circonstance rare, mais fâcheuse, qui peut donner lieu aux erreurs que j'ai déjà signalées sur la nature de la splénite, et causer l'embarras du diagnostic de cette grave affection. Dans ces circonstances difficiles, le vétérinaire doit chercher à s'éclairer du tempérament, du régime antérieur, du genre de travail et de l'état actuel du malade.

A ce que je viens d'exposer sur la nature et les causes du sang de rate, j'ajouterai les considérations suivantes : ce que j'ai dit (pages 65 et suivantes) sur l'angéiologie ou angiologie de la rate, milite puissamment en faveur de l'opinion qui fait de ce viscère un *diverticulum* pour le sang qui se porte aux estomacs. Quoi qu'il en soit, le rôle de cet organe est obscur et passif; ses rapports avec les agens hygiéniques sont presque nuls ou du moins fort éloignés; ses sympathies sont bornées à l'estomac. La rate ne peut donc, à part des coups des blessures directes, être atteinte d'affections pathologiques essentielles; en conséquence, son inflammation, si toutefois elle en est susceptible, ne peut être le résultat : 1º que de violences extérieures; 2º ou d'une phlegmasie des organes digestifs, avec lesquels elle est unie par une sympathie de fonctions et par une angiologie et une innervation d'origines communes; 3º d'un trouble général, d'un exaspération apoplectique de la circulation, à raison de sa texture toute vasculaire, et de la fonction toute mécanique qu'on lui attribue; 4º enfin elle peut être occasionée par un miasme typhoïde stupéfiant, délétère, qui, malgré l'action réactive de la puissance vitale, produit si souvent dans ce viscère une stase funeste, un engouement sanguin spécial, qui est un caractère anatomique presque constant dans les fièvres typhoïdes et charbonneuses.

Telles sont les causes qui peuvent, je crois, rendre compte de l'engorgement sanguin de la rate, de son engouement apoplectique. Cette manière de voir, toute physiologique, m'explique (hors les cas de contusions directes) la presque impossibilité d'une inflammation primitive de ce viscère, de la splénite essentielle que quelques écrivains ont voulu introduire dans le cadre nosologique.

De ce qui précède, je crois pouvoir conclure que l'état apoplectique de la rate, dont on a voulu faire la splénite, est l'effet d'une maladie générale ; son engouement, celui d'une stase typhoïde ou miasmatique ; son engorgement inflammatoire, un état sympatique ou concomitant d'une phlegmasie de la muqueuse gastro-intestinale ; enfin, que l'état d'inflammation chronique sous lequel on l'a décrite est loin d'être prouvé.

Son diagnostic se base sur ses signes que j'ai indiqués avec soin, et qui caractérisent les différens cas précités.

L'indication consiste à attaquer la cause ou plutôt la maladie essentielle ; et, dans le cas dit de *splénite aiguë*, les évacuations sanguines, les breuvages tempérans acidulés sont des moyens curatifs efficaces. Une hygiène rationnellement appliquée est le meilleur préservatif : l'éloignement des causes connues ou supposées, l'attention de ne jamais faire passer subitement les animaux d'un régime insuffisant ou peu alibile, à une nourriture substantielle et abondante, etc.

La splénite, causée par des violences extérieures, se juge et se combat d'après la gravité des lésions et des symptômes.

La contagion, comme maladie inflammatoire, n'existe pas ; son extension sur plusieurs animaux à la fois tient à des causes générales ou à des écarts de régime communs à tous les bestiaux atteints. Ce n'est que dans le cas de maladies charbonneuses qu'existe une contagion qui leur est toute spéciale.

FIN DU PREMIER VOLUME.

TABLE DES MATIÈRES

CONTENUES DANS LE PREMIER VOLUME.

FIN DE LA TABLE.

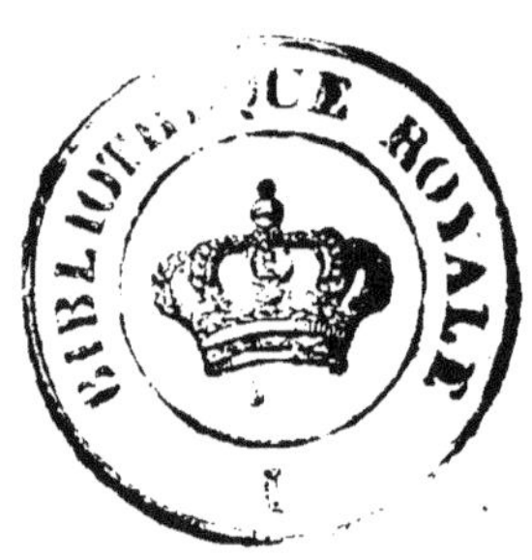

TOULOUSE, IMPRIMERIE D'AUG. HÉNAULT.